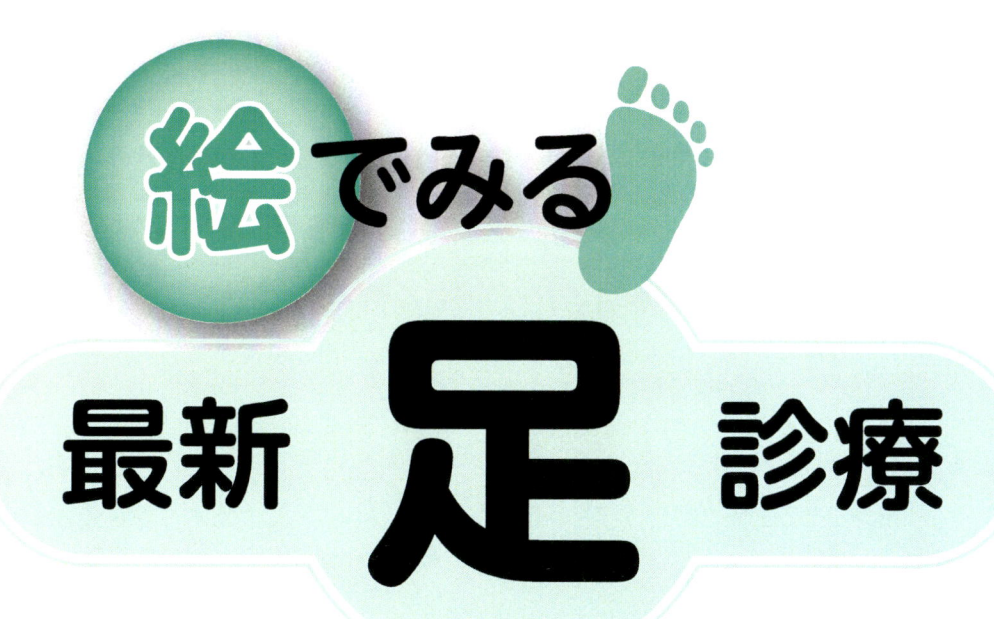

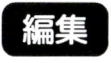 帝京大学教授 高尾 昌人

全日本病院出版会

執筆者一覧

編集者
高尾　昌人　　帝京大学整形外科・スポーツ医療学科，教授

執筆者一覧（執筆順）
犬塚　則久　　東京大学大学院医学系研究科分子細胞生物学専攻細胞生物学・解剖学講座生体構造学分野，助手
岡田　守彦　　帝京平成大学大学院，特任教授
田中　康仁　　奈良県立医科大学整形外科，教授
渡辺　淳也　　帝京大学ちば総合医療センター整形外科，准教授
成田　伸代　　信州大学整形外科
高尾　昌人　　帝京大学整形外科・スポーツ医療学科，教授
寺本　　司　　長崎友愛病院，副院長
蛭間　栄介　　帝京大学医療技術学部スポーツ医療学科，准教授
杉本　和也　　奈良県立奈良病院，副院長
篠原　靖司　　奈良県立医科大学整形外科
熊井　　司　　奈良県立医科大学整形外科，講師
安田　稔人　　大阪医科大学整形外科，講師
窪田　　誠　　東京慈恵会医科大学整形外科，講師
原口　直樹　　東京警察病院整形外科，副部長
小林　　誠　　帝京大学整形外科，准教授
平野　貴章　　聖マリアンナ医科大学整形外科
仁木　久照　　聖マリアンナ医科大学整形外科，准教授
須田　康文　　慶應義塾大学整形外科，講師
早稲田明生　　慶應義塾大学整形外科
奥田　龍三　　大阪医科大学整形外科，診療准教授
林　　宏治　　大手前病院リハビリテーション科，医長
青木　孝文　　日本医科大学武蔵小杉病院整形外科，講師
小松　　史　　小松整形外科医院
吉村　一朗　　福岡大学整形外科，講師
薩摩　眞一　　兵庫県立こども病院整形外科，部長
阿部　哲士　　帝京大学整形外科，准教授
安部　　茂　　帝京大学医真菌研究センター，所長
渡辺　晋一　　帝京大学皮膚科，教授
門野　邦彦　　宇陀市立病院整形外科，部長
野口　昌彦　　東京女子医科大学整形外科，講師(非常勤)
石井　朝夫　　筑波大学大学院人間総合科学研究科臨床医学系整形外科，准教授
印南　　健　　帝京大学整形外科，講師
宮本　　亘　　帝京大学整形外科
俣野　好弘　　一般社団法人 足と靴と健康協議会，事務局長

編集企画に当たって

　直立2足歩行は人類の特性の1つであり，これにより人類は，効率的な移動手段と上肢の巧緻運動機能，さらに脳の発達を獲得しました．一方，"足"は，地面からの衝撃を直接受け，また移動するために身体が発生する力を直接地面に伝える唯一の器官となり，その結果，人体の他器官に比べて最も過酷な環境に置かれることとなりました．人類は，進化の代償として足に多くの障害が発生するリスクを抱えたと言えます．さらに，靴を履くことが足の障害発生を助長することが知られています．靴は，足を外部環境から守り，運動能力を向上させる有効なツールでありますが，一方で，足に合わない靴を履くことは足のみでなく身体の諸器官に様々な障害を引き起こします．

　人類が直立2足歩行を獲得したのは約300万年前といわれます．また，履き物を初めて履いたのは約180万年前で，靴を履き始めたのは4000年前でしかありません．長い動物の歴史からすればいずれも最近の出来事であり，足が直立2足歩行に見合った進化を遂げるのは遠い未来だと考えられています．すなわち足の診療に関わる人々は，障害を受けた足を治療するだけでなく，未熟な進化しか遂げていない足に対して"靴を履いて直立2足歩行を行う行為"に適応させるという難題に挑んでいることになります．

　この難題に取り組むためには，医師や看護師，理学療法士，作業療法士，義肢装具士等の医療従事者だけでなく，学者，アスレチックトレーナー，シューフィッター等，様々な分野のスペシャリストによる連携が不可欠です．さらに，その連携を深めるためには，それぞれの分野のスタンダードと最先端の情報を，互いに共有し，理解することが肝要となります．

　本書は，「対象を足の診療に関わる様々な分野の方々と定め，かつ，その内容は各分野のスタンダードと最先端を網羅する」という主旨のもとに企画されました．各項目の執筆は，それぞれの分野におけるトップランナーの先生方にお願いしました．また図表を多く取り入れることで，読者は図表をたどるだけでもその項目の内容が理解できるように配慮しました．臨床的な項目においては，現在一般的に行われている【Standard】な診療について論述するだけでなく，【New trends】では最新情報について review article の形式で記述し，【Author's recommendation】では，各先生方の研究を加味して推奨される診療について執筆いただきました．各項目とも読みごたえのある内容となっており，すぐに役立つような内容ばかりです．

　私自身，足の診療に携わるようになって約15年が経ちますが，この数年は足の診療に対する関心が急速に高まりつつあるのを感じています．日本足の外科学会の会員数は年々増加しており，日本整形外科学会総会のスペシャルデーにおける足のセッションは聴衆が会場に入りきれないほどの盛況です．また，日本靴医学会年次集会では，医療従事者のみでなく，他分野の学者やシューフィッター，アスレチックトレーナー等の参加者が年々増えてきています．そのような機運のなかタイムリーに刊行された本書が，足の診療の発展に少しでも寄与することができれば幸いです．

2010年9月

高尾昌人

絵でみる最新足診療エッセンシャルガイド

CONTENTS

1. 「足」を診る

1) 足の構造とはたらき ･････････････････････････････････ 犬塚　則久　1
2) 直立二足歩行の履歴書 —猿人から現代人まで— ･･････ 岡田　守彦　12
3) これだけはやるべき問診・視診・触診のコツ ････････････ 田中　康仁　22
4) 画像診断のポイント
　　—スタンダードな診断法からニュートレンドまで— ･･･ 渡辺　淳也　29
5) 内視鏡（関節鏡）の応用 ･････････････････ 成田　伸代，高尾　昌人　36
6) 足の異常が身体の他の部位に及ぼす影響 ･･････････････ 寺本　司　46
7) 足のバイオメカニクス ･･････････････････････････････ 蛭間　栄介　53

2. 「足」を治す

＜日常診療でよくみる足関節・足部の外傷＞

1) 靱帯損傷 ･･ 杉本　和也　69
2) 骨軟骨損傷 ････････････････････････････ 篠原　靖司，熊井　司　81
3) アキレス腱断裂 ････････････････････････････････････ 安田　稔人　91
4) 腓骨筋腱脱臼 ･･････････････････････････････････････ 窪田　誠　96
5) 足関節果部骨折 ････････････････････････････････････ 原口　直樹　102
6) 踵骨骨折 ･･ 小林　誠　111
7) Pilon 骨折 ･･ 小林　誠　116
8) リスフラン関節・ショパール関節の外傷 ･･･ 平野　貴章，仁木　久照　120
9) 中足部・前足部の外傷 ･･････････････････････････････ 須田　康文　127
10) 疲労骨折 ･･ 早稲田明生　131

＜日常診療でよくみる足関節・足部の障害＞

1) 外反母趾と内反小趾 ････････････････････････････････ 奥田　龍三　135

- 2) 成人の扁平足障害 ………………………………… 仁木　久照 *143*
- 3) 変形性関節症 ………………………… 林　宏治, 田中　康仁 *151*
- 4) 過剰骨障害 ……………………………………………… 青木　孝文 *159*
- 5) アキレス腱障害 ………………………………………… 熊井　司 *164*
- 6) 足底腱膜炎 ………………………………… 小松　史, 高尾　昌人 *171*
- 7) リウマチ足 ……………………………………………… 仁木　久照 *177*
- 8) 末梢神経障害 …………………………………………… 吉村　一朗 *186*
- 9) 先天性足部障害 ………………………………………… 薩摩　眞一 *191*
- 10) 骨・軟部腫瘍 …………………………………………… 阿部　哲士 *202*
- 11) 皮膚の障害　足白癬と爪白癬 ……………… 安部　茂, 渡辺　晋一 *208*
- 12) 爪の障害 …………………………………… 門野　邦彦, 田中　康仁 *212*

＜特徴からみた足の障害＞

- 1) 子どもに多くみられる足の障害 ……………………… 薩摩　眞一 *218*
- 2) 女性に多くみられる足の障害 ………………………… 野口　昌彦 *226*
- 3) スポーツ選手に多くみられる足の傷害 ……………… 石井　朝夫 *236*

3. 予防とケア

- 1) 靴による足の障害と靴の正しい選び方
    - ① 靴による足の障害 …………… 印南　健, 宮本　亘, 高尾　昌人 *242*
    - ② 靴の正しい選び方（シューフィッティング） …………… 俣野　好弘 *251*
- 2) インソールと足の装具 ………………………………… 須田　康文 *259*
- 3) 糖尿病と足病変：足の切断を回避するためには ……… 早稲田明生 *266*

INDEX ………………………………………………………………………… *272*

絵でみる 最新足診療エッセンシャルガイド

1 「足」を診る

1）足の構造とはたらき

Key Words

機能形態学（functional morphology），重心（center of gravity），体重支持筋（supporting muscles），直立二足性（erectile bipedalism），比較解剖学（comparative anatomy）

ヒトの足の特徴

ヒトは直立二足歩行する動物であるといわれるぐらい足に特徴がある．一般に足というときには，解剖学でいう下肢（leg）と足首から先だけのfootの両方の意味を含むが，ここでは区別しないで用いる．動物の特徴は他の動物との違いによって定義されるので，ヒトの場合はまず最も近縁なチンパンジーを初めとする類人猿と比較される．その類人猿は霊長類，サルの仲間なので他の霊長類と比較して定義づけられ，同様にして哺乳類，四足動物へと比較対象が広がる．これは進化の道筋をさかのぼることになる．チンパンジーと共通の先祖から分かれて人類になる過程をヒト化というが，チンパンジーと比べるとヒトの足の特徴，つまり直立二足化の影響がよくわかる．

足はどんな機能に最も適した形態をとっているのか．サッカーの技にみられるように足では色々なことができるが，足がなくてできないことを考えれば，立つことと歩くことが最も基本的な働きであるとわかる．ではそのどちらがより重要なのか．

ヒトが立つことと歩くことは単に物体が止まっているか動いているかの違いに留まらない．物体が安定して静止し続けるには重心が低く接地点が広範囲に広がるほどよい．一方，動くこととは重心の位置移動なので，複数の接地点が作る範囲の外に重心線を出すことである．つまり物体でいえば倒れることになる．実際ヒトが歩くときには，足で地面を後に蹴るというよりは体を前に倒すことで動いている．つまり倒れ続けている．ヒトの形は安定しているのか倒れやすいのか一目瞭然で，足は歩くためにあるといえる．

実はヒトに限らず動物とは文字通り動くものであり，その形は動くためにできている．魚は泳ぐため，鳥は飛ぶための形をしているように，陸上を歩行する動物は歩くための形をしていて，体の位置を移動させる主なロコモーション器官が最も大型化する（図1）．四足動物は両生類，爬虫類，哺乳類と，胴体に対する足の長さの割合を伸ばして重心を高くし，接地点を重心に近づけるように進化してきた．要するに陸上歩行動物は不安定になって運動性能を高めてきたといえる．

この観点からヒトをみると，直立二足化した人体の形は相対的に最も重心が高く，接地点の範囲が狭い，極めて特異な進化の極致にあることがわかる．こうして獲得した直立二足体制は人類独特のもので，その後のヒトの進歩・繁栄の礎として長所ばかり誇らしげに挙げられがちである．しかし進化が常にそうであるように，この体制には利点も欠点もある．ここでは，この姿勢をとったために背負うことになったヒトの宿命である欠点も取り上げる．

骨盤の形態変化と殿筋の機能転換

骨盤は胴体の中に隠れているが左右の寛骨は腰

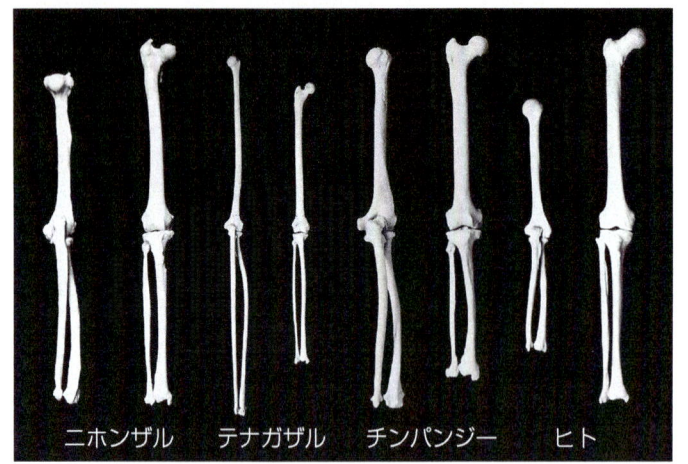

図1 霊長類の肢骨の比較
左：前(上)肢後面，右：後(下)肢前面．四足性のニホンザルでは前肢と後肢の差が少なく，腕渡りのテナガザルでは前肢が長く，二足性のヒトでは下肢が長い．

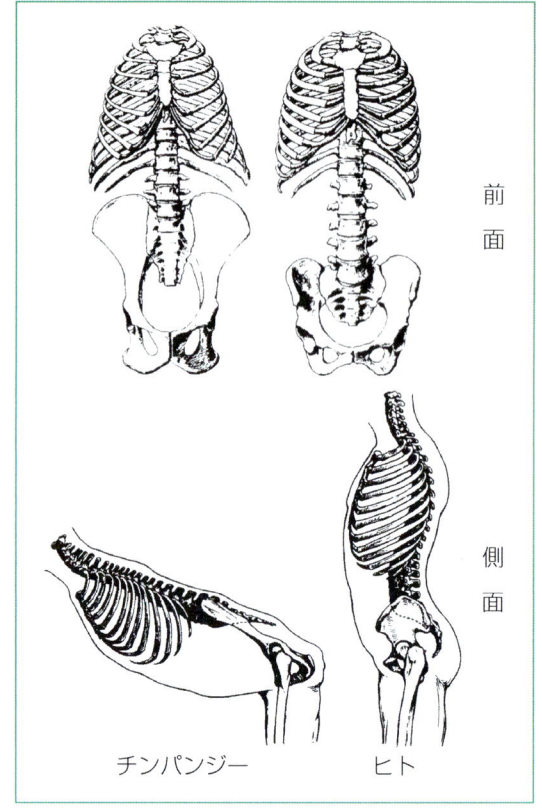

図2 チンパンジーとヒトの骨格(Schultz, 1930；1950)
ヒトでは脊柱の直立に伴い骨盤が上下に短縮し，前に広がるよう変化した．

帯ともいい，下肢骨の一部である．全身の骨の中で最もチンパンジーなど類人猿との違いが目立つのが寛骨である．大腿骨から腰椎までのうちどこで最も直立化が起きているかといえば，第4, 5という下位腰椎である（図2）．仙骨の傾斜は30°ほどで，あとは仙腸関節と寛骨臼の間の腸骨の弯曲である．腸骨体が大きく背側に曲がるため殿部が大きく隆起する．

霊長類も含め四足性哺乳類の寛骨は，頭尾方向に長く扁平で腸骨前縁の腸骨稜は背中に平行な形である．直立する人類では頭尾方向に短く，腸骨稜は背中に平行な形から体壁に沿って腹側に伸びてきて円弧状に腹腔を囲む形となり，寛骨臼より上の大骨盤が左右に開いて内臓を下から支える形となる．

腸骨の長さが縮み，横に広がったことにより背面につく殿筋の機能が転換することになった．それまで寛骨臼より後上方に出ていた大転子につく中殿筋は大腿骨を後に蹴りだす推進筋だったが，起始の位置が後方にずれたことにより大転子を内側から引くことになり，大腿の外転筋となった（図3）．一方，大殿筋はかつて中殿筋の浅層にある浅殿筋という小筋だったが，大腿骨の後面につくことから股関節の伸筋となり，巨大化することになった（図4）．

腸脛靱帯による側方安定性

二足歩行が四足歩行と異なる点の1つは体を支える支持脚の数が1本になることである．ゆっくりした四足歩行の場合は支持脚が3本なので，その足が接地する3点が作る三角形，これを支持三角形というが，この中を重心線が通れば姿勢が安定する．ところがゆっくりした二足歩行の場合は交互に片足立ちをすることなので，片足の裏の範囲内に重心線を通さなければ倒れてしまう．このためヒトの足には四足性の類人猿とは明らかに異なる特徴が随所にみられる．

ヒトの体を前からみて片足を浮かせると，支持脚の側に体が寄ることで重心線をその足の範囲内に落とそうとする．このとき足のつけ根の股関節は重心よりも外側にあるので，胴体は股関節周りに遊脚側に倒れがちになる．これを防ぐために大腿筋膜は腸骨から脛骨にかけて外側だけ著しく厚

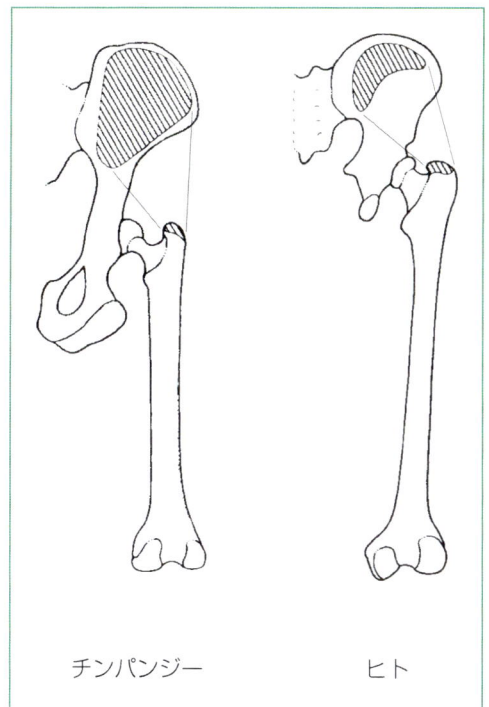

図3 中殿筋の起始の位置と作用の転換（Aiello and Dean, 1990 を改変）．右寛骨と大腿骨の後面

ヒトでは腸骨が短縮した結果，中殿筋の走向がより外側になり，股関節の伸筋から外転筋に変わった．

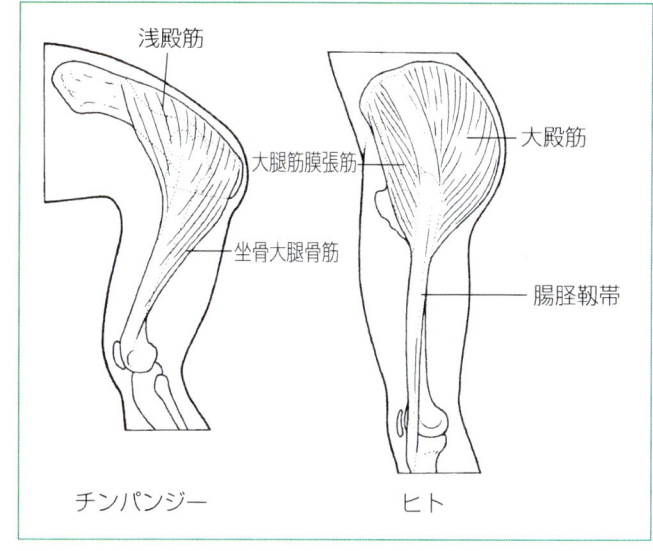

図4 大殿筋の発達（Aiello and Dean, 1990）
ヒトでは腸骨が後に曲がって大殿筋が股関節の主な伸筋となった．

みを増している．この筋膜の肥厚部を腸脛靱帯という（図5）．力のかかり方は大腿を外転する中殿筋や小殿筋と同じだが，筋収縮よりむしろ伸張に抵抗する働きが大きいのでこういうものを抗張材 tension brace という．腸脛靱帯が抗張材として働くことで左右交互の重心移動に対して上体を横に傾けずに歩くことができる．これが側方安定性である．

二関節筋による力の伝達

骨格筋はふつう骨と骨との間をつないでいる．隣どうしの骨を結ぶ筋は間に関節を1つだけ挟むので単関節筋といい，2つの関節を挟むものを二関節筋という．肢骨の個々の関節を屈伸するなら単関節筋があれば事足りるようにみえるが，二関節筋が不可欠なのは重要な役割があるからである．

下肢にはいくつかの二関節筋がある．大腿伸筋の大半を占める大腿四頭筋は膝蓋骨を介して脛骨粗面に停止し，膝関節の伸展に働く．四頭のうち三頭は大腿骨から起こる単関節筋だが，真ん中の

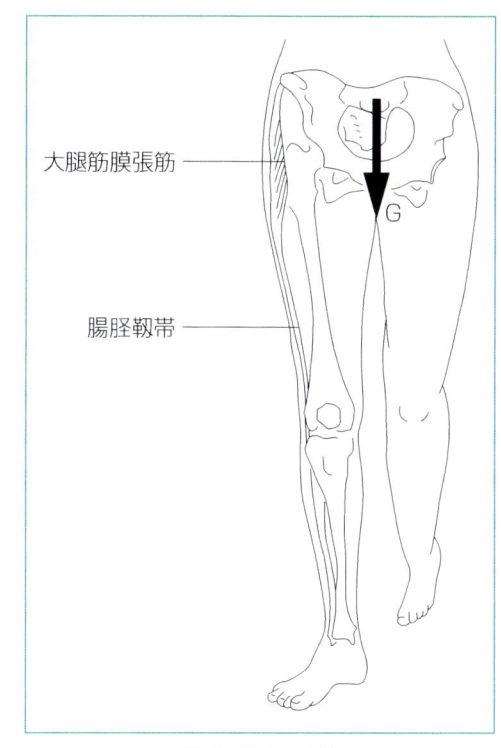

図5 側方安定性
片足立脚期には骨盤が下がるように体重がかかり，腸脛靱帯が抗張材として働く．

浅層を走る大腿直筋だけは寛骨の下前腸骨棘から起こる二関節筋である．

大腿後面には膝を曲げる大腿屈筋群，ふつうハムストリングスと呼ばれる筋群がある．このうち大腿二頭筋短頭以外の同長頭と半腱様筋，半膜様

1）足の構造とはたらき

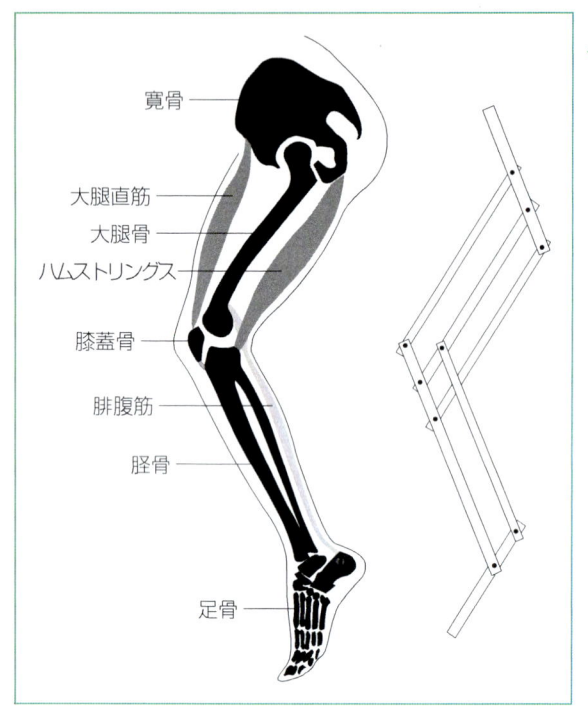

◀図6
大腿と下腿の二関節筋(Kahn, 1943を改変)
股関節の動きが膝関節,距腿関節にまで及ぶ.

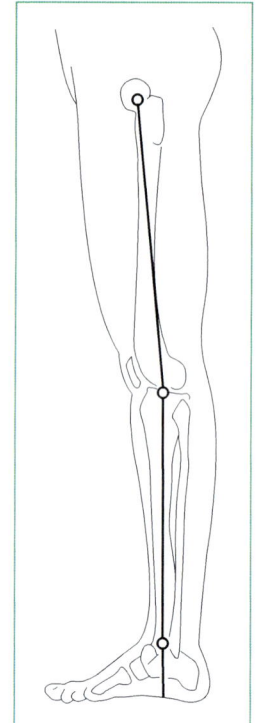

図7▶
膝関節における過伸展
後十字靱帯の働きにより筋に頼らずに立位が維持できる.

筋は坐骨から起こって股関節と膝関節をまたぎ下腿の脛骨や腓骨につく二関節筋である.

こうして大腿部には前面と後面,つまり膝の伸側と屈側両方に二関節筋が備わっている.前面の大腿直筋は股関節の屈曲にも働き,後面のハムストリングスは伸展に働く.これらの骨と筋の配置を横からみて模式的に描くと,胴と下腿の2本の平行な線の間を大腿の伸筋,大腿骨,屈筋という3本の平行線が橋渡ししているようになる(図6).

この状態で股関節の角度を変えると,特に膝関節を動かそうとしなくても自然に同じように膝の角が変わる.つまり幾何学的にみれば平行四辺形の対角は常に等しいのである.この原理を応用したものにバスのワイパーがある.ふつうの乗用車のワイパーは振れる角度と同じようにゴムブレードが動くのでフロントガラスには扇形の跡が残る.ところが大型車のワイパーには平行に副え木があるため回転角が変わってもブレードの向きは常に一定で広い範囲を拭くことができる.

二関節筋は下腿にもある.後面にある下腿三頭筋は足首の距腿関節・距踵関節をまたいでアキレス腱で踵の踵骨隆起につく.このうち浅層の腓腹筋は大腿骨遠位後面から起こって膝関節をまたぐ二関節筋ないし多関節筋である.深層のヒラメ筋は下腿の脛骨と腓骨から起こってアキレス腱に合流する.

大腿だけでなく遠位の下腿にも二関節筋があることで伸縮門扉のような平行四辺形の連鎖ができ,独特の「パンタグラフ効果」が生まれる.つまり股関節の屈伸運動が膝関節,距腿関節へと伝わるのである.こうなると遠位の関節では単関節筋の作用が少なくてすみ,筋量を節約できる.重い筋が体肢の近位部に集中するほど足を速く振ることができるので,走行型有蹄類では皆そうなっている.「カモシカ(実はレイヨウ)のような足」は,こうしてでき上がったのである.

膝の過伸展

ヒトは2本の足で長時間立ち続けることができる.それは膝の絶妙な仕組によるところが大きい.膝は肘とは逆に後にしか曲げることができない.曲げ伸ばしとは2骨の長軸のなす角が180°から減ることと180°に近づくことで,解剖学では屈曲・伸展という.ただし関節の中には180°をわずかに越えて伸側にも曲げられるものがある.これを過伸展という(図7).

4 1.「足」を診る

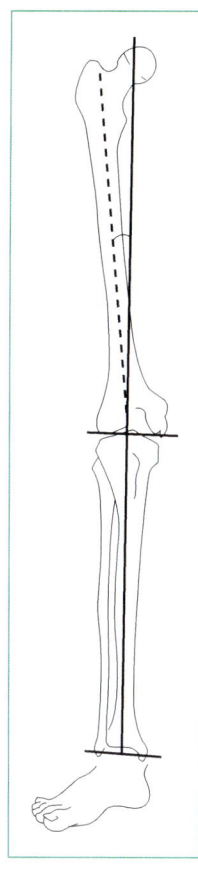

▼図8
膝関節における運搬角（Benninghoff, 1980 を改変）
運搬角があるために左右に揺れずに歩ける．

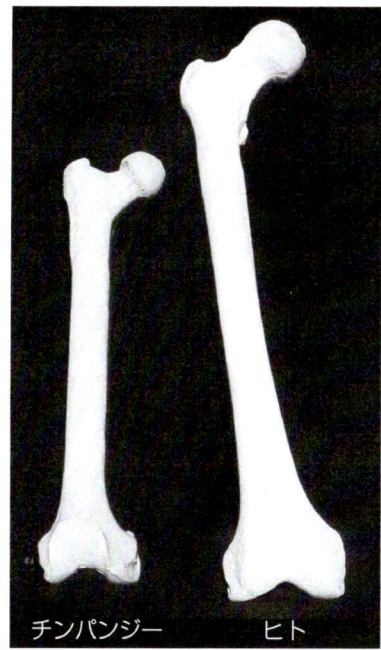

◀図9
チンパンジーとヒトの膝の運搬角．
右大腿骨前面
大腿骨を立てるとサルではほぼ鉛直だがヒトでは外側に傾く．

実は膝関節の中には横からみてX字形になる十字靱帯があり，過伸展，つまり大腿骨が脛骨の延長線よりもかすかに前に倒れたところで止まるようになっている．この状態では2本の骨が1本の棒のように固まるので，この仕組をロック機構という．膝のロック機構のおかげで足の骨と靱帯の働きだけで体重が支えられ，筋の緊張に頼らないので長時間もつのである．

立って歩き出したばかりの幼児では脛骨の膝関節面の傾斜が急でひざが十分に伸びきらない．このため筋の力に頼って立っているので，じきに疲れてしまう．類人猿が後足立ちをするときも，膝は十分に伸びきらないのでロック機構は働かない．

膝の運搬角と脱臼防止法

足を前からみたときに大腿骨と脛骨の長軸は1直線上になく，ある角をなしている．この角を運搬角（carrying angle）とか担架角という（図8）．運搬角が大きいのも二足歩行をするヒトの特徴である．四足歩行をする類人猿では運搬角が0°に近い．例えばアフリカの化石発掘地で大腿骨の化石を見つけたとする．この場合，骨を平らな台の上に立ててみて垂直に立てば類人猿，傾けば人類と判定できる（図9）．これほどはっきりした違いだが，なぜこうなるのだろう．

例えばチンパンジーが二足歩行をするときを観察すると，一歩ごとに体が左右に揺れる．先に述べたように二足歩行とは交互の片足立ちなので，体の重心線，つまり中心軸を左右の足の上に重ねることである．右足で支えるときには体軸を右に寄せなくてはならず，次は逆にと交互に繰り返すので，体が揺れる．膝に運搬角ができると，ふつうに立つときでさえ足の位置が重心線の近くに寄っているので，歩くときも揺れが少なくて滑らかに歩けるのである．

ヒトでも幼児はいわゆるよちよち歩きで，チンパンジーなみである．運搬角は成長とともに増えてくる．このことは運搬角が人類進化の初めに直立二足歩行に伴って形成された歴史を物語る．揺れを減らして効率よく歩けるようになった反面，新たな問題点も生まれた．

哺乳類では膝を伸ばす大腿四頭筋は四頭の停止腱を膝蓋骨に集め，膝蓋靱帯（または膝蓋腱）を介して脛骨粗面に停止する．運搬角のない膝では骨の長軸と筋の伸張方向が一致しているので，すべての力が膝の伸展に働く．ところがわずかとはいえ，運搬角ができたせいで四頭筋の緊張は膝蓋骨を外側に脱臼させようとする側方分力を生む．

ヒトの膝にはこの問題に対処すべく新たな構造ができ上がった．1つは大腿骨の膝蓋面の内外の関節面の傾斜の違いで，外側のほうが高くなっている（図10）．四足性の動物でも素早く上下に動く膝蓋骨ほど脱臼しやすいので，膝蓋面の傾斜，

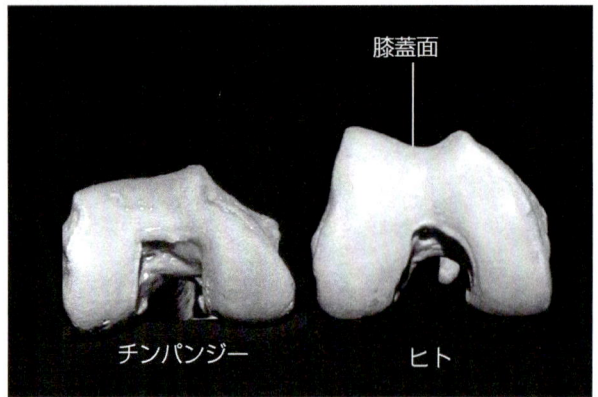

図10 大腿骨遠位からみた膝蓋面の傾き
ヒトのほうが外側の傾斜が強い．

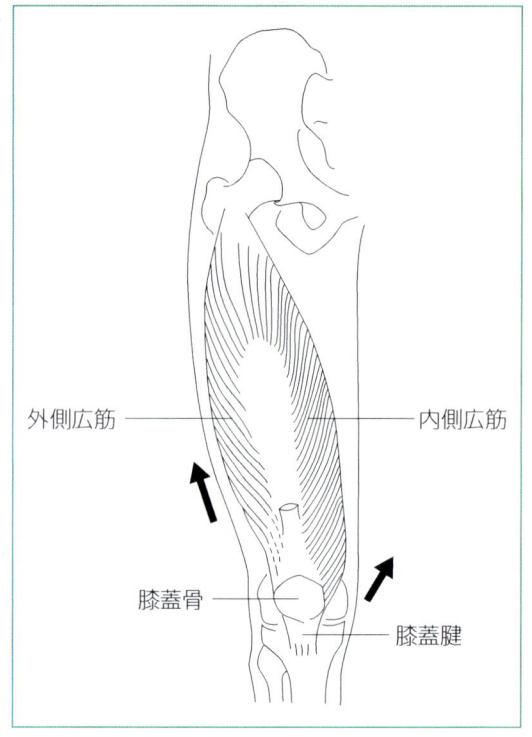

図11 内側広筋と外側広筋の停止位置
（Crouch, 1985を改変）．右足前面の大腿四頭筋
外側広筋は膝蓋骨の上縁に停止するが，内側広筋は側面に停止する．→：筋の引張方向

つまり溝の深さは足の速いものほど深くなっている．つまり傾きの強い側への脱臼を防いでいることが伺える．今1つは膝蓋骨に停止する内側広筋と外側広筋の位置の違いである．外側広筋が上から膝蓋骨につくのに対して，内側広筋は下のほうまで伸びて横向きに膝蓋骨についている（図11）．側方分力を増やして少しでも膝蓋骨を内側に引っ張ろうとしていることがわかる．

向こう脛と体重支持筋

下腿にはもともと脛骨と腓骨という2本の骨が備わっている．両生類ではほぼ同大だが，爬虫類では脛骨のほうが腓骨より太くなり，哺乳類では腓骨はさらに退化して膝関節から外れる．ヒトでは体重の9割を脛骨が支えている．前腕の2本の骨と違ってこのような差ができたのは，爬虫類の側方型から哺乳類の下方型に移行するときに後肢がそのまま90°前に向きを変えたからである（図12）．前肢では肘を後に回したので前腕を180°内側にねじらないと爪先が前を向かない．そこで橈骨と尺骨2本の骨が同大で維持されてきた．回旋する必要のない下腿では，骨1本で間に合うので腓骨はしだいに退化することになった．ウサギやカンガルーのように跳躍する動物では遠位端が完全に癒合して1本化する．

下腿の前では骨を皮下に触れるのに後ろ側には太いふくら脛がある．大腿骨の周りは厚い太ももの肉に包まれるのに，下腿のこのアンバランスはどうして生まれたのだろう．これは後半身を支える体重支持筋の発達と関わっている．後肢骨は前肢骨と逆のジグザグ形をしていて，股関節と距腿関節は後に凸，膝関節は前に凸となる．しゃがむとこれらの関節の角は鋭くなり，立つときには広がる．力を抜けば自然に体は低くなるが，立とうとすれば重力に逆らうので力がいる．つまり関節角を広げる側の筋が太くなる．こうして股関節では後ろ側の大殿筋，膝関節では太ももの前の大腿四頭筋，足首の距腿関節ではふくら脛の下腿三頭筋が反対側よりもよく発達したのである（図13）．ちなみに腿の後ろ側のハムストリングスには先に述べたように股関節を伸展する作用もある．

手と足との違い

魚以外の脊椎動物を四足動物といい4本の足をもつ．多くの足は4本とも地上歩行用に使われ似た形をしているが，各分類群で水に戻って鰭となったものもいれば，鳥のように前肢を翼に変えて飛ぶものもいる．哺乳類でも同様の多様化が起

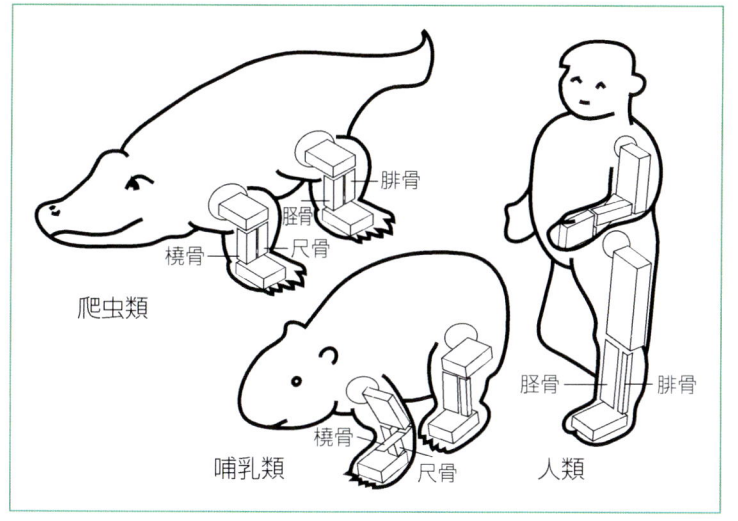

図12 爬虫類・哺乳類・人類の体肢の姿勢
（犬塚，1991を改変）
哺乳類になると肘と膝の向きが逆になる．前腕は回内するため橈骨と尺骨が同大に残るのに対して，後肢はそのまま前を向くため下腿では腓骨が退化する．

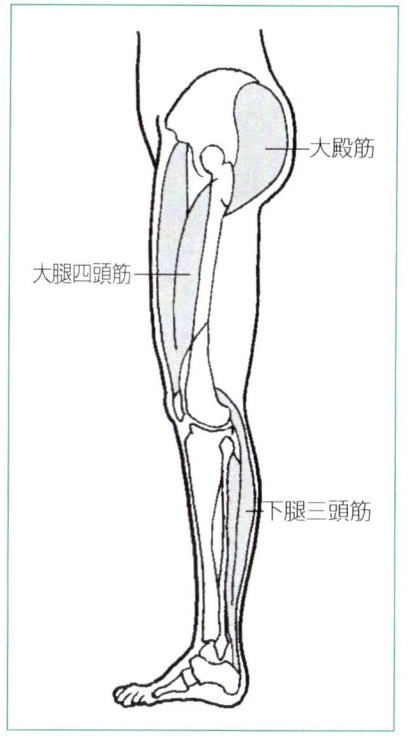

図13 下肢の体重支持筋
筋のすぐ遠位の関節を伸展するように前後交互に筋が膨らむ．

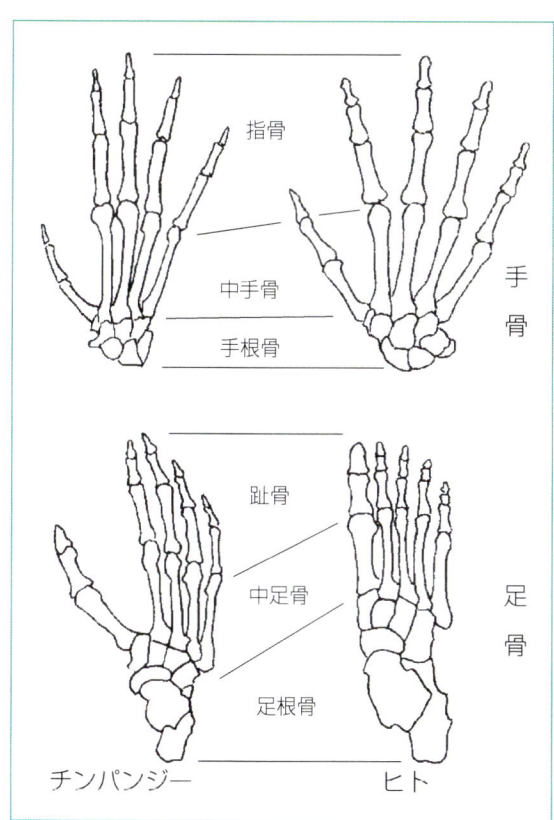

図14 チンパンジーとヒトの手足の骨格
（Swindler and Wood, 1982を改変）
ヒトの足だけが体重支持と歩行用に特殊化した．

こり，中でも霊長類は樹上生活に適応して四肢の形を把握や登攀用の手に変えた．このため，かつての分類ではいわゆるサルを四手類，ヒトを二手類と区別していたほどである．つまりヒトの手と足を比べれば，手が基本的な形を保ち，足のほうにより特殊化がみられるということになる（図14）．

ヒトの手は指が長く親指は他の4本と対向している．これは把握に適した形である．一方，足は指が短く親指は他の指と同じように前を向き，足首の足根骨が拡大している．この形は体重支持と歩行用である．手足の骨を指（趾）骨と中手（足）骨，手（足）根骨に三分して長さの比を比べると，指骨と足根骨が長く，手根骨と趾骨は短く，手と足では逆の関係になる．また，同じ足の骨の比率を子供と大人で比べると，趾骨の長さの比は子供のほうが大人よりも長い．個体発生は系統発生つまり進化の筋道をたどるので，このことは人類の先祖の足の指は今よりも長く，チンパンジーの足指に近かったことを示している．

1）足の構造とはたらき

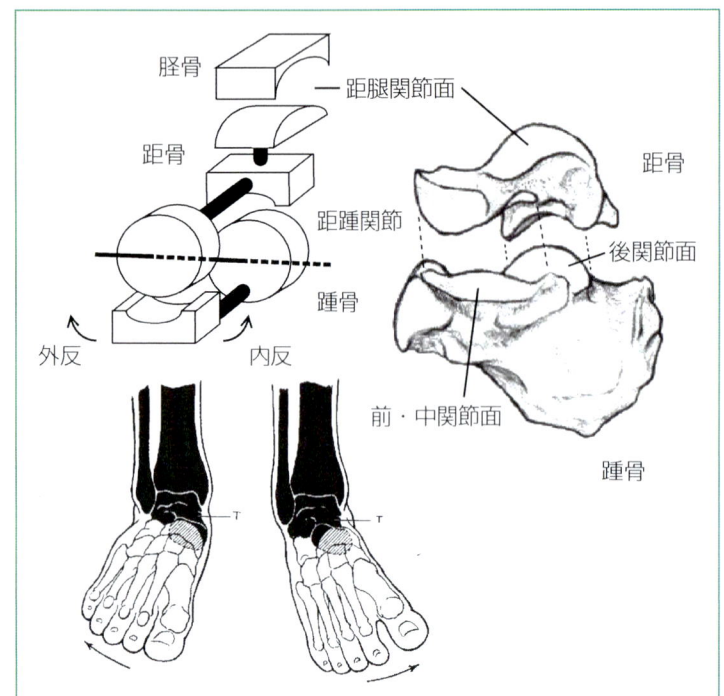

図 15
距骨と踵骨の関節面と足の内反・外反作用
（Morton, 1935 を改変）
距踵関節は車軸関節の一種

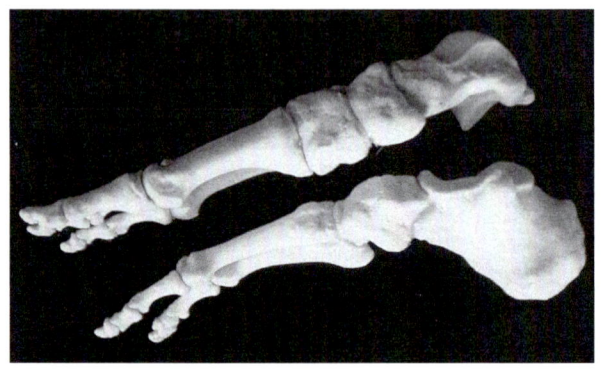

図 16　右足の内側面
距骨から舟状骨，楔状骨，第 1 ～ 3 中足骨は内側群（上段），踵骨から立方骨，第 4, 5 中足骨は外側群（下段）を構成する．

足根洞の意義

　距骨と踵骨の間の前面には足根洞という窪みがある．手根骨 8 個の間にはどこにもこのような凹所が無いので，何のために開いているか知りたくなる．生体では脂肪がつまっているだけで何かを入れたり通したりするためではなさそうにみえる．周知のとおり両骨の間には，前・中・後 3 つの関節面に別れる独特の距骨下関節（距踵関節）がある．距骨の前・中距骨関節面は一体となって凸面，後関節面は凹面で，それに対応する踵骨の前・中距骨関節面は凹面，後関節面は凸面となってい

る．この前後の関節面のどこも脱臼せずに互いに滑りあう動きがたった 1 つだけある．それが足の内反・外反作用である．これは前から見たときに足の親指を中心として小指側が下がるか上がるかという動きである．

　関節面が曲面の場合は凸面の曲率の中心に回転軸がくるので，この場合は上からみて真ん前より 16°内側前方から外側後方にかけて，横から見ると水平より 40°前背側から後腹側にかけて回転軸が通る（図 15）．距骨は前に距骨頭という丸い凸の関節面があり，舟状骨という前後に薄い骨を介して内側・中間・外側という 3 つの楔状骨がそれぞれ第 1 ～ 3 中足骨に連なっている．一方，踵骨の前には立方骨を介して第 4, 5 中足骨が連なる．足の骨はこのように内側群と外側群に分けられる（図 16）．

　距骨の側，つまり親指の側を固定して考えると，踵骨側，つまり小指側が前から見て下がるようにねじれれば内反，上がるようにねじれれば外反ということになる．結局，距骨と踵骨は短骨でありながら前後に凹凸逆の 2 つの関節面をもち，わずかながら互いに滑りあうことになる．これは前腕の橈骨と尺骨の関係と同様で，一種の車軸関節といえる．前腕の回内・回外運動では 2 骨の間に空

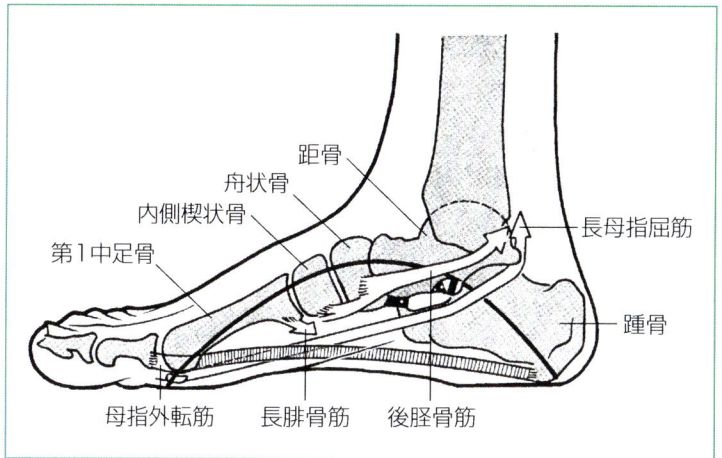

図17 内側縦足弓(Kapandji, 1987を改変)
骨のアーチを筋・靱帯・足底腱膜が支える.

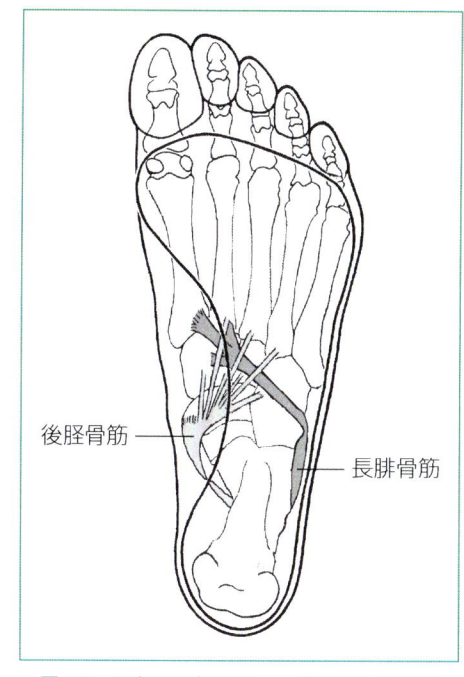

図18 足底の腱交叉(Kapandji, 1987を改変)
内側の後脛骨筋が立方骨や第4中足骨に,外側の長腓骨筋が内側楔状骨や第1中足骨に停止腱を送り,横アーチを助ける.

間が無ければ互いに動けない.つまり足根洞は足の内反・外反運動のための空所であるといえる.

ちなみにヒトの下肢では下腿の上下が膝関節と距腿関節という蝶番関節での屈伸に限られているため,距骨下関節による運動で左右のバランスをとっていることになる.ただし樹上性のサルでは左右の足の裏が完全に向きあうほど足首は柔軟である.むしろヒトの距骨下関節は地上歩行に適応して可動範囲を狭めたのである.

足アーチの形成

土踏まず(足弓・足アーチ)があるのがヒトの足の特徴といわれる.赤ちゃんの足の裏はぽってりしているが,立って歩くことによってアーチができる.アーチの形成には骨,靱帯,筋,腱,すべてがかかわっている(図17).まず骨と骨の間を靱帯でしっかりと関節させるだけでアーチができる.アーチは内側縦足弓,外側縦足弓,横足弓の3つからなる.縦に走る縦足弓は後下方に伸びる踵骨から第1(内側縦足弓)ないし第5中足骨(外側縦足弓)まで,横足弓は内側の楔状骨と外側の立方骨の組み合わせによる.特に内側・中間・外側の3つの楔状骨はその名のとおり下に尖る楔形をしているので,靱帯で骨を互いに密着させるだけで全体として弓形となる.

筋では下腿から起こって,それぞれ内果と外果の後を通る後脛骨筋と長腓骨筋の腱が足底で交差している.これらの筋の走り方は底屈と同時にアーチの内外側端を引き寄せることになり,特に横アーチを維持している(図18).足底の皮下にある足底腱膜は前後に走るので特に縦アーチの維持に役立っている.

足アーチの頂点に距骨があって,その上に全体重がかかる.これはアーチ橋と同じ構造で,骨の配置を上に凸になるようにすることで圧縮に強い骨には均等に圧力がかかり,足の裏側に張る腱や靱帯,腱膜が張力を受けもつ.このように弓状配列をすることでかぎられた材料で最大の強度を発揮できる.

足趾の進化と退化

四足性哺乳類で手足に5本指があるものではたいてい第3指が最も長く,ヒトの手はこの基本形を残している.しかし足では5本残っているのに第1趾が最大で外側の指ほど小さいという独特の形をしている.これも直立二足性によるものである.

手の指を内・外転する骨間筋の軸は第3指にあ

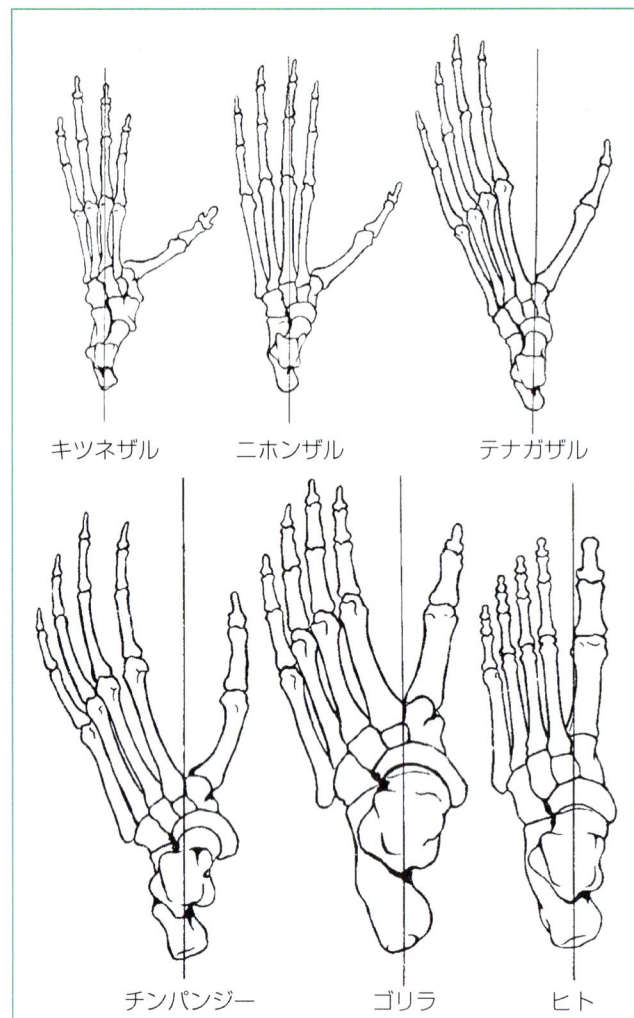

図19 足の運動軸の違い(Morton, 1935)
キツネザルでは第3趾を通り，ヒトでは最も内側にくる．

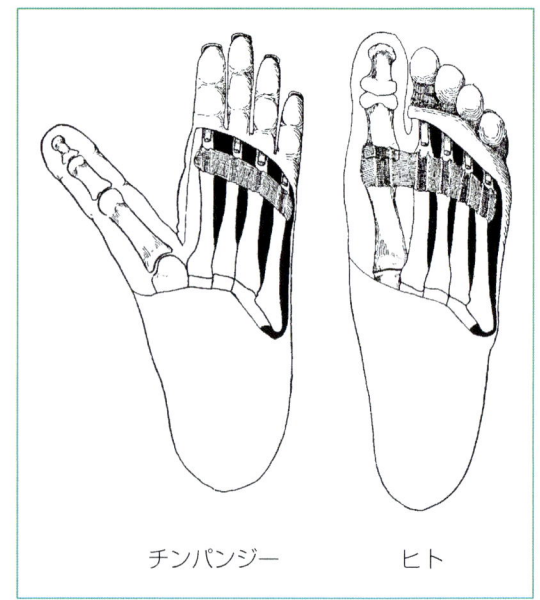

図20 チンパンジーとヒトの横中足靱帯
(Wood Jones, 1929)
ヒトでは第1中足骨にまで伸びる．

るが，足では第2趾にある(図19)．つまり指1本分だけ内側にずれているわけで，機能の中心が内側つまり正中に近づくように変化している証拠である．第1趾が最大なのも接地点ないし推進力の中心軸が正中の重心線に近づこうとしている表れだろう．

多くの鳥は3本趾を前に向けて二足歩行するが，最大の走禽類ダチョウは2本趾である．しかも内側の第2趾が退化して最大の第3趾が最も内側になり，それだけ左右が接近している．同じ機能的要請にヒトとは別の形で応えているようにみえる．

ダチョウでも第4趾は退化せずに残っている．第3・4趾の指先と指のつけ根で三角形の配置となり，片足立ちの際の支持三角形となる．ヒトの足でも小趾は中節骨と末節骨が癒合するなど退化傾向にあるが，第5中足骨が第2～4中足骨よりも太いのは立位のバランスのためと考えられる．

人類の先祖はチンパンジーのように木登りができる類人猿だったのだろう．この動物の足では第1趾が手のように他の指と対向していたはずである．人類となって木に登る必要がなくなり，もっぱら地上歩行するにつれて対向性が失われ，第1趾は第2趾に近づき(内転し)，指の腹を第2趾以下と同じように下向きに変えた(内反した)．やがて第1-2趾の中足骨間にも第2-5趾間と同じように横中足靱帯ができて歩行器としての足の裏が強化された(図20)．しかし二足歩行の歴史は高々700万年ほどなので，第1-2中足骨間には第2-5中足骨間のような関節面がまだできていないし，横中足靱帯の強度も弱いのかもしれない．外転母趾が外反する傾向を伴うのは先祖の形に戻ったようにみえる．

(犬塚則久)

参考文献

1) Aiello L, Dean C：An introduction to human evolutionary anatomy. 596, Academic Press, 1990.
2) Basmajian JV：Grant's method of anatomy. 10th ed. 625, Williams & Wilkins, 1980.
3) Benninghoff G：Lehrbuch der Anatomie des Menschen. Bd. 1：Allgemeine Anatomie, Cytologie und Bewegungsapparat. 619, Urban & Schwarzenberg, 1980.
4) Campbell BG：Human evolution. 425, Aldine publishing company, 1966.
5) Crouch JE：Functional human anatomy. 4th ed. 645, Lea & Febiger, 1985.
6) Evans FG：Biomechanical studies of the musculo-skeletal system. 218, Charles C Thomas Publisher. 1961.
7) 犬塚則久：ヒトの骨格にみる進化. 講座進化4 形態学からみた進化. 125-149, 東京大学出版会, 1991.
8) 犬塚則久：恐竜ホネホネ学. 261, 日本放送出版協会, 2006.
9) 犬塚則久：「退化」の進化学 ヒトにのこる進化の足跡. 206, 講談社, 2006.
10) Kahn F：Man in structure and function. 341, Alfred A Knopf, 1943.
11) Kapandji IA：Physiologie articulaire. 荻島秀男監訳, カパンディ関節の生理学Ⅱ下肢. 219, 医歯薬出版, 1987.
12) Morton DJ：The human foot. Its evolution, physiology and functional disorders. 244, Columbia Univ. Press, 1935.
13) Schultz AH：The skeleton of the trunk and limbs of higher primates. Human Biol. 2：303-438, 1930.
14) Schultz AH：The physical distinctions of man. Proc Amer Philo Soc. 94：428-449, 1950.
15) Swindler DR, Wood CD：An atlas of primate gross anatomy. 379, Robert E. Krieger, 1982.
16) Wood Jones F：Man's place among the mammals. 372, Edward Arnold & co., 1929.
17) 山田致知, 萬年 甫：実習解剖学. 719, 南江堂, 1985.

1 「足」を診る

2）直立二足歩行の履歴書
―猿人から現代人まで―

Key Words

バイペダリズム（bipedalism），足跡（foot print），歩容（gait），進化（evolution），ヒト化（hominization）

はじめに―母胎としての二足性

バイペダリズム，つまり常習的な二足行動は，ヒトと動物を分ける hallmark（＝文化の母胎）とみなされている．一方，ウォーキングが現代人の健康の母胎であることは，高齢者の最大歩行速度が，最良の余命予測因子であるという東京都老人総合研究所の報告[1]からもわかる．反面，進化医学からはバイペダリズムに基因する様々な病気の存在が知られている．歩くことの意義を深く理解するためには，バイペダリズムの起源やその後の紆余曲折について十分把握することが不可欠である．それらの全貌はまだ十分明らかになってはいないが，この20年位の研究の進展はめざましい．本節ではバイペダリズムが出現する前段階の運動様式，出現時の経緯とその後の曲折，現代におけるその状況と問題点などについて考えてみたい．

霊長類の二足行動

二足行動はヒトに限らず霊長類に広くみられる行動である．バイペダリズムを理解するうえで，霊長類の二足行動を知ることには2つの意味がある．1つには，バイペダリズムの前段階をなした運動様式を推定するためのモデルとして，さらにはヒトの直立歩行の機能解剖学的，運動学的特性を把握するための比較対象としても有用である．

樹上性動物である霊長類のロコモーションは，地上性の哺乳動物に比べて変異に富んでいる．ヒトのバイペダリズムもそのような変異の1つとして進化したことは間違いない．高等霊長類の運動様式は伏位型（pronograde）と非伏位型（antipronograde）に大別できる．前者は腹を地面に向けた四足姿勢を基本とする運動様式，後者はブラキエーション（腕わたり），木登りなど，伏位型以外の様式をひっくるめたもので，ヒトと類人猿および新世界ザルの一部にだけみられるものである．

バイペダリズムの前段階をなした運動様式については，19世紀以来，ブラキエーション（図1），ナックル・ウォーク（指背歩行）（図2），垂直木登り（図3），撓枝上二足行動（図4）など，様々な説が出されている．いずれも，ヒトの姿勢や二足歩行と運動学的な類似点や共通点がみられるものであり，しかもその主は非伏位型の霊長類に限られている．しかしこれらの運動については，特定部位に強い特殊化が伴うこと（例えばブラキエーターの上肢や手指，ナックル・ウォーカーのMP関節面など）や，当該運動がロコモーションの中に占める割合が大きくないこと（例えば垂直木登りや枝上二足行動など）から，いずれも単独で前段階をなしたとは考えにくい．おそらくはこうした非伏位型行動全般がバイペダリズムの母胎をなしたのではないかと推察される．

霊長類の二足歩行それ自体の種間比較も行われている．筆者を含む我が国の研究グループは，ヒト，類人猿，旧世界ザル，新世界ザルを含む高等

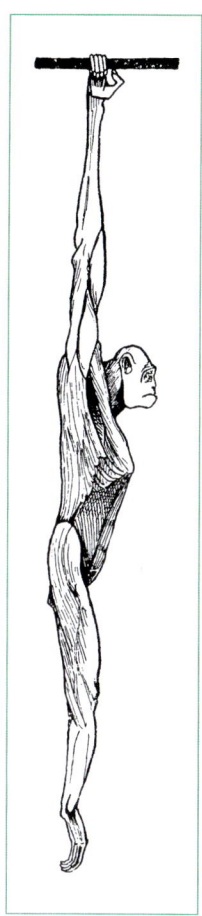

◀図1
テナガザルの懸垂姿勢
この状態からアームスイングにより前進する運動様式をブラキエーションと呼ぶ（Wood Jones, 1926）．

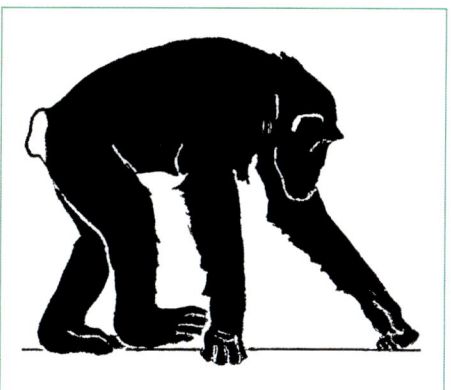

図2　チンパンジーのナックル・ウォーク
前肢はⅡ～Ⅴ指の中節背側だけが接地している（岡田，1985）．

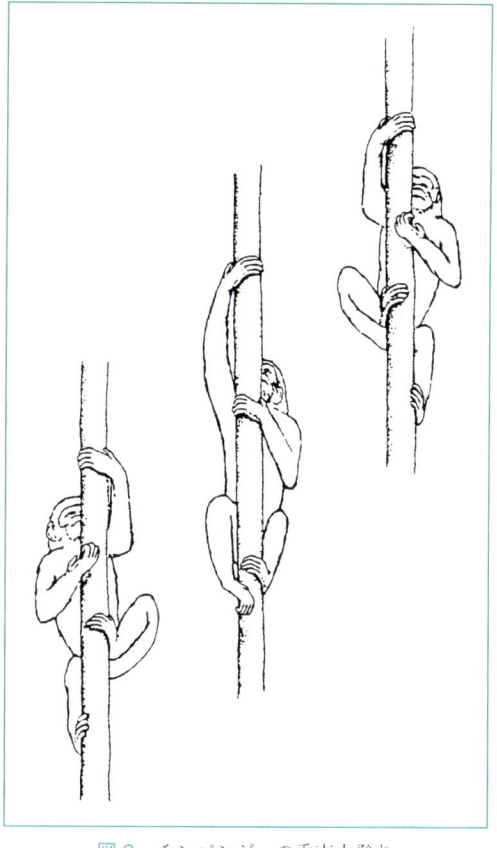

図3　チンパンジーの垂直木登り
ブラキエーションとは異なり，上肢よりも下肢が推進の主役となっている（Stern and Susman, 1981）．

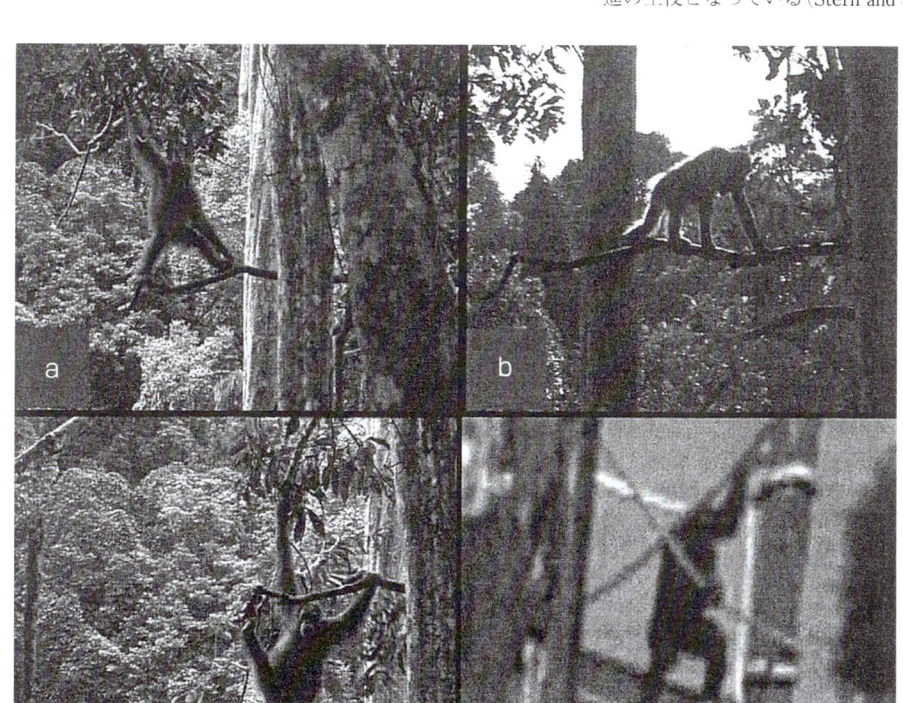

図4　オランウータン（a～c）とチンパンジー（d）の樹上ロコモーション
a, dは撓みやすい枝や不安定な橋架上での上肢の補助を伴う二足移動（Thorpe, et al., 2007）

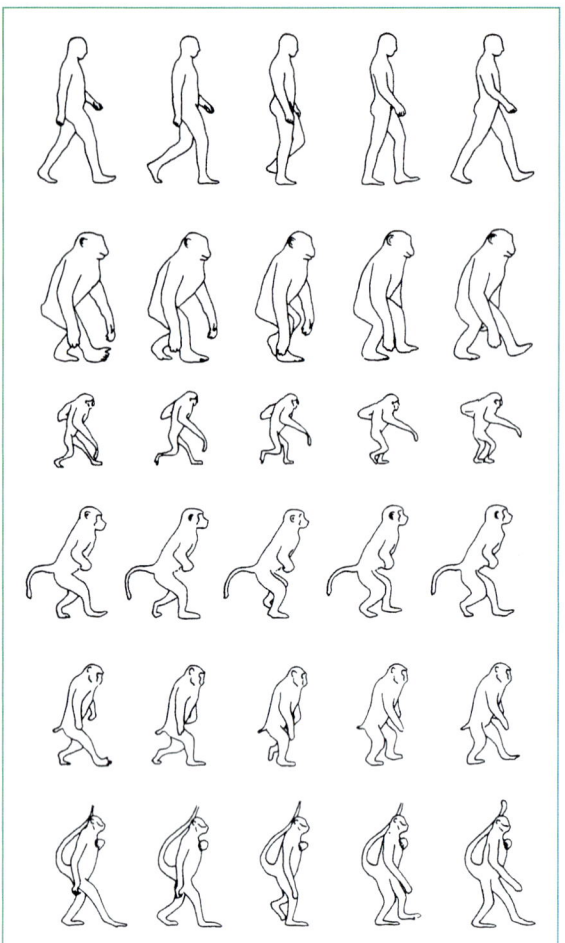

図5 高等霊長類の二足歩行
上からヒト,チンパンジー,テナガザル,ヒヒ,ニホンザル,クモザル.ヒトを除く霊長類(サル類)の歩容には共通の特徴がみられる(Okada, 1985).

霊長類6種の二足歩行について,バイオメカニカルな側面から比較した.図5から明らかなように,ヒト以外の霊長類(サル類という)に共通する特徴として,上体の前傾と股関節・膝関節の屈曲,ヒール・ストライクやボール・プッシュがみられないこと,その結果,膝が股関節より後方に伸びていないことなどが挙げられる.しかしよく見ると,非伏位型のサル類では下肢の関節が比較的よく伸びている.さらに,下肢筋の動作筋電図や床反力のパターンについても,非伏位型と伏位型のグループの間にこうした下肢の動きの違いに対応する特徴が認められた.

上記のようなサル類の二足歩行に共通する下肢の動きは,その股関節伸展機構に基因する.ヒトと寛骨形態が異なるため,二足立位では坐骨軸が下方に向いてしまい,ハムストリングスのモーメント・アームが失われる結果,膝を後方に運ぶことができない(図6).加えて足弓を欠くために効果的なけり出しが難しい.一方,これらの特徴が非伏位型のサル類では伏位型にくらべて相対的に弱い,つまりヒトとの類似が強いことは,バイペダリズムの前段階をめぐる上記の議論と矛盾しない.

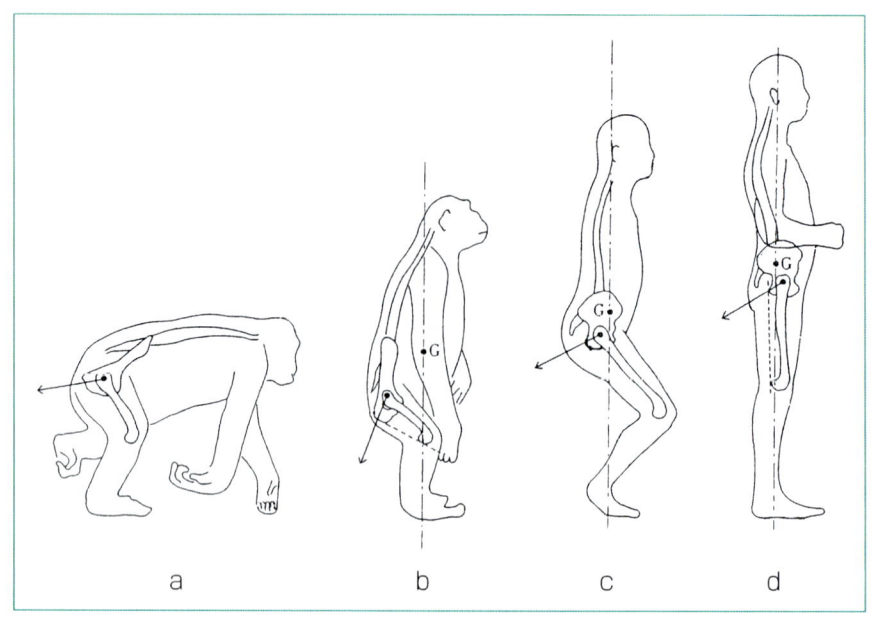

図6
チンパンジー(a, b)とヒト(c, d)の姿勢と坐骨軸の方向の関係
Gは体重心(Kummer, 1968より改変)

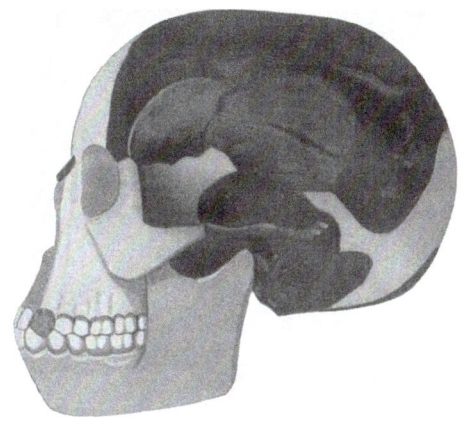

図7 ピルトダウン人の頭骨とされたもの
1912年にC. Dawsonらによりミッシング・リンクの頭骨として発表され，センセーションを巻き起こしたが，1953年に現代人の頭蓋とオランウータンの下顎，チンパンジーの歯を合体させた捏造であることが発覚した(http://en.wikipedia.org/wiki/File: Pildown_man.jpg).

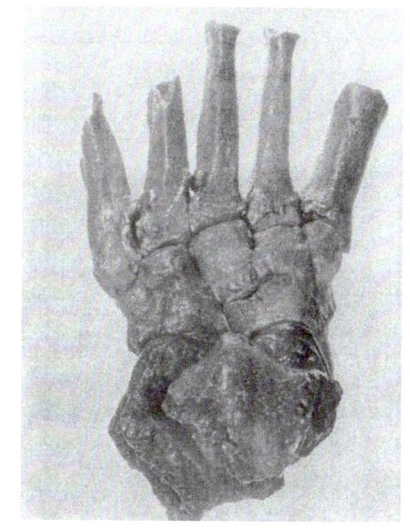

図8 ハビリス猿人の足骨(OH-8)
踵骨の一部と手指骨は失われているが，足弓の部分は残存している(Tattersall, 1970).

バイペダリズムの出現とヒト化

バイペダリズムの前段階の問題は，そもそもC. ダーウィン以来，ヒトの起源において直立歩行が先か，脳の拡大（したがって知能の発達）が先かについての諸説の中で様々に論じられてきたものである．20世紀前半までは初期人類の化石資料は少なく，有名なピルトダウン化石贋作事件に象徴されるように，脳の拡大がヒト化の第一歩だったとする考え方も根強かった（図7）．1924年，南アフリカで猿人(*Australopithecus africanus*)の化石を発見したDart Rは，その脳容量が小さい一方，頭蓋が丸く大後頭孔が前方に位置することから，二足歩行者ではないかと考えたが，当時の学界ではヒト科であること自体が疑問視された．

しかしその後，続々と発見された南ア猿人化石の研究が進められた結果，その脊柱や骨盤に二足性を示唆する証拠があることが次第に明らかになる．さらに20世紀後半に入ると，Leakey Lらにより東アフリカで別属の猿人化石が次々に発掘される．その中の1つ，時代はやや新しく脳容積は数百mlと推定されるハビリス猿人(*Homo habilis*)のほぼ完全な足骨格が発見され，その縦足弓が発達していることが判明するに及び，二足性が脳の拡大に先行したとする説は有力になった（図8）．

二足化か脳の拡大かという議論に最終的な決着をつけたのは，1970年代のアファル猿人(*Australopithecus afarensis*)を始めとする鮮新世猿人化石の発見である．とくに同一個体の40%の骨が発見された300万年前のアファル猿人女性"ルーシー"の寛骨や大腿骨には，まぎれもなく二足性を示す特徴がみられる（図9）．他方，その脳容積は現生チンパンジーとさして変わらない大きさであった．

さらに同じ頃，タンザニアのラエトリで発見された350万年前の足跡の化石は鮮新世猿人の二足性を決定的に立証する結果となった（図10）．火山灰層に刻印されたこれらの足跡は，化石から直接うかがい知れない歩容のあらましを教えてくれる．アファル猿人がつけたと思われるそれらの痕跡からは，彼らがヒール・ストライクとボール・プッシュを使いながら，足をやや外開きにゆっくりと二足歩行していた姿が浮かび上がる．

このように，バイペダリズムの出現はヒト科の出現（ヒト化：hominization）とほとんど同義であることが明らかになったが，ではその原因は何であろうか．これについては古くから様々な説があるが，①二足起立行動説，②二足運搬行動説，③温熱負荷説，④エネルギー効率説の4つにまとめることができる．それらの詳細は他の総説[10]に譲るが，二足性の早期獲得説それ自体とは異なり，残念ながらどれも定説とされるものはない．これ

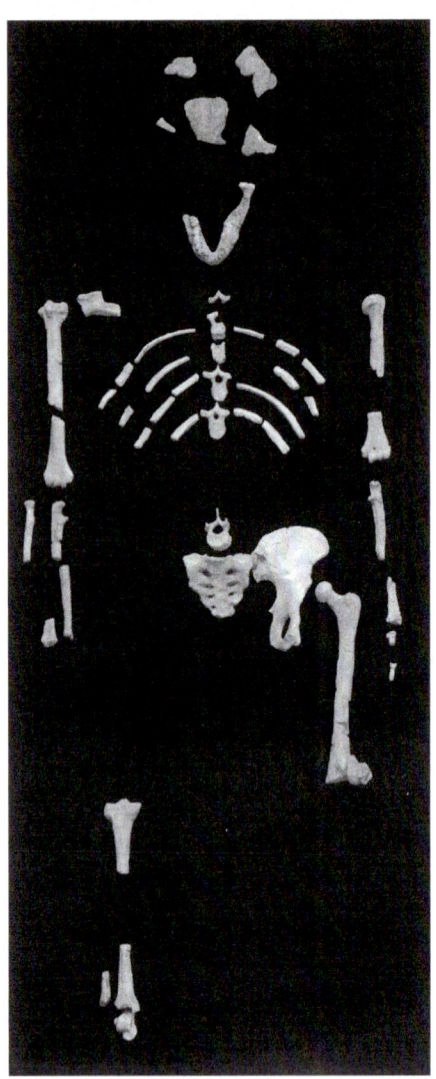

◀図9
アファル猿人"ルーシー"の化石骨格
全身骨格の約40％が残存している(http://en.wikipedia.org/wiki/Australopithecus_afarensis).

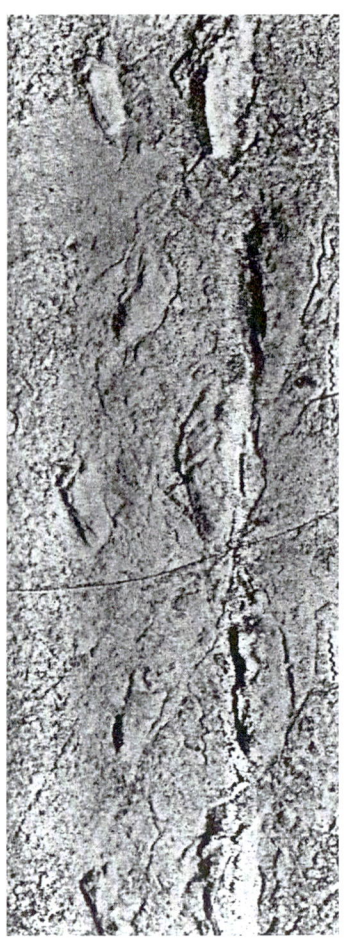

図10 ▶
タンザニアのラエトリで発見された350万年前の足跡(White, et al., 1981)

らの説はいずれも，初期人類が早期に森林を離れ，オープンな環境に進出・適応を遂げる過程で二足性が獲得されたとする考え方(これらはのちにCoppens Eにより仮説「イーストサイド・ストーリー」として提唱された)に立脚している[11]．ところが今世紀に入り，初期人類が森林で生まれ，すでに二足性を身につけていたことが次第に明らかになってきたことから，従来のシナリオを考え直す必要が出てきたのである．

猿人の二足歩行

「イーストサイド・ストーリー」の破綻は，前世紀の終わり頃からすでに取り沙汰されてはいたが，二足性との関連でそれが明確になったのは，460万年前のラミダス猿人(*Aldipithecus ramidus*)の究明によるところが大きい．その1個体"アルディ"のほぼ全身が，15年の歳月をかけて復元されたことが報道されたのは記憶に新しい(2009年10月2日朝日新聞)．この猿人はサバンナにパッチ状に点在する森林に暮らしていたが，骨盤や下肢の特徴からすでに二足性を身につけていたこと，他方，その足は母指が大きく離開するなど，地上での二足移動の制約が認められる一方，樹上での活動にも長けていたと推察されることが明らかにされている(図11)．ここで2つの問題が生まれる．

1つは，森林の中で二足性がなぜ獲得されたのか，という疑問であり，もう1つは"アルディ"の歩容はどのようなものだったのか，現代人の歩容とどこがどう違うのか，違うとすればその後，二足歩行はどのように，また何ゆえに変容してきたのか，という問題である．

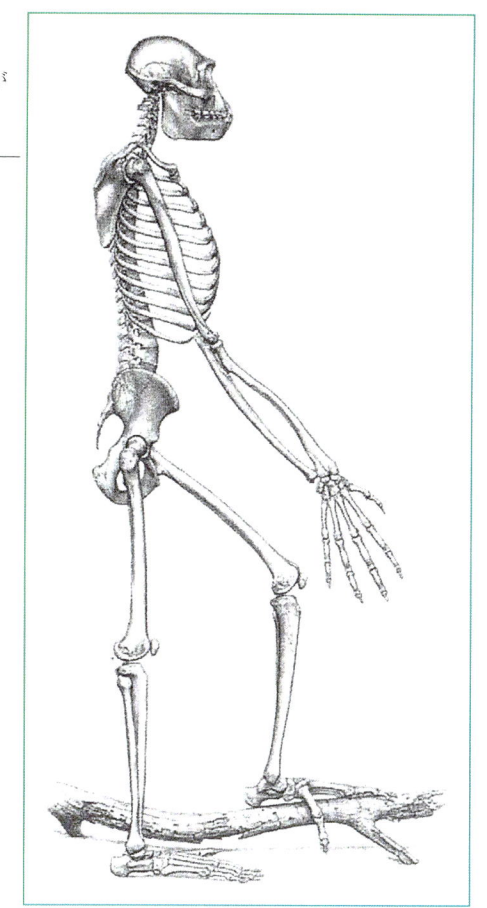

図11 初期猿人"アルディ"の骨格復元図
上肢と下肢の長さがほぼ等しく，足の母指が大きく離開している (Lovejoy, et al., 2009).

　二足性の起源については前々節で，その前段階を樹上での非伏位型行動に求める考え方に触れたが，これはあくまでも準備局面での運動様式(前適応とも呼ばれる)の問題である．初期人類は森でどのように二足性を獲得したのだろうか．その要因として二足起立位による林床での採食行動や，森に接する河辺での採食・渡渉行動などが取り沙汰されているが，前者はチンパンジーにも珍しくない行動であり，後者については初期人類が水辺に棲みついていたという古生態学的証拠が得られていない．オープンランドへの進出を前提としない二足性獲得のメカニズムは，残念ながらまだわかっていない．

　"アルディ"以降の二足歩容の変遷の問題は，アファル猿人の二足性の再評価の問題に他ならない．アファル猿人は70年代に発見されたが，80年代初めには Lovejoy CO らにより，"ルーシー"の寛骨形態や外反膝，大腿骨頚の断面形状などから，その歩容は現代人と変わらぬストライド歩行(ヒール・ストライク時に膝が伸び，爪先でけり出す大股歩行)であるとの報告がなされた(図12)．さらにその後，ラエトリの足跡が発見されると，その刻印に母指離開の痕跡がなく，他方ヒール・ストライクやボール・プッシュの特徴，浅いながらも土踏まずらしい部分がみられることなどから，やはりストライド歩行の証拠とみなされた．

　他方，こうした解釈に対しては当初から対立意見があった．アファル猿人化石の上肢には，樹上行動に長けていた痕跡がみられることや，足根骨や中足骨にも地上での二足性とは相容れない特徴がみられることなどに注目して，その二足歩容は現代人のストライド歩行とはまったく異なるユニークなものだったとする考え方である．ラエトリの足跡についても，足長に比べて歩幅が小さいことや，類人猿の足跡と共通する特徴が一部に認められることなどから，非ストライド歩行を示すものとする見方が生まれた．論争は20世紀から今世紀へと持ち越されたが，上述の"アルディ"骨格復元の成功により，ようやく収束の方向性がみえてきたようである．すなわち，我々の二足歩行は最初から地上適応型のストライド歩行だったわけではなく，森林から開放地へと生活の場が広がるのに対応して，段階的に変化してきたものと考えられる．

ストライド歩行への道程

　二足性のこのようなトレンドについては，猿人の後継である原人の研究結果からもサポートする考え方が出されている．ケニアで発見された"トゥルカナ・ボーイ"と呼ばれる160万年前の原人 (*Homo ergaster*) の全身骨格の復元から，その体型は現代人と基本的には変わらないことが知られている．一方，アファル猿人は樹上行動にも長ける分，上肢帯の筋群が発達し，その胸郭は上部がすぼまった形をしていたと思われる．さらに腸骨

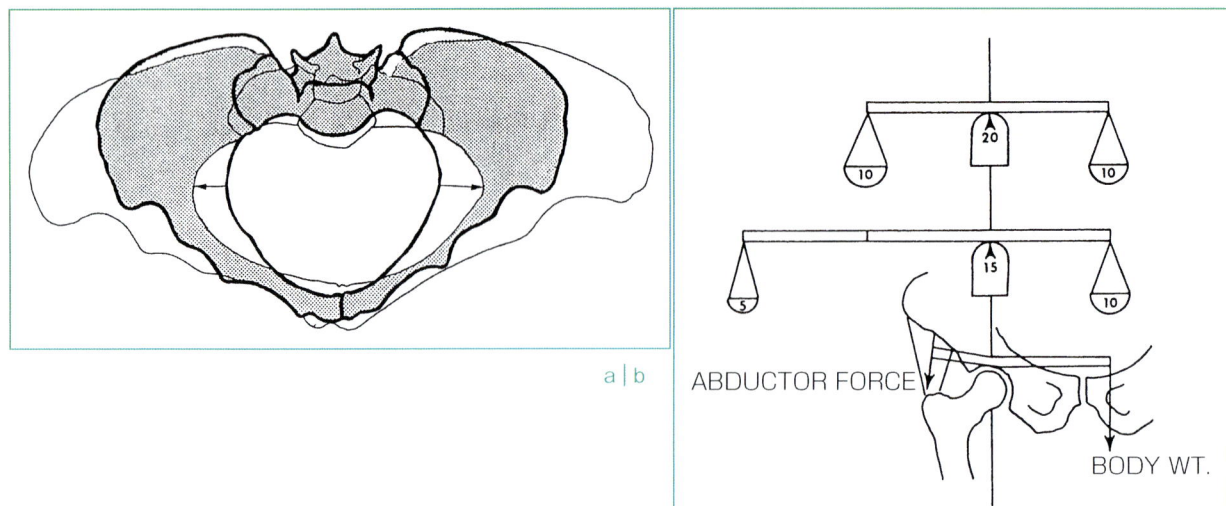

図12
a：アファル猿人"ルーシー"の骨盤（細い線）と現代人女性の骨盤（太い線）の形態の比較
"ルーシー"の腸骨は大きく左右に張り出し，全体として前後に扁平な形をしている（Rak, 1991より改変）．
b：腸骨の左右延伸と股関節左右バランスの関係
左右バランスを第一種のテコとみなすと，腸骨の広がりが大きいほど，股関節外転筋に求められる筋力および
股関節に加わる負荷は小さくてすむ（Lovejoy, 1978）．

翼の広がりが大きいために胸郭全体は末広がりの籠状を呈し，チンパンジーやゴリラのようにウエストのない体型だったと考えられる（図13）．

現代人のストライド歩行では，自由下肢の立脚相，遊脚相にわたる一連の動きに加えて，上体と骨盤・下肢の逆回旋，さらにこれと同調する上肢のスイングがつきものであるが，上記の体型をもつアファル猿人にはこうした動きができなかった可能性が高い．また，これらの逆回旋やスイングが不可欠な二足走行はさらに困難だったものと思われる．

最近，ラエトリ足跡の再調査の結果，アファル猿人の歩容が上記の逆回旋を欠くものであったと推定されることも報告されている．ラエトリの足跡は爪先開き（外股）のものが多いが，その刻印は踵部が最も深く，そこから前外足部へと印加されている．現代人が外股でストライド歩行するとき，足圧は踵外側から前方に，さらに内側に動いて最後に母指球近辺から前方に抜けていく．ところが，上体と骨盤・下肢の逆回旋のない，いわゆる「なんば歩き」をすると，足圧は最後まで内側へ転移せず，小指側から抜けるという．これらを合わせ考えると，アファル猿人の歩容は「なんば歩き」に近いものだったにちがいない，というもの

である（図14）．

上に取りあげた体幹形状の復元や足跡の解釈が正しいとすれば，少なくともラミダス猿人から原人までの300万年間に，我々の歩容はぎこちない「なんば歩き」から，滑らかなストライド歩行へと進化を遂げたことになる．その動因としては，森林から開放地への進出にあたり，ランニングが可能でエネルギー効率の良い歩容への洗練が不可欠だったことが考えられる．

まず開放地では肉食獣からの逃避が必須であり，何らかの高速移動歩様をもたない哺乳動物は少ない．また猿人の終わり頃，今から250万年前には最古の石器が見つかっているが，石器は動物解体用具と考えられるため，その出現は常習的な肉食が始まったものと解される．本格的な狩猟行動が始まるのはさらに後になるとしても，十分な食料源を確保するためには，エネルギー効率にすぐれた合理的な歩容により広範囲をカバーすることが不可欠だった筈である．

体幹形状の進化については，別の考え方もある．チンパンジーやゴリラの逆漏斗型の体幹は，樹上での自在なロコモーションを可能にする上肢筋群の発達に対応しているが，他方この発達した上肢は巨大な犬歯とあいまって，特にオス個体間の攻

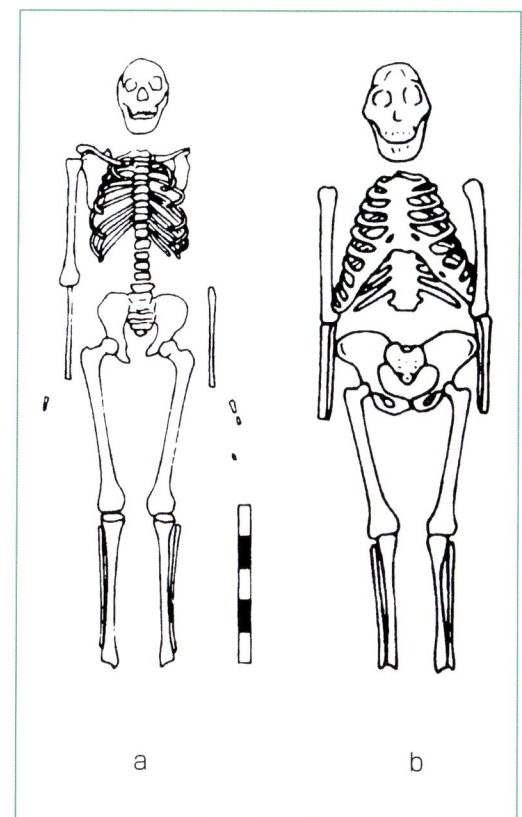
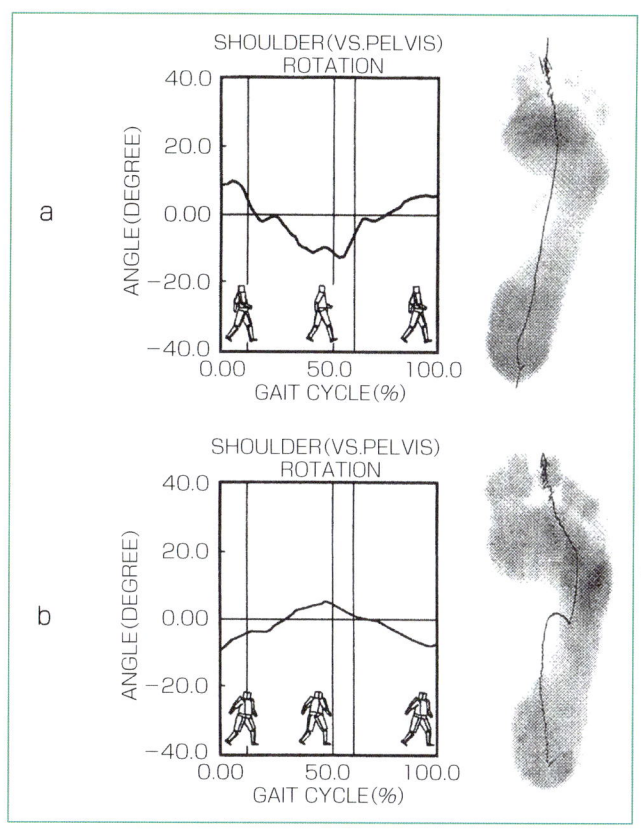

図13 原人"トゥルカナ・ボーイ"(a)とアファル猿人"ルーシー"(b)の全身骨格. 比較のために両者の身長を等しくしてある(Carrier, 2004).

図14 通常の歩容(a)とナンバ歩き(b)における，肩(上体)の骨盤に対する相対回旋角度の推移(1歩行周期分)と足圧痕. 後者には重心移動軌跡が加えられている(Schmid, 2004).

撃行動の武器として，彼らの社会関係を律する手段となっている．猿人の社会もおそらく類似のダイナミックスを統合原理としていたが，次第にオス間の攻撃性から脱却した，家族の絆を中核とする社会に移行するにつれて，走行に長ける原人型の体型が出現するに至った，というものである．しかしヒト化以降の社会進化の内実については，まだよくわかっていない．

おわりに―現代人と歩行

原人以降，ヒトの身体は大脳の発達や咀嚼器官の退化を除き，基本的には変わっていないと考えられている．では我々現代人の歩きは，原人を始めとする旧石器時代の人類と同じと考えてよいのだろうか．

図15は，明治30年代に人類学者鳥居龍蔵が撮影した台湾原住民の写真である．裸足の指，特に母指が異様に太く，前足部が扇状に開いているこ

とがわかる．原住民の歩容についての記載はないが，おそらく山野を裸足で馳せ歩く生活の中で形成された足と思われる．我々の歩容はこう考えてくると，現代文明という環境に合わせて特殊化したものとみることができる．平坦に延びる舗装道路の上を，堅牢なヒールやインソールに保護された履物をはき，携行物や乳幼児による拘束は最小限の状態で，大手を振って歩くのが現代人のストライド歩行，運動学の教科書にも記載される典型的な歩き方といえる．女性では，多少とも高いヒールによる足の底屈がこれに加わる．

だが猿人以来，200万年をかけて人類が磨き上げた歩行能力は，もっと多能，多芸，しかもタフなものだったはずである．ごく最近のNature誌で，歩行ではないが走行時における足部の使い方が，履物経験により異なることが報告されている[19]．履物を常用する現代人は長距離走行時，後足部(靴の踵)で着地するが，ケニアの生来裸足で生活している部族の人々では，前足部から着地す

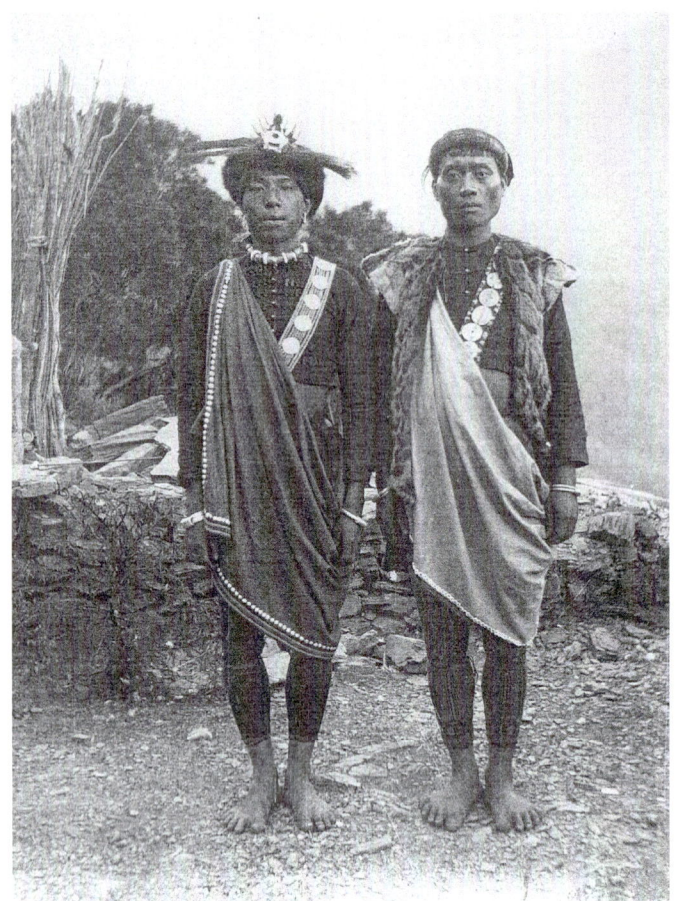

図15 鳥居龍蔵が明治後期に撮影した台湾原住民
ルカイ族の男性
足指が太く，扇状に開いていることが注目される
（東京大学総合研究資料館，1991）．

ることにより下肢に加わる衝撃を和らげているという．上に見た台湾原住民の足も同様の来歴を物語るものといえよう．

本文の冒頭で，高齢者の歩行能力が"元気"の指標とされることに触れたが，加齢による歩行能力の"品質低下"を少しでも抑制するためには，長い成長過程を通じて，さらに成人後の日常生活において，過保護な履物を避け，ラフな地表や複雑な斜面，障害物の多い地形を制する多様なロコモーションを経験することが重要と考えられる．さらに，ランニングが歩行の進化とリンクした可能性を考慮すると，上体と骨盤の逆回旋を制約するような，いわゆる"メタボ体型"を避けることも賢明であろう．

（岡田守彦）

文　献

1) Furuna T, et al.：Longitudinal change in the physical performance of older adults in the community. J Jpn Phys Ther Ass. 1：1-5, 1998.
2) Wood Jones F：The Arboreal Man. Hafner Publ. Co., New York/London, 1926.
3) 岡田守彦：霊長類のロコモーション．江原昭善ほか編「霊長類学入門」，pp. 67-94, 岩波書店，1985.
4) Stern J, Susman RL：Electromyography of the gluteal muscles in Hylobates, Pongo and Pan：Implications to the evolution of hominid bipedality. Amer J Phys Anthropol. 55：153-166, 1981.
5) Thorpe SKS, et al.：Origin of human bipedalism as an adaptation for locomotion on flexible branches. Science 316：1328-1331, 2007.
6) Okada M：Primate bipedal walking：comparative kinematics. In：Primate Morphophysiology, Locomotor Analyses, and Human Bipedalism, ed. by Kondo S, pp. 47-58, Univ. of Tokyo Press, Tokyo, 1985.
7) Kummer B：General problems in biomechanics of the upright posture and gait：An introduction. Proc. 8th Int. Congr. Anthropol. & Ethnol. Sci., vol. 1, ed. by Endo B, et al., pp. 316-322, Science Council of Japan, 1968.
8) Tattersall I：Man's Ancestors. An Introduction to Primate and Human Evolution. John Murray, 1970.
9) White TD, et al.：Australopithecus africanus：Its phyletic position reconsidered. South Afr J Sci. 77：445-470, 1981.
10) 岡田守彦：ヒトの起源―バイペダリズムの獲得を中心に―．バイオメカニズム学会誌．21：185-190, 1997.
11) イブ・コパン（馬場・奈良訳）：ルーシーの膝―人類進化のシナリオ．紀伊国屋書店，2002.
12) 2009年10月2日朝日新聞記事「最古の人類森暮らし―ラミダス猿人全身骨格復元」
13) Lovejoy CO, et al.：The great divides：Ardipithecus ramidus reveals the postcrania of our last common ancestors with African apes. Science. 326：100-106, 2009.
14) Rak Y：Lucy's pelvic anatomy：Its role in bipedal gait. J Human Evol. 20：283-290, 1991.
15) Lovejoy CO：A biomechanical review of the locomotor diversity of early hominids. In：Early

Hominids of Africa, ed. by Jolly CJ, Duckworth, London, pp. 403-429, 1978.
16) Carrier D：The running-fighting dichotomy and the evolution of aggression in hominids. In：From Biped to Strider：The Emergence of Modern Human Walking, Running, and Resource Transport. ed. by Meldrum G, Hilton CH, Kluwer Academic/Plenum Publishers, pp. 135-162, 2004.
17) Schmid P：Functional interpretation of the Laetoli footprints. In：From Biped to Strider：The Emergence of Modern Human Walking, Running, and Resource Transport. ed. by Meldrum G, Hilton CH, pp. 49-62, Kluwer Academic/Plenum Publishers, 2004.
18) 東京大学総合研究資料館：乾板に刻まれた世界—鳥居龍蔵の見たアジア—. 1991.
19) Lieberman DE, et al.：Foot strike patterns and collision forces in habitually barefoot versus shod runners. Nature. 463：531-535, 2010.

絵でみる 最新足診療エッセンシャルガイド

① 「足」を診る

3）これだけはやるべき問診・視診・触診のコツ

Key Words
問診（history taking），視診（inspection），触診（palpation）

　診察を行う際に重要なことは，足部にはどのような疾患や外傷があるかを知ることである．足部骨格は28個の骨が複雑に組み合わされ，多くの関節を形成している．それにあわせて病態も多岐に及ぶために，患者の主訴に合わせて的確に鑑別診断を考えながら診察する必要がある[1]．

しい安静時痛があるものからスポーツ時など高い活動レベルのときに疼痛を感じる程度のものまで様々であるので，疼痛を生じる状況や肢位を十分聞き出す．また，糖尿病などの全身疾患の一症状として発症することもあるので，既往歴の聴取は必須である．

問診のコツ

　足部疾患により好発年齢，性別，発症部位が決まっている．痛みが主訴であることが多いが，鑑別診断を念頭に浮かべながら問診する．発症状況を聞き出すことは重要で，足部疾患は外傷を契機に発症することも多い．特に若年者ではスポーツ歴の聴取を忘れてはならない．疼痛の程度は，著

視診のコツ

1．変形の評価

　足部は変形を伴う疾患が多く，視診だけで診断がつくことも多い．扁平足があれば内がえし筋である後脛骨筋の筋力低下か外がえし筋である腓骨筋の緊張を疑う（図1）．凹足があれば逆に外がえ

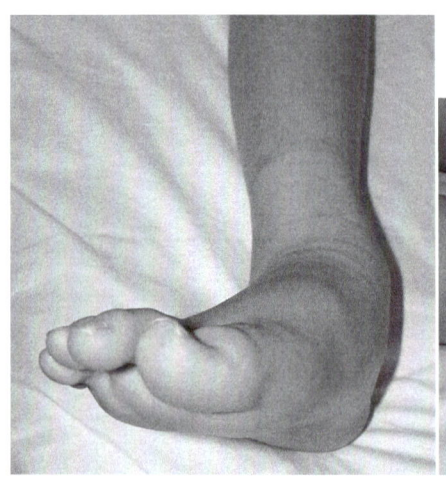
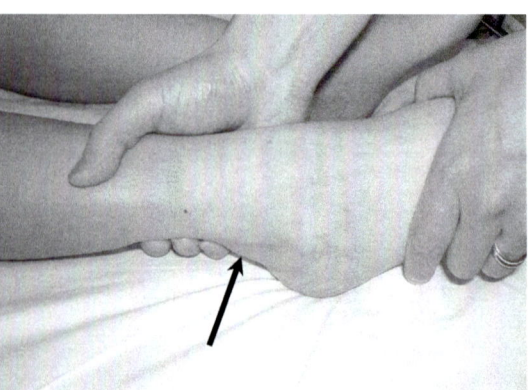

a | b

図1
腓骨筋痙性扁平足
a：足部は外がえし位をとり，扁平足を呈する（距踵間癒合症）．
b：内がえしストレスをかけると，腓骨筋腱が緊張しているために腱のレリーフが浮き出る（矢印）．

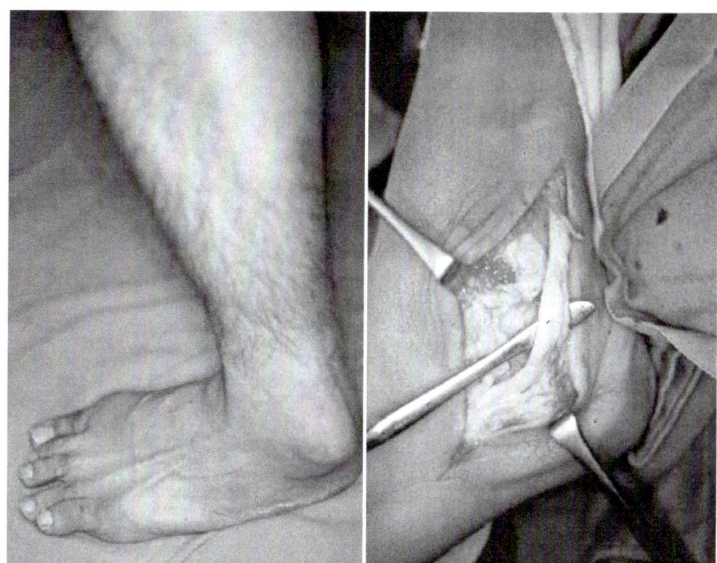

図2
陳旧性腓骨筋腱断裂
a：足部は内がえし位をとり凹足を呈する．
b：腓骨筋腱は変性して延長している．

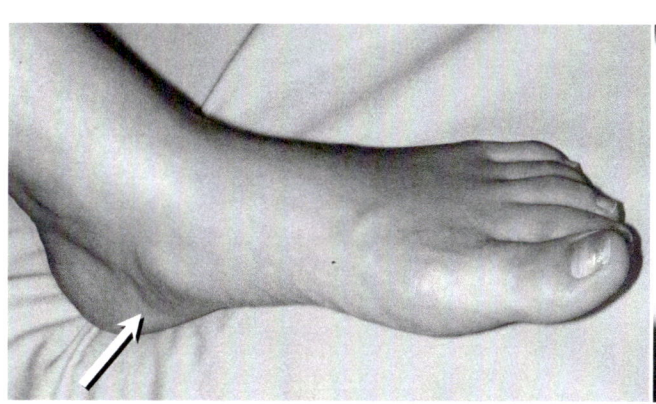

a．外脛骨 　　　　　　　　　　　b．外脛骨撮影

図3　骨性隆起（外脛骨）

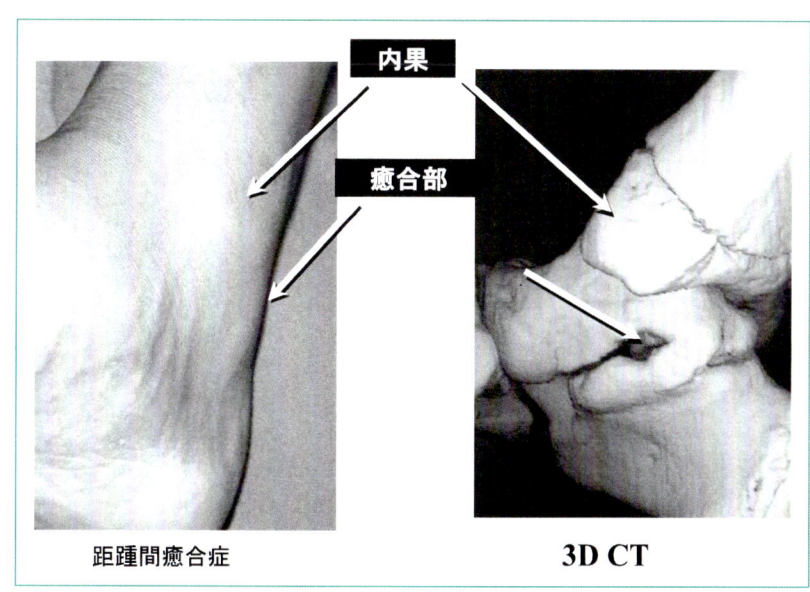

図4
骨性隆起（距踵間癒合症）

距踵間癒合症　　　　　　　3D CT

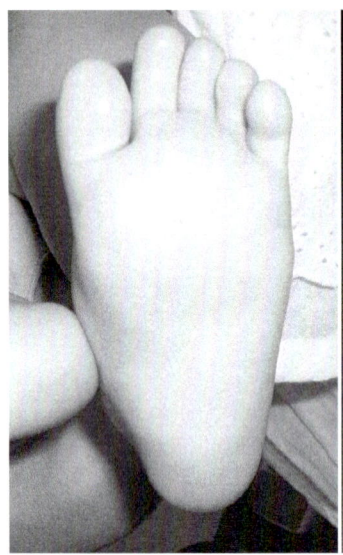
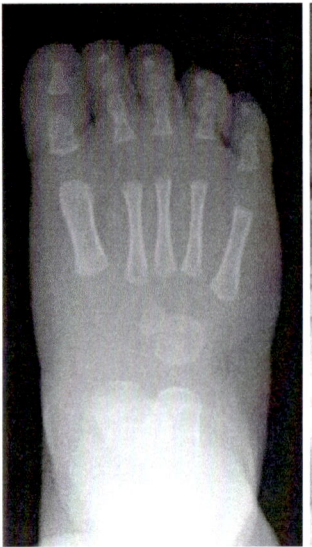
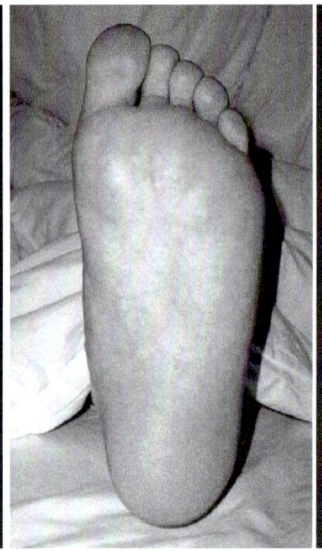
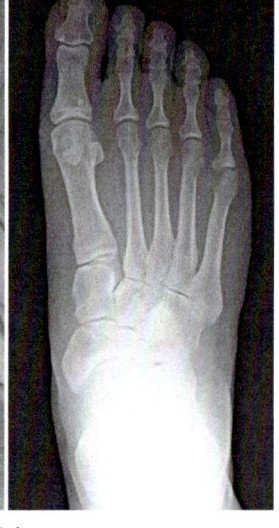

a．乳児　　　　　　　　　　　　　　　　b．成人

図5　成人と小児の足部形態の相違
小児の足では足幅が足長の比較して広く，成人の足とは異なる．

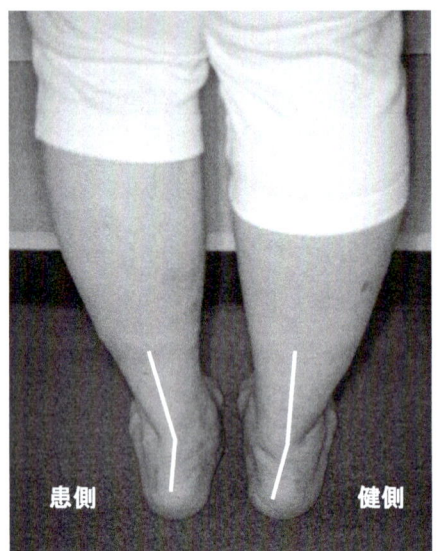

図6　後足部のアライメント評価（後脛骨筋腱機能不全症）
立位になり後方から踵部のアライメントを評価する．健側では後脛骨筋が働き踵部は内反しているのに対して，患側では機能不全により外反している．

2．歩容，下肢アライメントのチェック

跛行を呈することもあり，うちわ歩行，そとわ歩行などの歩容のチェックを行う．小児を診察する場合には，成人よりも足長に対する足幅が広いことを念頭に置く必要がある（図5）．足関節・後足部では，足関節の内外反はもちろんであるが，立位になり後方から踵部の内外反にも特に注意を払う（図6）．下肢全体のアライメント異常も足部疾患に影響していることがあり，立位荷重時に評価する．

3．腫脹や皮下出血

足部は皮下組織が薄く，わずかな腫脹でもわかりやすい．腫れている部位をチェックするだけで鑑別診断を挙げることができる（図7，8）．また，足部は捻挫などの外傷が起こりやすい部位であるため，皮下出血を見逃してはならない（図9）．

4．胼胝の位置評価

胼胝は圧力の集中する部位にでき，足部の置かれている環境情報を的確に教えてくれる（図10）．見逃さないように注意する．中足骨の骨頭底面にできる胼胝が多く，当該足趾の機能不全を念頭に置いて診察を行う．

し筋である腓骨筋の筋力低下または後脛骨筋の緊張を考える（図2）．また，外脛骨（図3）や距踵間癒合症（図4）等，特徴的な骨性隆起があればそれだけで診断がつくこともある．前足部では足趾の形態が疾患と関係していることも多い．外反母趾であれば第2～5趾における屈趾症等の変形にも注意を払う．

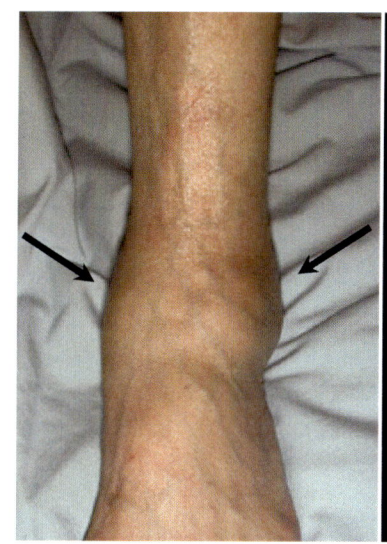
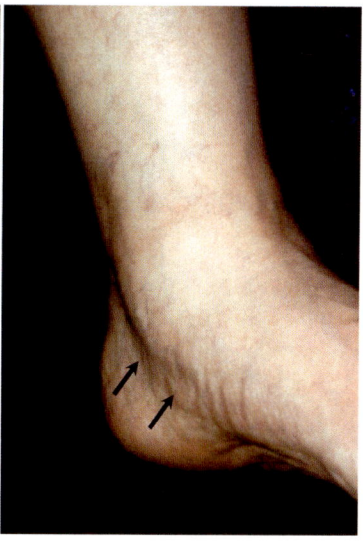

図7　腫脹(後足部)
　a：足関節(変形性足関節症)
　b：内果下方(後脛骨筋腱機能不全症)

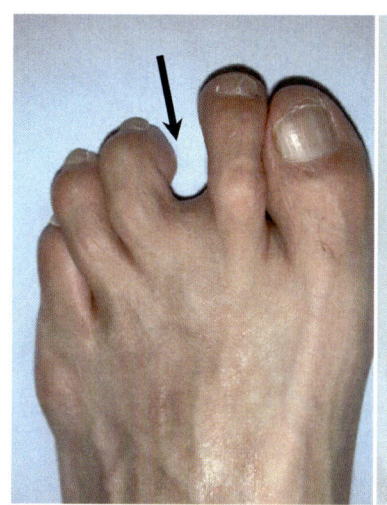
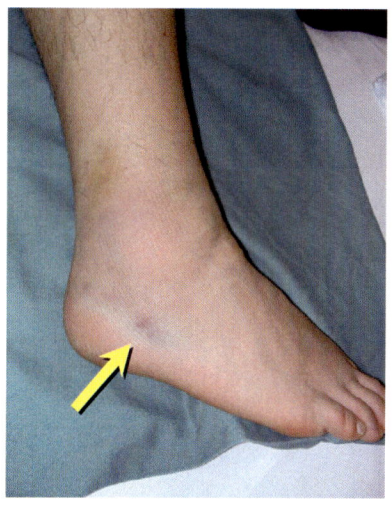

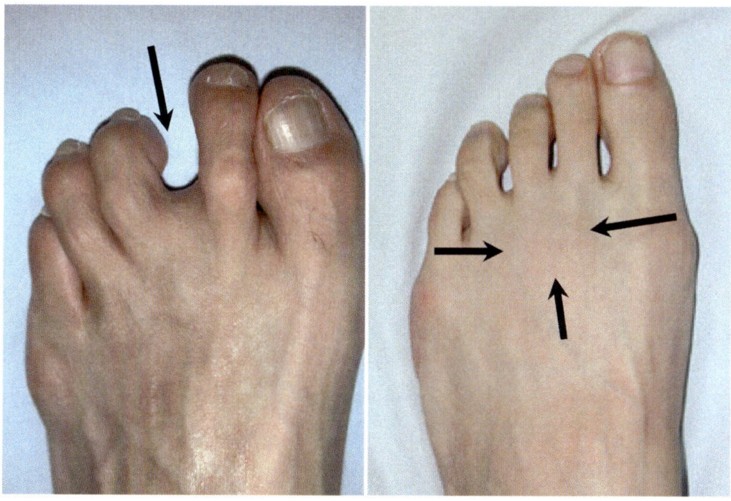

a．趾間(関節リウマチ)　　b．MTP関節(関節リウマチ)
　　　　　図8　腫脹(前足部)

図9　皮下出血
軽微な皮下出血でも，出血があれば内部損傷があることは明らかである．

5．靴の診察

　靴も疾患についての重要な情報を教えてくれる．時に使い古した靴を持参するように依頼することも大切である．扁平足であればソールの内側が摩耗しやすい(図11)．

触診のコツ

　足部は皮下組織が薄いことから，多くの場合において皮膚の上から病変部を触知可能である．圧痛点を丁寧に調べることにより，診断がつく場合が多い(図12, 13)．わかりにくい場合は，足部を動かし疼痛を誘発させることにより診断する．健側と比較するとよくわかることも多い．

1．骨性指標の位置と関節の同定方法

　内果や外果，踵骨後方隆起，腓骨筋腱滑車などの隆起部が良い指標になる．これらの指標を確認した後に，関節の位置を推定して，片側の手で足部を動かしながら関節裂隙を触知して同定する．

2．関節可動域の評価

　可動域制限は足部の症状として重要である．日常生活動作に影響を与えるだけでなく，関節が硬ければ歩行時にかかる足部への応力を効率よく分

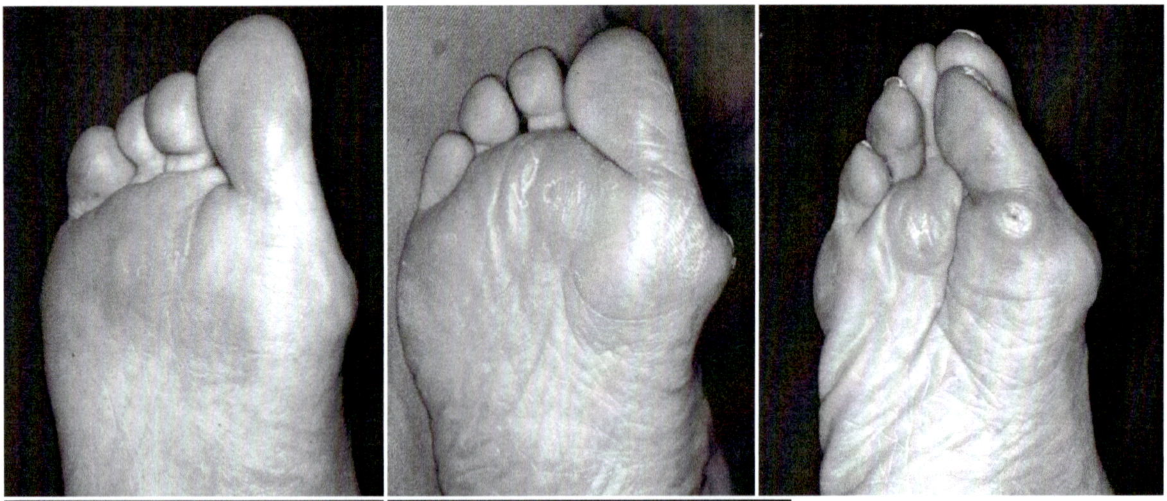

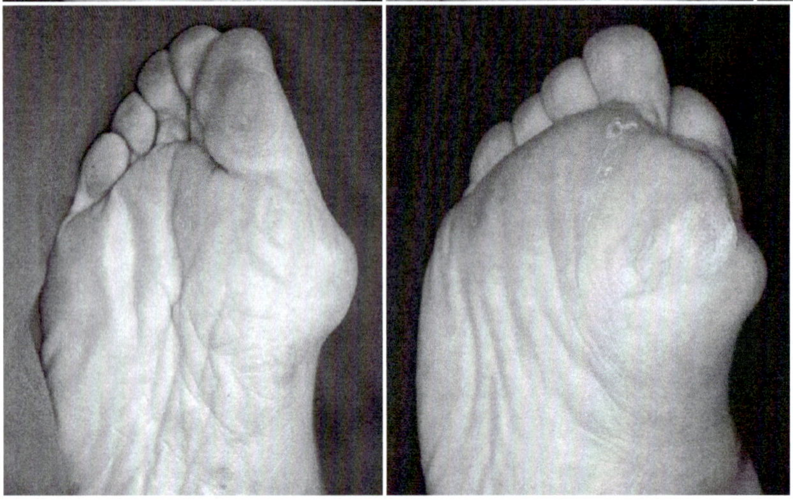

図10
足底の胼胝部位の評価
足底の胼胝は荷重の集中部位に生じ，動的な状態での荷重のかかり方を推測することができる．
a：第3中足骨頭底
b：第2中足骨頭底
c：第1，3，5中足骨頭底
d：第1基節骨頭底
e：第1中足骨頭底

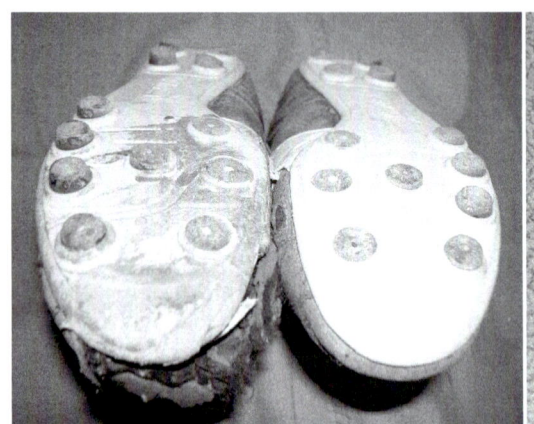

a．内側のスタッドの摩耗が著しい．

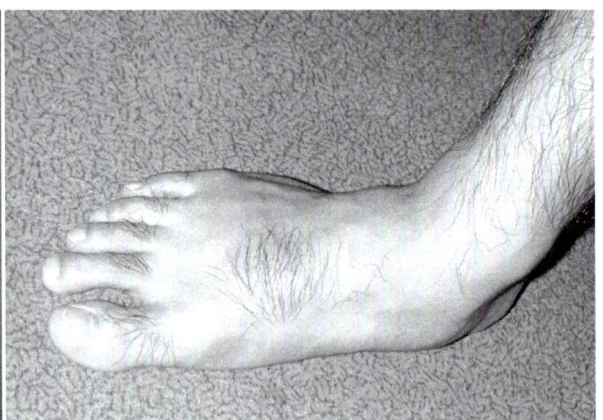

b．扁平足

図11　靴底の診察

散させることができずに，様々な疼痛の原因にもなる．踵骨骨折後などで距骨下関節の動きが回復してくれば，疼痛が改善することはよく経験することである．

3．関節不安定性の評価

関節の安定に大きくかかわっている靱帯を緊張させるようにストレスをかける．たとえば外反母趾の第1足根中足関節の不安定性をみるために

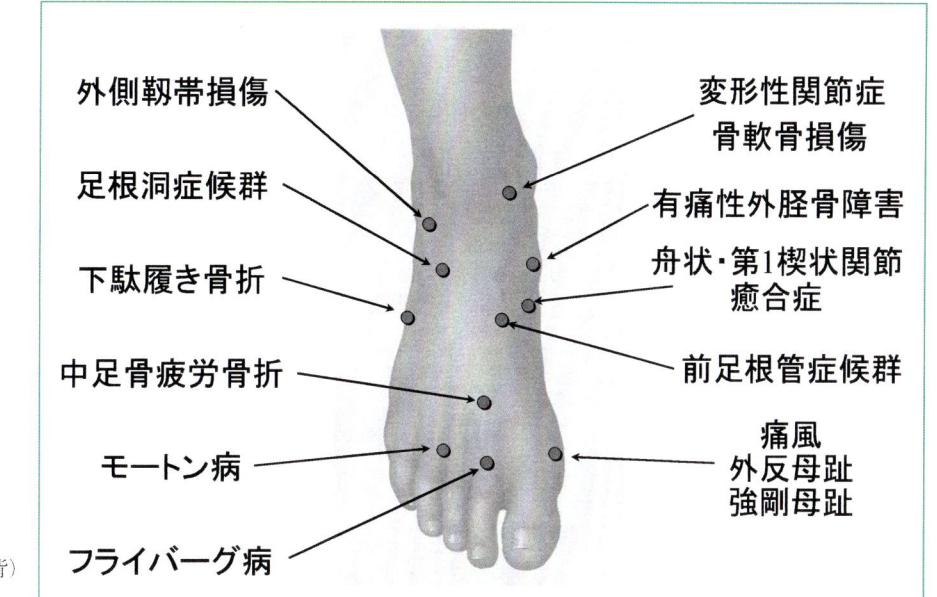

図12 圧痛点(足背)

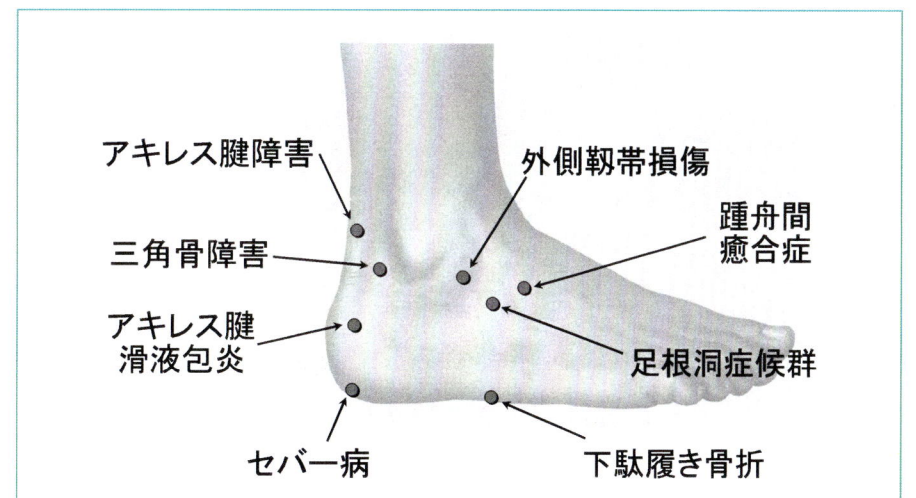

図13 圧痛点(外側)

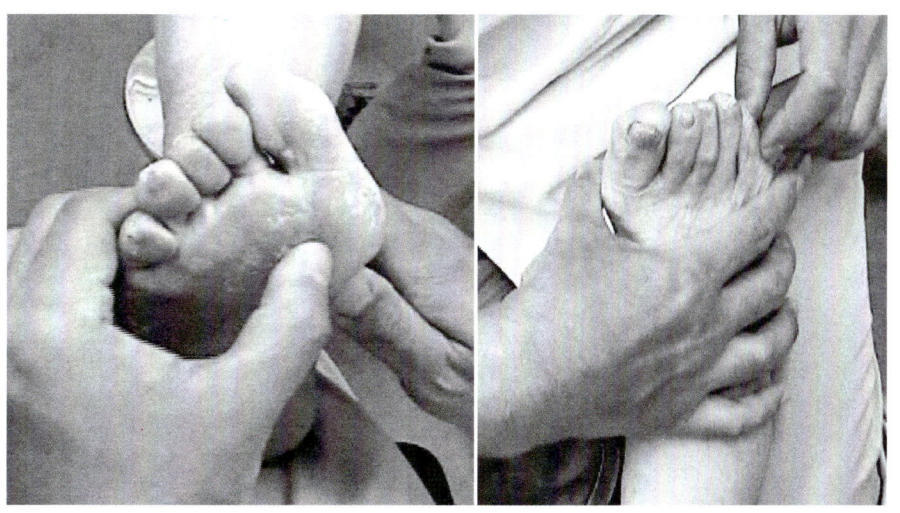

図14
Morton病に対する触診
a：底側趾神経を直接触知して圧痛の有無を確認する．丁寧に触診すれば神経は触知でき，確実な診断法である．
b：Mulder徴候．中足骨頭レベルで内外側からスクイズすることで，疼痛が誘発されるかどうか確認する．中足骨頭間滑液包炎がある場合に陽性に出る．

は，足部中央と第1中足骨を持ち，上下に関節をスライドさせることにより底側足根中足靱帯の緊張を確認する．足関節外側靱帯の不安定性に対しては，前距腓靱帯部を触知しながら内がえしストレスをかけて靱帯の緊張の程度を評価する．

4．疼痛の誘発試験

圧痛が明らかでない場合は，時には疼痛を誘発することで診断がつくこともある．Morton病におけるMulder徴候は骨頭間滑液包炎の存在を疑わせる(図14)．母趾の種子骨障害では，母趾を背屈することにより疼痛が誘発される．

5．靱帯，腱，神経，血管

丁寧に触知することで浅腓骨神経，足背趾神経などはよく触れる．足根管症候群(脛骨神経)や前足根管症候群(深腓骨神経)ではTinel徴候を認める．血行障害が発症の基礎になっていることも多いので，足背動脈，後脛骨動脈を触知する．

〈田中康仁〉

参考文献
1) 高倉義典監修，北田 力，田中康仁編集：図説足の臨床 第3版．メジカルビュー社，2010．

絵でみる 最新足診療エッセンシャルガイド

1 「足」を診る

4）画像診断のポイント
—スタンダードな診断法からニュートレンドまで—

Key Words

足関節（ankle），足部（foot），X線（radiography），CT（computed tomography），MRI（magnetic resonance imaging）

はじめに

「足」の画像診断では，外傷に伴う骨折や靱帯損傷の他，先天異常，腫瘍，変性疾患など様々な疾患が対象となる．したがって的確な画像診断を行うためには，疑われる疾患，病態に合わせた検査法を選択する必要がある．単純X線は他の骨軟部疾患と同様に画像診断の基本となるが，CT（computed tomography）やMRI（magnetic resonance imaging）が診断に有効な外傷，疾患がある．本稿では，代表的な疾患の一般的な足の画像診断法と，最近の新しい画像診断法などについて述べる．

Standard

1．X線評価

単純X線は日常診療において，最も基本となる画像診断法である．標準的な撮影法として，足関節では前後像，側面像，斜位像が，足部では背腹像，側面像，斜位像が用いられる．足関節靱帯損傷などに伴う不安定性の評価を目的として，足関節中間位で足関節の内反強制を行う内反ストレス撮影や，足関節中間位で踵骨の前方引き出しを行う前方引き出しストレス撮影が行われる．また荷重時の病態評価を目的として，立位荷重時撮影が行われる．関節造影X線は，靱帯断裂の診断や関節内介在物の診断に有用であり，新鮮な足関節靱帯断裂の際には造影剤の断裂部からの漏出が認められる．

2．CT評価

CTは骨形態異常の評価能に優れ，関節内骨折，離断性骨軟骨炎，足根骨癒合症，骨軟骨腫症，骨腫瘍の診断などに有用である．またmulti-detector CTを用いて撮影を行い，ワークステーション上でMPR（multi planar reconstruction）やMIP（maximum intensity projection）による任意断面での観察や三次元での観察を行うことにより，より詳細な評価が可能となる．CTでは左右両側の評価が同時に可能であり，健患側を比較することが容易である．

3．MRI評価

MRIはX線やCTでは困難な，関節軟骨，靱帯，腱，筋など軟部組織の直接的な評価が可能である．一般にspin-echo法，またはfast spin-echo法による縦緩和時間（T1）強調像，横緩和時間（T2）強調像，プロトン密度（PD）強調像などが組み合わせて用いられる．また三次元gradient-echo法を用いた撮像では，比較的薄いスライス幅で高分解能の画像が得られ，組織形態の詳細な評価に有用である．関節造影MRIは，単純MRIでは観察が困難な関節内構造の詳細な評価に有用である[1,2]．関節造影MRIでは造影によるコントラスト向上

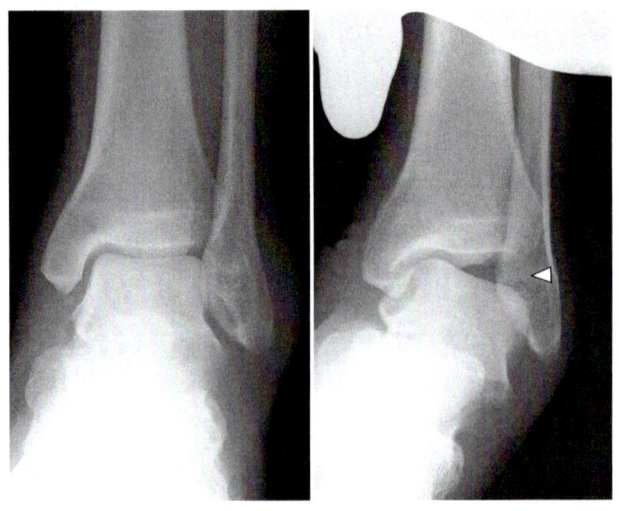

図1 陳旧性前距腓靱帯断裂症例の単純X線 a|b
内反ストレス像
a：非ストレス負荷時
b：ストレス負荷時．内反ストレスにより，距骨傾斜角は著明に増大している（矢頭）．

に加え，関節包が拡大されるため関節内病変の診断能に優れる．

代表的疾患と画像診断法

1．X線が有用な疾患

足関節果部骨折：単純X線前後像，側面像，斜位像が骨折の有無や骨折型の診断に用いられる．骨折部の詳細な評価には，CTが併せて用いられる．

踵骨骨折：単純X線側面像に加え，軸射像，Anthonsen法が用いられる[3]．軸射像では，踵骨と後距踵関節，中距踵関節が良好に描出される．Anthonsen法は踵骨の側面25°上方，30°後方から撮影を行う方法であり，距踵関節と距立方関節が良好に描出される．踵骨の側面像において，踵骨隆起の後方上縁と後関節部の最上縁との線と，踵骨前方突起と後関節部の最上縁を結んだ線のなす角をBohler角と呼び，踵骨骨折では後関節部が陥没して角度が小さくなる．Bohler角は骨折の重症度評価や整復の効果判定などに用いられる．骨折部の詳細な評価には，CTが併せて用いられる．

足関節靱帯損傷：陳旧性靱帯損傷では，内反ストレス撮影や，前方引き出しストレス撮影等のストレス撮影が行われる（図1）[4]．前者は主に前距腓靱帯の安定性を反映し，5〜9°以上の距骨傾斜角を異常値とする．後者は主に踵腓靱帯の安定性を反映し，3〜5mm以上の前方引き出しを異常値とする．しかし関節弛緩性には個人差があるため，健側と比較を行うことが重要である．新鮮症例に対しても，局所麻酔薬の関節内注射を用いてストレス撮影を行うことがあるが，侵襲的であることに加え，操作自体が靱帯損傷を増悪させる可能性もあることから，適応には注意が必要である．また関節造影X線が新鮮靱帯断裂の評価に用いられる．足関節前方の前脛骨筋腱内側よりヨード造影剤5〜10mlを注入し，断裂部からの造影剤の漏出を確認する．一方，陳旧性断裂症例では造影剤の漏出が認められないことが多く，適応とならない．

変形性足関節症：単純X線前後像，側面像に加え，立位荷重時前後像，立位荷重時側面像が用いられる．単純X線では，関節裂隙の狭小化，骨棘，骨硬化，骨嚢胞，関節変形などが認められる．立位荷重時撮影では，関節裂隙の狭小化が明瞭になり（図2），また骨形態異常として正面および側面天蓋角の異常が認められることがある．

Lisfranc関節脱臼：単純X線背腹像，側面像および斜位像が用いられる．足部背腹像での第2中足骨と中間楔状骨の内縁の不一致および斜位像での第四中足骨と立方骨の内縁の不一致はLisfranc関節脱臼を疑う所見である．Lisfranc関節脱臼では，中足骨基部，舟状骨，立方骨，内側楔状骨の骨折を伴うことが多い．

扁平足：単純X線立位荷重時側面像が有用である．後天性扁平足では，立位荷重時側面像で縦アーチの消失または減少が認められる．一方，先天性扁平足では縦アーチの減少とともに，垂直に位置した距骨（先天性垂直距骨）が認められることがある．

外反母趾：単純X線立位荷重時背腹像が有用であり，母趾の中足趾節関節での外反がより明瞭に

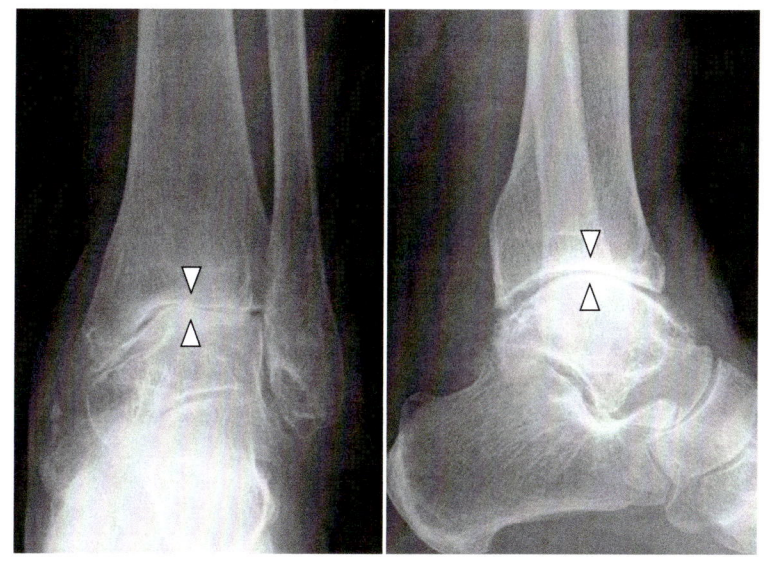

a. 前後像　　　　　　　　　b. 側面像　　　　　　図3　外反母趾症例の単純X線
図2　変形性足関節症症例の単純X線立位荷重時像　　　　　　立位荷重時背腹像
　　関節裂隙の著明な狭小化(矢頭)と骨棘形成,骨硬化などを認める.　　中足趾節関節での母趾の著明な外
　　　　　　　　　　　　　　　　　　　　　　　　　　　　　　　　反を認める(矢頭).

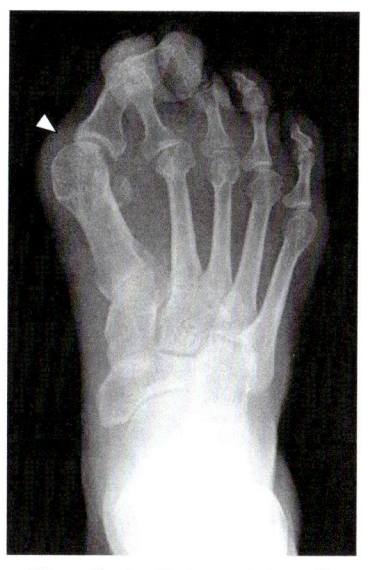

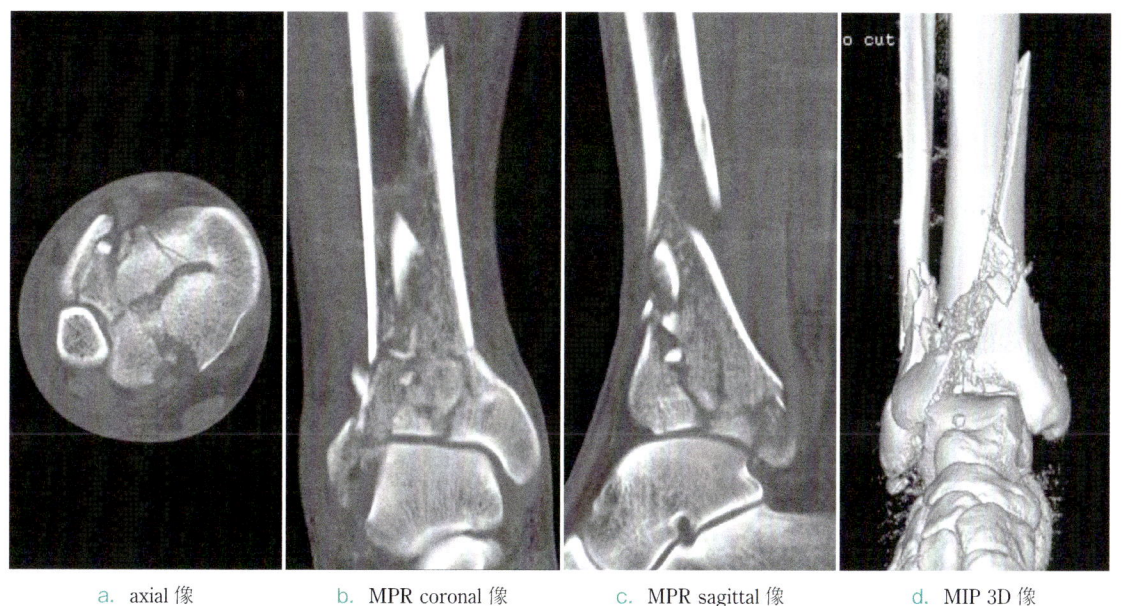

a. axial 像　　　　b. MPR coronal 像　　　c. MPR sagittal 像　　　d. MIP 3D 像
図4　足関節 Pilon 骨折症例の CT 像
関節面の複雑な骨折を伴う症例では,MPR や MIP を用いた CT 評価が有用である.

描出される(図3).第1中足骨と第1基節骨の長軸がなす角は外反母趾角と呼ばれ,15°以上を異常とする.

2.CT が有用な疾患

関節内骨折:関節内骨折では,関節面の解剖学的修復が重要であり,特に pilon 骨折や triplane 骨折など関節面の複雑な骨折を伴う症例では,MPR や MIP を用いた CT 評価は極めて有用である[5](図4).

離断性骨軟骨炎:初期の離断性骨軟骨炎では,MRI がより評価能が高いが,骨軟骨片の離断した症例や,関節内遊離体を伴う症例では CT が有用である.

足根骨癒合症:骨性癒合の他,線維性または軟骨性癒合が認められる.単純X線では関節裂隙

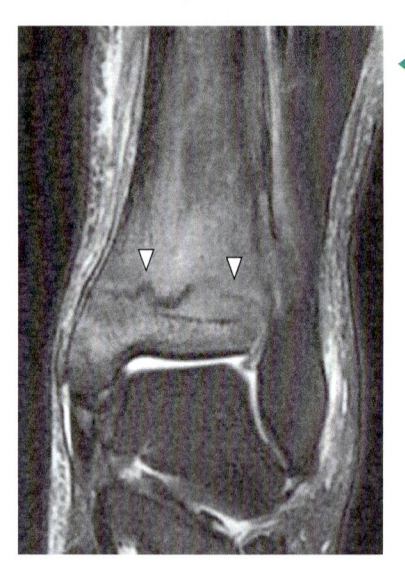

図5 足関節不顕性骨折症例のMRI像
脂肪抑制T2強調像では，骨折部周囲の骨髄は高信号に描出され，また骨折線は線状の低信号域として描出される（矢頭）．

図6 新鮮アキレス腱断裂症例のMRI像
脂肪抑制T2強調像では，腱の不連続像（矢頭）と断裂した断端（矢印）が認められ，また周囲軟部組織に浮腫や出血を反映する高信号域が認められる．

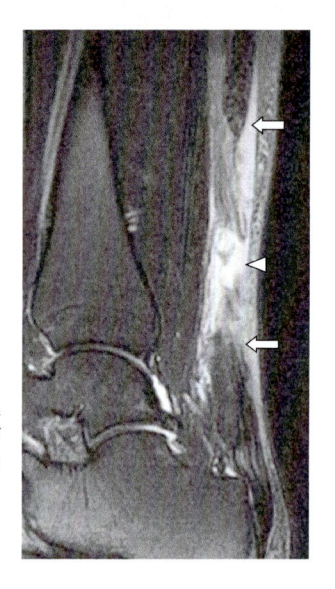

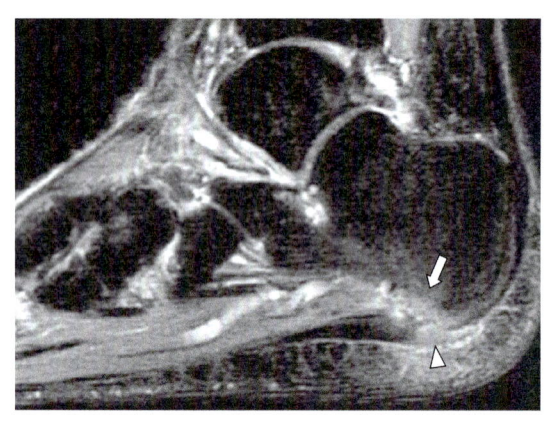

図7 足底腱膜炎症例のMRI像
脂肪抑制T2強調像では，足底腱膜（矢頭），踵骨骨髄（矢印）および周囲軟部組織に高信号域が認められる．

の狭小化や関節面の不整像などが認められるが，CTは癒合部のより詳細な評価に有用である．

　骨軟部腫瘍：石灰化や骨浸食などを伴う軟部腫瘍，骨腫瘍ではCTが診断に有用なことがある．

3．MRIが有用な疾患

　不顕性骨折，疲労骨折：MRIは単純X線での診断が困難な，転位がわずかな骨折や初期の疲労骨折の診断に有用である．骨折部周囲の骨髄はT1強調像低信号，脂肪抑制T2強調像高信号に描出され，骨折線はT1強調像，脂肪抑制T2強調像ともに線状の低信号域として描出される[6]（図5）．また病変部周囲の軟部組織は浮腫を反映し，脂肪抑制T2強調像高信号に描出される．

　距骨骨軟骨損傷：離断性骨軟骨炎を含む距骨骨軟骨損傷では，MRIは単純X線で変化が出現する以前の早期診断に有用である．病変部の骨髄はT1強調像低信号，脂肪抑制T2強調像高信号に描出される[7]．病変部の軟骨下骨に不整像や肥厚像が認められ，また骨軟骨片の不安定性を有する症例では，脂肪抑制T2強調像で骨軟骨片と母床部の間に浸入した関節液が高信号に描出される．

　腱炎，腱鞘炎，腱断裂：MRIは腱炎，腱鞘炎，腱断裂など，軟部組織疾患の直接的な評価が可能である．腱炎では腱の肥厚や腱内のT2強調像高信号域が認められ，また合併する腱鞘炎では腱鞘内の液体貯留や周囲組織の浮腫性変化が脂肪抑制T2強調像高信号域として描出される[7]．新鮮腱断裂では腱の不連続像と，断裂部周囲の浮腫や出血を反映する脂肪抑制T2強調像高信号域が認められる（図6）．

　先天性内反足：先天性内反足では単純X線による評価が一般的であるが，MRIは軟骨形態の評価が可能であり，骨化が起こる以前の足根骨の形態，配列の詳細な評価に有用である．

　足根管症候群：MRIは足根管内のガングリオン，腫瘍，瘢痕組織など，特に非骨性病変による神経圧排の評価に有用である．

　骨壊死，骨端症：第1Köhler病やFreiberg病などの骨端症では，MRIは単純X線で変化が出現する以前の早期診断に有用である．壊死部骨髄はT1強調像低信号，脂肪抑制T2強調像高信号に描出される．

足底腱膜炎：MRIは足底腱膜炎の検知や重症度の精査に有用である．肥厚した腱膜内に脂肪抑制T2強調像高信号域が認められ，また足底腱膜付着部の踵骨に骨髄浮腫が認められる[7]（図7）．

腫　瘍：MRIは骨嚢腫，骨軟骨腫，内軟骨腫などの骨腫瘍に加え，ガングリオン，腱鞘巨細胞腫，色素性絨毛結節性滑膜炎，脂肪腫などの軟部腫瘍の評価に有用である．

感　染：MRIは感染の広がりや膿瘍の有無などの評価に有用である．骨髄炎では，病変部骨髄はT1強調像低信号，脂肪抑制T2強調像高信号に描出され，また周囲軟部組織は浮腫を反映して脂肪抑制T2強調像高信号に描出される．

図8　健常足関節の高空間分解能3T MRI像
PD強調像では，後脛距靱帯（矢頭），脛踵靱帯（矢印），後脛骨筋腱（＊）などが明瞭に描出される．

New trends

1．高静磁場強度MRI装置を用いた評価

近年本邦でも急速に普及しつつある3T MRIは，SNR（signal-to-noise ratio）の大幅な向上が望めるため，特に対象となる組織が小さく，また病変が微細なことが多い足関節や足部のイメージングにおいて有用性が高い．3T MRIでは1.5T MRIと比較し，RFコイルなどを含めた撮像条件が同一であれば理論上2倍のSNRが得られる[8]．SNRはスライス厚とピクセルサイズに比例して上昇するため，3T MRIでは1.5T MRIと同等のSNRを保ちながらスライス厚を1/2に減少させるか，またはピクセルサイズを1/2に減少させることが可能となる．これにより高空間分解能での撮像が可能となり，薄く複雑な立体構造をとる関節軟骨のイメージングや，靱帯断裂の画像診断に大きく貢献する（図8）．最近はさらに7Tなどの超高静磁場強度MRI装置を用いた研究がヒトを対象として行われつつあり，その有用性が報告されている[9]．1.5T MRIでも，マイクロイメージングコイルなど高いSNRが得られるRFコイルを用いることによって，高空間分解能での撮像が可能となるが，撮像できる範囲や体表からの距離などに制限がある．一方，パラレルイメージングなど撮像シーケンスの改良も行われており，撮像時間の短縮と，これに伴う高SNR，高空間分解能での撮像が可能となる[10)11)]．今後3T MRIを用いた骨軟部領域の撮像技術が向上し，またRFコイルを含めたMRI機器の性能が向上することで，より高い診断精度を持った効率的な撮像が可能となると期待される．

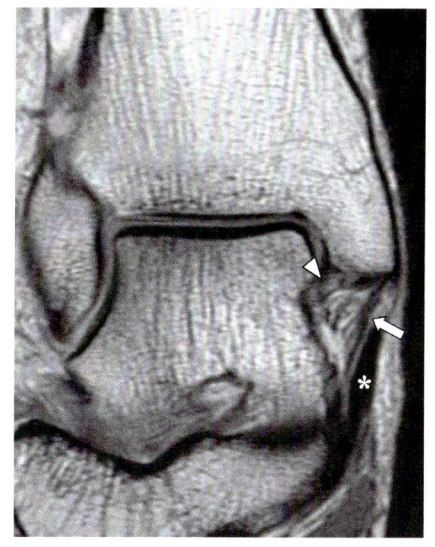

Author's recommendation

1．軟骨変性の定量的MRI評価

一般的なMRI撮像法は，形態異常を伴う軟骨損傷の検知には有用であるが，形態異常を伴わない軟骨変性の評価には必ずしも有用ではない．最近，変性に伴う軟骨の組成や構造の変化を，定量的に評価可能な新しいMRI撮像法が臨床応用されつつあり，軟骨変性の評価に有用な方法として期待されている．ここでは軟骨中のGAG（glycosaminoglycan）濃度を評価可能なdGEMRIC（delayed gadolinium enhanced magnetic resonance imaging of cartilage）[12]と，コラーゲン配列の規則性や水分含有量を評価可能なT2マッピング[13]を用いた軟骨の質的評価法について述べる．

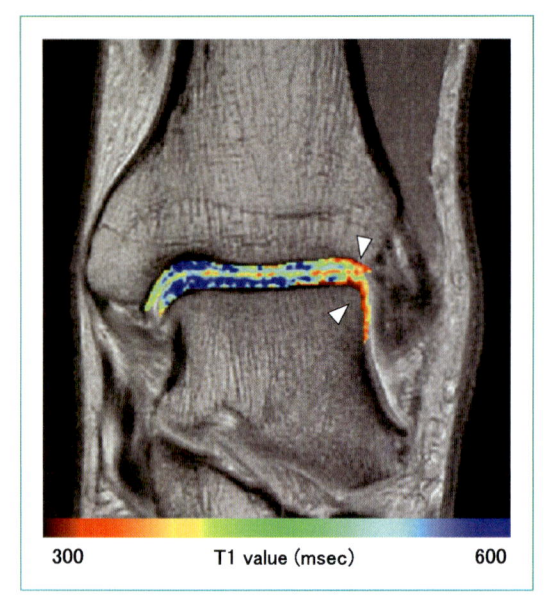

図9 足関節不安定症症例のdGEMRIC像
カラーバーの青色はT1の長い健常部位を、赤色はT1の短い変性部位を示している。足関節外側部では軟骨のT1短縮が認められ（矢頭）、GAG濃度の低下を伴う軟骨変性が示唆される。

図10 足関節不安定症症例のT2マッピング像
カラーバーの赤色はT2の長い変性部位を、青色はT2の短い健常部位を示している。足関節外側部では軟骨のT2延長が認められ（矢頭）、コラーゲン配列の不整化などを伴う軟骨変性が示唆される。

1）dGEMRIC

dGEMRICは、軟骨中のGAG濃度が評価可能なMRI撮像法であり、早期軟骨変性の検知や軟骨変性度の定量的評価に有用とされる。GAGは陰性荷電を有する極性分子であり、正常軟骨中に豊富に含まれるが軟骨変性に伴って減少する。dGEMRICでは同じく陰性荷電を有するMRI用造影剤（gadopentetate dimeglumine；Gd-DTPA^{2-}）を経静脈投与すると、電気的反発力のためGd-DTPA^{2-}が軟骨内のGAG濃度と反比例して分布することを原理としている。すなわち、GAG濃度が低い変性軟骨ほどGd-DTPA^{2-}濃度が高くなり、より強いT1短縮が認められる。dGEMRICでは、撮像の約90〜120分前にGd-DTPA^{2-}を0.2 mmol/kgの用量で経静脈投与し、またGd-DTPA^{2-}の安定した軟骨内浸透を目的として、投与後に約10分間の荷重歩行を行わせる[14]。

当施設では足関節の撮像には、1.5 Tesla MRI装置（GEヘルスケア：Signa HDx）と四肢用コイル（transmit/receive extremityコイル）を用いて撮像を行っている。軟骨厚の薄い足関節の評価では高い空間分解能が要求されることから、撮像には1.5 Tesla以上の静磁場強度を持ったMRI装置の使用が推奨される。dGEMRICではT1計算画像を作成し、Gd-DTPA^{2-}濃度の違いをT1の差として定量化するが、当施設ではInversion Recovery法によるT1測定を行っており、撮像に要する時間は10分程度である（TR 1,800 msec、TE 14 msec、TI 50〜1,600 msec、FOV 140×140 mm、Matrix 384×384、Section thickness 3.0 mm）。臨床診断の際にはT1計算画像中の軟骨部分を抽出し、T1値に基づいてカラーコーディングした画像を作成して視覚的な評価を行っている（図9）。

2）T2マッピング

T2マッピングは、軟骨中のコラーゲンの配列と水分含有量が評価可能なMRI撮像法であり、早期軟骨変性の検知や軟骨変性度の定量的評価に有用とされる。正常軟骨は密で規則的に配列するコラーゲンを有し、また水分含有量はほぼ一定に保たれているが、軟骨変性に伴いコラーゲン配列の不整化や水分含有量の増加が進行する。これらの変化はともにT2を延長させるため、変性の進行に従って軟骨のT2は延長する。T2マッピングも前述のMRI装置を用いて評価を行っている。T2マッピングではT2計算画像を作成し、コラーゲン配列や水分含有量の違いをT2の差として定

量化する．当施設では multi-spin-echo 法による T2 測定を行っており，撮像に要する時間は 8 分程度である（TR 1,500 ms，TE 11.5-92 ms，FOV 140×140 mm，Section thickness 3.0 mm，Matrix 384×384）．臨床診断には dGEMRIC と同様に，T2 値に基づいてカラーコーディングした画像による視覚的評価を行っている（図 10）．

まとめ

一般的な「足」の画像診断法と，最近の新しい画像診断法などを解説した．足の画像診断では，臨床所見や病歴から疑われる疾患，病態に合わせた適切な検査法を選択することが重要と考えられる．

（渡辺淳也）

参考文献

1) Steinbach LS, Palmer WE, Schweizer ME：MR Arthrography. Radiographics. 22：1223-1246, 2002.
2) Elentuck D, Palmer WE：Direct magnetic resonance arthrography. Eur Radiol. 14：1956-1967, 2004.
3) Born CT, Tahernia AD：Imaging of calcaneal fractures. Clin Podiatr Med Surg. 14：337-356, 1997.
4) Glasgow M, Jackson A, Jamieson AM：Instability of the ankle after injury to the lateral ligament. J Bone Joint Surg Br. 62：196-200, 1980.
5) Brown SD, Kasser JR, Zurakowski D, et al.：Analysis of 51 tibial triplane fractures using CT with multiplanar reconstruction. Am J Roentgenol. 183：1489-1495, 2004.
6) Goulart M, O'Malley MJ, Hodgkins CW, et al.：Foot and ankle fractures in dancers. Clin Sports Med. 27：295-304, 2008.
7) Rosenberg ZS, Beltran J, Bencardino JT：From the RSNA Refresher Courses. Radiological Society of North America. MR imaging of the ankle and foot. Radiographics. 20：S153-179, 2000.
8) Collins CM, Smith MB：Signal-to-noise ratio and absorbed power as functions of main magnetic field strength, and definition of "90 degrees" RF pulse for the head in the birdcage coil. Magn Reson Med. 45：684-691, 2001.
9) Regatte RR, Schweitzer ME：Ultra-high-field MRI of the musculoskeletal system at 7.0T. J Magn Reson Imaging. 25：262-269, 2007.
10) Bauer JS, Banerjee S, Henning TD, et al.：Fast high-spatial-resolution MRI of the ankle with parallel imaging using GRAPPA at 3 T. Am J Roentgenol. 189：240-245, 2007.
11) Banerjee S, Krug R, Carballido-Gamio J, et al.：Rapid in vivo musculoskeletal MR with parallel imaging at 7T. Magn Reson Med. 59：655-660, 2008.
12) Bashir A, Gray ML, Hartke J, et al.：Nondestructive imaging of human cartilage glycosaminoglycan concentration by MRI. Magn Reson Med. 41：857-865, 1999.
13) Nieminen MT, Rieppo J, Töyräs J, et al.：T2 relaxation reveals spatial collagen architecture in articular cartilage：a comparative quantitative MRI and polarized light microscopic study. Magn Reson Med. 46：487-493, 2001.
14) Burstein D, Velyvis J, Scott KT, et al.：Protocol issues for delayed Gd(DTPA)(2-)-enhanced MRI (dGEMRIC) for clinical evaluation of articular cartilage. Magn Reson Med. 45：36-41, 2001.

絵でみる 最新足診療エッセンシャルガイド

① 「足」を診る

5) 内視鏡（関節鏡）の応用

Key Words

内視鏡（endoscopy），関節鏡（arthroscopy），足関節（ankle），後足部（hindfoot）

はじめに

近年，整形外科領域において足関節疾患の診断と治療の発展はめざましく，内視鏡（関節鏡）はその発展に大いに寄与している．1918年に高木憲次により世界初の鏡視が行われて以降，関節鏡は世界中に広まっていった．初期の関節鏡は直径が大きく，膝や肩関節といった大関節に用いられたが，1970年代に渡辺正毅により小関節に使用可能な24号関節鏡が開発されてから足関節への臨床応用が始まり，この20年間に足関節鏡の基礎や診療に関する多くの論文が発表されるようになった．また1990年代後半以降，van Dijkらにより後足部内視鏡の手技が報告され[1]，有用性が注目されている．

内視鏡で足関節内や後足部を観察すると，開放手術による限局した視野と比べて良好な視野が得られ，関節内の病変を直接診断することができる．皮膚切開は小さく出血量も少ないため，術後の疼痛や感染の発生率が少なく，術後早期の運動が可能で入院期間も短いといった多くの利点を有している．本稿では，足関節鏡と後足部内視鏡の手技と，足関節周囲の各疾患に対する内視鏡の有用性について述べる．

足関節鏡の手技

足関節鏡を行う際，患者は脊椎麻酔または全身麻酔下に手術台上に仰臥位とする．患肢の足部が手術台から約20 cm浮いた状態とする（図1）．足関節は強固で関節裂隙が狭いため，良好な視野と十分なワーキングスペースを確保するためには，関節裂隙を開大させる必要があり，足部の牽引と灌流システムが重要である．足部の牽引には多く

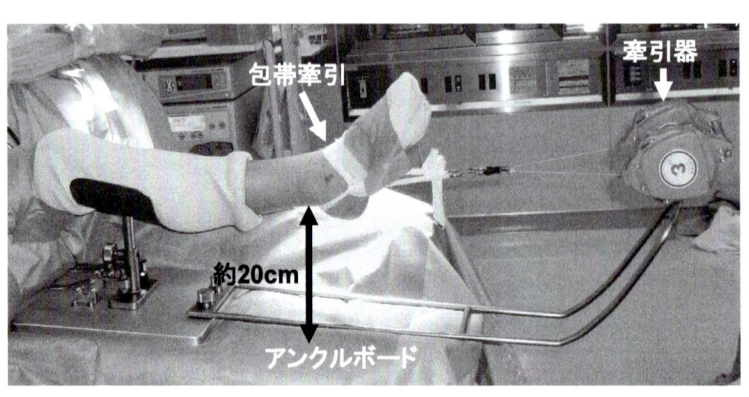

図1
足関節鏡の肢位
患者を仰臥位にする．患肢の下腿をleg holderを用いて保持し，手術台から約20 cm浮いた状態とする．このとき腓骨頭部で腓骨神経を圧迫されないように注意する．アンクルボード（田中医科社）を取り付け，足関節に包帯牽引を行い，6 kgの牽引力で牽引して関節裂隙を開大させる．

の手技が報告されているが，我々は組織を直接侵襲せず安価で容易に行うことができる包帯牽引法を用いている[2]．また灌流方法としては，動脈圧測定で用いるマンシェットで灌流液パックを加圧するか，各社から発売されている灌流システムを用いる(図2)．関節鏡は直径2.7 mmの30°斜視鏡を用い，灌流圧は200 mmHg前後とする．関節鏡および鉗子類の刺入孔は，一般に足関節高位で前脛骨筋腱のすぐ内側の前内側刺入点と，第3腓骨筋腱のすぐ外側の前外側刺入点が用いられる(図3)．刺入点作製時には，特に前外側刺入点と浅腓骨神経は近接しているため，損傷しないように注意する[3)4)]．関節鏡視下では，足関節内の組織を広範囲にわたり観察することができる(図4)．観察の基本的な順

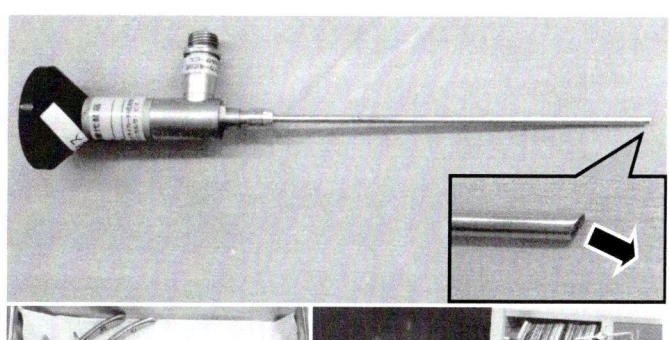

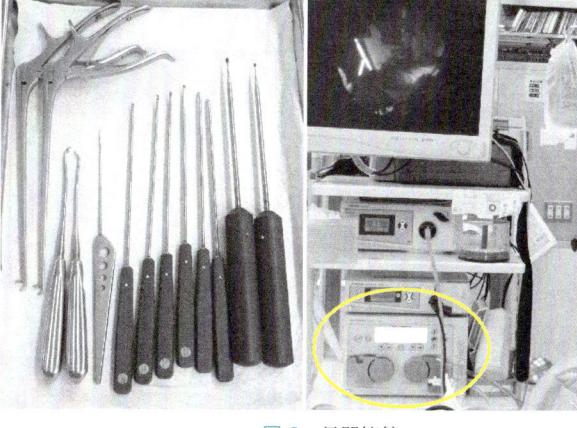

図2　足関節鏡
a：足関節鏡には直径2.7 mmの30°斜視鏡を用いる．視野の方向は光源ケーブルと逆方向になる．
b：足関節鏡用の鉗子類(田中医科社)．足関節は関節腔が狭いため，専用の鉗子類があると操作しやすい．
c：灌流システム．適度な圧で灌流を行い，少量の出血で関節内が混濁することを防ぐ．

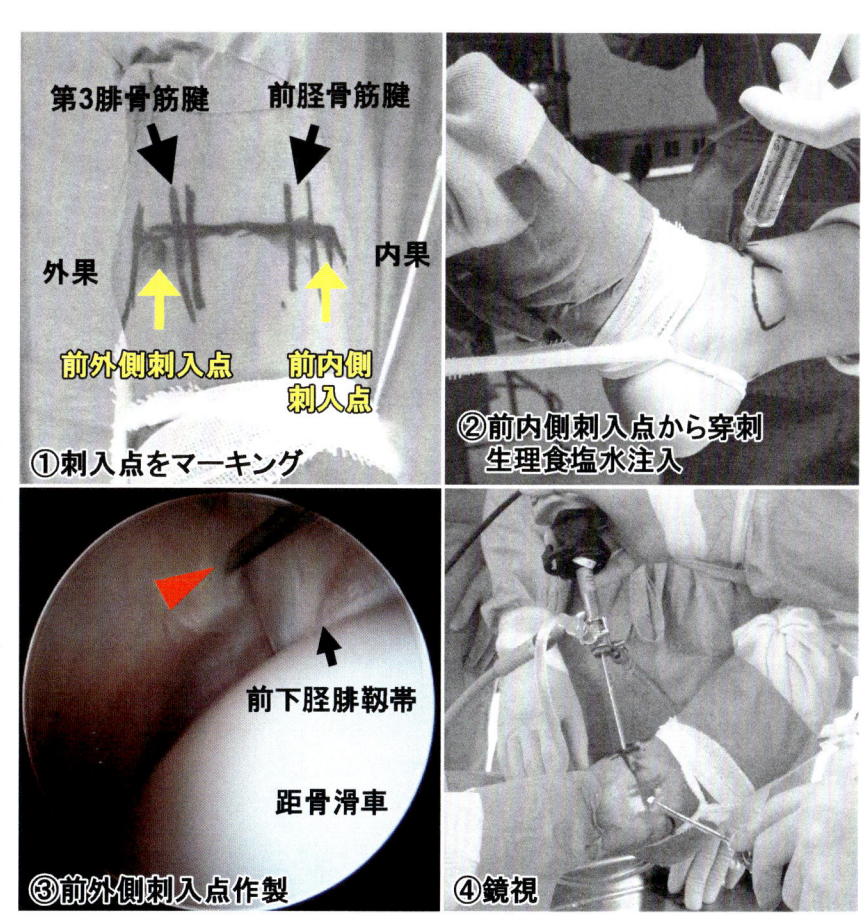

図3　足関節鏡の手術手技
①：刺入点の作製．足関節高位で，前脛骨筋腱の内側と第3腓骨筋腱の外側にマーキングをする．
②：前内側刺入点から注射針を刺入して関節内に入ったことを確認し，生理食塩水を注入する．
③：次に前外側刺入点を作製する．前内側刺入点から関節鏡を挿入し，関節前方を観察しながら，前外側から針を刺入する．針の位置を確認して，前下脛腓靱帯の約2 mm内側に刺入点を作製する．
④：片方の刺入点から関節鏡を，もう片方からプローベや鉗子等を挿入して，観察と処置を行う．

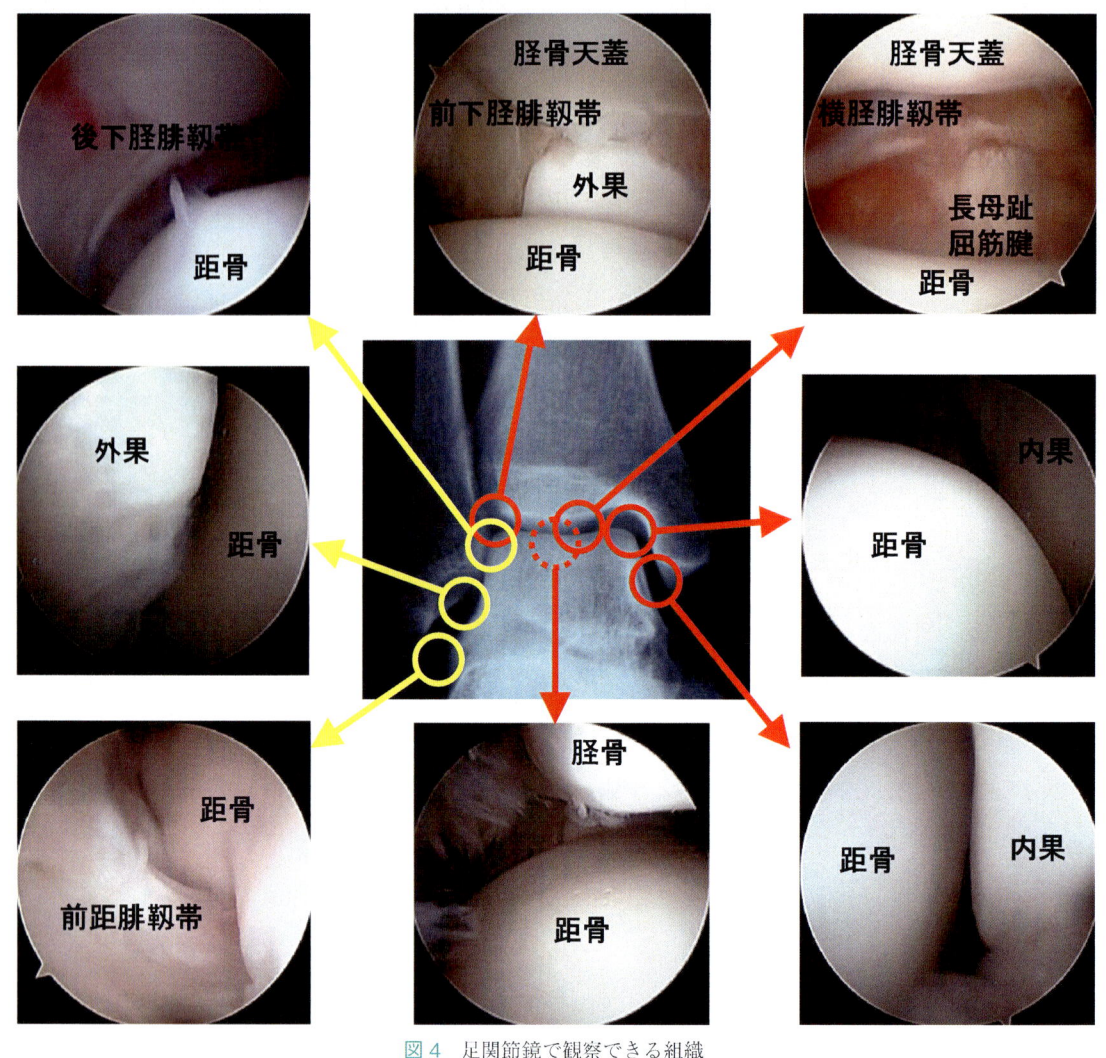

図4 足関節鏡で観察できる組織
前内側刺入点から観察できる組織（赤矢印）と前外側刺入点から観察できる組織（黄矢印）

序を定めておくと見落としを防ぐことができるため，我々は，前内側刺入では，①距骨滑車内側，②脛骨天蓋前縁と距骨滑車の前縁，③前下脛腓靱帯，④脛腓関節と滑膜ひだ，⑤後下脛腓靱帯と横脛腓靱帯，⑥後方関節包，⑦内果遠位端と三角靱帯深層の順に観察している．前外側刺入では，①距骨滑車外側，②後下脛腓靱帯，③脛骨天蓋前縁と距骨滑車前縁，④外果遠位端と前距腓靱帯，後距腓靱帯の順に観察を行っている[5]．

後足部内視鏡の手技

患者は脊椎麻酔または全身麻酔下に手術台上に腹臥位とし，患肢の足部が健側より約10 cm浮くようにする（図5）．患肢を駆血後に刺入点を作製する．透視下に距骨後突起を確認し，後突起高位でアキレス腱の内外縁から約5 mm内外側に，約10 mmの縦切開をおく[1]（図6）．関節鏡は直径4.0 mmの30°斜視鏡を使用し，灌流圧は80 mmHg前後とする．外側刺入点から第2趾へ向けて関節鏡を挿入し，内側刺入点から電動シェーバーを刺入して（図7），後足部の脂肪組織や線維組織を切除し，ワーキングスペースを確保して距骨下関節を展開する（図8）．このとき最も大切なことは長母趾屈筋腱を同定することであり，線維組織に覆われている場合は母趾を底背屈させて腱の走行を確認する．長母趾屈筋腱より内側には神経・血管束が走行しているため，腱より内側では操作を行

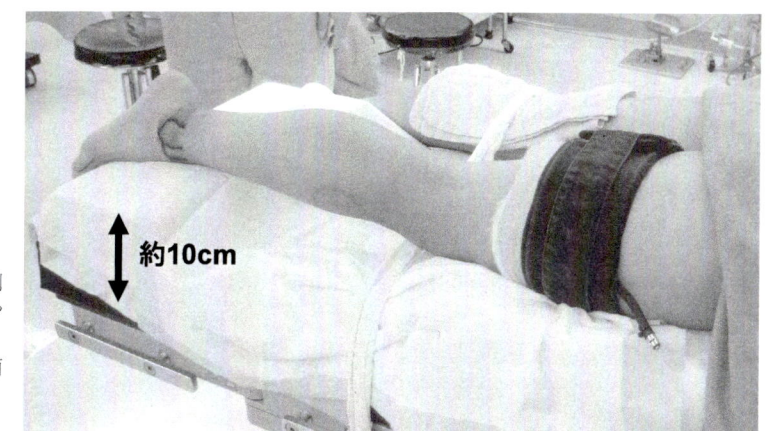

図5
後足部内視鏡の肢位
患者を腹臥位にする．患肢を健側より約10 cm挙上すると，鉗子やシェーバーの操作が行いやすい．また透視を使用する手術では，両下腿が重ならず観察しやすい．

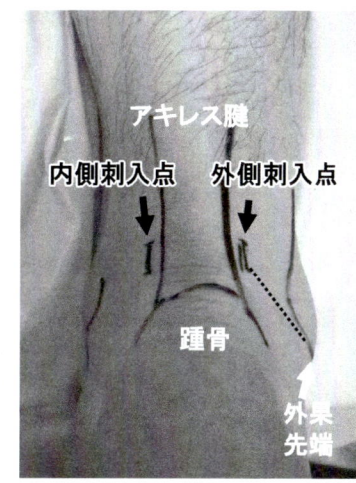

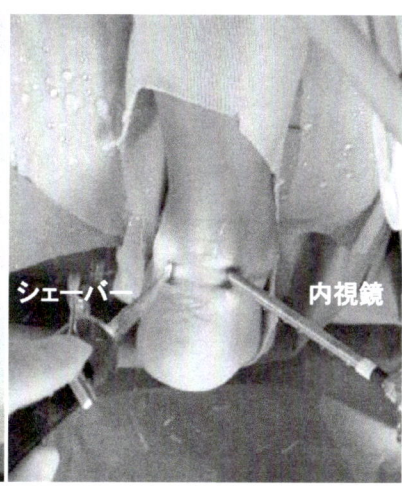

図6
後足部内視鏡の刺入点
距骨後突起の高位で，アキレス腱の約5 mm内外側に刺入点を作製する．外果先端の高位が，距骨後突起とほぼ一致するため参考にする．

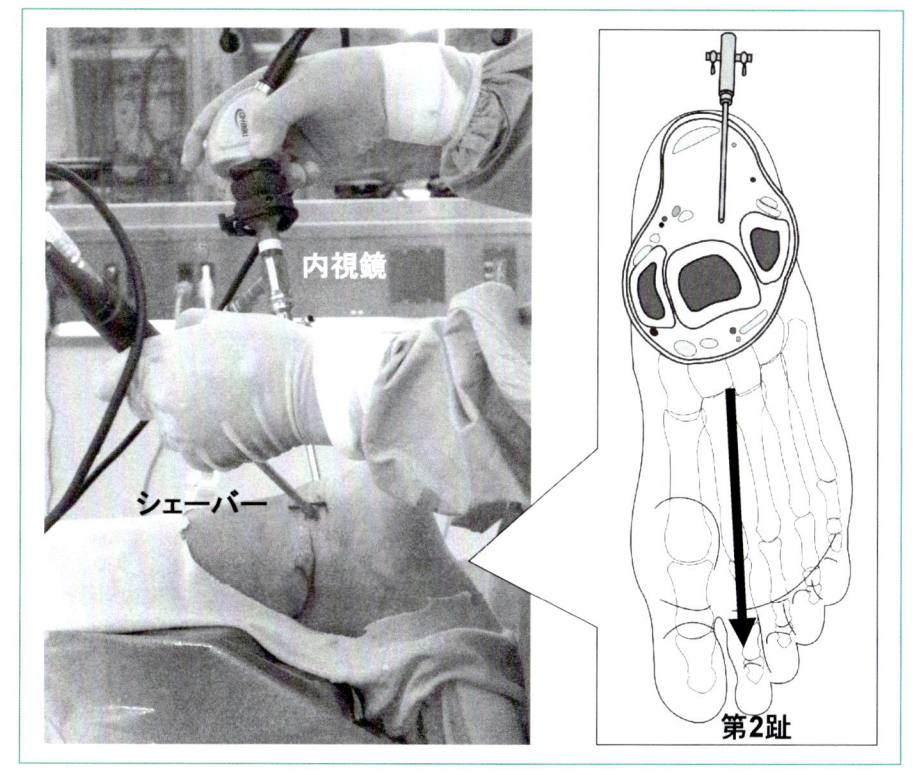

図7
後足部内視鏡の鏡視
広い視野を得るため，膝関節用の直径4 mmの30°斜視鏡を用いる．神経・血管の損傷を避けるため，まず内視鏡を外側刺入点から第2趾の方向へ向けるように意識して，挿入する．次に，内側刺入点からシェーバーを挿入する．

5）内視鏡（関節鏡）の応用

長母趾屈筋腱　距骨下関節　内側　外側

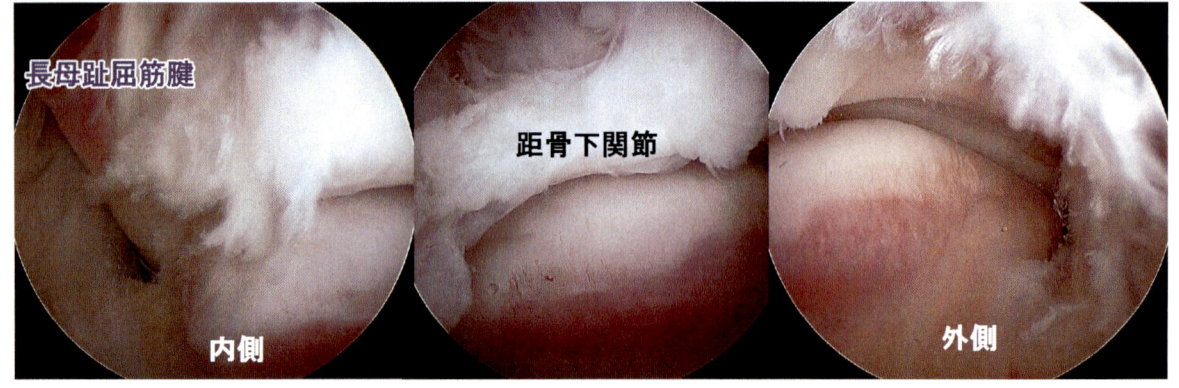

図8　後足部内視鏡で観察できる組織
後足部の線維組織をシェービングしてワーキングスペースを作製するが，このとき最初に内側の長母趾屈筋腱を同定することが重要である．長母趾屈筋腱より内側には神経・血管束があるため，シェーバーを進めないように注意する．ワーキングスペースが確保できると，距骨下関節全体を観察することができる．

わないように注意する．後足部内視鏡を用いると距骨後方から距骨下関節のレベルを，内側から外側まで観察することができる．

内視鏡（関節鏡）による診断

1．前距腓靱帯損傷

　足関節を内反捻挫すると外側の前距腓靱帯を損傷することが多い．前距腓靱帯損傷では保存治療の成績が良好であるが，放置や不十分な治療等による陳旧例も散見される．外側靱帯の不安定性の診断は，従来，身体所見やストレステスト，MRIなどで行われてきた．前距腓靱帯部に圧痛を認めることや，前方引き出しテストで3mm以上，内反ストレステスト5°以上などが靱帯損傷陽性の診断材料となっている．しかし前距腓靱帯損傷患者の一部には，ストレステストは正常であるが，不安定感を感じる機能的不安定性を訴える症例も存在する．機能的不安定性のある患者における前距腓靱帯損傷の診断率は，MRIが85.7％であったのに対し，足関節鏡は100％であり靱帯の変性所見を認めた[6]．このように足関節鏡を用いると，関節内靱帯である前距腓靱帯を直接観察して，靱帯の断裂や変性（肥厚，菲薄化，線維走行の乱れなど），および周囲の滑膜炎を診断することができる（図9）．

2．距骨骨軟骨障害

　距骨骨軟骨障害は，近年足関節の捻挫や骨折後に遺残する疼痛の原因として注目されており，足関節捻挫後の約2～6％に発症するといわれている．受傷機転としては，荷重時の足関節に底屈，内がえしが強制されて距骨滑車の内側後方が脛骨天蓋面と衝突して損傷する場合と，背屈，内がえしが強制されて外足前方が外果の関節面と衝突して損傷する場合が考えられている．臨床症状としては長距離歩行や運動後に足関節痛が出現することが多く，距骨滑車部に圧痛を認める．単純X線像では，距骨滑車に骨透明像を認める症例もあるが，異常所見を示さないことも多い．MRIによる診断率が高く有用であるが，軟骨下骨病変と比べて軟骨病変をはっきりとらえられない症例もある．距骨骨軟骨障害を疑う症例に対して足関節鏡を行うと，直接軟骨病変の損傷の有無が診断できる．またプローベを用いてsoftning等の質的な診断を行うことも可能である（図10）．

3．Anterior impingement exostosis

　Anterior impingement exostosisは，衝突性外骨腫とも呼ばれ，脛骨天蓋前縁と距骨滑車頚部上縁に骨棘が増生する疾患である（図11）．アスリート，特にサッカー選手によくみられ，繰り返す足関節の底背屈ストレスにより起こるといわれている．画像診断では，単純X線像で骨棘を確認する

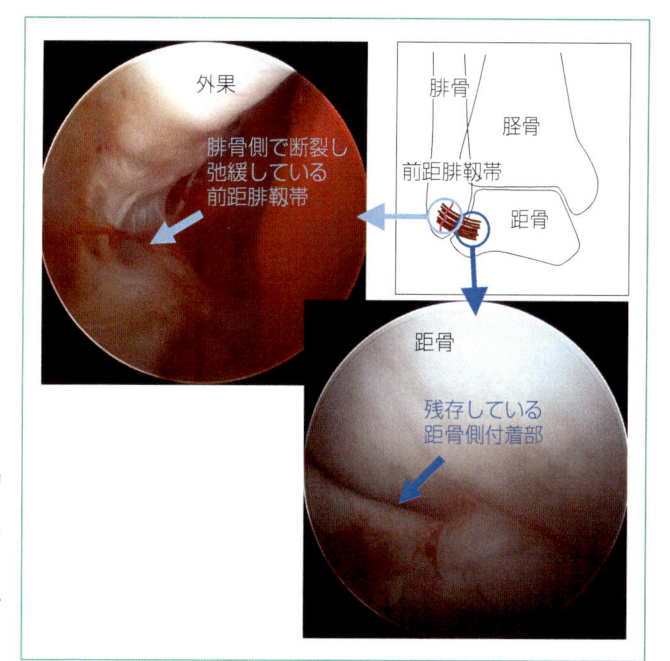

図9
前距腓靱帯損傷
外側の関節裂隙で，関節鏡を遠位に動かしていくと，前距腓靱帯を観察できる．このとき足関節を背屈すると距骨側の観察が容易になる．靱帯の距骨側は保たれているが，腓骨側で断裂し弛緩していることが観察できる．

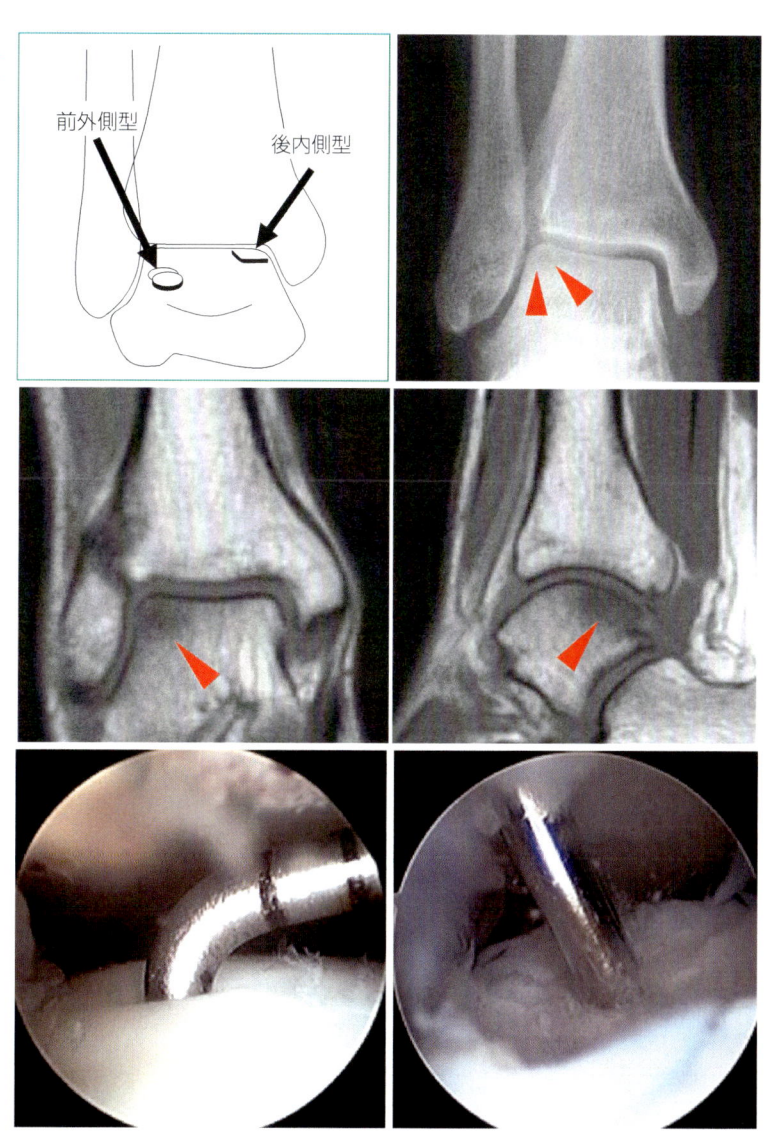

図10
距骨骨軟骨障害
a：距骨骨軟骨障害は，距骨滑車の内側では後方に，外側では前方に好発するため，足関節を底背屈させて注意深くプローベで触診をする必要がある．
b：単純X線像．距骨滑車内側にわずかに骨透明像を認める．
c：MRI T1強調画像．距骨滑車後内側に低信号領域を認める．
d：関節鏡で観察すると，距骨滑車内側に軟骨の変性，softningを認める．
e：変性軟骨を掻爬した後に，鋼線でドリリングを行う．

5）内視鏡（関節鏡）の応用 41

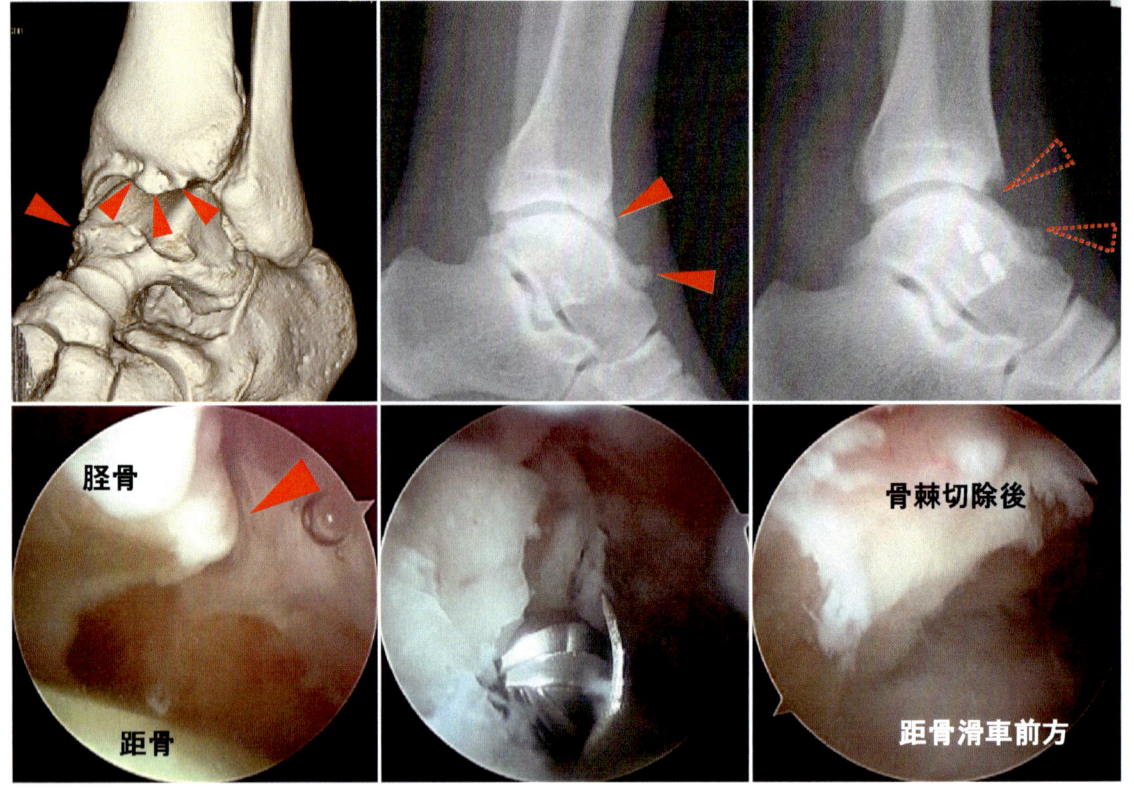

図11 Anterior impingement exostosis
a：3DCT像．脛骨天蓋前方と距骨滑車頸部上縁に骨棘が増生している（赤矢印）．
b，c：単純X線像（b：術前，c：術後）．脛骨天蓋前方と距骨の骨棘（赤矢印）を，関節鏡視下に切除した．
d：足関節の前方を観察して，骨棘の位置を確認する．
e：骨用シェーバーで骨棘を削る．
f：骨棘切除後に足関節を背屈させて，骨棘同士が衝突しなくなったことを確認する．

ことができる．また3DCTが骨棘の局在，大きさおよび形状を三次元的に評価するために有用である．本疾患も足関節鏡で距腿関節の前方を観察すると，骨棘の位置や大きさを直接確認することができる．また同部位を観察しながら足関節を背屈すると，動的に脛骨と距骨の骨棘同士が衝突するかどうかを評価できる．

4．Posterior ankle impingement syndrome

Posterior ankle impingement syndromeは，距骨後突起の後方に存在する三角骨や大きな後突起が，繰り返す足関節の底屈運動により脛骨と踵骨の間に挟まれて，炎症性滑膜炎等を起こす疾患である．従来は三角骨による障害であるとして，三角骨傷害や三角骨症候群と呼ばれてきたが，大きな後突起等により同様の症状を起こす症例も存在するため，総称してposterior ankle impingement syndromeと呼ぶ傾向にある．診断は，単純X線で三角骨の存在や大きな距骨後突起を確認すること，MRIで周囲の炎症所見を認めることである．後足部内視鏡を用いると三角骨や大きな後突起の位置を直接確認できる（図12）．また周囲の滑膜炎や長母趾屈筋腱の走行を障害していることなども観察できる．

5．長母趾屈筋腱障害

後足部内側の長母趾屈筋腱は，距骨下関節のレベルで屈筋支帯に覆われ，足根管へと入口する．支帯の肥厚等により腱が圧迫を受け，腱の変性や周囲の滑膜炎を起こすことがあり，母趾背屈強制時に後足部痛を訴える．長母趾屈筋腱周囲の炎症所見は，MRIでは偽陽性となる症例も報告されており[7]，診断が困難であった．しかし後足部内視鏡では，長母趾屈筋腱の変性や腱鞘炎，および足

図12
Posterior ankle impingement syndrome
a：単純X線像(術前)．距骨後突起が巨大化している(赤矢印)．
b：単純X線像(術後)．後足部内視鏡下に後突起を一部切除した．
c：後足部内視鏡で観察すると，距骨後突起に大きな結節を認める．
d：後足部内視鏡下に結節を切除すると，距骨下関節が観察できる．

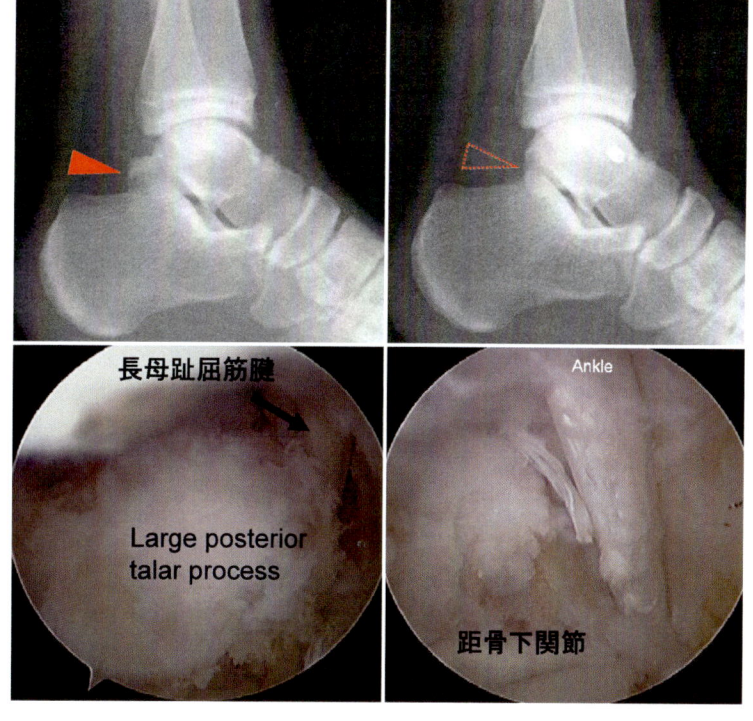

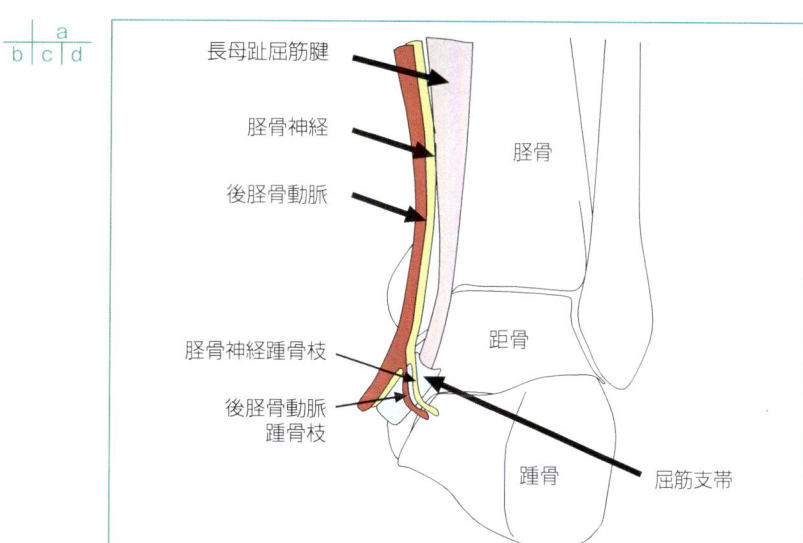

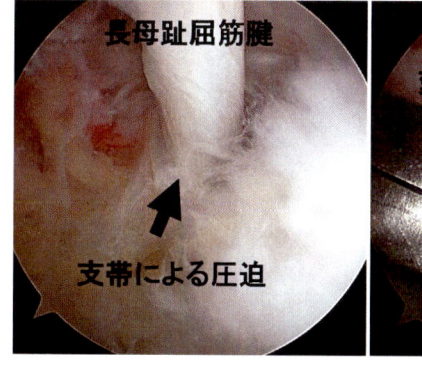

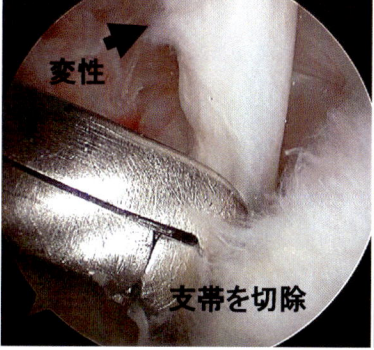

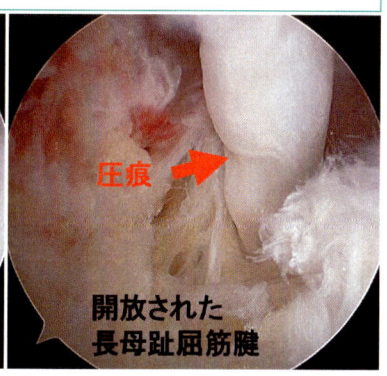

図13　長母趾屈筋腱障害
a：後足部内側の解剖．長母趾屈筋腱は最も後外側に位置し，距骨下関節のレベルで屈筋支帯に覆われ，足根管内に入っていく．足根管入口部のすぐ内側に脛骨神経と後脛骨動脈が走行している．
b：後足部内視鏡では，長母趾屈筋腱の支帯入口部をよく観察することができ，支帯による腱の圧迫や変性を確認できる．
c：シェーバーやパンチ鉗子を用いて，支帯や周囲の滑膜を切除すると腱が開放される．
d：腱が圧迫されていた部位に圧痕を認める．また母趾を底背屈させると腱の走行がスムーズになったことを確認できる．

根管入口部での支帯による圧迫等を直接観察することができる(図13).

内視鏡(関節鏡)による治療

1. 距骨骨軟骨障害

病変の範囲が狭く軟骨下骨病変が小さい場合は，鏡視下にドリリングを行うことが多い．キュレット等で変性した軟骨をすべて掻爬して，キルシュナー鋼線を軟骨下骨に刺入する．後内側病変であれば，経内果的に鋼線を刺入する．足関節を底背屈して，同じ位置から2, 3か所穿つようにして数回ドリリングし，灌流を止めたときに骨髄液が漏れてくることを確認する[8]．また病変の範囲や軟骨下骨病変が大きい場合には，我々は腸骨から海綿骨柱を採取し，逆行性に病変部に骨孔をあけて移植する方法を用いている．この手技は，距骨外側に別皮切が必要なものの，鏡視下に関節内を観察しながら行うことができる．

2. Anterior impingement exostosis

Anterior impingement exostosis は，前述の3DCT像を参考にしながら，骨用シェーバーで骨棘を切除する．前内側と前外側刺入点両方から鏡視をして，取り残しがないか確認することが重要である．最後に，足関節を背屈させて骨棘同士の衝突が解消されたかどうかを確認する．

3. 変形性足関節症，関節リウマチ

関節裂隙が消失するような末期の変形性関節症や関節リウマチでは，関節固定術を行うことがある．関節固定術を鏡視下に行うと，開放手術と比べて小皮切で行うことが可能であり出血も少量で，術後の腫脹や疼痛も少ない[9]．また高い癒合率が報告されている[10]．鏡視下に骨用シェーバーで残存する変性軟骨を掻爬して軟骨下骨を露出し，脛骨の内外側からスクリューを挿入して固定を行う．

4. Posterior ankle impingement syndrome

Posterior ankle impingement syndrome は，開放手術を行うと，創が大きい割に視野が狭く創部痛等が影響してスポーツ復帰に5か月以上かかることが報告されている[11]．後足部内視鏡を用いると，骨用シェーバーやパンチ等で三角骨等を切除，またはpeace by peaceで取り出すことができ，周囲の滑膜組織も切除できる．切開が小さく疼痛も軽度で，早期のスポーツ復帰が期待できる．

5. 長母趾屈筋腱障害

長母趾屈筋腱障害は，後足部内視鏡下にシェーバーやパンチ鉗子で足根管入口部における支帯を切除する．十分に支帯が切除できると，母趾底背屈時に腱の走行がスムーズになったことを確認できる．

6. 距骨下関節症

距骨下関節の関節症性変化を認める症例には，後足部内視鏡下に関節固定術を行うことができる[12]．内側刺入点より小ノミ等を用いて軟骨面を掻爬して軟骨下骨を露出し，植骨をして踵骨底側からスクリューを2〜3本挿入して固定をする．従来の固定術より，低侵襲で行うことができる．

おわりに

これまで述べてきたように，足関節周囲の疾患には，内視鏡を用いて診断，治療を行うことができるものが非常に多い．これまでの開放手術では治すことが不可能だった病態もあり，今後内視鏡はますます重要なツールになっていくと期待される．

(成田伸代，高尾昌人)

文 献

1) van Dijk CN, Scholten PE, Krips R : A 2-portal endoscopic approach for diagnosis and treatment of posterior ankle pathology. Arthroscopy. 16 : 871-876, 2000.
2) Takao M, Ochi M, Shu N, Naito K, et al. : Bandage distraction technique for ankle arthoroscopy. Foot Ankle Int. 20 : 389-391, 1999.
3) Feiwell LA, Frey C : Anatomic study of arthroscopic portal sites of the ankle. Foot Ankle Int. 14 : 142-147, 1993.
4) Takao M, Uchio Y, Shu N, Ochi M : Anatomic basis of ankle arthroscopy : study of superficial and deep peroneal nerves around anterolateral and anterocentral approach. Surg Radiol Anat. 20 : 317-320, 1998.
5) 高尾昌人：関節鏡の基本手技．足の外科の要点と盲点．山本晴康編．74-84．文光堂，2006．
6) Takao M, Innnami K, Matsushita T, Uchio Y, et al. : Arthroscopic and magnetic resonance image appearance and reconstruction of the anterior talofibular ligament in cases of apparent functional ankle instability. Am J Sports Med. 36 : 1542-1547, 2008.
7) Abramowitz Y, Wollstein R, Barzilay Y, London E, et al. : Outcome of resection of a symptomatic os trigonum. J Bone Joint Surg Am. 85-A : 1051-1057, 2003.
8) Takao M, Uchio Y, Kamimaru H, Kumahashi N, et al. : Arthroscopic drilling with debridement of remaining cartilage for osteochondral lesions of the talar dome in unstable ankles. Am J Sports Med. 32 : 332-336, 2004.
9) O'Brien TS, Hart TS, Shereff MJ, Stone J, et al. : Open versus arthroscopic ankle arthrodesis : a comparative study. Foot Ankle Int. 20 : 368-374, 1999.
10) Glick JM, Morgan CD, Myerson MS, Sampson TG, et al. : Ankle arthrodesis using an arthroscopic method : long-term follow-up study of 34 cases. Arthroscopy. 12 : 428-434, 1996.
11) Maquirriain J : Posterior ankle impingement syndrome. J Am Acad Orthop Surg. 13 : 365-371, 2005.
12) Amendola A, Lee KB, Saltzmanm CL, Suh JS : Technique and early experience with posterior arthroscopic subtalar arthrodesis. Foot Ankle Int. 28 : 298-302, 2007.

絵でみる 最新足診療エッセンシャルガイド

1 「足」を診る

6）足の異常が身体の他の部位に及ぼす影響

Key Words
足（foot），バイオメカニクス（biomechanics），影響（effect），変形（deformity），矯正（correction）

　身体の各関節は相互に連結しているため，発症が明確な例は別にして，どの関節がどのように影響して，どのような障害を起こすか不明瞭である．各関節相互間の影響の正確な生体力学的な評価は困難である．しかし他関節への影響については，理論的に証明されたものはほとんどなく，これまで歩行分析などバイオメカニカルなアプローチを行っても，推察の域を出ていないのも事実である．したがって以下に述べることに関しては，各関節の形態や関節運動から推測したものである．

　関節に障害が起こった場合，人間はなるべく疼痛を回避し，歩行できるように関節機能を代償し，歩行の安定のため足底接地をできる限り行うために，体幹や四肢の関節で補正される．

歩行時足底接地をとるために各関節での補正

　股関節の形態は球形に近く，最も有効で効果的な補正は股関節で行われる．これまでよく距骨下関節での代償機能のことが報告されているが，距骨下関節の可動域は大きくはない．歩行時，球形に近い形態をしている股関節は屈曲伸展，内転外転，内旋外旋など，各方向への代償が起こることが考えられる．軽度でも可動性の少ない内反足では足底接地を得るために股関節は外転する．しかし，距骨下関節の可動性の残存している内反足では，残存した距骨下関節の可動性により内反した足部を補正しながら歩行すると考えられる．

歩行時足底接地をとるために後足部と前足部との関係

　歩行時，体の中で足底だけが接地している．そこで，外傷などの後天性の疾患では足部以外の部位に変形が生じると，足部が代償して不安定な歩行が生じないようにしている場合がある．また足部の中でも後足部が内反すれば，足底接地するために前足部は回内し，凹足変形と同じような変形を生じる．外反扁平足は後足部の外反，前足部回内，外転変形が合わさったものである．我々はこれまで後足部が外反した例で前足部が回外変形を生じた例は経験したことがない．しかし先天性の疾患は固定された変形で，先天性内反足は内反，内転，尖足，凹足変形からなり，先天性足部疾患の変形を残したままでは足底接地はできない．このように足部は下腿と足関節でつながっている後足部の変形に対して足底接地が可能なように，前足部が対応すると考えられる．

関節の障害に対する他の部位の補正の可能性

　下肢の変形が生じた場合の影響については，多くの因子が関与していることであり，一概には決めることができない．疾患や障害に対する代償作用に影響あるものを考えると，関節の可動域，関節形態，骨棘の形成，joint laxity，joint instability，股関節，膝関節，足関節，距骨下関節の水平面で回旋などを含めた下肢の三次元内での運動などが

どのように関与しているかは確定されたものはない．ただ疾患によっては，徐々に進行するものに対してはゆっくりとした代償機能が働くが，急激に関節の破壊が起こった場合などは，対応できない場合がある．例えば糖尿病や神経疾患によるCharcot関節，ステロイド関節症，RAによる急激な変形の進行などがそれにあたる．このような急激な関節の破壊では骨棘形成などは生じず，骨欠損と関節のinstabilityの関係を評価するのは非常に難しい．

足部，足関節の異常が他の部位に及ぼす影響

先天性疾患や小児期より生じた外傷などと成人してからの変形では，小児期より成長期を通して及ぼす影響に大きな差を生じる．特に幼少期の部分的な骨端線損傷は大きな変形を生じ，その変形の生じるスピードで他の部位への影響は大きく異なる．

先天性内反足の遺残変形は小児期までの手術療法が進歩し，足底接地ができない例は少なくなり，高度の遺残変形例も少なくなったが，稀に尖足，内反，内転，凹足変形が残存することがある．特に先天性多発性関節拘縮症では特に変形矯正は難しく，高度の遺残変形は歩行時代償されない．足底接地ができたとしても，足部内転は残存しやすく，うちわ歩行となりやすい．しかし他の部位への影響ははっきりしない．

足部・足関節に背屈制限が生じると，まず下肢のクリアランスをよくするために下肢は外旋で歩行するようになる．したがって足関節固定術は外旋歩行となり，固定術の固定肢位は内旋位にならないことが重要で，やや外旋位のほうが有利である．特に両側足関節固定術では両側とも外旋位での歩行となり，大腿骨が前弯しているため荷重線が内側に移動し，内側型変形性膝関節症はより進行すると考えられる．また疼痛性疾患では疼痛改善するような肢位をとるようになる．

歩行時には疼痛に対する疼痛回避歩行をするようになる．しかし背屈障害が高度になれば尖足位歩行となる．尖足歩行では健側に比較し患側下肢が相対的に長くなり，伸び上がり歩行となり健側の変形性膝関節症を増悪させる．

変形性足関節症は脛骨遠位関節面と距骨関節面の関係で，内反型と外反型に分けられる．内反型は内側関節裂隙の狭小化し，距骨の内反の代償として踵骨は外反し，最終的には代償できず後足部も内反するといわれている．症例の中には外反扁平足を伴った例もあり，距骨下関節の可動性や距骨の回旋に伴う距骨下関節の変化など関係しているのかもしれない．しかし外反型では後足部は外反している症例しか経験がなく，また前足部は後足部に対してやや回外していると考えている．田代の報告では内反型，外反型変形性足関節症とも，股関節から足関節までのアライメントは変形の程度との関連はみられなかった．

外反扁平足では膝関節は外反変形を合併することが多い．変形が進行すれば扁平足の程度は増強し，外反膝の程度も増強し，外側型変形性膝関節症となり，膝蓋骨脱臼を合併する例もある．大塚は外反母趾例と正常例の第1中足骨の回旋変形について透視装置を用いて測定した．第1中足骨の回旋変形がある例は全例外反母趾であったが，回旋変形のない例の中にも外反母趾は存在したと報告している[1]．外反母趾変形の特徴は開張足変形である．外反母趾の開張足は第1中足骨が背側に移動し，前足部が扁平化し，そのとき第1中足骨が回内し，metatarsus primas varusとなり，母趾もsesamoid complexと一緒に回内する．このことで後足部もやや外反する．したがって外反扁平足の足部の扁平化と外反母趾の扁平化には違いがあると考えられる．このことは高度の扁平足に外反母趾が合併していない例が存在していることからも理解できる．したがって外反母趾例の他の部位への影響については外反扁平足と同じようには考えられない（図1〜4）．

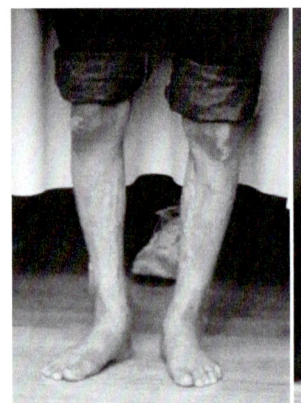

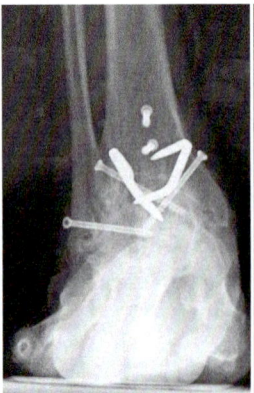

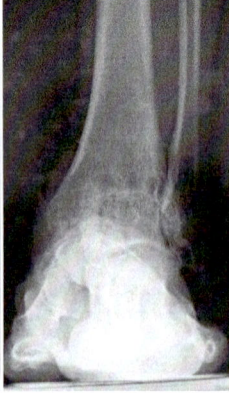

図1
60歳,男性.RA
両側足関節固定術後,下肢のクリアランスをよくするために,下肢を外旋して歩行する.膝蓋骨の位置から下肢が外旋していることがわかり,足部も外旋している.

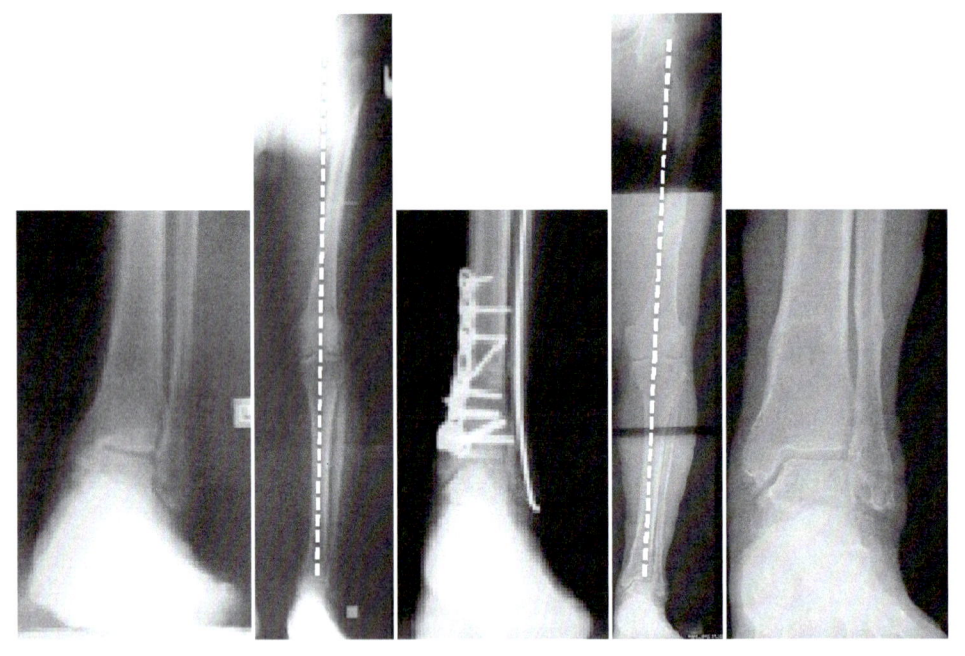

図2
70歳,男性.内反型変形足関節症
脛骨腓骨遠位回転骨切り術の術後であるが,術後荷重線はほとんど変化はない.脛骨軸に対する脛骨遠位関節面の内反変形は消失し,内側関節裂隙は開大し,手術直後の関節面は total contact していないと考えられる.

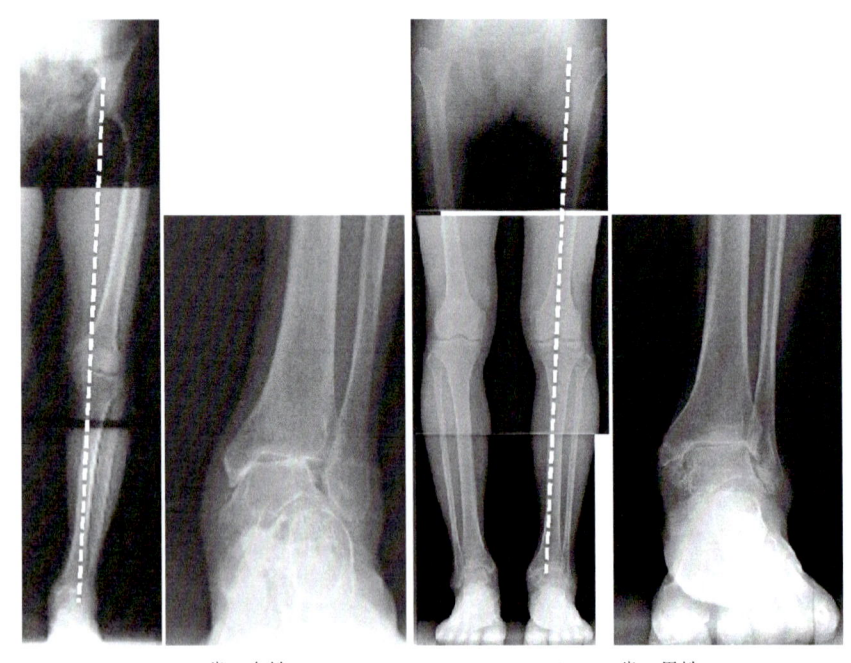

図3
70歳女性(a)と60歳男性(b)の外反型変形足関節症
足関節は脛骨関節面に対して外反しているが,荷重線はあまり変化がない.変形性足関節症では足関節足部より末梢の変形やその程度と荷重線はあまり関係がない.

a. 70歳,女性　　b. 60歳,男性

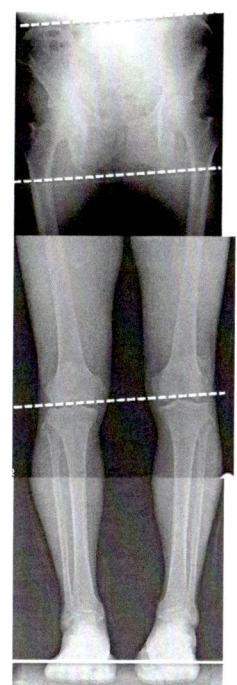

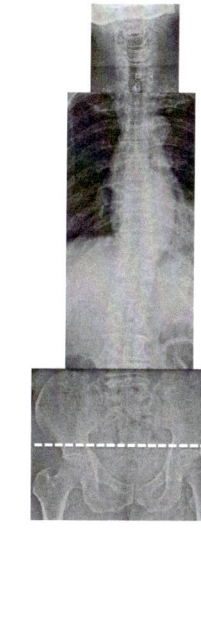

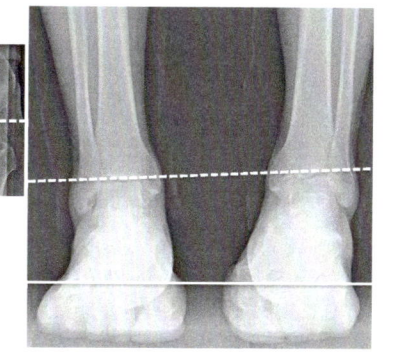

図4
67歳,男性.足部外傷後内反凹足
50年前の足部の外傷後の内反凹足変形および足関節,足趾の背屈障害でのわずかな足関節の位置の違いが,股関節から足底までの距離の違いで骨盤が傾斜し,軽度の側弯症を生じたと考えられる例

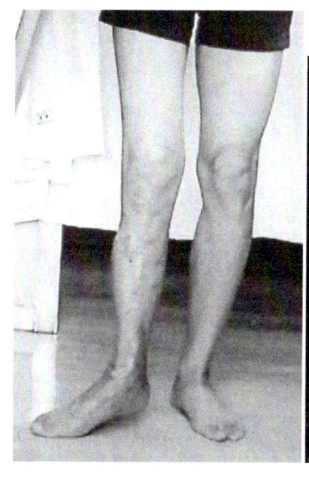

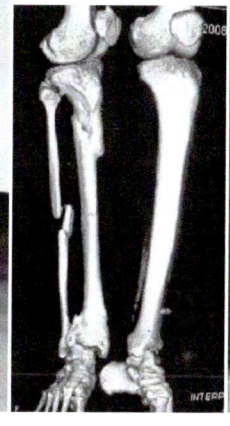

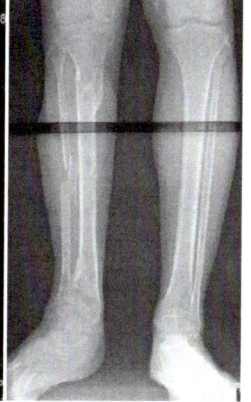

図5
47歳,男性.右外傷性下腿外旋変形
多発外傷後の下腿の変形治癒で下腿より末梢の外旋変形で,下腿・足関節・足部は外旋している.

他の部位の異常が足部,足関節に及ぼす影響

　足部足関節に直接大きな影響を及ぼす可能性があるのは下腿の疾患と考えられる.下腿の変形では内反・外反変形について,軽度変形では主に股関節で代償され,距骨下関節もこれに関与し,足底接地が行えるようにしている.しかし高度変形では股関節での内外転による代償が起こるが,距骨下関節の可動性ぎりぎりを超えると,足部全体が内外反の状態のまま,体幹を横揺れさせることで歩行するようになる.さらに長期に放置されると,下腿の外反変形では内反型の変形性足関節症を発症したり,下腿内反変形に伴った内反型変形性足関節症を経験している.したがって足部・足関節が下腿の変形に対してどのように代償しているかについては,まだ一定の法則はわかっていない.下腿の回旋変形についても外傷後脛骨中枢側で外旋変形を生じた例は足部も外旋したまま歩行していた(図5).しかし外傷後脛骨中下1/3部分の変形癒合の例で脛骨腓骨遠位端の外旋変形例では,長母趾屈筋の骨折部での癒着を合併したことで,脛骨遠位端は外旋しているにもかかわらず,足部は後足部内反,前足部内転,足趾の背屈障害を残存したが,回旋変形の矯正,長母趾屈筋の解

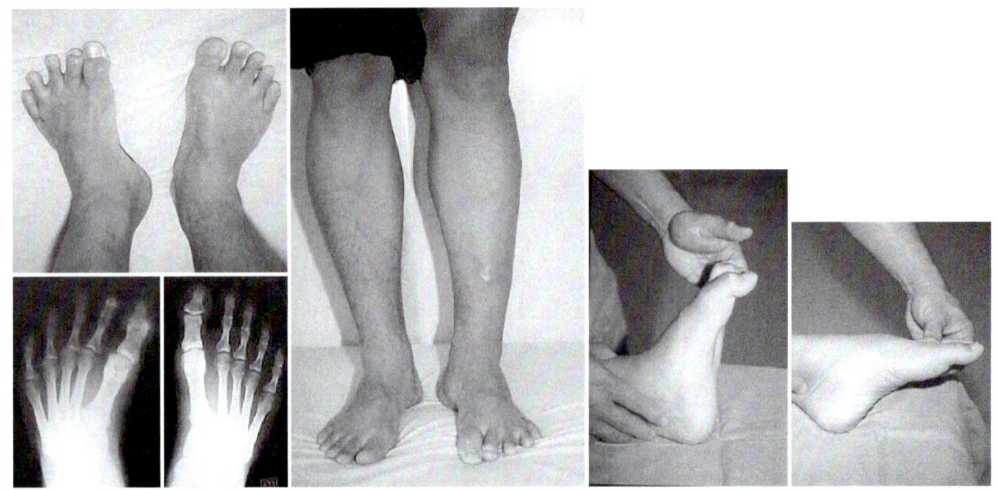

図6 47歳,男性.左下腿骨折後変形癒合および長母趾屈筋癒着
下腿骨折後骨折部で脛骨遠位部は外旋変形,FHLが癒着したため足部は足底接地するために後足部は内反変形,前足部は内転変形が生じた.

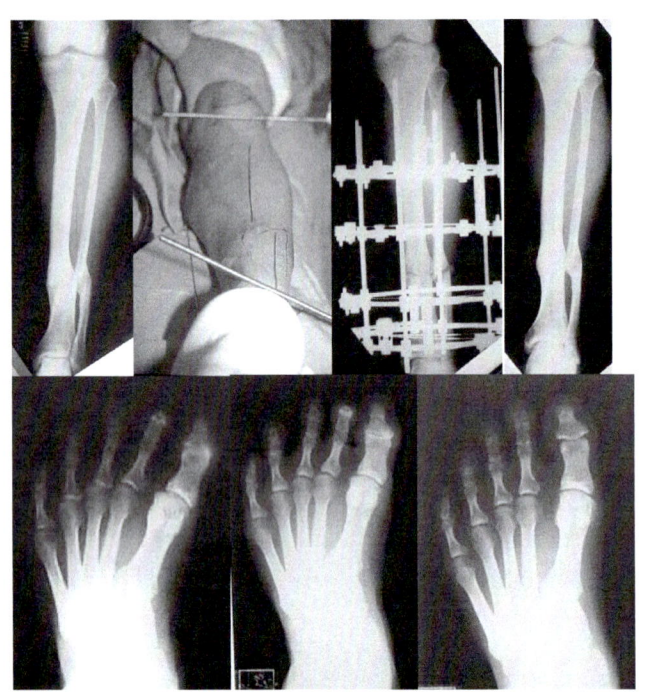

図7
47歳,男性.左下腿骨折後変形癒合および長母趾屈筋癒着
変形癒合部で矯正骨切り後,前足部の内転変形が矯正され,さらにFHLを解離することにより足部の変形は矯正された.

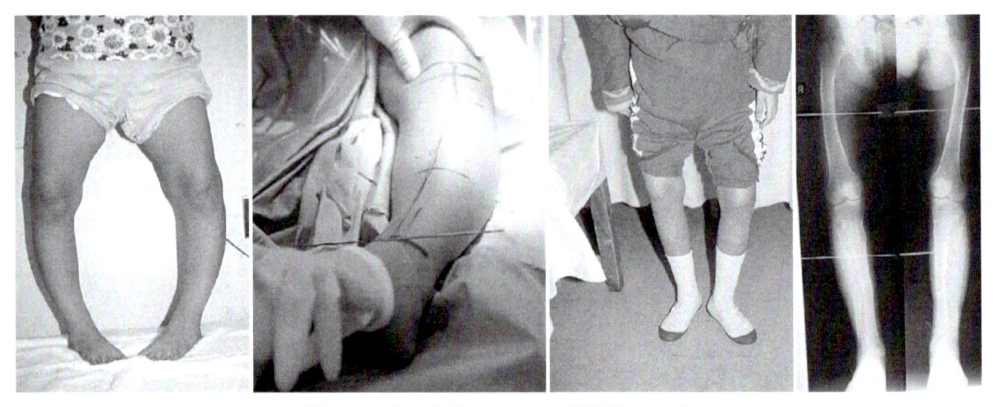

図8 14歳,女性.ビタミン抵抗性くる病
下腿の内反内旋変形があり,足部はそのことで内旋位をとっている.内反変形と内旋変形を矯正により,足部も外旋した.

1.「足」を診る

図9
15歳，男性．左大腿骨遠位骨端損傷後の遺残変形．左下肢は14 cmの短縮，大腿骨遠位部で内反，反張，外旋変形があり，左足部は尖足変形があり，下肢の矯正後アキレス腱延長により尖足は改善した．

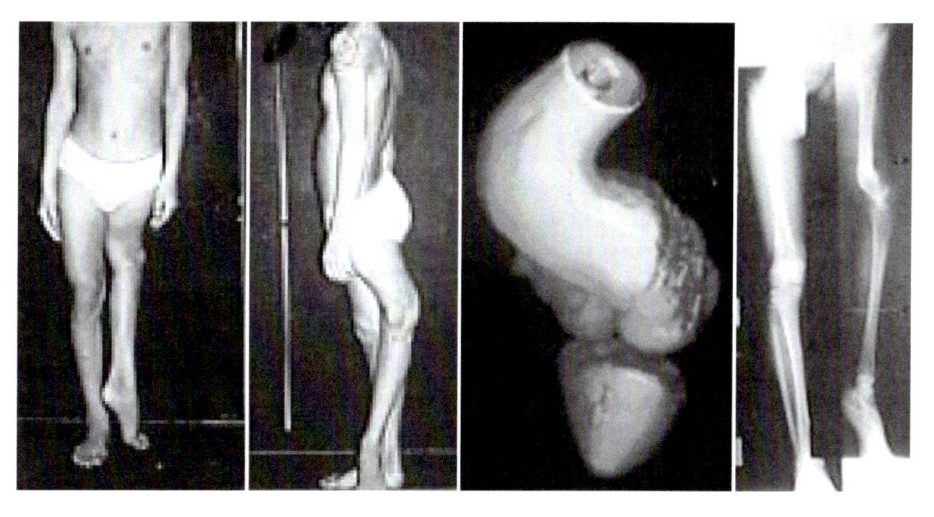

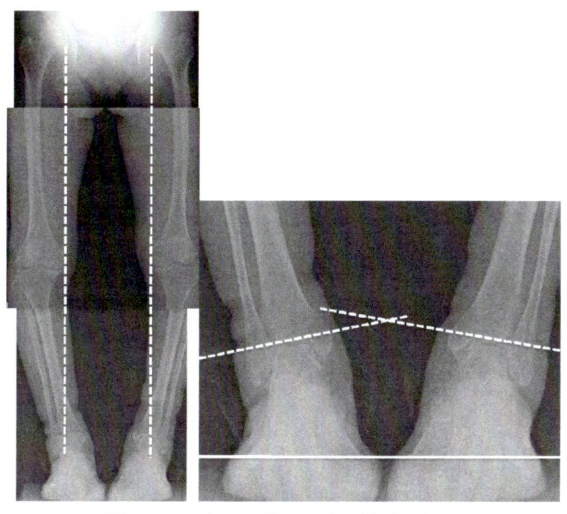

図10　60歳，男性．両変形性膝関節症
内側型の変形性膝関節症では内反し，脛骨は床に対して傾斜する．そのため脛骨遠位関節面は床に対して内反するが，脛骨軸に対しては内反していない．足部はこの内反に対して，距骨下関節の外反で代償されている．

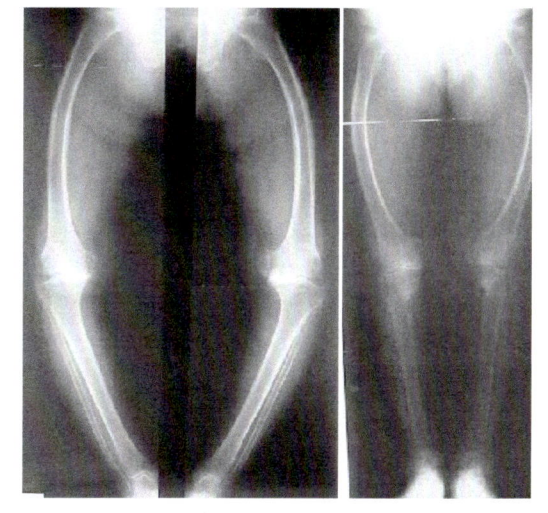

図11　80歳，女性．両変形性膝関節症
内側型の変形性膝関節症では内反し，脛骨は床に対して傾斜する．そのため脛骨遠位関節面は床に対して内反するが，脛骨軸に対しては内反していない．矯正骨切り後足関節面は床に平行になり，脛骨軸に対する関係は変わっていない．

離で変形は矯正された（図6～8）．小児期の骨端線損傷後放置例で，脚長不等が残存した例では，尖足で脚長を補正して歩行したことから，尖足変形が残存し，足関節の背屈障害が残り，脚長差の補正後，アキレス腱の延長を必要とした．膝関節の内反・外反変形ではいろいろな影響を起こしうる（図9）．膝関節内反による変形性膝関節症では，変形の程度には関係せず内反型の変形性足関節症を合併している症例もあれば，股関節の外転，距骨下関節の外反でなんとか代償している症例もいる．外反膝においても足関節が内反型変形性足関節症であったり，扁平足を合併して外反型変形性足関節症の例もある．どのように下肢のアラインメントが決まっていくのか，今後詳細な検討が必要であると感じている．また変形性膝関節症に対して矯正骨切りを行うと変形性足関節症に対しても影響があり，足関節の症状が軽快する例もみられ，人工膝関節の手術後などにも術後十分に注意する必要があると考えている（図10～15）．

まとめ

足部，足関節の異常が他の部位に及ぼす影響や他の部位の異常が足部，足関節に及ぼす影響につ

6）足の異常が身体の他の部位に及ぼす影響

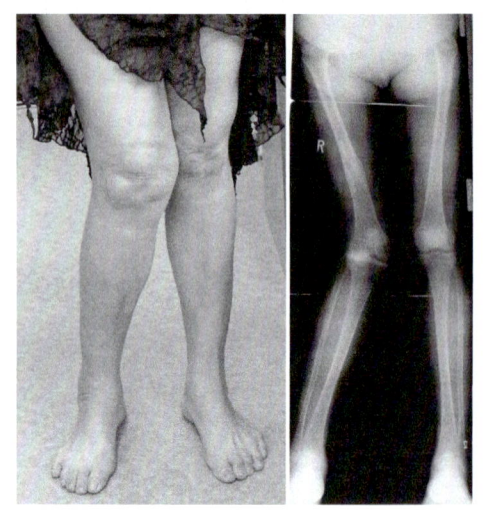

図12 59歳，女性．右内反型変形足関節症，右外側型変形性膝関節症，左膝蓋骨亜脱臼

右大腿骨骨折の既往はあるが，変形癒合ではないこと，若い頃から外反膝であったことから，外反膝の進行に関連し足底接地のために内反型変形性足関節症になったと考えられる．外側型変形性膝関節症の増強の程度と内反型変形性足関節症の程度は，相関しているものと考えられる．

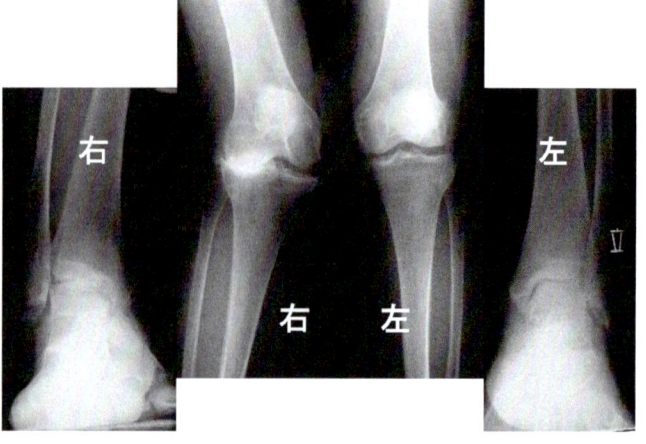

図13 59歳，女性．右内反型変形足関節症，右外側型変形性膝関節症，左膝蓋骨亜脱臼

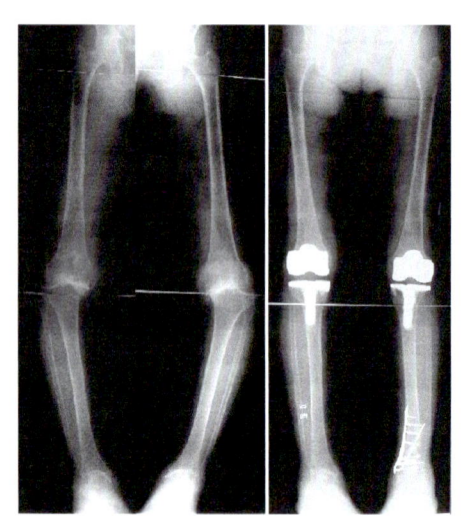

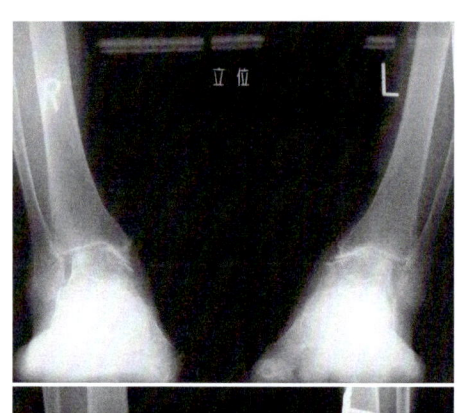

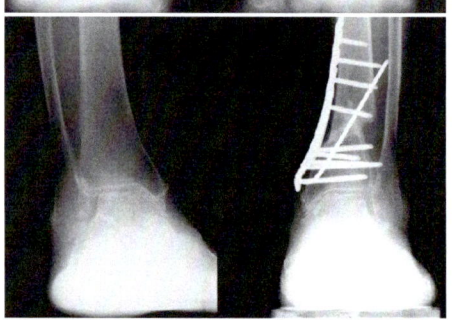

図14 70歳，女性．両内反型変形足関節症，両変形性膝関節症

両側変形性膝関節症にはTKR，左足関節痛が存在したため脛骨遠位回転骨切り術施行した．膝関節の矯正により右足関節は脛骨遠位関節面の傾きは床に対して平行になったが，距骨との関係はあまり変化しなかった．

図15 70歳，女性．両内反型変形足関節症，両変形性膝関節症

上段は術前，下段は両側TKR，左足関節に対して脛骨遠位回転骨切り術後の足関節正面X線像の変化

いて知ることは，治療法を決定するうえで非常に重要なことであるが，まだ確立されていない．さらに詳細な生体力学的研究が必要と考える．

（寺本　司）

参考文献

1) 大塚和孝，寺本　司，牧野佳朗，田代宏一郎，宮本俊之：第1中足骨におけるaxial rotationのX線学的検討．日足外会誌．27(2)：26-30，2006．
2) 田代宏一郎，寺本　司，宮本　力，鈴木良平：変形性足関節症におけるX線学的検討．整形外科と災害外科．46(4)：966-970，1997．

絵でみる 最新足診療エッセンシャルガイド

1 「足」を診る

7) 足のバイオメカニクス

Key Words

歩行(walking)，ランニング(running)，動的アライメント(dynamic alignment)

歩行サイクル

歩行は，繰り返しのステップとストライドで構成されている．ステップは1歩の長さのことであり，ストライドは2歩の長さのことである．また，ある一定の速度で歩行しているときの1分間のステップ数を歩調(ケイダンス)と呼んでいる．

歩行サイクルについては，いくつかの文献や先行研究で紹介されているが，ここでは一般的な歩行サイクルを紹介する(図1)．歩行サイクルは，両脚が床に接地しているときと片脚が接地しているときに分けられる．また，歩行サイクルでの片脚の動きは，床に接地している状態(closed kinetic chain：クローズド・キネティック・チェイン；以下，CKC)の立脚相(stance phase)と床から離れている状態(open kinetic chain：オープン・キネティック・チェイン；以下，OKC)の遊脚相(swing phase)に分けられる．歩行において代償作用が起こりやすいのがこの立脚相である．さらに，この立脚相は，接地期(contact period)，立脚中期(midstance period；ミッドスタンス期)および推進期(propulsive period)に分けられる．接地期は，踵の床への接地(heel strike；以下，ヒールストライクあるいはHS)から前足部全体が床に接地(forfoot loading；以下，フォーフットローディングあるいはFFL)し，反対側の足が床を離れるまでの期間である．立脚中期は，フォーフットローディングから踵が床から離れる(heel lift；以下，

ヒールリフトあるいはHL)までの期間である．この踵の離地直後に，反対側の踵が接地する．この立脚中期を反対側の遊脚が前方に移動し，骨盤が同じ前額面の位置に揃ったときまでの前半とそれ以降の後半に分ける場合もあるが，ここでは立脚中期をひとつの局面とする．推進期は，ヒールリフトから前足部が完全に床から離れる(toe off；以下，トーオフあるいはTO)までの期間である．全体の歩行サイクルを100%としたときの立脚相と遊脚相の占める割合は，それぞれ60%と40%である．また，接地期，立脚中期および推進期の占める割合は，それぞれ16%，25%，および20%である．さらに，立脚相全体を100%とした場合，接地期，立脚中期および推進期の占める割合は，それぞれ27%，40%と33%である．この立脚相におけるバイオメカニクス的作用は，以下の3つである．

接地期　＝＞　衝撃緩衝作用(shock absorption)
立脚中期　＝＞　床面への適応作用(adapter)
推進期　＝＞　身体を前方に押し出すための，
　　　　　　　てこ作用(rigid lever)

ランニングサイクルは，歩行サイクルと同様に立脚相と遊脚相に分けられる．しかし，それぞれの名称は，歩行サイクルの立脚相はランニングでは支持期(脚で身体を支持している)と遊脚相は回復期あるいは非支持期(身体を支持していない)と呼ばれている．しかし，歩行とランニングの大き

7) 足のバイオメカニクス　53

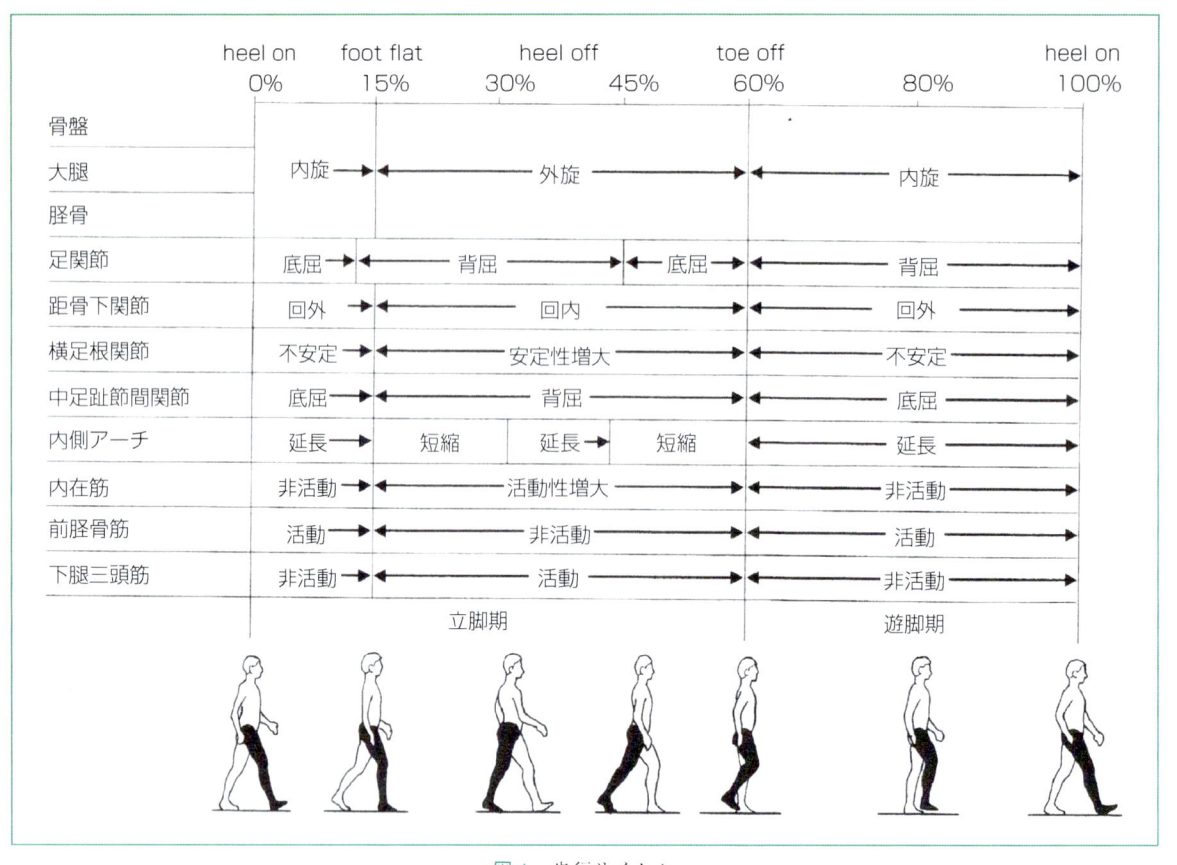

図1 歩行サイクル
(Inge GAL, Ferguson AB, Pfeffinger LL, Mann RA : Sesamoid and accessory bones. In Surgery of the foot, 5th Ed, ed Mann RA, 209-229, Mosby, St Loius, 1986.)

な違いは，ランニングサイクルには身体が完全に床から浮いている時期があることと，支持期よりも回復期の時間が長くなっている点である．また，支持期は，歩行サイクルと同様に接地期，支持中期（歩行では立脚中期）と推進期に分けられるが，ランニングサイクルでは回復期も回復期前半と回復期後半に分けられる．このことから，ランニングでは回復期における脚の動きもランニング動作に影響している．ランニング速度の増加に伴い，ランニングサイクルは短縮し，支持期と回復期の割合も変化する．ジョギングでは，支持期が35％で回復期が65％であるが，ランニングではそれぞれ30％と70％に変化する．阿江ら[1]は，ランニング速度はストライドとピッチで決まると述べている．例えば，低速（$2 m・秒^{-1}$）から中速（$6 m・秒^{-1}$）でのランニング速度の増加に伴い，ピッチは変化しないがストライドが増加する．特に，回復期のストライド長が増加すると報告している．さらに，中高速（$8 m・秒^{-1}$）から高速（$8 m・秒^{-1}$）における速度変化では，ピッチは増加するがストライド長は増加しないと報告している．これは，踵からの接地ではなく，前足部での接地に変わるために支持期のストライド時間が短縮することによると考えられる．このことから，歩行と同じように後足部あるいは前足部のアライメント異常による距骨下関節での代償作用がランニングのバイオメカニクスにみられるのは，踵から接地している中速までである．それより速い速度でのランニングでは，前足部での接地のため，この代償作用がみられないと考えられる．

動的バイオメカニクス的評価

1. 歩 行

ここでは歩行のバイオメカニクス的評価のポイントとその記入方法について説明する．図2は，歩行中の身体的アライメント，足部の接地方向お

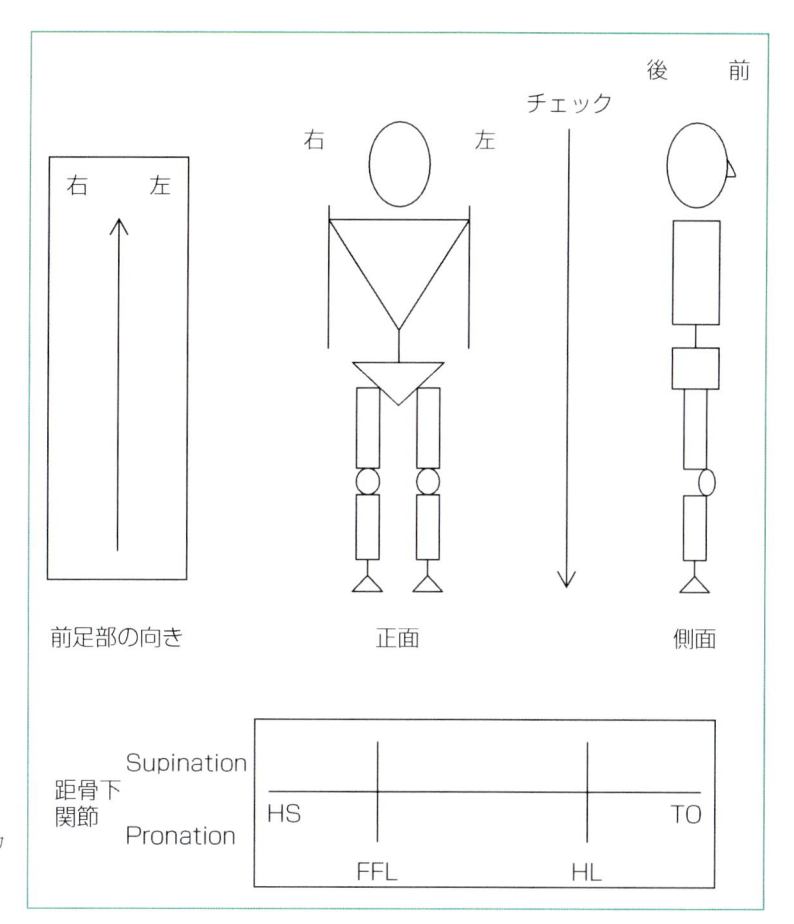

図2 歩行時における視覚的バイオメカニクスによる評価ポイント

および歩行サイクルにおける踵骨下関節の動きを記入するシートである．

1）視　覚

フロアーでの歩行チェックを行う前に，以下の準備をする．

- 下腿部と踵骨に2等分線を引く．
- 床がフラットで5m以上の長さと2m程度の幅があるスペースで行う．
- 木製のフロアーでは，つなぎ目の線があると足の内転や外転を評価しやすい．
- 安全に歩行させるために十分な明るさがある．
- 服装はできるだけ身体の線が見やすい薄着の服装にする．
- 下肢の動きを観察しやすい短パンやハーフパンツにする．
- ストレッチングなどの準備運動を十分に行ってから評価する．
- 安静立位における姿勢の特徴を事前に確認する（静的バイオメカニクス的評価）．
- OKCおよび静的状態でのアライメント評価を事前に確認する．

＊最近は，ホームビデオやデジタルカメラなどでも歩行分析を行うのに十分な撮影速度を備えた機器もあるので，使用することを薦める．

＜観察時のポイント＞

- 日常の歩行動作で歩行してもらうために数往復してから評価する．
- 観察するときは上から下（頭部から足部）に向けて行う．

なお，各身体部位の観察するポイントは後の章で詳しく説明する．

- 歩行観察は前後方向と横方向から行う．
- 観察は片脚ずつ行う．
- 足部は以下の4つの局面における動きとタイミングを評価する．
  ① 踵の接地
  ② 前足部への荷重
  ③ 踵の離地
  ④ 押し出し状態

頭　部：頭部は，静的と動的なバランスおよび

7）足のバイオメカニクス　55

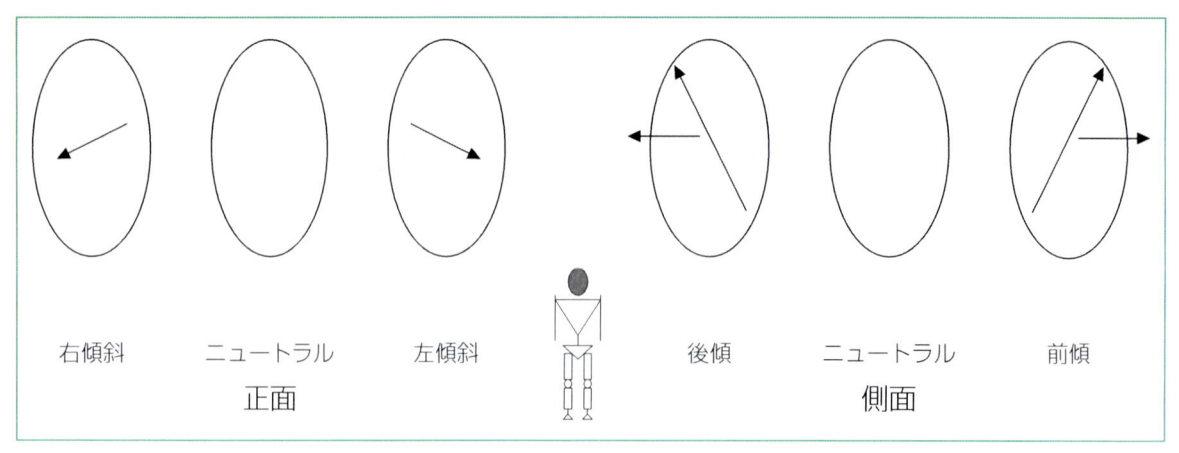

図3 歩行における頭部のアライメント

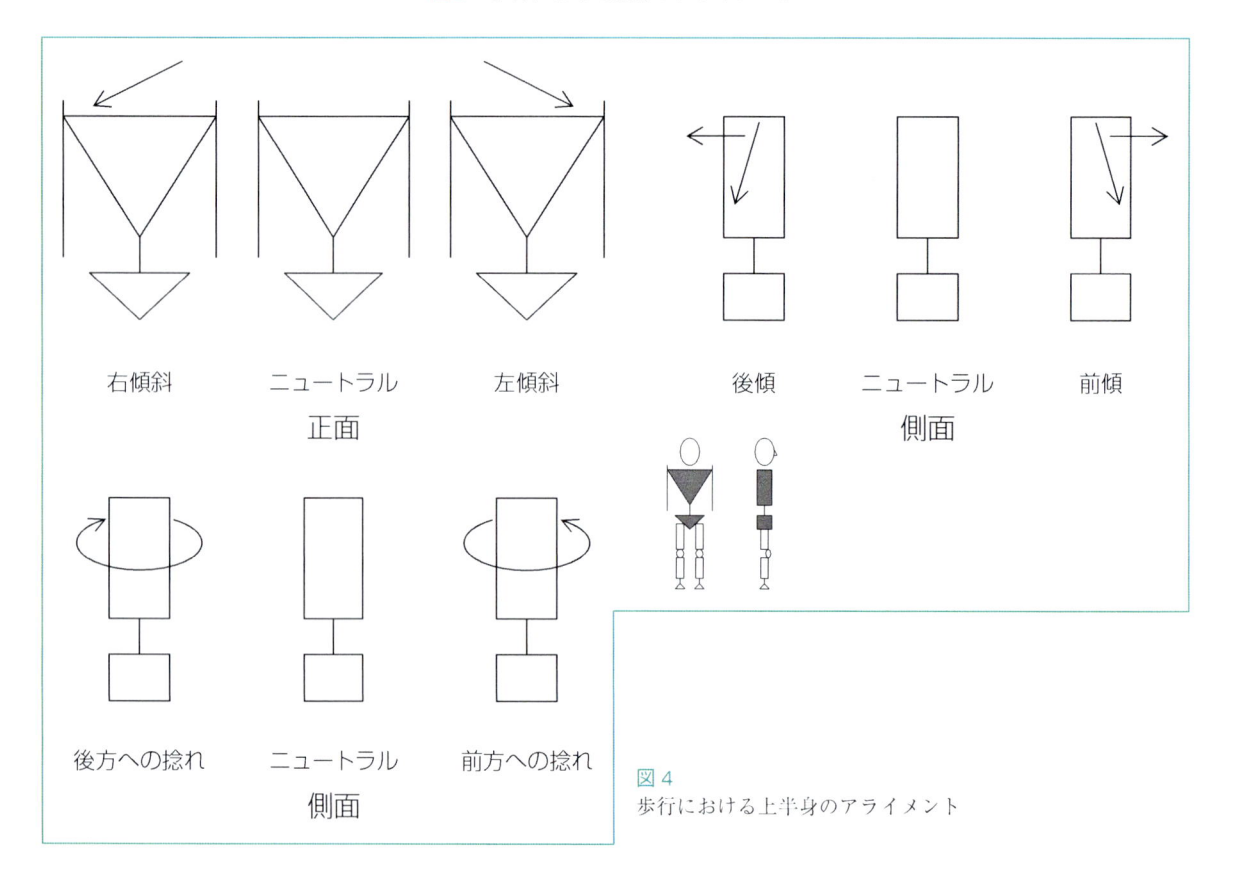

図4 歩行における上半身のアライメント

姿勢の安定に関与しており，正しい位置に保たれていない場合は，バランスや歩行にその影響が現れる．頭部の前額面と矢状面における状態をチェックする．頭部の目，耳，口の左右の位置関係をチェックする．左右の目，耳，口の位置が身体の正中線において対称であるかを確認する．また，頭部の前傾（耳が肩峰よりも前方に位置する場合）と後傾（耳が肩峰よりも後方に位置する場合）を評価する．頭部が前傾している場合は，重心が前方に移動し，上半身も前傾する傾向にある．反対に，後傾の場合は重心が後方に移動し，上半身も後傾する傾向にある．このように，重心が前方あるいは後方に位置する場合は，腰部や下肢部の障害の原因となる（図3）．

肩：ここでは，前額面，水平面および矢状面における肩の動きをチェックする．チェックするポイントは，左右の肩の高さ，上半身の前傾や後傾，そして前後の捻れを確認する．特に，過回内足の

場合は膝関節が内旋している場合が多く，そのため上半身が前傾あるいは両肩が内旋する傾向にある(図4)．

腕：ここでのチェックポイントは，腕の長さと腕振り状態である．腕の長さや左右の手の位置が異なる場合は，腕の長さ自体よりも，左右の肩の高さの不均衡による影響が大きい．また，理想的な腕振りは，左右の腕が振り子のようにリズミカルに動くことである．よって，腕の振り幅とタイミングが，左右交互に同じであることを確認する．一方の肩が他方よりも低い場合は，低い位置にある肩の腕振りが大きくなる傾向にある．このように，左右の腕の振り幅が異なる場合は，足の歩幅にも同様の傾向が起こる可能性がある．一方の腕振りが小さい場合は，反対側の脚の可動域も小さくなる．また，前傾姿勢が大きい場合には腕の振り幅が小さくなり，歩幅の減少や歩行サイクル自体の短縮にもつながる．これらのことは，遊脚相において十分な足部の挙上が行われないために，足が床や障害物にぶつかり転倒する可能性がある．また，早いタイミングでの足の離地は，距骨下関節の回外動作が十分に行われていないために，バランスを崩す原因になる．そのために，立脚している足趾を屈曲（床をつかむ動作）することで，バランスを維持している．このような歩行をしている場合，趾尖部に"うおのめ"（鶏目）および"たこ"（胼胝）が認められる．このように，腕の動きと下肢の動きは密接な関係にある(図5)．

腰部：ここでは，前額面，水平面，および矢状面における骨盤の位置と動きをチェックする．最初に安静立位において，対象者の上前腸骨棘の位置を確認し，必要があればマーカーを貼り付ける．チェックポイントは，左右の不均衡，前傾や後傾，および捻れである．上前腸骨棘の左右の高さに違いが認められる場合は，脚長差あるいは肩の高さのアンバランスが考えられる．脚長差については，事前に行われている安静時のアライメ

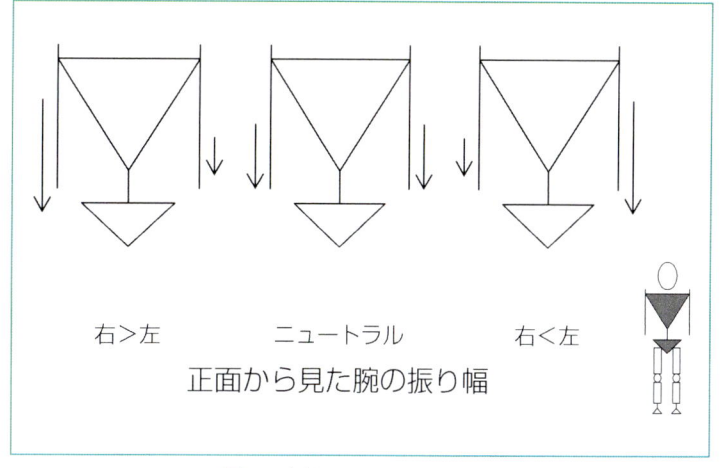

正面から見た腕の振り幅
右＞左　　ニュートラル　　右＜左

図5　歩行における上肢の動き

ント評価で確認する．骨盤の高さの不均衡について，一方の骨盤が高い場合は，同じほうの肩の位置が低くなっている．また，骨盤が前傾や後傾をしている場合は，歩行時における股関節の可動域が制限されるために歩幅が減少する．さらに，骨盤の捻れが認められる場合には，上半身にも同様の捻れが認められる場合がある．このような骨盤の左右の高さの不均衡，前傾や後傾および捻れは，腰部への影響も大きくなる(図6)．

膝部：ここでは，前額面，水平面および矢状面における膝関節の動きをチェックする．チェックポイントは，膝蓋骨の位置，Qアングルおよび膝の内旋と外旋である．これらのチェックはショートパンツをはいていると，骨のアライメントを直接観察することができる．膝蓋骨の位置としては，近位内側，近位中心，近位外側，遠位内側，遠位中心および遠位外側に分類できる．歩行において，接地期の重要な作用の1つとして衝撃吸収作用がある．これは，踵の接地後における踵骨，距骨下関節，脛骨，膝関節および股関節の共同作用によって行われる．この詳しいメカニズムについては，"踵骨と距骨下関節"のところで詳しく説明する．立脚中期に膝蓋骨が内側を向いている場合は，X脚や股関節の内旋あるいは過度のQアングルにあり．反対に，外側を向いている場合には，O脚や股関節の外旋が認められる．このような膝関節や股関節の過度の内旋や外旋は，これらの関節における障害を引き起こす可能性がある(図7)．

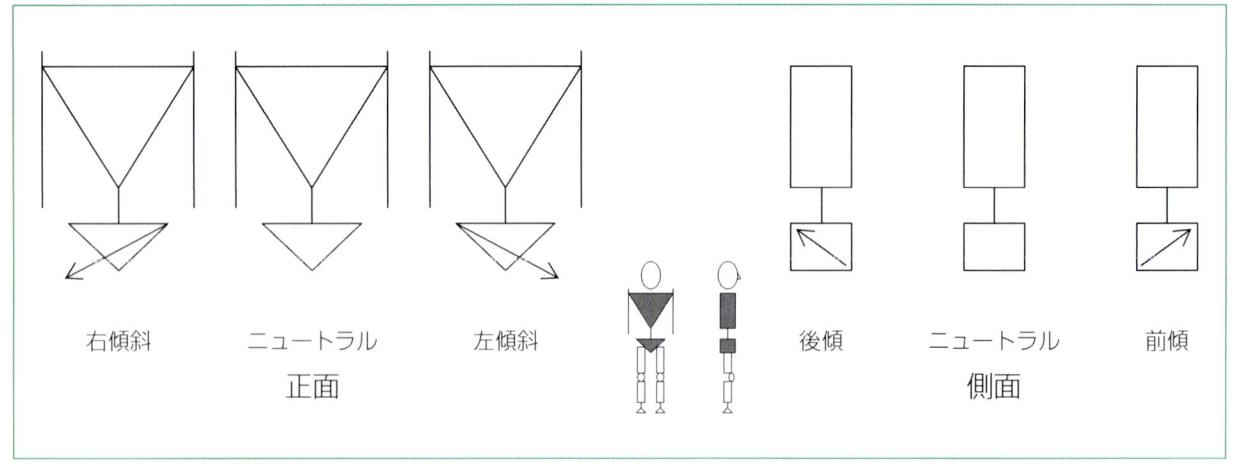

図6　歩行における腰部のアライメント

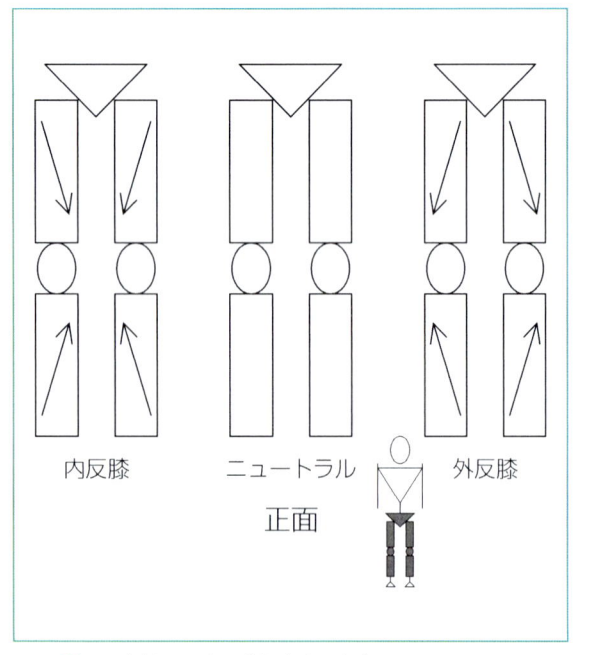

図7　歩行における大腿部と下腿部のアライメント

下腿部：ここでは，脛骨のアライメントと下腿部の筋群の動きをチェックする．脛骨のアライメントの変化と下腿筋群の動きは，直接観察することができる部分であり，OKC では観察することができない足部による影響を評価することができる．評価を行う前に，脛骨後面に2等分線の線を引く．脛骨のアライメントは，立脚中期における脛骨2等分線の内反や外反，および脛骨の弯曲を評価する．多くみられる傾向として，弯曲型内反あるいは直線型外反であり，弯曲型外反はあまりみられない．脛骨の内反角度は外反膝と密接に関係している．しかし，脛骨の外反は，膝関節とは関係がなく，股関節の内旋あるいは距骨下関節の過回内と密接に関係している．歩行の立脚相は，CKC の状態のために足部の代償作用が下肢全体に影響する．例えば，踵骨の過回内により距骨下関節で代償作用が働き，脛骨内旋が起こる．よって，歩行時における脛骨の外反角度を見ることで，距骨下関節による代償作用を評価することができる．

次に，前脛骨筋と下腿三頭筋の動きをチェックする．過回内足の場合には，離地時に距骨下関節が十分に回外をしていないで，前脛骨筋を収縮させることで足関節の背屈をし，足趾が床にぶつかるのを防いでいる．このような場合は，接地直前における前脛骨筋の大きな収縮(筋腹の隆起)が認められる．さらに，踵が接地したときにも過回内足の場合は，速い距骨下関節の回内により，下腿三頭筋の大きな収縮が認められる．このメカニズムについては，"踵骨と距骨下関節"で詳しく説明する(図8)．

前足部：ここでは，前額面のアライメント，足趾の可動域，足趾の動作をチェックする．前足部のアライメントは，外転あるいは内転をチェックする．前足部外転を伴う過回内足では，膝関節外反や股関節外旋を伴っている場合が多い．これは，接地期の距骨下関節の回内に伴う膝関節内旋や股関節内旋が十分に行えないため，接地時の衝撃緩衝作用の1つである膝関節屈曲が起こらなくなる．これが，膝関節や股関節における障害の原因となる．反対に，前足部内転を伴う過回内足で

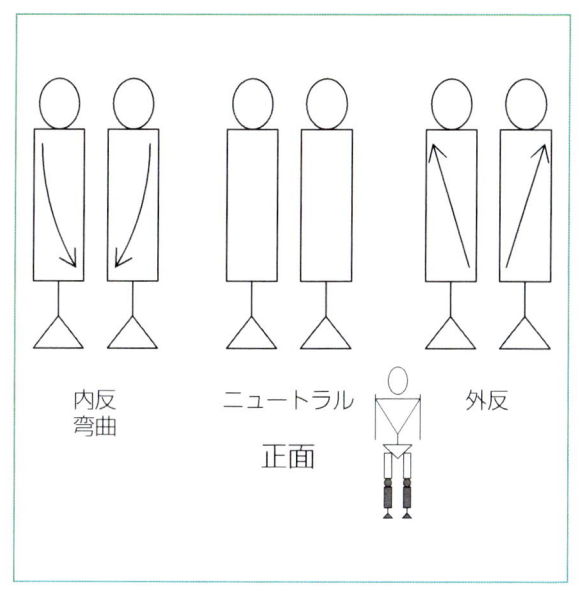

図8　脛骨のアライメント

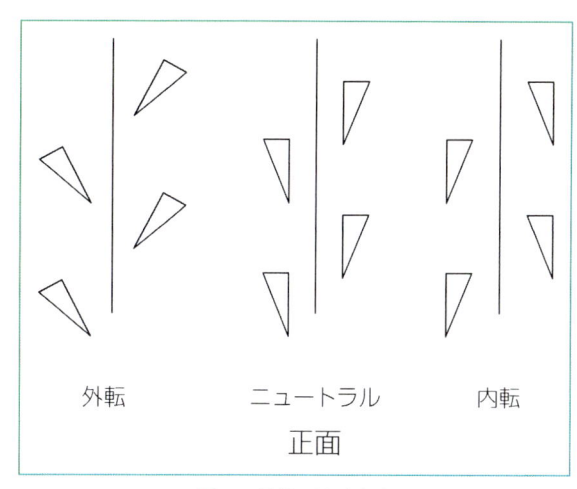

図9　足部の接地方向

は，膝関節内反と股関節内旋が起こっている場合が多い．よって，接地時の距骨下関節回内に伴う膝関節内旋と股関節内旋が非常に大きくなり，膝関節や股関節に障害が発生する原因となる．

次に，足趾の可動域と足趾の動作についてチェックする．推進期において足趾（特に，母趾）が90°以上背屈することで，ウインドラス・メカニズム（巻き上げ効果）と身体を前方に押し出すためのてこ作用を担っている．しかし，足趾の可動域が制限されることにより，以下の2つの障害を引き起こす原因となる．1つは，ウインドラス・メカニズムの低下を引き起こすことである．このウインドラス・メカニズムの低下により，十分な足部アーチを作ることができなくなり，ショパール関節とリスフラン関節をオープンにした状態で床をキックすることになる．よって，中足部に障害を引き起こす原因となる．2つめは，母趾の可動制限によりMP関節の基節骨と中足骨が衝突し，関節の変形を引き起こす原因となる．

最後に，足趾の動きについてチェックをする．立脚中期から推進期にかけて，後方にある足部の踵の離地が早く，前方にある足の距骨下関節の回内が過剰である場合に，前方ある足のショパール関節がオープン状態にあり，足部が不安定な状態である．このため，足趾を屈曲して内側縦アーチを持ち上げることにより，ウインドラス・メカニズムの補助と距骨下関節の回外動作の補助を行っている（図9）．

踵骨と距骨下関節：ここでは，歩行サイクル全般における踵骨の可動域や動き（タイミング，大きさ，速さ）を評価をする．踵骨は最初に床に接地し，踵骨の動きがその後の足部および下肢全体の動きに影響を及ぼしている．また，床からのすべての情報は足部を通して中枢に伝えられ，歩行における身体の機能をコントロールしている．このように，距骨下関節を構成している踵骨の動きは，直接観察することができ，歩行動作に影響を及ぼすので大変重要である．

最初に，静的アライメント評価と同じように，踵骨に2等分線を引く．歩行中における踵骨の可動域と内反や外反の動きは，下肢のスポーツ障害を予防するうえで大変重要な役割をしている．踵骨の可動域は，事前に静的アライメント評価のOKCおよびCKCでのRCSPとNSCPにおいて計測する．踵骨のOKCでの可動域は，内反が20°と外反が10°で合計30°以上の可動域が必要である．これよりも狭い可動域の場合には，歩行サイクルにおいて距骨下関節が正しいタイミングで回内と回外の動作が行えないため，下肢の障害を引き起こす可能性がある．例えば，接地期に距骨下関節が十分に回内しない場合は，下腿部の内旋や膝関節の屈曲が十分に起こらないために，衝撃緩

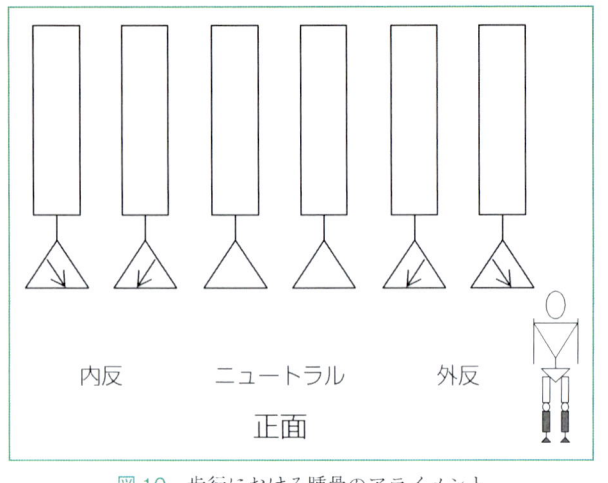

図10 歩行における踵骨のアライメント

衝作用や床面への足部の適応作用が働きにくくなる．反対に，過剰に回内する場合は，膝関節の内旋と屈曲が大きくなるために，膝の障害（内側側副靱帯や外側半月板）を引き起こす原因となる．特に，ジョギングやランニングのように接地時における床反力が体重の3～6倍に増える場合には，より下肢に障害を起こす可能性が高くなる．よって，接地期から立脚中期までの距骨下関節の回外→回内→回外（踵骨の内反→外反→内反）のタイミングと動きの大きさ（踵骨の可動域と動きの速さ）の評価が重要である．

ここで，接地期から立脚中期における踵骨から下肢への影響について説明する．踵骨は，踵の離地から遊脚期を通して内反する．また，接地直前に足関節を背屈することで，踵骨がより内反位になり，踵の外側から接地しやすくなる．このことは，普段はいている靴の摩耗状態からも評価できる．日常において，正しい歩行が行われている場合には，靴の踵の外側が摩耗する．反対に，踵の真後ろから接地している場合は，足部全体の接地速度が早過ぎるために十分な衝撃緩衝が働かなくなり，足部や膝関節の障害を起こす可能性がある．例えば，正常な歩行の場合，右足の踵が接地したときに，後方にある左足から前方の右足へ体重が移動する．これにより，右足の踵骨が外反（距骨下関節の回内）し，左足が完全に離地するまで右足の踵骨は外反（距骨下関節の回内）し続ける．次に，左足（遊脚）の前方移動に伴い，右足の踵骨が内反（距骨下関節の回外）し始める．そして，左足（遊脚）が身体の真横に位置したとき，骨盤は中間位になり，右足の踵骨も中間位（距骨下関節のニュートラル位）になる．これ以降は，左足（遊脚）が身体よりも前方に移動するために，右足の踵骨は離地するまで内反（距骨下関節の回外）し続ける．これにより，ショパール関節がクローズ状態になり，推進期におけるてこ作用が有効に働くようになる．しかし，立脚中期から推進期まで踵骨の外反（距骨下関節の回内）が維持されている場合は，ショパール関節がオープン状態にあるので推進期でのてこ作用が有効に働かなくなっている．よって，ショパール関節やリスフラン関節に負担がかかり，中足部の障害を引き起こす原因となる（図10）．

また，ヒールストライク，フォーフットローディングおよびヒールリフトにおける距骨下関節の動き（回内と回外）については，次の2次元動作解析の中の図13を参照する．

ランニングは，速度により動作が大きく異なっている．歩行と同じように踵からの接地で走ることができる速度（ジョギング程度の速度）の場合は，歩行と同じ方法で評価することができる．それよりも速い速度（ランニングやスプリント）になると，前足部から接地しているため異なる評価方法になる．この場合，室内で評価するにはトレッドミルや高速度カメラなどの設備が必要になる．

踵から接地しているジョギングの動作分析も歩行と同じように前後方向と横方向から評価する．また，評価するポイントは，歩行と同じように頭部から足部にかけて行う．図11にあるように，ジョギングは歩行よりも速い速度で運動をしているために膝関節や足関節の可動域が大きく，1回のストライドにかかる時間が短くなっている．しかし，全体的な膝関節と足関節の可動域の変化やタイミングは，ジョギングも歩行と同じような波形にあるので，ジョギングでも歩行の評価と同じ傾向になると考えられる．

しかし，ジョギングは歩行よりも動作が速いために評価が難しいので，ホームビデオカメラなど

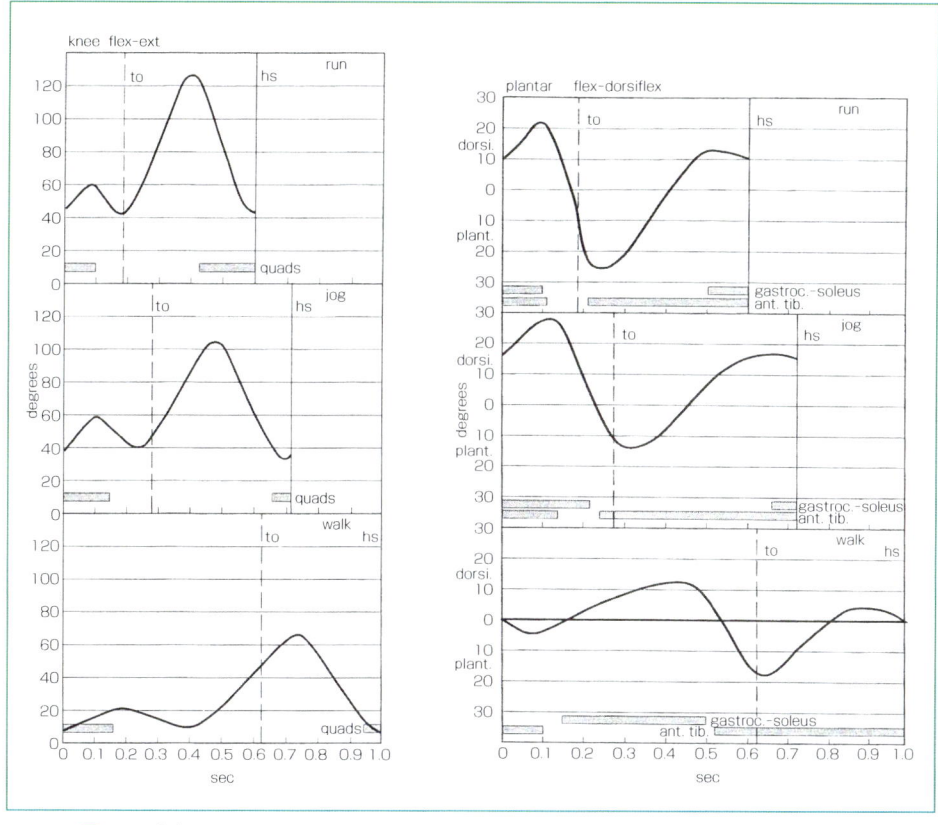

図11 歩行，ジョギング，およびランニングにおける膝関節と足関節の可動域の変化
(Bateman JE, et al.: The foot and ankle, Thieme, New York, 1980. Mann RP: American academy of orthopedic surgeon symposium on the foot and leg in running sports. 1-29, Mosby, St Louis, 1982.)

で録画することを薦める．また，フロアーで評価するには十分な観察距離がないために，一定の速度でジョギングを行うことが難しいためトレッドミルの使用を薦める．

2) 2次元動作解析(2 dimensional motion analysis)

ここでは，足のアライメントと歩行における距骨下関節とショパール関節の動きについて説明する．図12は，アライメント異常(踵骨後足部の外反)者の歩行とランニングにおける立脚中期の下腿部と踵骨のアライメントを示している．また，図13は歩行中における距骨下関節の動きを正常なアライメントの場合(上段)といくつかの異なるアライメント異常の場合と比較して示している．

一般に，正常な歩行では立脚中期において，踵骨および下腿部の2等分線は床に対して垂直になる．これは，距骨下関節がニュートラル位にあることを示している．しかし，図12のように立脚中期の中間において，距骨下関節が回内位にある場合は，ショパール関節はオープンな状態になる．

距骨下関節の軸(矢状面42°，前額面16°)で下腿部の動きは，OKCの状態では前足部の動きに連動している．例えば，下腿部が内旋をすると足部全体は回内する．しかし，CKCでは足部が固定されているために，下腿部の動きは踵骨下関節やショパール関節での動きに連動している．反対に，足部や踵骨の動きが下腿部の動きにも連動をしている．

ショパール関節には，斜軸(oblique midtarsal joint axis；OMJA)と縦軸(longitudianl midtarsal joint axes；LMJA)がある．このOMJAは踵立方関節の軸であり，LMJAは距舟関節の軸である．このため，距骨下関節の回内(踵骨の外反)により距骨は下降し，前足部は縦軸に沿って回外する．反対に，距骨下関節の回外(踵骨の内反)により距骨は挙上し，前足部は縦軸に沿って回内する．これは，足底部全体が床に接している立脚中期を通して行われている．理想的なショパール関節のクローズ状態は，縦軸での回内である．CKCにお

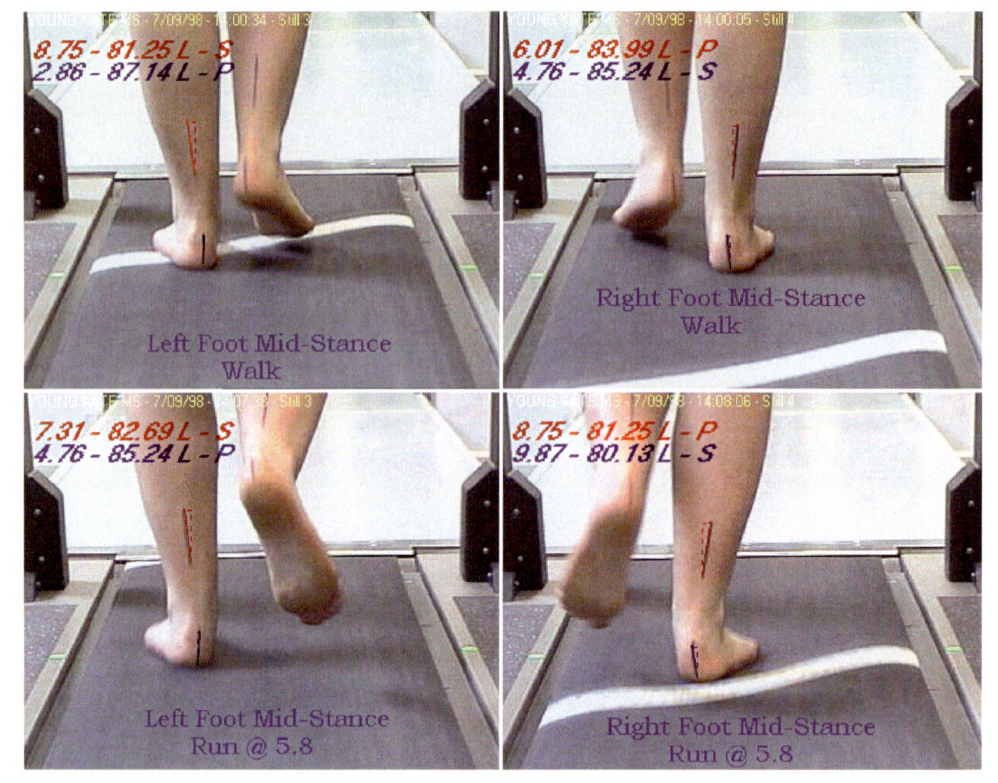

図12 歩行(上段)とランニング(下段)の立脚中期における下腿部と踵骨のアライメント異常

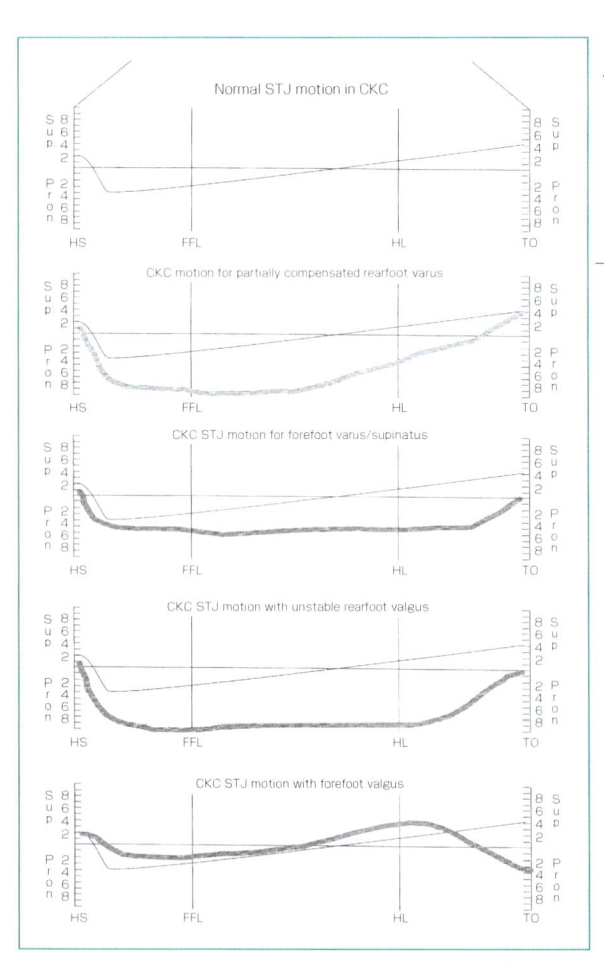

◀図13
足部のアライメント異常が歩行時の距骨下関節に及ぼす影響(上段:正常)
(Valmassy, Ronald L : Clinical biomechanics of the lower extremities, 170, Mosby-Year Book, Inc, St Louis, 1996.)

ける足の遠位部は床に接地しているので,すべて同じ動きをしている.この動きは,踵部とは正反対の動きをしている.このショパール関節の縦軸の回内において,距骨下関節は回外して,前足部を安定させている.したがって,CKCでのショパール関節の回内は,距骨下関節の回外を示している.また,斜軸も回内しているが,その割合は,縦軸よりも小さくなっている.さらに,このメカニズムにより,内側縦アーチは持ち上げられ,足底腱膜は弛緩状態になる.反対に,距骨下関節が回内している場合は,ショパール関節の縦軸と斜軸は回外している.これにより,ショパール関節はオープン状態にあり,不安定になる.さらに,足底腱膜は緊張し,内側縦アーチが低下する.これらの動きは,後足部や前足部のアライメントに

より異なっている．以下に，後足部あるいは前足部のアライメント異常と歩行における距骨下関節の動きの変化とタイミングについて説明する．

図13の上から2段目に，後足部内反位での歩行における距骨下関節の動きを示している．接地期には後足部が内反しているため，正常な場合と比べるとタイミングが早く，大きな回内動作が起こる．そのため，正常な場合と同じように立脚中期に距骨下関節が回外方向に動くが，回内の角度が大きいためにトーオフの直前に回外位になる．この後足部内反位では，急激で大きな回内動作のために足部の内側にある後脛骨筋，長母趾屈筋や長趾屈筋やアキレス腱に傷害が起こりやすい．

3段目は，前足部内反位での歩行における距骨下関節の動きを示している．前足部内反は後足部に対して前足部が内反しているために，後足部をニュートラルの状態で床に接地させると母趾側は浮いた状態になる．そのため，足部全体を床に接地すると前足部が内反している分だけ後足部が外反し，距骨下関節も回内する．これが歩行においては，ヒールコンタクト後は正常の場合と同じように回内するが，接地期の後半から立脚中期にかけて前足部が床に接地するのに伴い，距骨下関節の回内が大きくなる．そのため，推進期においても距骨下関節が回内位の状態になる．よって，トーオフではショパール関節がオープンの状態になり，中足部に傷害が起こりやすい．

4段目は，不安定な後足部外反位での歩行における距骨下関節の動きを示している．全体的な距骨下関節の動きは，前足部内反位のものと同じような動きをしている．しかし，後足部が外反しているので，距骨下関節は早く大きな回内動作をしている．よって，トーオフではショパール関節がオープンの状態になり，中足部に傷害が起こりやすい．

5段目は，前足部外反位での歩行における距骨下関節の動きを示している．これは，前足部内反とは正反対の状態である．正常な後足部に対して前足部が外反をしている．そのため，接地期の距骨下関節の回内が少なく，早いタイミングで回外が起こる．しかし，前足部が外反しているのでトーオフでは再度，回内位になる．この前足部内反位の歩行では，接地期の衝撃緩衝作用の欠如による足関節や膝関節の傷害になりやすい．また，トーオフにおけるショパール関節のオープン状態のために，中足部に傷害が起こりやすい．

ランニングにおいては，垂直分力や水平分力も歩行と比較すると大きくなるために，図12のように踵骨の可動域の動きも大きくなる．そのため，ショパール関節や下腿部への影響も大きくなる．よって，図13にあるように後足部あるいは前足部のアライメント異常の場合においては，より大きな影響が下肢や下肢筋群に及ぼされていることが理解できる．

3）筋電図（electromyography）

歩行時の筋活動は，大臀筋，中臀筋，内側広筋が接地から足部全体が床に接地するまでの接地期に活動している（図14）．これは，遊脚期の中期から末期に下肢全体を振り子運動で前方に振り出すために，立脚している脚の股関節を安定させるためである．また，前脛骨筋は接地期における足関節の底屈を調節し，足部の側方への安定のために後脛骨筋や長腓骨筋が関与している．しかし，接地期における衝撃吸収作用を行うために，距骨下関節の回内，膝関節の屈曲および股関節の内旋に伴い，大腿四頭筋は伸張性収縮しながら膝関節の屈曲を調節し，後脛骨筋も伸張性収縮しながら距骨下関節の過回内を調節する働きをしている．

立脚中期から推進期においては，さらに下腿部と足部の筋群が主に活動し，股関節および大腿諸筋群の筋活動はあまり認められない．特に，前方への蹴り出し力に関与する腓腹筋の活動が推進期において顕著になる．

また，遊脚期において，これらの下腿部と足部の筋群（前脛骨筋，長母趾伸筋，長趾伸筋）は主として活動し，足部と足趾を背屈し床に引っかからないようにしている（図15）．さらに，過回内足では推進期に距骨下関節が回外していないために

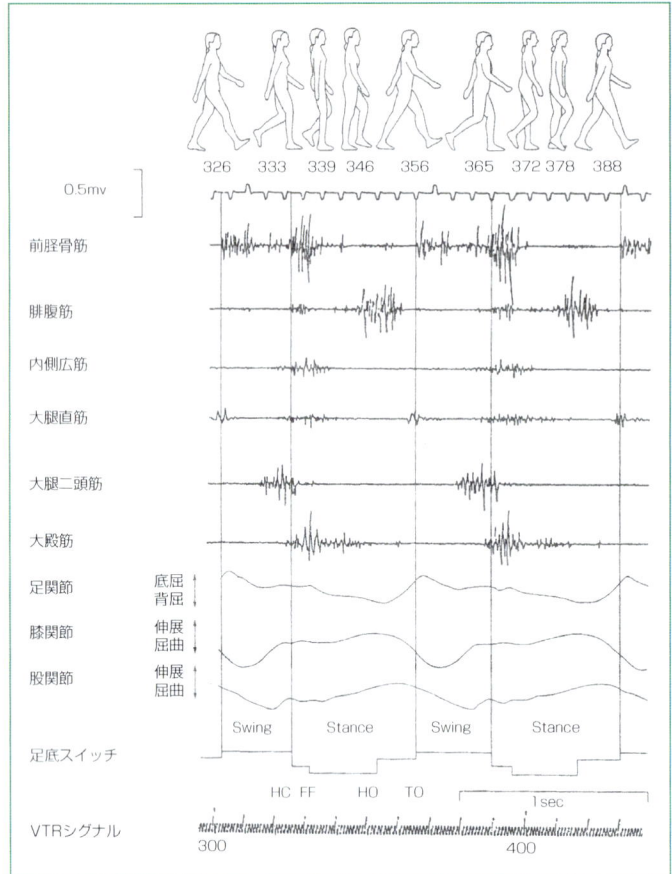

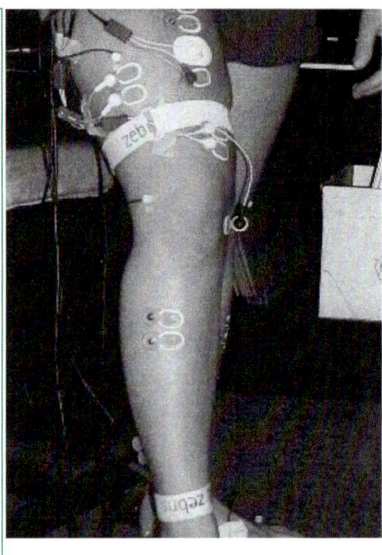

図14
健常な成人の歩行における筋活動
Swing(SW)：遊脚期，Stance(ST)：立脚期，HC：踵着地，FF：足底全面着地，HO：踵離地，TO：足先離地
(岡本 勉，岡本香代子：バイオメカニクス―身体運動の科学的基礎―．143，杏林書院，2006．)

足部のてこの原理が作用しないで，遊脚期に前脛骨筋を使って足関節を背屈と外転させることで踵から接地する準備をしている．この過回内足に対して足底挿板により歩行を矯正することで，前脛骨筋と長腓骨筋の活動が有意に高くなると報告されている[2]．特に，立脚中期から推進期は遊脚の前方移動に伴い身体が不安定になりやすい時期である．よって，主として活動している下腿三頭筋，長腓骨筋や後脛骨筋は，下肢および足部の安定性に関与している．これにより，推進期のてこ作用が機能的に働き，効率的なプッシュオフが可能になる．しかし，Murleyら[3]は立脚中期から推進期における過回内足での歩行は，正常足での歩行よりも腓骨筋の活動は低下し，後脛骨筋の活動が増加する傾向にあると報告している．この後，脛骨筋の活動は，内側縦アーチの低下を予防する働きをしていると考えられる．このような過回内足歩行と正常足歩行における下腿部における筋活動の違いは，歩行速度を早くした場合[3]あるいは遅くした場合[4]でも同じ傾向にあると報告されている．横井[5]は，歩行限界速度における歩行から走行への推移には，腸骨筋あるいは腸腰筋の力-速度特性(筋収縮速度の減少，筋収縮力の増加)が関与していると報告している．

また，図16はランニングサイクルと表面筋電図を示している．Batemanら[6]は前進運動を歩行，ジョギング，ランニングの3段階に分け，筋の活動時期の変化について報告している．股関節内転筋は歩行の立脚期にのみ活動が認められるが，ランニング時は立脚相と遊脚相の両期間において活動している．また，接地期の大腿四頭筋(外側広筋)の活動はランニングにおいて増加している．また，下腿三頭筋は，歩行時の立脚中期に活動していたが，ランニングでは接地期に活動しており，ランニングの接地による安定とプッシュオフに関与している．また，過回内足に対して足底挿板を使用してランニングをした場合には，歩行と同じように前脛骨筋と長腓骨筋の筋活動が増加

1．「足」を診る

図15
　歩行における筋活動
　　（島津　晃：足の機能解剖．関節外科．
　　5：325-337，1986．）

すると報告している[2]．

4）圧力板（force plate）

　歩行に伴う床反力について，鉛直分力，水平分力と側方分力がある．鉛直分力と側方分力は，2つの山を有する1方向（鉛直成分は垂直方向，側方分力は外側方向）への成分であり，水平分力は1つの山を2方向に有する（前方と後方）成分である．側方分力のピーク値は，鉛直分力の1/10程度であるが，足部の安定には重要である．

　次に，歩行サイクルと3つの分力の関係について説明する．接地期における鉛直分力は，踵の接地直前に後足が身体を前方に強く押し出すことにより，踵の最初の接地が起こる．このときの鉛直分力は，体重の110～125％である．さらに，歩行速度の増加に伴い鉛直方向は，短時間で大きな立ち上がり曲線になる．また，踵の接地に伴い前方への力が加わることから，水平分力（後方への摩

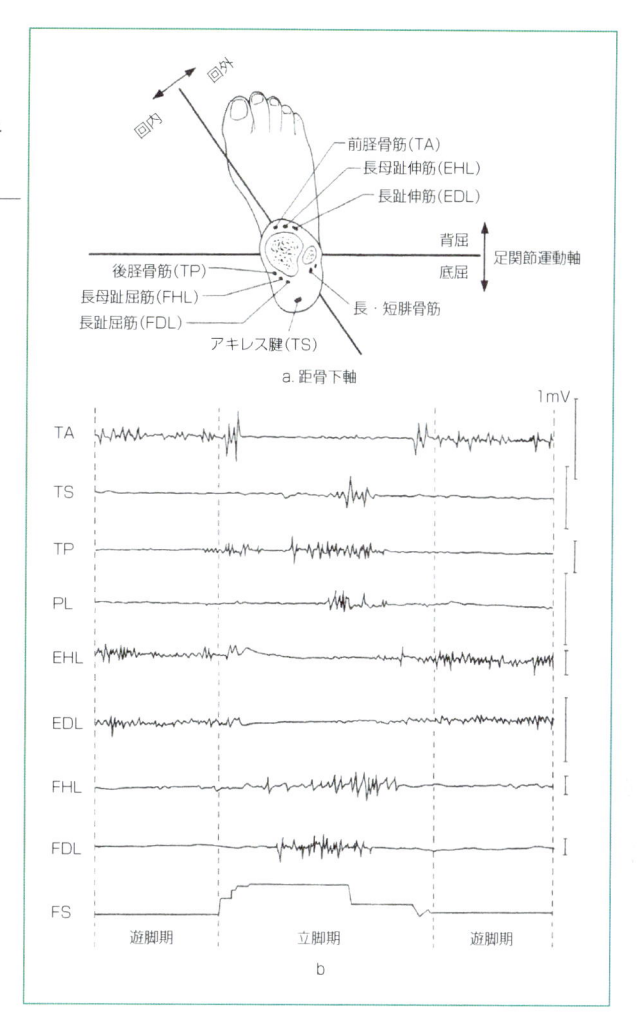

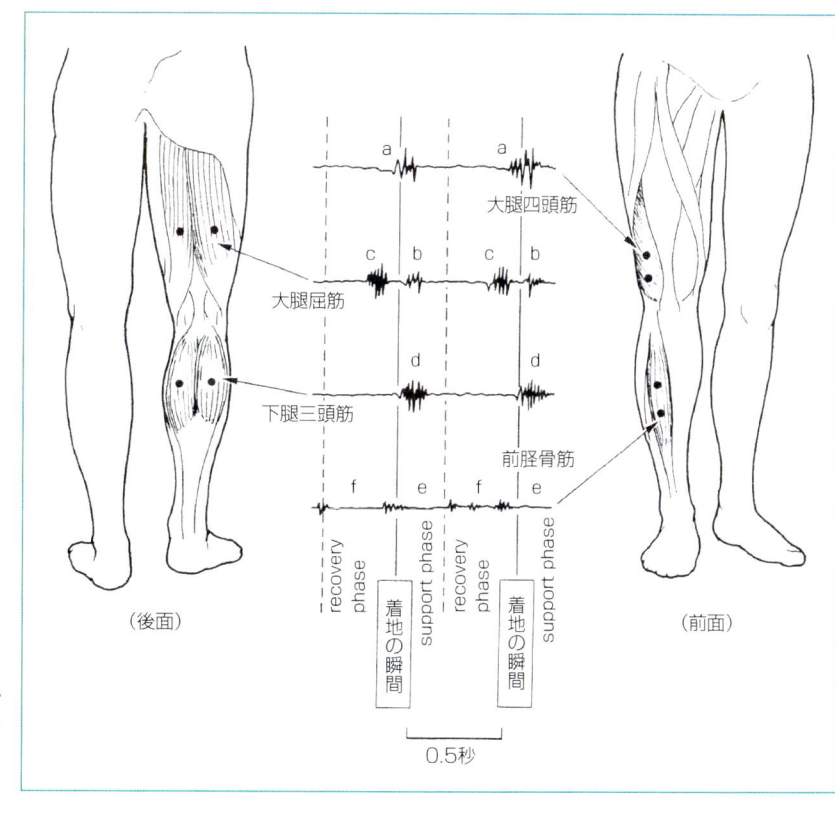

図16
　ランニングにおける表面筋電図
　　（横江清司：バイオメカニクスからみたランニング障害．臨スポーツ医．1：143-148，1984．）

擦力）も大きくなる．これらの分力の合力は，接地に伴う衝撃力を現している．また，側方分力はヒールコンタクトによる外側方位への最初のピークがあり，これが踵部の側方への安定性に関与している．

立脚中期の始まりであるヒールリフトにより，身体が前方へ移動するために，鉛直分力，水平分力および側方分力は低下する．立脚中期では，片脚立位の膝関節伸展に伴い重心が上昇し，骨盤が最も高い位置に移動する．この体重移動により，鉛直分力は体重の75％に相当し，立脚相における最低値である．この体重移動および膝関節屈曲に伴う鉛直分力の体重以下への低下を抜重効果と呼んでいる．また，身体の前方への移動速度の減速により水平分力（後方への摩擦力）も大きく低下する．

推進期では，立脚している片脚の足趾部分に大きな床反力が加わる．鉛直分力と側方分力は1つめのピーク値と同じ圧力が同じ方向に加わり，水平分力は1つめと逆の前方に同じ圧力がある．鉛直分力と水平分力は前方への体重移動に関与し，側方分力は歩行時における側方への安定性に関与している．この鉛直分力と水平方分力の合力は，前方への推進力を現している．

Whiteら[7]は，トレッドミル歩行と床歩行での歩行速度と床反力の関係について報告している．普通速度（70〜80 m・分$^{-1}$）や高速（100 m・分$^{-1}$以上）でのトレッドミル歩行では立脚中期でのピーク値が，床歩行よりも大きくなる．反対に，推進期におけるピーク値は，床歩行において大きくなる．

ジョギング（14 km・時$^{-1}$）における鉛直分力は体重の2.7倍で，ランニング（21.6 km・時$^{-1}$）における床反力は体重の2.9倍である．このように，移動スピードの増加により鉛直分力も増加する．よって，足部や下肢への鉛直分力の軽減あるいは分散は，障害の発生予防や効率的なパフォーマンスの獲得には重要である[8]．

5）足底圧（foot planter pressure）

足底圧の評価の特徴としては，以下のことがある．
① 足底圧の分散状況を比較する．
② 体重は足底圧の分散と関係はない．
③ 神経障害をもつ足部の潰瘍を予測するのに適している．
④ 重心の位置をみる（C.O.P.）．
⑤ 動作分析に関係している．

通常歩行について足底圧からも評価することができる（図17）．一般に，足底圧の評価として，3分割（後足部，中足部，前足部），5分割（後足部，中足内部，中足外部，母趾，前足部外側）および7分割（後足部，中足内部，中足外部，母趾球，足趾球，母趾，足趾）がある．歩行サイクルでの正常な踵骨と距骨下関節の動きは，図1や図13に示されているように，接地時は回外位にある．立脚中期では回内位へと移行し，推進期では回外位に戻る．この一連の動きに伴う足底圧の荷重変化は，重心移動と同様に踵骨の外側から外側縦アーチを通り，小趾球に移動する．さらに，母趾球に荷重し，最後は母趾が床から離れる．しかし，過回内足の歩行は，回外位でのヒールコンタクトからトーオフまで距骨下関節が回内をしているため，足底圧は外足側よりも内足側が高くなる．しかし，足底挿板で矯正することにより後足部の足底圧が低下し，中足部の荷重が増加する．これは，過回内足にみられる内側縦アーチの低下や過剰な回内を足底挿板がサポートし，中足部外側に荷重するように矯正しているからである．また，過回内足を足底挿板で矯正すると全体の足底圧が増加する．これは，正常歩行の推進期において，距骨下関節の回外によるショパール関節のクローズ作用により足部の前方へのてこ作用が効果的に働くため，前足部の足底圧も増加する．

6）バランス（body balance）

動的バランス：動的バランスの評価についていくつかの方法が紹介されている．1つは，3次元で動く特殊なボードに両足で立ち，ボードの動きに対しての身体の適応から評価する方法である．しかし，手軽で再現性の高い方法としてHertelら[9]が推奨しているStar Excursion Balance Test（SEBT）がある．SEBT（図18）は，片脚立位でフ

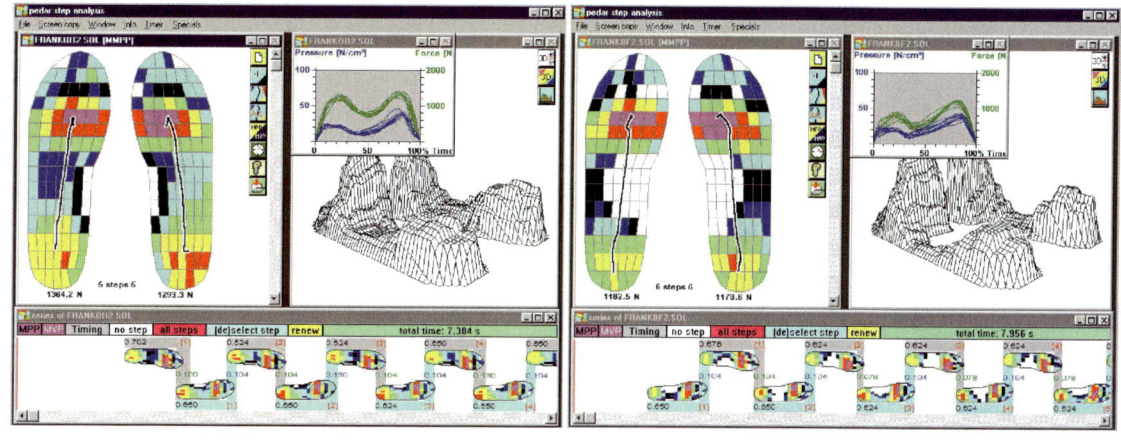

a．内側縦アーチの低いヒト　　　　　　　　　　b．内側縦アーチの高いヒト

図17　歩行時における足底圧分布と床反力

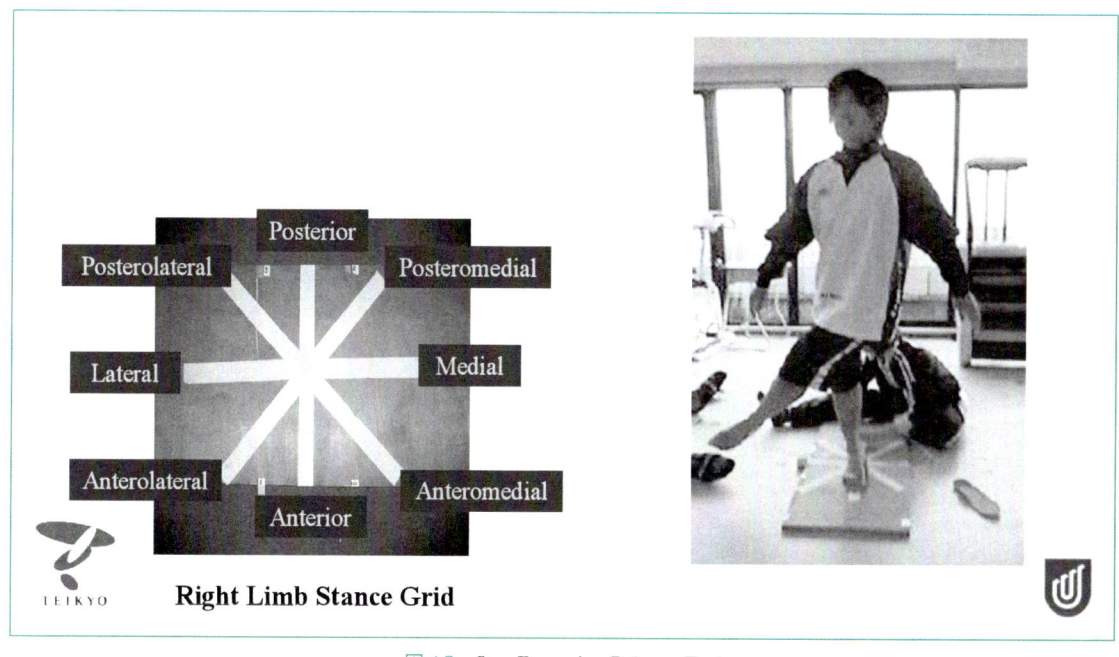

図18　Star Excursion Balance Test

ロアーに立ち，もう一方の脚（遊脚）を8方向（前方，前方外側，外側，後方外側，後方，後方内側，内側，前方内側）に片脚姿勢を保持した状態で動かしたときの遊脚の最大移動距離を計測する．また，各8方向への最大移動距離を脚長で割ることにより相対的な動的バランス能力を評価できる．さらに，各8方向への遊脚の動きに伴い，立脚の下肢筋群である大腿直筋，外側広筋，半腱様筋，大腿二頭筋，前脛骨筋および腓腹筋内側がそれぞれ特徴的な筋活動をするので，下肢筋群の動的筋活動の評価やリハビリテーションとしても利用できる[10]．また，過回内足に対して6週間における足底挿板使用により，閉眼と開眼片脚立ちでの動的バランスおよび両足での動的バランスが改善する[11)12)]．その改善効果は，足底板使用2週目から現れると報告している．また，動的なバランスの改善をSEBTで評価した研究では，足底板を使用した直後よりも6週間の足底板使用後に足底板を使用しないときの動的バランスが，より改善されたとの報告がある[13)]．このように，SEBTは臨床現場や研究現場において広く利用されている．

（蛭間栄介）

7）足のバイオメカニクス　67

引用文献

1) 阿江通良著, 金子公宥, 福永哲夫編：バイオメカニクス―身体運動の科学的基礎―. 166-211, 杏林書院, 2006.
2) Murley GS, Landorf KB, Mens HB, Bird AR：Effect of foot posture, foot orthoses and footwear on lower limb muscle activity during and running：a systematic review. Gait Posture. 29(2)：172-187, 2008.
3) Murley GS, Menz HB, Landorf KB：Foot posture influences the electromyograohic activity of selected lower limb muscles during gain. J Foot and Ankle Res. 2：35, 2009.
4) den Otter AR, Geurts AC, Mulder T, Duysens J：Speed related changes in muscle activity from normal to very slow walking speeds. Gait Posture. 24：35-45, 2006.
5) 横井孝志：どのように歩行から走行に移行するのか. 体育の科学. 53(10)：749-756, 2003.
6) Bateman JE, et al.：The Foot and Ankle. Thieme, New York, 1980.
7) White SC, Yack HJ, Tucker CA, Lin HY：Comparison of vertical ground reaction forces during overground and treadmill walking. Med Sci Sports Exerc. 30(10)：1537-1542, 1998.
8) Nilsson J, Thorstensson A：Ground reaction forces at different speeds of human walking and running. Acta Physiol Scand. 136(2)：217-227, 1989.
9) Hertel J, Miller S, Denegar C：Intratester and intertester reliability during the star excursion balance test. J Sport Rehabil. 9：104-116, 2000.
10) Earl JE, Hertel J：Lower-extremity muscle activation during the star excursion balance tests. J Sport Rehabil. 10：93-104, 2001.
11) Cobb SC, Tis LL, Johnson JT：The effect of 6 weeks of custom-molded foot orthosis intervention on postural stability in participants with＞or7 degreees of forefoot varus. Clin J Sport Med. 16(4)：316-322, 2006.
12) Mattacola CG, Dwyer MK, Miller AK, Uhl TL, et al.：Effects of orthoses on postural stability in asymptomatic subjects with rearfoot malalignment during a 6-week acclimtion period. Arch Phys Med Rehabil. 88(5)：653-660, 2007.
13) Hiruma E, Babano K, van Essen A：Effects of semi-customized orthotics on static and dynamic postural control. J Sci Med Sport. 12(6)：171, 2009.
14) 高倉義典, 乗松敏晴：部位別スポーツ外傷・障害 1 足下腿. 南江堂, 1995.

絵でみる 最新足診療エッセンシャルガイド

❷ 「足」を治す ＜日常診療でよくみる足関節・足部の外傷＞

1）靱帯損傷

Key Words

足関節（ankle），足（foot），靱帯損傷（ligament injury）

臨床上問題となることが多い足関節・足部の靱帯

　足関節の靱帯は遠位脛腓靱帯，外側靱帯，三角靱帯であり，距骨下関節の靱帯は骨間距踵靱帯，距骨頚靱帯である[1]．また，ショパール関節外側にある二分靱帯，リスフラン関節部にあるリスフラン靱帯などが外傷において問題となる．足関節外側靱帯や三角靱帯の一部は足関節と距骨下関節の両方に関与しており，足関節と距骨下関節の靱帯は完全に区別することはできない（図1）．

足関節外側靱帯損傷

　足関節外側靱帯は3つの靱帯から構成される．いずれも腓骨から起始して距骨もしくは踵骨に至る（図2,3）．前方から前距腓靱帯（anterior talofibular ligament），踵腓靱帯（calcaneofibular ligament），後距腓靱帯（posterior talofibular ligament）と呼ばれる．「足首の捻挫」の多くは，この足関節外側靱帯損傷である．足部の底屈・内がえしによって生じることが多く，前距腓靱帯，踵腓靱帯の順で損傷が進む．後距腓靱帯はこの肢位での受傷機転では損傷を免れるか，損傷を受けても前方

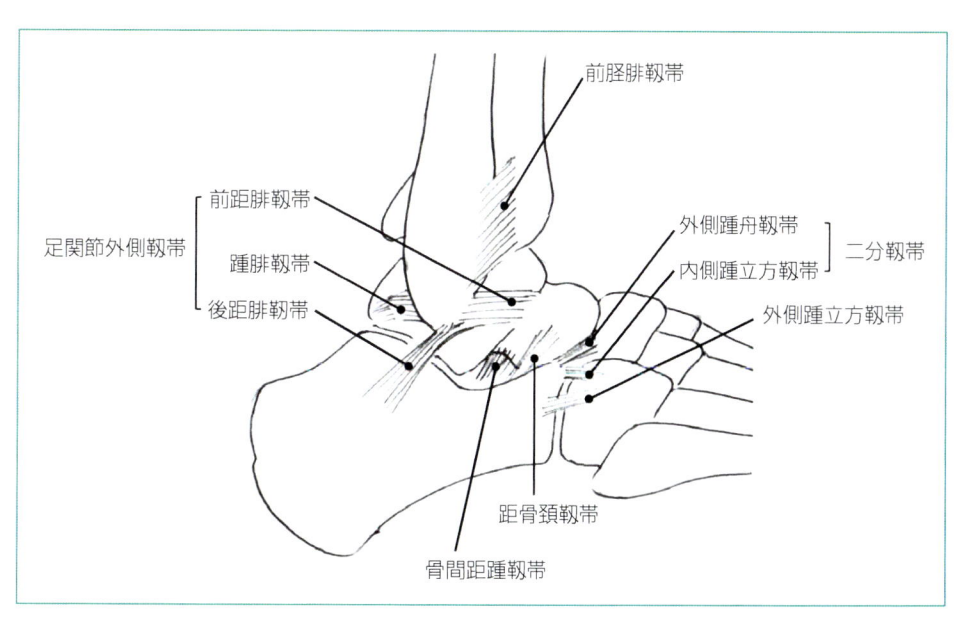

図1
足関節・足部外側の靱帯

（ラベル：前脛腓靱帯，前距腓靱帯，踵腓靱帯，後距腓靱帯，足関節外側靱帯，外側踵舟靱帯，内側踵立方靱帯，二分靱帯，外側踵立方靱帯，距骨頚靱帯，骨間距踵靱帯）

1）靱帯損傷　69

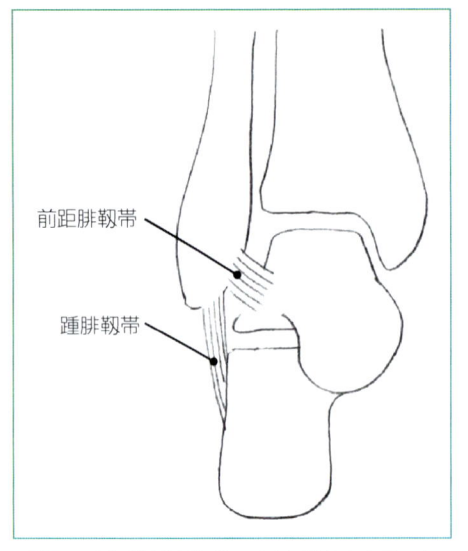

図2　足関節外側靱帯の走行（前方から見て）

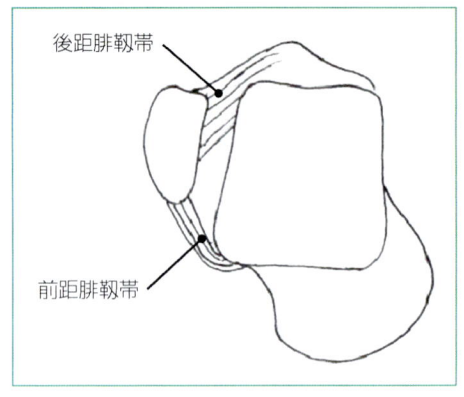

図3　足関節外側靱帯（上方から見て）

線維損傷に留まると考えられている．重症度による分類は一般に，Ⅰ度：靱帯・関節包等が伸ばされたもの，Ⅱ度：靱帯・関節包等の一部が断裂したもの，Ⅲ度：靱帯・関節包等の完全断裂したものとされている．しかし，実際に医師が治療に当たるものはⅢ度のものが多い．長谷川は解剖学的，治療学的観点から図4のように分類している[2]．

1. 症　状

前距腓靱帯がある外果前方の腫脹と疼痛が特徴である．受傷直後はその部位が容易に特定できるが，翌日には腫脹が周辺に波及して疼痛や圧痛点もびまん性に広がる．関節内に出血が生じると足関節全体が腫脹する．関節の運動に伴った疼痛が主であり，歩行に支障をきたすが，荷重困難となることは稀である．

2. 診　断

受傷肢位，圧痛点，腫脹の部位などから，本疾患を疑ったら，徒手的前方引き出しテストを行う．片手で足関節果上部の下腿を把持，一方の手で踵を把持し，下腿に対して足部を前方に向けて引き出すように力を加える．左右を比較して不安定性を確認する（図5）．不安定性の客観的評価としてストレスX線検査を行うが，骨折ではないことを単純X線撮影で確認してからが望ましい．ストレスX線検査では内がえしストレス下の正面像と前方引き出しストレス下の側面像を撮影して評価する．ストレスの加え方はストレス装置によっ

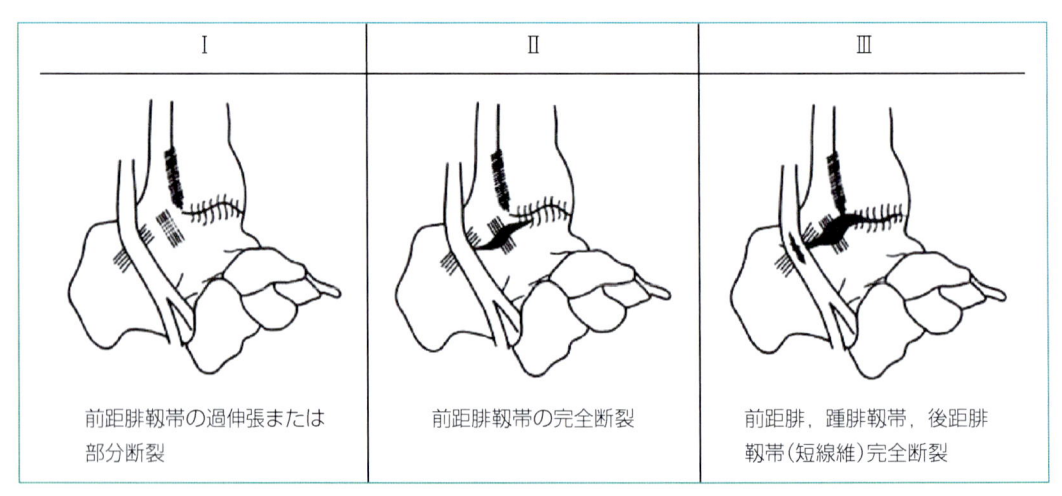

Ⅰ	Ⅱ	Ⅲ
前距腓靱帯の過伸張または部分断裂	前距腓靱帯の完全断裂	前距腓，踵腓靱帯，後距腓靱帯（短線維）完全断裂

図4　足関節外側靱帯損傷の分類（長谷川による）

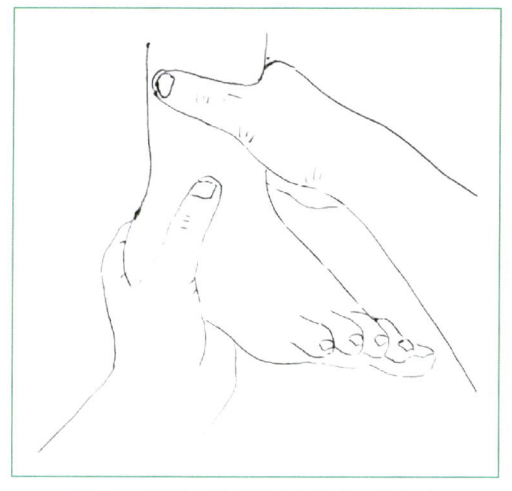

図5　足関節の徒手前方引き出し検査法

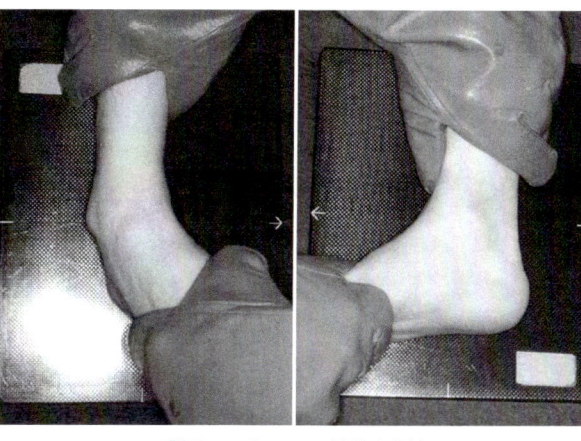

図6　ストレスX線検査方法
内反ストレスと前方引き出しストレスによる撮影方法

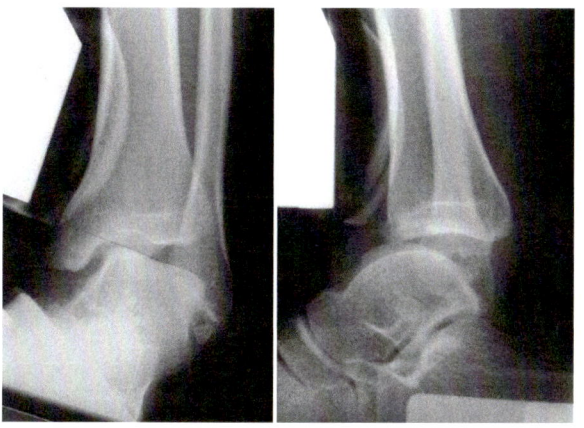

図7　ストレスX線像の評価方法
AP像で距骨傾斜角，側面像で前方移動距離を計測する．

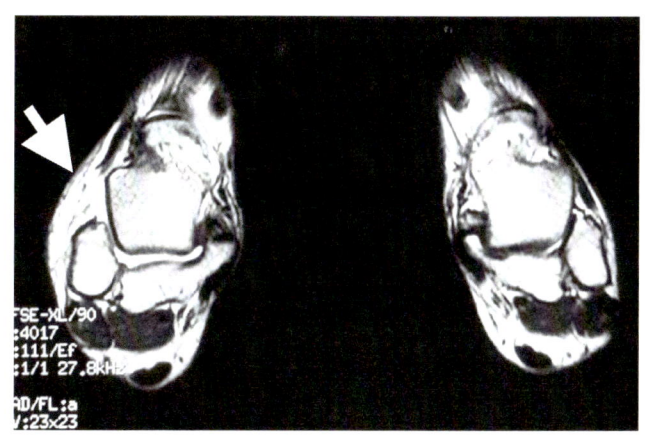

図8　前距腓靱帯損傷例のMRI所見
断裂靱帯部分の腫脹と浮腫による輝度変化が明らかである．

て定量的に行うことが望ましいが，徒手的に行ってもよい(図6)．

　ストレスX線像より距骨傾斜角と前方移動距離を評価する(図7)．関節弛緩性には個人差があり，必ず健側も検査を行って患健差を比較して評価することが重要である．計測値の正常値に関する報告は一定していないが，我々は距骨傾斜角については絶対値7°以上，あるいは患健差5°以上，前方引き出し距離は絶対値4 mm以上が不安定性の基準と考え，いずれかが陽性となった場合に機械的不安定性があると判断している．距骨傾斜が陽性の場合，踵腓靱帯損傷，前方引き出しが陽性の場合は前距腓靱帯損傷と考えられている．ストレスX線検査では異常を感知できない不安定性も存在すると考えられており，機能的不安定性などと呼ばれている．その他に造影検査(足関節造影，距骨下関節造影，腓骨筋腱鞘造影)やMRI検査，エコー検査などが行われる(図8)[3]．

3．合併症

　距骨骨軟骨損傷や骨挫傷，腓骨筋腱損傷，浅腓骨神経損傷が合併する．骨挫傷は頻度が高いとされるが，多くは不顕性のまま治癒する．浅腓骨神経は足の底屈・回外の際に伸張されることがある．

4．治　療

＜Standerd＞　基本は保存治療であるが，後距腓靱帯も含めた足関節外側靱帯全損傷では，手術も考慮してよい．保存治療で不安定性や愁訴が残る例もあるが，慢性化してからでも長期にわたって放置されることがなければ，侵襲の低い手術で救済可能である．

図9 底側シャーレ(a)とU字型シャーレ(b)

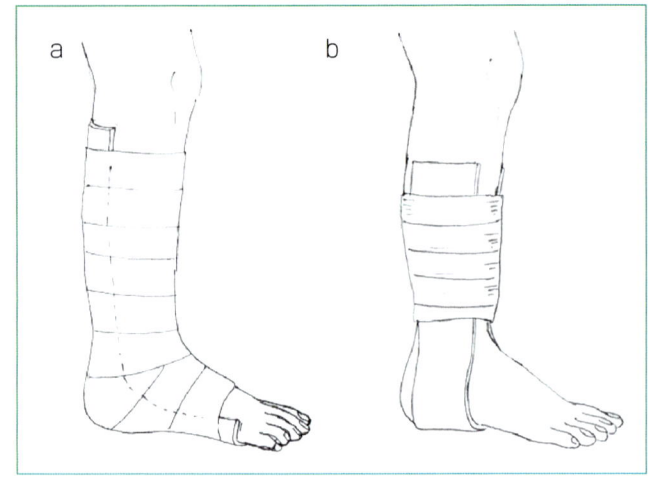

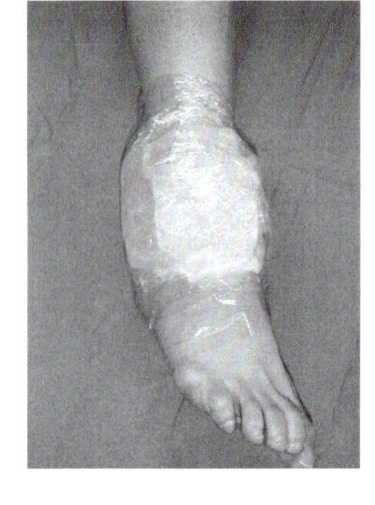

図10 冷蔵庫のブロックアイスを用いたアイシング

　腫脹が強い場合には通常の膝下シャーレあるいはU字型シャーレで局所の安静を図る(図9). 腫脹がピークを越えたら膝下ギプス固定とする. 可能であれば荷重は許可する. 固定期間は, これを不要とするものから, 1か月以上とするものまで, 意見が分かれるところである. 最近は性能のよいブレースが登場し, 早期にギプスを除去することが可能となってきた. ブレースは受傷から6週間は常時着用とし, その後も受傷後12週間はスポーツ活動時に着用としている. アスレティックトレーナーがかかわり, リハビリ指導やテーピングサービスを受けられる環境下では別スケジュールとしてスポーツ開始を早めることもある.

＜現場で遭遇したら＞

　足関節捻挫は非常に頻度が高く, スポーツ大会の救護現場などにおいて損傷直後の例に遭遇する. このような場合には基本的RICE療法(R：rest＝安静, I：icing＝冷却, C：compression＝圧迫, E：elevation＝挙上)を実践する(図10).

＜New trends＞ 新鮮足関節外側靱帯損傷では保存治療を行うのが最近の常識となっている. また, ギプス固定を行わないか, 固定しても最小限に留め, 早期から運動を開始する方法が主流となりつつある. 多くのサポータやブレースが開発され, 性能が向上してきていることもその一因となっている. 前距腓靱帯損傷に対しては足関節の可動域を中間位から背屈位に限定して荷重歩行を許可するなどの工夫も報告されている.

　靱帯内にはmechanoreceptorが存在すると考えられ, 塩化金染色による神経受容器の観察結果が報告されている. このmechanoreceptor機能が修復できるのか否かが再捻挫予防にも重要である.

＜Author's recommendation＞ ストレスX線検査では, 意外に前距腓靱帯単独損傷か前距腓・踵腓靱帯複合損傷かの判定が容易でない. バイオメカニクスを考慮すれば, 前距腓靱帯と踵腓靱帯の緊張肢位は異なることが知られている. したがって, 損傷靱帯の組み合わせが正確に把握できなくては, 早期運動を行う場合の許可範囲も決めることは難しい. まずは腫れを速やかに消退させるべく, 膝下ギプス固定を行って1週間, 荷重歩行を行わせる. 1週間後にギプスを除去し, 慎重に圧痛点を探れば損傷靱帯の組み合わせがうかがい知れる. 筆者はこの時点で, 前距腓靱帯単独損傷と判断すれば, サポータに変更, 前距腓・踵腓靱帯複合損傷と判断した場合にはさらにギプス固定期間を2週間程度延長している. サポータは, 腫脹が残っている場合にも装着が容易な, 前方が解放されるタイプがよい(図11). 一方, ストレスX線検査で距骨傾斜角が20°を超えるような例では, 3靱帯すべてが断裂している可能性がある. このような例では手術が有効と考えている. 最近の文献からも高度不安定性を示す例は手術を考慮すべきとするものがみられる[4].

5．予後

 合併症がない場合，前距腓靱帯損傷の予後は良好である．しかし，前距腓靱帯と踵腓靱帯損傷の複合損傷例で愁訴が残りやすいため，固定の解除やスポーツ復帰の時期には慎重に対応すべきである．

陳旧性足関節外側靱帯損傷

 新鮮損傷時の治療が不適切な場合や安静期間が不十分な場合，また，初回受傷から数か月以内に再捻挫をした場合に，靱帯の修復が不十分なまま靱帯損傷部位の治癒過程が停止して陳旧性足関節外側靱帯損傷に至る．

1．症　状

 不安定感，疼痛，腫脹が三大愁訴である．初期には不整地歩行やスポーツ活動時にのみ不安定感や疼痛を覚える程度であるが，捻挫を繰り返していくと通常の歩行においても不安定感や疼痛を覚えるようになり，これに腫脹が加わる．また，疼痛部位は初期例では足関節外側の前距腓靱帯付近にあり，徐々に足関節内側の疼痛が加わる．不安定感は関節が抜けそうになる嫌な感覚（apprehension）と実際に亜脱臼ぎみの捻挫（giving way）がある．

2．診　断

 上記症状に加えて徒手的に不安定性を確認する．また，足関節をやや背屈，後足部を内がえしにすると正常例では外果後下方に踵腓靱帯の緊張を触れることができるが，踵腓靱帯損傷例では緊張が弱いか，触知できない．不安定性にはストレスX線検査で確認できるもの（機械的不安定性）のほか，確認できないもの（機能的不安定性）がある．炎症症状が強いものは，変形性足関節症が危惧され，立位のX線撮影も行う．

3．治　療

 ＜Standard＞ まずは保存治療を行ったうえで，

図11 足関節捻挫用サポータで前方が解放されるタイプ（写真はねんざくん®）．

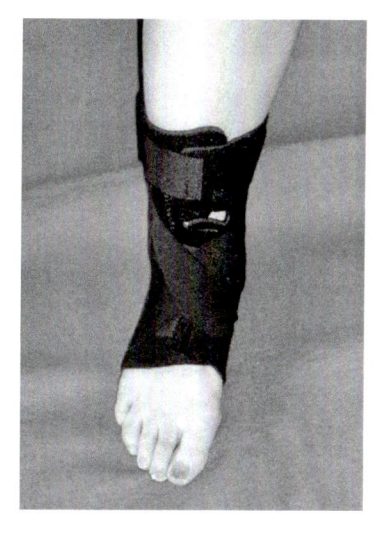

効果が不十分な例に対して手術治療を行う．

1）保存治療

 保存治療では足関節の安定性改善のため腓骨筋の強化訓練のほか，ブレース，サポータ，弾力包帯などを用いる．足関節の内反などがみられる場合は，足底挿板を使用する．炎症症状がある場合にはNSAIDsの処方を行う．バランスボードを用いた姿勢制御訓練も行われる．

2）手術治療

 靱帯損傷の程度や，損傷靱帯の組み合わせによって多くの選択肢がある．かつては短腓骨筋腱を用いた腱固定法が中心であったが，バイオメカニクス上の観点から非解剖学的であり，徐々に淘汰されて行われることが少なくなった．しかし，Watson-Jones法（図12）などを行った症例のなかには長期成績で良好な例もあり，腱固定法は整形外科発展の歴史の中で十分にその役割を果たしたといえる[5]．最近行われている手術方法は以下のように分類される．1つの方法ですべての損傷形態に対応できる方法はなく，様々な方法が行われている．

（1）縫縮術・前進術

 瘢痕部を切除して健常部断端を縫合するか，靱帯全体に緊張をかけ直して骨（通常腓骨側）に縫着する方法で，主に前距腓靱帯単独損傷例に有効である（図13-a）[6]．

（2）補強術

 縫縮術・前進術のみでは強度が不十分な例に行

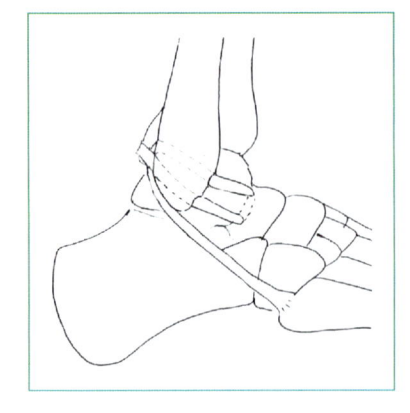

図12 短腓骨筋腱による腱固定方法の代表格，Watson-Jones 法

う．下伸筋腱支帯を腓骨に引き寄せる Gould 法(図 13-b) や，短冊状にくり抜いて遊離移植する方法(図 13-c)などがある[7)8)]．

(3) 再建術

① 遊離腱移植術：(薄筋腱，半腱様筋腱，腸脛靱帯，長掌筋腱，半裁短腓骨筋腱など)を用いての解剖学的再建術が数多く報告されている(図 14-a〜d)[9)〜12)]．

② 骨付き膝蓋腱移植：前距腓・踵腓靱帯複合損傷の際に用いる．腓骨側には腱組織に占拠された骨孔が残らず，enthesis が再現できる利点がある(図 14-e)[13)]．

③ 骨膜翻転法：腓骨の骨膜を翻転して利用する方法である．骨膜がしっかりとしている 20 歳までの患者に適応がある．

④ 人工靱帯：Leeds-Keio 人工靱帯が用いられる．自家組織を採取しなくてもしっかりとした再建が可能である．再断裂の際の対処が問題となる．

⑤ 腱固定術：主に短腓骨筋腱が用いられる．Watson-Jones 法，Chrisman-Snook 法，Lee 法，Evans 法などが我が国でも広く用いられた．皮切が長く，術後の神経関連合併症が多いため，行われなくなってきている．

3) 後療法

術後は約 3 週間の膝下ギプス固定を行っている．その間，術後約 10 日でギプス固定のまま荷重を許可する．ギプス除去後はブレースを着用し，歩行訓練と可動域訓練を開始する．可動域訓練は背屈・外がえし訓練から開始し，底屈，内がえしについては 4〜5 週間後からとしている．前距腓靱帯と踵腓靱帯のバイオメカニクスの差異を考慮して，前距腓靱帯単独再建・補強か前距腓・踵腓靱帯同時再建かによって，若干リハビリテーションメニューを変える必要があるとされるが，実際には前距腓靱帯保護を第一としたメニューを用いている．術後，10 週間でジョギングを許可し，12 週間でスポーツ活動への本格復帰を許可している．術後 6 か月まではスポーツ活動時にサポータ着用，ないしはテーピングを原則としている．

＜New trends＞ できる限り解剖学的な靱帯を最小侵襲手術で取り戻そうとする方向にある．また，術後のギプス固定を行わない試みも始まっている．足の回内筋である腓骨筋の腱を用いることはバイオメカニクスの見地からみて好ましくない

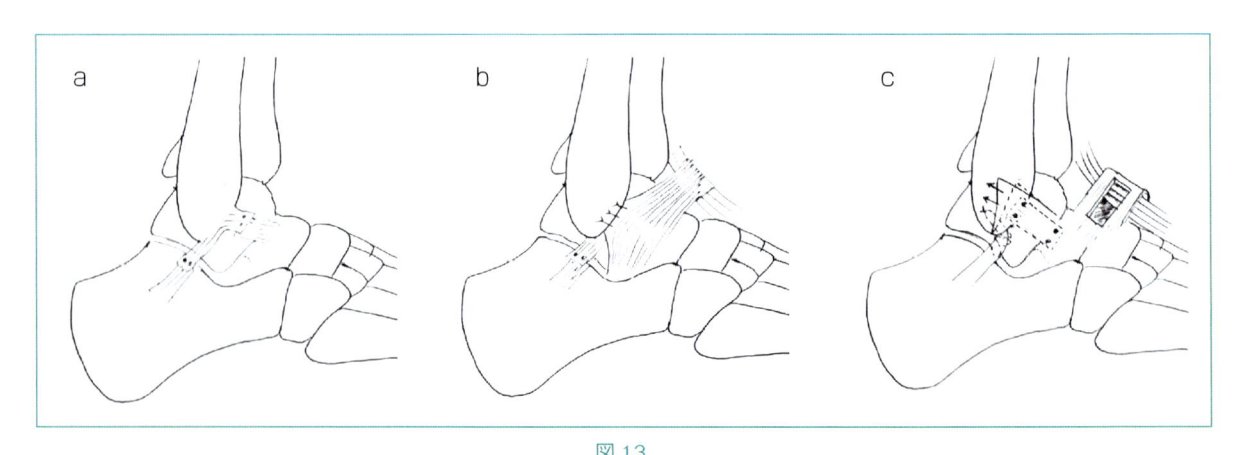

図13
a：Broström 法　b：Gould 法　c：下伸筋腱支帯の移植

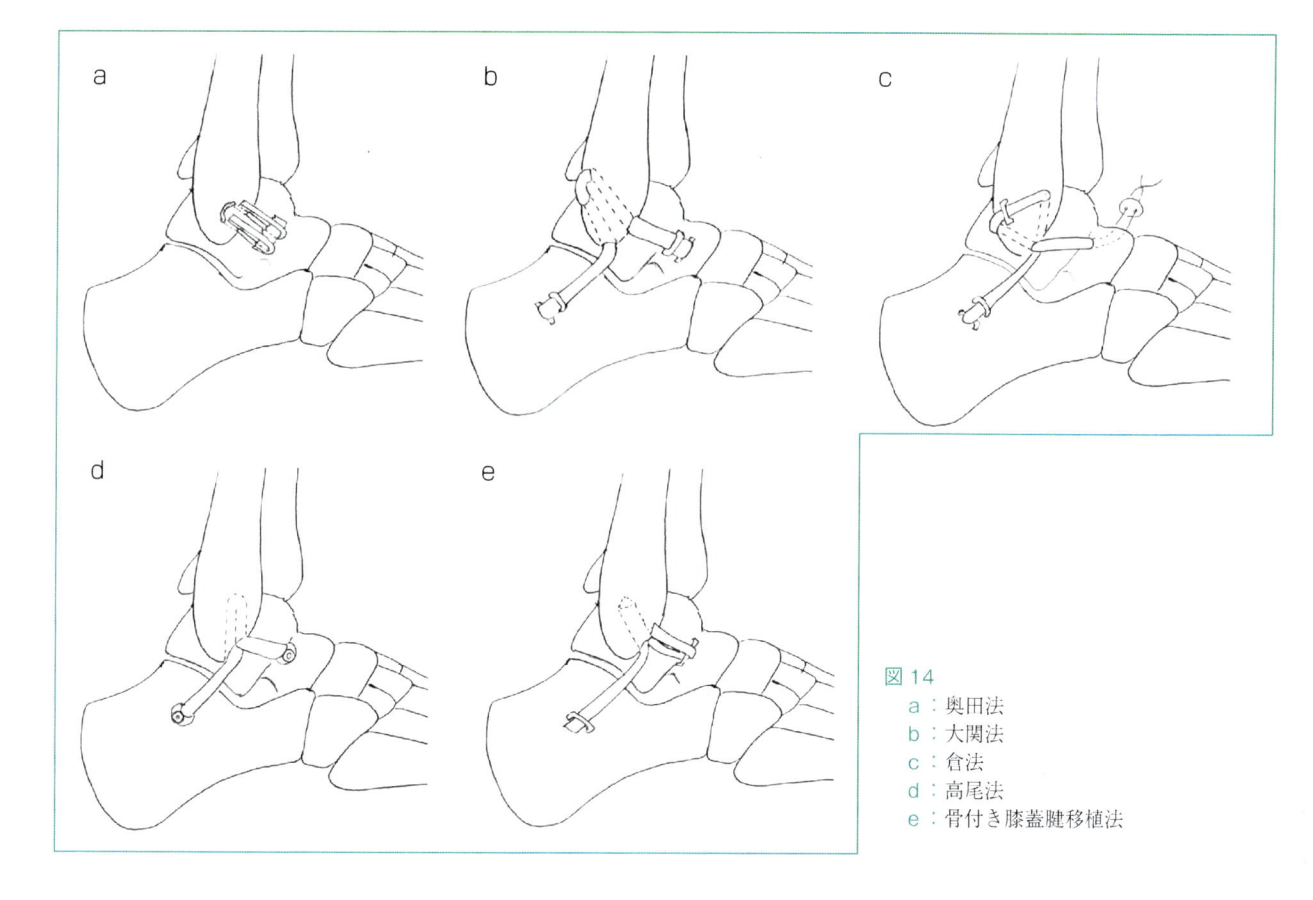

図14
a：奥田法
b：大関法
c：倉法
d：高尾法
e：骨付き膝蓋腱移植法

ため、腱を用いた靱帯再建では長掌筋腱や薄筋腱、半腱様筋腱が用いられることが多い．

＜Author's recommendation＞ 損傷靱帯の組み合わせや、靱帯の損傷程度に応じた再建方法の選択が必要である．筆者は逆L字型に前距腓靱帯と腓骨骨膜を一連の弁状に翻転し、前距腓靱帯全貌を関節内側より直接視認し、手術方法を決定している．弁状組織に緊張をかけての前進、伸筋腱支帯の遊離移植による補強、緩んだ踵腓靱帯に緊張をかけ直して腓骨に縫着するなどが可能である．前距腓・踵腓靱帯ともに消失している場合には、腱を移植する．このような場合、筆者は膝蓋腱を骨付きで用いる．この方法では腓骨側に骨孔が残らない利点があり、enthesisの再建も可能であるが、術式はやや煩雑である．

足関節果部に内反傾向のあるものは陳旧性足関節外側靱帯損傷になりやすいと考えられている．また、そのような例では変形性足関節症への進展も危惧される．実際に手術治療を行った陳旧性足関節外側靱帯損傷例の関節鏡所見を検討すると、70％以上の例で何らかの軟骨障害が認められた．また、その軟骨障害の程度は年齢、不安定性、果部の内反と関連があることが明らかとなっている．陳旧性足関節外側靱帯損傷の手術に当たっては足関節鏡を行うべきと考える[14]．

三角靱帯損傷

三角靱帯は脛骨内果から舟状骨、距骨、踵骨へ裾野状に広がる靱帯成分から構成される．また、内果から主に踵骨へ至る浅層と、距骨へ至る深層が構成され、靱帯に厚みが加わっている．このため外側靱帯と比較して強靱な構造となっている（図15）．三角靱帯損傷は主に足関節・後足部の外がえし強制により発生する．強靱なため、靱帯損傷とならずに内果が骨折することも多く、外側靱帯損傷と比較して少ない理由の1つと考えられる．損傷すると疼痛が強く、腫脹も著しいことが多い．外果骨折や遠位脛腓靱帯損傷を合併することも多く、足関節の安定性は著しく損なわれる（図16）．このため、受傷後は荷重不可能な場合が多く、足関節外側靱帯に比して重症感が強い．

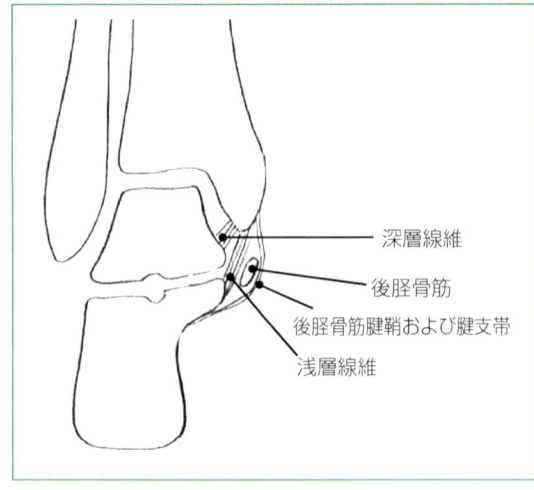

図15 三角靱帯の構造
- 深層線維
- 後脛骨筋
- 後脛骨筋腱鞘および腱支帯
- 浅層線維

1. 症 状

内果部やや下方の腫脹と圧痛がみられる．関節内に出血が及ぶと足関節全体が腫脹する．通常は患肢での荷重が困難である．外果骨折や遠位脛腓靱帯損傷を合併すると，外側にも疼痛を訴える．画像診断では単純X線撮影で骨折の有無を確認した後，骨折を伴わずに診断がはっきりしない場合にストレスX線検査を行う．ストレスX線検査では外がえしストレス下の正面像と前方引き出しストレス下の側面像を撮影して評価する．脛腓靱帯損傷を疑う場合には外旋ストレス撮影も有用である．疼痛のためストレス撮影が困難な場合は重力を利用した撮影方法が有用である．

2. 治 療

<Standard> 部分損傷で脛腓靱帯損傷の合併がないものは保存治療が可能である．4週間のギプス固定を行う．荷重開始は症状により時期が異なるが，2週間ほどでギプスのままでの荷重が可能になる．ギプス除去後はサポータを着用させる．完全損傷では保存治療を行う場合に，足関節が不安定で整復位維持が困難な場合がある．したがって，完全損傷では手術の適応である．

1）手 術

内果中央部の縦切開か，内果の輪郭に沿った弧状切開を用いる．完全損傷では深層線維と浅層線維をそれぞれ別個に修復する．

2）後療法

ギプス固定を3週間行った後，サポータを装着させる．骨折や脛腓靱帯損傷を伴っていないようであれば，ギプスのままで2週間後から荷重を開始する．脛腓靱帯損傷を伴っており，脛腓間固定を行った場合は，固定方法により免荷期間を延長する．概ねスポーツ活動の開始は術後3か月以降が望ましい．

<New trends> ギプス固定期間を短縮し，早期

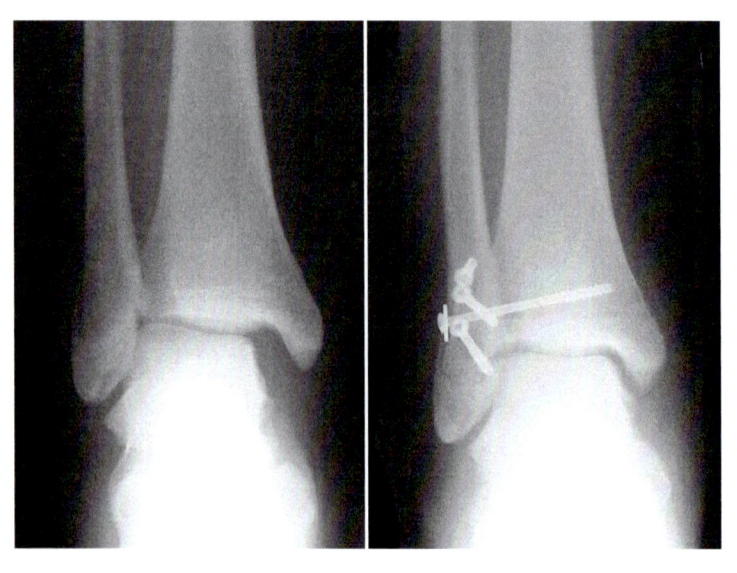

図16
果部骨折に伴った三角靱帯，脛腓靱帯損傷例(a)と靱帯修復，整復後(b)

にサポータに移行後,荷重も開始する方向にある.しかし,脛腓靱帯損傷を伴う場合も多く早期荷重が困難な例が多い.

<Author's recommendation> 関節鏡の進歩により,三角靱帯の深層線維のみの損傷でも疼痛などの原因になることがわかってきている.これは深層と浅層がそれぞれ異なった靱帯機能を有するためと考えられている.したがって手術に際しては深層線維と浅層線維を別個に修復することが望ましい.症例によっては両者が判別できない場合もあるが,そのような場合でも深層と浅層にできるだけ分けて縫合する[15].

脛腓靱帯損傷

遠位脛腓靱帯は前方と後方の要素から構成される.後方成分が前方成分より強靱である.脛骨側の剥離骨折を伴うことがあり,前方線維による骨折はTillaux骨折,後方線維による骨折は後果骨折となる.通常は前方線維の損傷と後方線維の部分損傷が多い.完全損傷の場合は骨折や三角靱帯損傷を伴うことが多い.

1.診 断

背屈・外がえしによる受傷が多い.また,脛腓靱帯部分に圧痛がみられる.単純X線像では脛腓間の離開を判断しにくい場合が多い.両側の足関節立位正面像を比較することが有効である.しかし,疼痛のため荷重できないことも多く,外旋位のストレスX線撮影やCT撮影が行われる.

2.治 療

<Standard> 前脛腓靱帯の損傷のみで脛腓間の開大が2mm以下の場合には保存治療が可能である.軽症例ではサポータ着用やテーピングのみでよいが,荷重が不可能なものはギプス固定を行い免荷とする.単独損傷は少なく,骨折や三角靱帯損傷を合併しているものが多いため,これらの修復・整復手術が行われるが,骨間膜まで損傷されない限り,骨折や三角靱帯損傷の修復により脛腓間は整復される.手術では脛腓靱帯の縫合は困難とされ,脛腓間を螺子,ステープルなどで一時的に固定する.螺子固定では整復位が得られ易いが,荷重開始前の抜去を要する.ステープルは留置したままの荷重が可能であるが緩みやすい.

1)後療法
(1)螺子固定
6週間以後に螺子を抜去して荷重を開始する.
(2)ステープル固定
早期から荷重を許可する.荷重開始によりステープルが緩む場合は抜去する.

<New trends> 最近はエンドボタンに人工靱帯を組み合わせたものが固定材料として用いられる.早期からの荷重開始や,術後の背屈方向への可動域制限の防止に有用とされ,陳旧例にも有効と期待される.

<Author's recommendation> 離開部の整復には螺子が有効であるが,固定後には脛腓間の動きに"あそび"を許さない欠点がある.このため,螺子を留置したまま荷重を続けると螺子の折損につながる.一方で,ステープルは整復操作には非力であり,整復位の維持に有効である.ステープルの利点は"あそび"を許す点にあり,早期からの荷重が可能である.しかし,荷重による微動に伴い,ステープルが抜けてくる欠点も指摘される.したがって,術式の選択に迷うことも少なくない.エンドボタン付きの人工靱帯の成績がどのように評価されるか,待たれるところである.

距骨下関節の靱帯損傷

距踵関節の安定には三角靱帯や足関節外側靱帯の一部である踵腓靱帯がかかわるが,中心的な役割は骨間距踵靱帯である.また,足根洞部分にある距骨頚靱帯も伸筋腱支帯とともに距骨下関節の安定に寄与していると考えられる.足部の捻挫の多くは足関節の靱帯損傷や二分靱帯損傷となり,これらが目立つあまり骨間距踵靱帯損傷や距骨頚靱

a | b

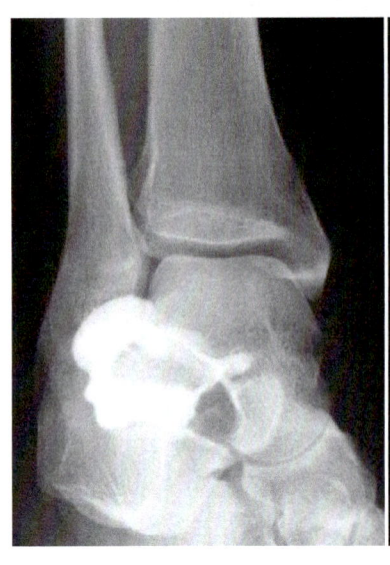

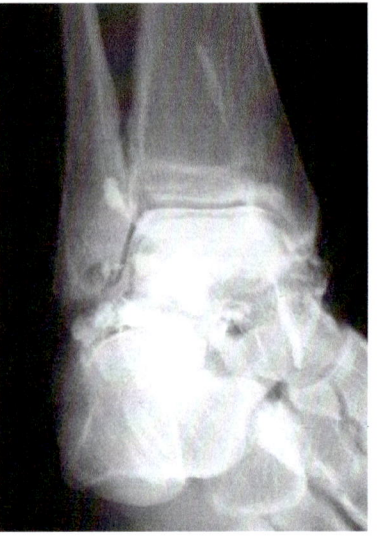

図17
足関節外側靱帯損傷例における距骨下関節造影所見
踵腓靱帯損傷を伴うもの(a)では距骨下関節包に損傷が生じている.

帯損傷は見逃されている可能性が否定できない.

1．症　状

骨間距踵靱帯に損傷で関節に炎症が生じた場合には，足根洞の外側と外果後方の後距踵関節外側に腫脹や圧痛がみられる．また，患者は"足首の中に不安な感じがある"と表現する．慢性例では"足根洞症候群"と呼ばれる症状を呈することがあり，足根洞の外側開口部に強い圧痛がみられる[16]．

2．診　断

この不安定性は客観的評価が容易ではなく，多くのストレスX線検査方法が提唱されるも，定番となっているものはない．特殊な器具を要しない方法としては，足関節を背屈した状態での前方引き出しストレス撮影である．

3．治　療

骨間距踵靱帯は縫合困難な位置にあり，新鮮例は保存治療が基本となる．膝下ギプス固定を3週間程度行い，その後はサポータを装着する．サポータは足関節捻挫用でよい．足根洞症候群では足根洞への局所麻酔薬の注入が劇的な効果を示すことがある．

<New trends> 距骨下関節に対しても関節鏡が行われるようになり，関節内の病変に対する認識や対処法に変化がみられつつある．距骨下関節疾患には関節鏡が新たな治療方法をもたらすと期待される．

<Author's recommendation> 足関節外側靱帯損傷に対する距骨下関節造影の結果分析より，踵腓靱帯損傷がみられる例には距骨下関節の軟部組織損傷が伴うことが判明した(図17)．これは，踵腓靱帯が距骨下関節の安定靱帯であることに加え，足関節捻挫の多くで距骨下関節の損傷を伴うことを意味する．したがって，通常考えられているよりも高い頻度で距骨下関節の靱帯損傷が生じていると考えられる．足関節捻挫後に足関節の不安定性を証明しえないにもかかわらず，不安定感や疼痛を訴える患者に対しては距骨下関節の靱帯損傷を念頭に入れて，検査・治療の計画を立てなければならない.

二分靱帯損傷

二分靱帯は踵骨前方突起外側から舟状骨と立方骨へ至る靱帯をいう．その損傷は足関節外側靱帯損傷の受傷と同様な肢位で生じると考えられている．

1．診　断

足関節や足根洞に圧痛がなく，踵骨前方突起付近に腫脹・圧痛がみられた場合，踵骨前方突起骨折か二分靱帯損傷を疑う．画像診断で骨傷がみられなければ，本疾患と診断してよい．

2．治療

ギプス固定は不要である．圧迫包帯固定とし，疼痛が許すならば荷重を許可する．通常は2～3週間で症状が寛解する．それ以上，症状が続く場合は靱帯性裂離骨折や踵骨前方突起の潜在性骨折を疑い，画像診断を再度行う．

3．予後

非常に良好である．裂離骨折などでは症状が長引くが，後遺障害などを残すに至ることは稀である．

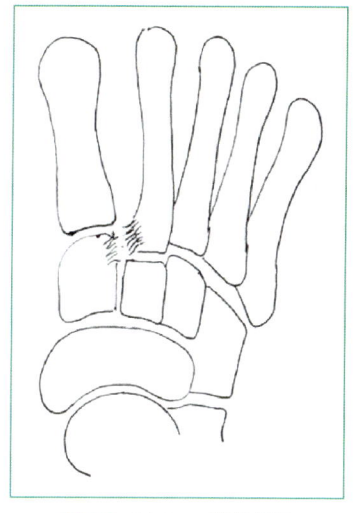

Lisfranc靱帯損傷

Lisfranc靱帯はLisfranc関節の遠位で第1楔状骨から第2中足骨部に至る靱帯である．足部に長軸方向の軸圧がかかって損傷すると考えられる．交通事故での高エネルギー外傷のようにLisfranc関節が脱臼や脱臼骨折には至らず，Lisfranc靱帯損傷とLisfranc関節に軽度の亜脱臼を生じた程度のものを指す．

1．症状

スポーツ外傷や階段の踏み外しなどが原因で生じ，足背部を中心に強い疼痛を訴える．腫脹は中等度以下であるが，疼痛が強く歩行不能となることが多い．

2．診断

第1・2中足骨間の近位端に圧痛を認めるが，腫脹は軽度から中等度である．激しい痛みを訴えることが多く，他覚所見に比較して自覚症状は強い．重症度に応じて3度に分類される（stage Ⅰ：離開が2mm未満，stage Ⅱ：離開が2～5mm，stage Ⅲ：stage Ⅱで足のアーチ低下を伴うもの）[17]．非荷重におけるX線像では特に以上を認めないことが多いが，荷重により第1楔状骨第2中足骨間が開大する（図18）．疼痛により荷重できない場合もあり，その場合はCT検査による健側との比較などが手掛かりとなる．

図18 Lisfranc靱帯損傷

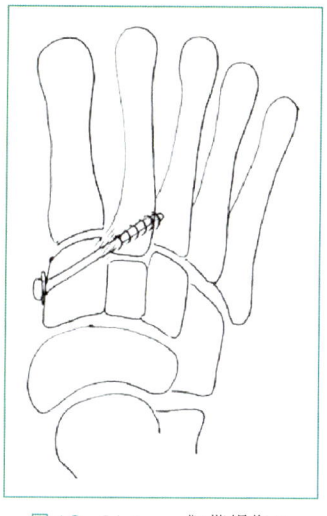

図19 Lisfranc靱帯損傷に対する螺子固定

3．治療

Stage Ⅰでは保存治療が可能である．ギプス固定を5～6週間行い，その間は免荷とする．ギプス除去後は徐々に荷重を開始するが，足底挿板を使用して徐々に荷重を開始するが，全荷重は2～3か月後とする．この間，筋萎縮の防止に努めなくてはならない．

Stage Ⅱ～Ⅲは手術適応である．Stage Ⅱでは保存治療の可能性があるが，手術をするほうが治療効果は確実と考えられている．手術では第1楔状骨もしくは第1中足骨の内側から第2中足骨に金属螺子を刺入して，両骨間の開大を整復し固定する（図19）．螺子は3か月以上留置する．荷重開始時期には諸説あるが，全荷重を許可する前には抜釘が望ましいと考えられている．長期間の免荷が必要な点で，スポーツ選手には厳しい外傷ということができる．

（杉本和也）

文献

1) Sarrafian SK：Anatomy of the foot and ankle 2nd ed., 37-112, 1993.
2) 長谷川 惇：足関節外側靱帯損傷．下腿と足の痛み．高倉義典編，86-97，南江堂，1996．

3) Sugimoto K, Samoto N, Tanaka Y, et al.：Subtalar Arthrography in Acute Injuries of the Calcaneofibular Ligament. J Bone Joint Surg. B-80：785-790, 1998.
4) Pijnenburg AC, Bogaard K, Krips R, et al.：Operative and functional treatment of rupture of the lateral ligament of the ankle. A randomised, prospective trial. J Bone Joint Surg Br. 85：525-530, 2003.
5) Sugimoto K, Takakura Y, Akiyama K, et al.：Long-term Results of Watson-Jones Tenodesis of the Ankle. Clinical and Radiographic Findings after Ten to Eighteen Years of Follow-up. J Bone Joint Surg. A-80：1587-1596, 1998.
6) Broström L：Sprained ankles. Ⅵ：surgical treatment of chronic ligament ruptures. Acta Chir Scand. 132：551-565, 1966.
7) Gould N.：Repair of lateral ligament of ankle. Foot Ankle. 8(1)：55-58, 1987.
8) 杉本和也：重症度に応じた足関節外側靱帯再建術．関節外科．19：94-101, 2000.
9) 倉　秀治, 佐々木鉄人, 宮野須一ほか：自家遊離腱移植を用いた isometry を考慮した足関節外側靱帯再建術．日本足の外科学会雑誌．14：259-264, 1993.
10) 奥田龍三, 木下光雄, 小野村敏信ほか：陳旧性足関節外側靱帯損傷に対する長掌筋腱を用いた靱帯再建術．日本足の外科学会雑誌．16：96-101, 1995.
11) 大関　覚, 安田和則, 辻野　淳ほか：足関節運動に伴う靱帯の歪計測—第6報—解剖学的再建術における再建靱帯の長さひずみ量．日本足の外科学会雑誌．14：255-258, 1993.
12) Takao M, Oae K, Uchio Y, et al.：Anatomical reconstruction of the lateral ligaments of the ankle with a gracilis autograft：a new technique using an interference fit anchoring system. Am J Sports Med. 33：814-823, 2005.
13) Sugimoto K, Takakura Y, Kumai T, et al.：Reconstruction of the Lateral Ankle Ligaments with Bone-patellar Tendon Graft in Patients with Chronic Ankle Instability：A Preliminary Report. Am J Sports Med. 30：340-346, 2002.
14) Sugimoto K, Takakura Y, Okahashi K, et al.：Chondral injuries of the ankle with recurrent lateral instability：an arthroscopic study. J Bone Joint Surg Am. 91：99-106, 2009.
15) 杉本和也：新鮮三角靱帯の保存療法と手術療法．スポーツによる膝・足関節靱帯損傷の治療．安田和則編．155-160, メジカルビュー社, 2008.
16) O'Connor：The sinus tarsi syndrome. A clinical entity. J Bone Joint Surg. 40-A：720, 1958.
17) Nunley JA, Vertullo CJ.：Classification, investigation, and management of midfoot sprains：Lisfranc injuries in the athlete. Am J Sports Med. 30：871-878, 2002.

2 「足」を治す ＜日常診療でよくみる足関節・足部の外傷＞

2）骨軟骨損傷

Key Words

距骨（talus），骨軟骨損傷（osteochondral lesion），離断性骨軟骨炎（osteochondritis dissecans）

　足の骨軟骨損傷は，1922年Kappis[1]による最初の報告では炎症に関連した障害であるとされていた．本疾患が病態を含めて知られるようになったのは，屍体の足で損傷を作る実験を行ったBerndtら[2]の報告である．その後，様々な名称で呼ばれており，とりわけ外傷歴の無い慢性期の病態を距骨離断性骨軟骨炎（osteochondritis dissecans；OCD）と区別していたが，現在ではほとんどが微小外傷（microtrauma）を含めた外傷（trauma）が原因と考えられており[3]，Ferkelら[4]が提唱した距骨骨軟骨損傷（osteochondral lesion of the talus；OLT）と総称されて呼ばれることが多くなっている．

　発生頻度は足関節捻挫の約2～6％とされていたが[2)5)6]，近年の画像および関節鏡検査の発達により，足関節骨折では微小なものも含めると実に70％近くに伴っていることがわかった[7)8]．また見逃しや診断が遅れた症例が約81％にも上るという報告もある[9]．うち30～40％は通常の足関節捻挫に対する治療により軽快する[10]が，残りは症状の持続または早期の関節症との関連も指摘されている[11]ことから，留意すべき疾患の1つと思われる．本稿では距骨骨軟骨損傷の診療のポイント，一般的および最新の治療法を紹介する．

発生機序および病態の理解

　本疾患において診断を容易にするために病態への理解は必須である．前述したようにほとんどが微小外傷を含めた外傷が原因と考えられているが[3]，中には外傷歴の無いものや，10％程度両側性に発症するものも存在するため[2)3]，遺伝性あるいは代謝性基礎疾患の関与も考えられている[12)13]．

　Berndtら[2]の屍体を用いた実験によれば，足関節荷重時の背屈，内がえし強制により距骨滑車外側前方が外果内側関節面と衝突し，その際に生じる剪断力によって発生する外側病変と，底屈，内がえし強制時の距骨滑車内側後方面と脛骨天蓋面が衝突により発生する内側病変が主な発生機序である．

　全体のうち内側の発生は約60％，外側の発生は約30％とされており[13]，内側に多い傾向がある．外傷との関連は内側病変の約70％，外側病変の約98％という報告がある[14]．

　一般的に外側病変の場合，外果との剪断力によって形成されるので，損傷は浅く，不安定であるのに対し，内側病変の場合，脛骨天蓋との衝突で形成されるため，損傷は深く，比較的安定している[12)13]．そのため外側病変の方が急性期に症状を訴え，内側病変は遅れて症状が出現し，発見されることが多い．

　また関節軟骨が損傷し不整になると関節内圧が上昇し，関節液が損傷した亀裂から骨内に強い圧力で侵入し，軟骨下骨囊腫（subchondral cyst）が形成されるとされている[12]．

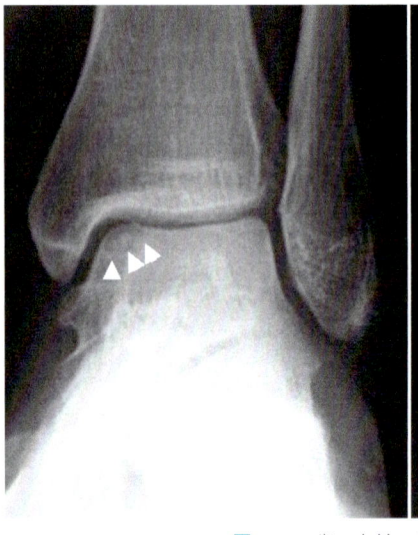

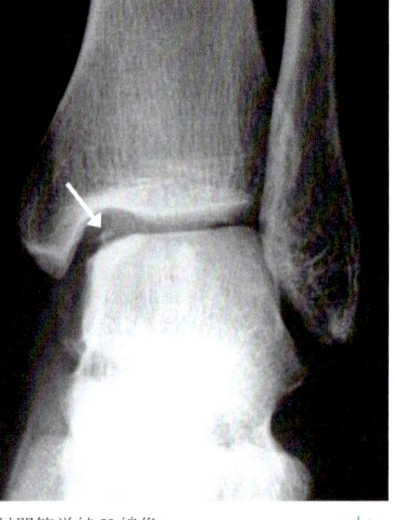

図1 16歳，女性．足関節単純X線像
a：正面像．距骨滑車内側に骨透過像を認めるが不明瞭である（矢頭）．
b：底屈位正面像．内側病変は後方に位置していることが多く，底屈位で明瞭に描出できる（矢印）．

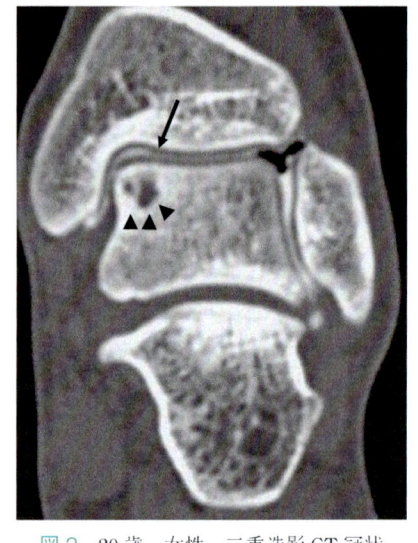

図2 20歳，女性．二重造影CT冠状断撮影
造影剤の関節軟骨への侵入が認められ，関節軟骨の亀裂の存在が推測される（矢印）．囊腫母床の硬化像も確認できる（矢頭）．

臨床症状および診察

急性期の場合，足関節外側靱帯損傷もしくは外果骨折と伴って発症していることが多いため[3)15)16)]，同時に見分けるのは困難とされている．症状は類似しており，足関節の疼痛，腫脹および可動域制限などである．

外側靱帯損傷に対する治療を行った後に症状が残存する場合は本疾患を強く疑い，精査（CT，MRIおよび足関節鏡）を行う．その他，慢性期では足関節周囲の鈍痛，可動域制限，引っ掛かり感（locking），軋音（crepitation），荷重時および可動時の痛みを訴える．

慢性期の場合でも過去の外傷歴について問診し，荷重および歩行時の不安定感の有無も確認する．

圧痛点は内側の場合，後方に病変が存在することが多いので，足関節を最大底屈して前方から触診するとわかることがある．外側の場合，前方に病変を認めることが多いので，やや底屈位で前方から触診できる．その他，足関節の動揺性の評価を行う．

画像および関節鏡検査

本疾患に特異的な診察法は乏しく，上述したように急性期では他の疾患と重複しており見分けるのは困難である．したがって画像検査は必須となるが，画像検査は診断だけでなく，治療法選択のための術前検査としても非常に価値のあるものといえる．

1．単純X線撮影

最初に行われるべき検査（足関節2方向）であり，情報量は比較的少ないが必須である．一般的には病変は小さく，見逃される可能性があるので注意する．病変を接線方向でとらえることができる底屈位前後像は有用である（図1）．

2．CT断層撮影

骨構造の描写に優れており，冠状断および矢状断撮影が有用である．病変の大きさ，位置，さらには軟骨下骨囊腫の存在，周囲の硬化像などの情報が得られる．欠点として軟骨や軟部組織の評価が比較的困難であったが，造影剤と空気を足関節内に同時に注入する二重造影CT撮影では関節軟骨の状態を明確に描出することができ，術前評価

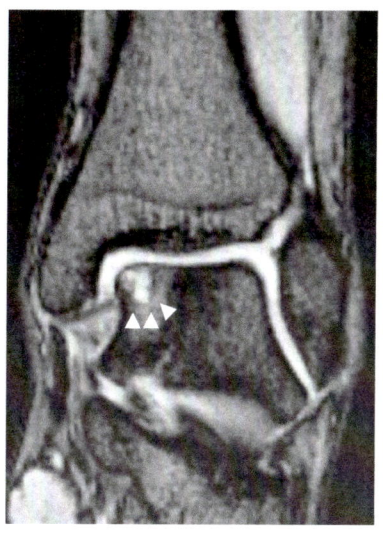

図3 20歳，女性．MRI T2強調冠状断撮影（図2と同症例）
高信号と低信号の混在した囊腫像が確認できる（矢頭）．

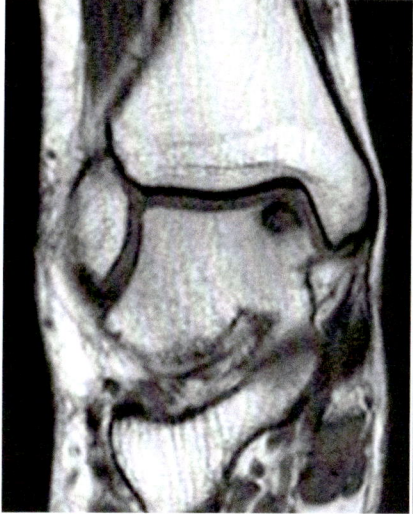

図4 18歳，女性．MRI撮影冠状断像
a：T1強調像．距骨滑車内側に低信号を示す病変を認める．
b：T2強調像．病変部と母床との境界に低信号帯が観察され（矢印），病変が安定していることを示している．

として非常に有用である[17)18)]（図2）．

3．MRI

　本疾患の診断に特に優れており，単純X線撮影で本疾患を疑った場合，まず行いたい検査である．MRIは骨内と軟部組織の変化に感受性が高いため，症状を認めているにもかかわらず，単純X線で病変が指摘できないときの診断に有用である[13)19)20)]．また軟骨下骨囊腫の描出にも優れており，T2強調画像にて高信号像または高信号と低信号の混在した像を呈する（図3）．

　さらに骨軟骨片と距骨母床部との境界である分解層を確認することで，病変の安定性を判断することも可能である[19)〜21)]（図4）だけでなく，この分解層あるいは骨内の変化をとらえることでMRIは術後経過の評価にも適していると考えられる[22)]．

　しかし感受性が高すぎるため，急性期では骨内の変化（挫傷性変化）が広範囲に描出されることが多く，MRIのみで病期を分類し，治療法を選択することは望ましくない．

4．関節鏡

　関節軟骨の状態を直接確認することができる．慢性期では一見したところ，軟骨面の損傷がわからないことがあるので注意が必要である．Probeなどを用いて注意深く探れば，亀裂が確認できない症例でも周囲の正常な関節軟骨と硬さが異なる（probe先端が軽度沈む）軟化像として確認でき，さらには病変の範囲，骨軟骨片の安定性や母床の状態なども判断できる[23)24)]（図5）．診断と同時に骨軟骨片の摘出，搔爬，骨穿孔術などの治療も併せて行うことができる．

病期分類

　本疾患では病期の段階に応じた治療法が設定されるため，病期の判断を誤ると，不十分な治療や過侵襲を与えることになり注意を要する．

　最も汎用されているのがBerndtら[2)]が報告した単純X線像による分類である（図6）．しかし単純X線像だけで正確な判断が難しいこと，この分類では囊腫の評価ができないこと，さらには画像および関節鏡技術の発展などにより，現在では様々な分類が提唱され，使用されている．代表的なものとしてはFerkelら[23)]のCT像による分類（図7），Andersonら[25)]（表1），Heppleら[26)]のMRI像による分類，Pritschら[27)]の関節鏡視像による分類（表2）などがある．

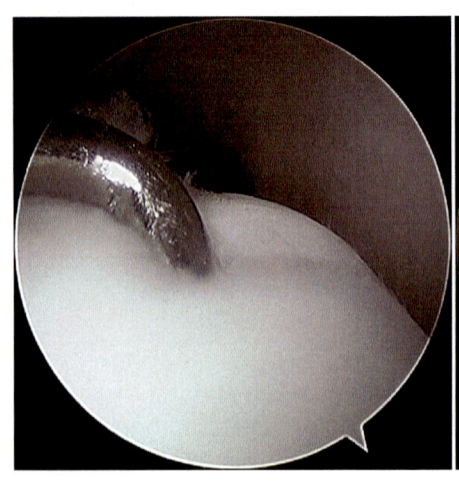

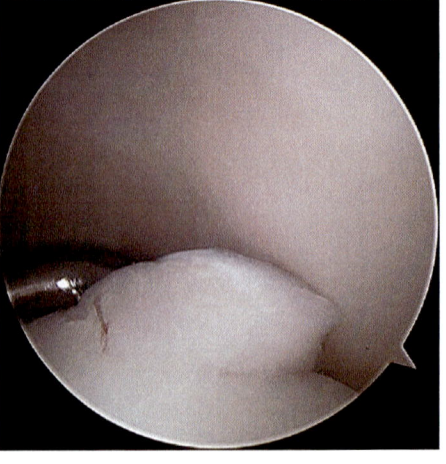

図5 関節鏡視像．probe を用いて病変の状態を確認する．
a：病変部は probe の先端が沈み込む．
b：病変を持ち上げて安定性を確認する．

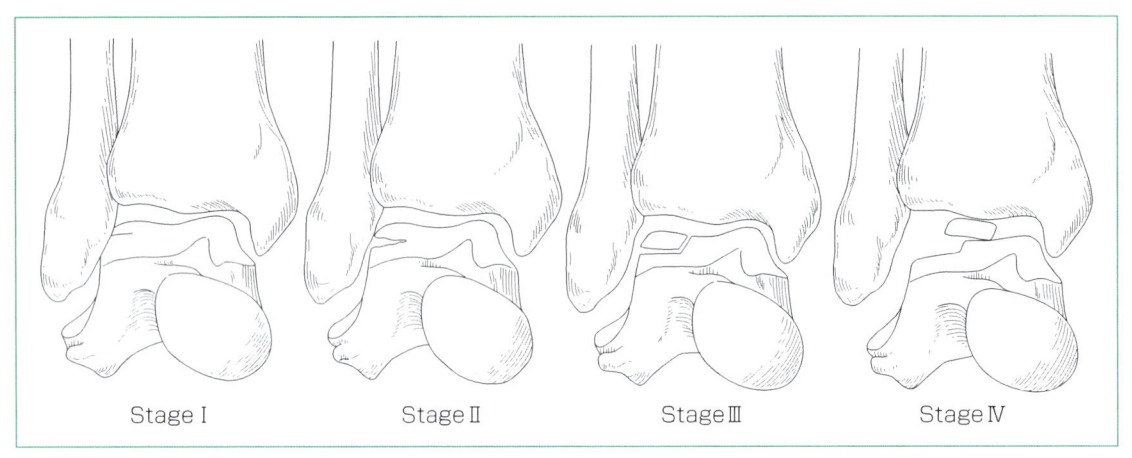

図6 Berndt らによる stage 分類
Stage Ⅰ：a small compression fracture
Stage Ⅱ：incomplete avulsion of a fragment
Stage Ⅲ：complete avulsion of a fragment without displacement
Stage Ⅳ：displaced fragment
（DeLee JC：Fractures and fracture-dislocations of the talus. Surgery of the Foot. 5th ed. 687, CV Mosby, 1986.）

Standard

治療法は症状，病期などにより大きく変わるため術前の評価（診察，画像検査，関節鏡）が重要になる．加えて患者背景（年齢，スポーツ活動，就労など）を考慮し，目標レベルに最短で復帰できるよう選択されなければならない．

1．保存的治療

Berndt ら[2]の分類で stage Ⅰ，Ⅱの内外側すべてと，stage Ⅲの内側病変には第一選択とされる．急性期だけでなく，慢性期でも stage Ⅰ，Ⅱは原則として保存的治療を試みるべきであるとされており，基本的には約 6 週間（最大 12 週間）の免荷ギプス固定を行う[3)13)28]．一般的な改善率は約 40〜50％との報告[13)29]だが，小児例や外傷後の新鮮例ではもう少し期待してもよい．またヒアルロン酸の関節内注入が症状の改善に効果的であるという報告もある[30]．

Stage Ⅲの外側病変，stage Ⅳ病変および保存的治療で症状の改善が認められなかった症例は手術的治療の適応となる．しかし，長期の免荷，固定による弊害は甚大なものであることは周知の事実であり，特にスポーツ選手の場合，早期の競技復帰を目的として早期に手術的治療に移行することも選択肢の 1 つと考えられている[1)31)〜33]．

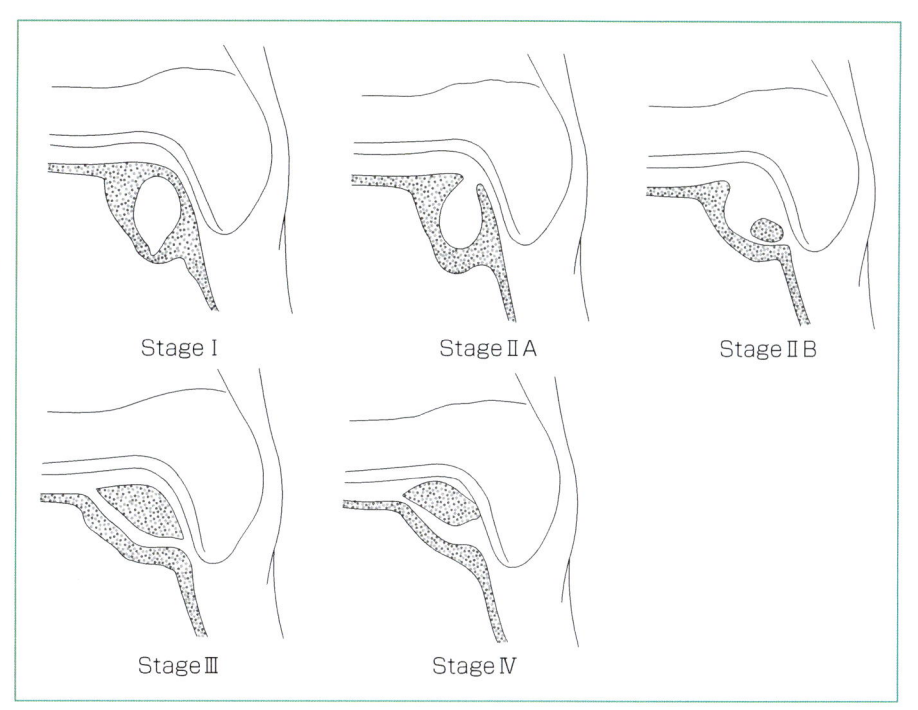

図7
Ferkel らによる CT 分類
（文献 23 より改変）
Stage Ⅰ：cystic lesion within dome of talus, intact roof
Stage ⅡA：cystic lesion with communication to dome
Stage ⅡB：open arti cular surface lesion with nondic-placed fragment
Stage Ⅲ：undisplaced lesion with lecency
Stage Ⅳ：displaced fragment

表1　Anderson らによる MRI 分類

Stage Ⅰ	: Subchondral trabecular compression (normal plain radiograph, marrow edema on MRI)
Stage ⅡA	: Subchondral cyst
Stage Ⅱ	: Incomplete separation of fragment
Stage Ⅲ	: Unattached, undisplaced fragment with synovial fluid around fragment
Stage Ⅳ	: Displaced fragment

表2　Pritsch らによる関節鏡視分類

Grade Ⅰ	: Intact, firm, shiny articular cartilage
Grade Ⅱ	: Intact but soft articular cartilage
Grade Ⅲ	: Frayed articular cartilage

2．手術的治療

手術的治療の目的は，症状の要因である炎症性滑膜の切除，滑膜増生の原因である不安定軟骨および壊死組織の除去，軟骨の修復，再生および移植組織の生着のための軟骨下骨領域の血行再開である[12)13)28)34)]．

これまで多数の術式が報告されているが，現在では単一の術式を施行するのではなく，いくつかを組み合わせて行うと効果的であるとされている[11〜13)]．

特に欧米では，ほとんどすべての術式を関節鏡視下で行うべく術式，器具が改良されており，非常に良いものになっている．関節鏡視下のみで行うことの利点は，病変部への血流の温存と後療法の短縮である．皮膚および骨への操作が少ないため疼痛も少なく，外固定は不要か短期間であり，早期からの可動域訓練を開始でき，早期復帰につながる．

しかし現状では，関節鏡のみですべての症例に対応することは非常に困難であるため，的確に治療を遂行するためには個々の症例に応じた術式を選択する必要がある．

＜Bone marrow stimulation＞
関節鏡視下病巣・母床搔爬術＋骨穿孔術
（abrasion/curettage＋drilling or microfracture）

現在最も施行されている方法であり，適応としては Berndt らの分類で stage Ⅱ までの骨軟骨病変が安定している症例となるが，骨軟骨片が小さく転位している症例では骨軟骨片を摘出した後，本術式を併用する．

骨形成能が高い若年に非常に良い適応であるが[31)35)]，比較的低侵襲のため，不安定な stage Ⅲ 症例でも早期復帰を目指すスポーツ選手には試みることがある．

術前の画像検査で病変の位置，範囲，母床の状

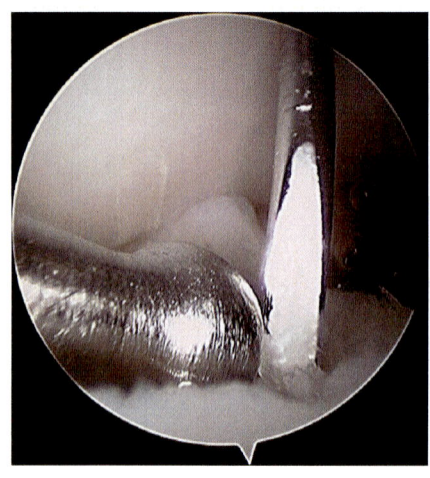

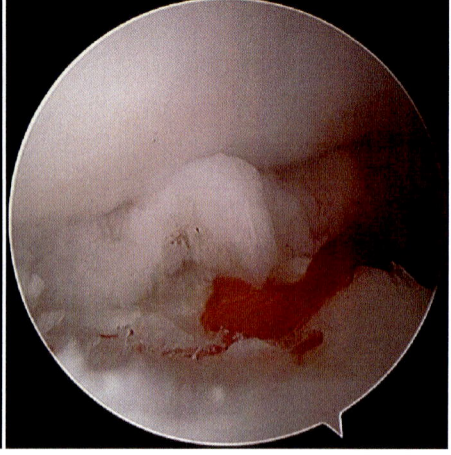

図8
17歳，女性．関節鏡視下病巣掻爬＋骨穿孔術
a：Deviceの先端に向かってK鋼線の先端が出てくるためそのまま距骨にドリリングする．
b：十分にドリリングできた個所は灌流を調節すると骨髄より出血してくるので容易に確認できる．

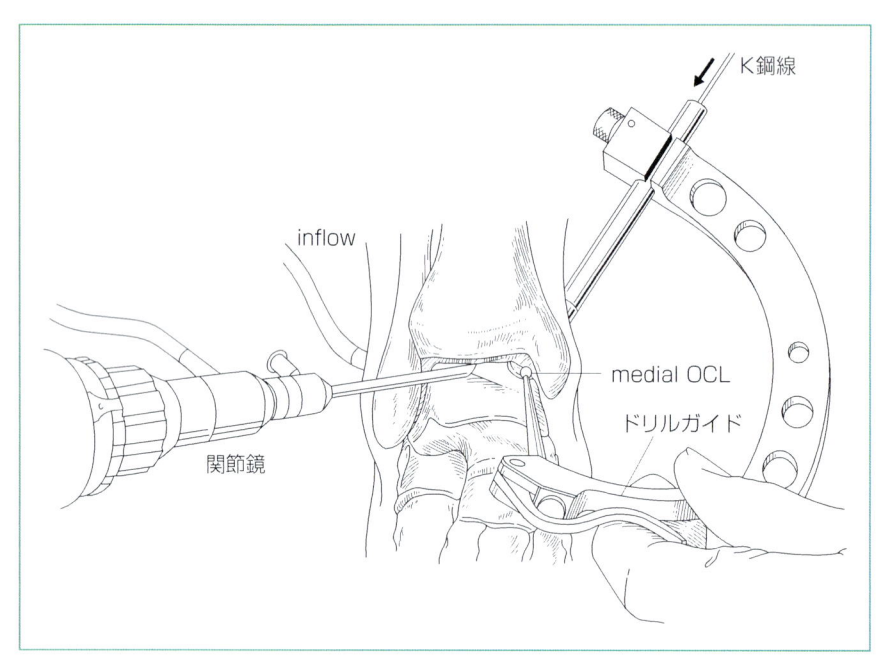

図9
鏡視下ドリリング術（文献23より改変）
Aiming deviceを用いてドリリングを行う．

態を十分に確認する．関節鏡挿入後，probeを使用して病変の状態を直接確認する．不安定な軟骨病変があれば切除し，病変部の変性した組織は掻爬しておくと軟骨再生に有利である[36]．

直径1.0 mmのKirschner鋼線を内側病変であれば内果の約3 cm中枢から，外側病変であれば前距腓靱帯付着部のやや中枢から病変部に向かってドリリングを行う（図8-a）．鏡視下手術用のaiming deviceを用いると容易に行うことが可能である（図9）．骨端線を有する若年者の場合，逆行性（retrograde）にドリリングする方法も報告されている[31)37)]．

ドリリングした穴から骨髄性の出血もしくは脂肪滴の流出を確認するまで，母床の骨硬化部を穿孔しなければならない（図8-b）．足関節を底背屈させることで，1回の刺入部位から数か所ドリリングできる．Kirschner鋼線を再挿入し，同様の操作を数回繰り返す．

ドリリングの熱による組織障害，脛骨関節軟骨の損傷を懸念して，ポータルから専用のchondro-pickを挿入し，母床硬化部を破壊するmicrofracture法も汎用されている[11)〜13)]．本術式を行った場合，術後に病変が不安定化することがあるため注意が必要である．

術後外固定は行わず，翌日より足関節自動運動および下肢筋力の強化運動を促す．病変の大きさや術式にもよるが，術後約6週間で全荷重許可を目安とする．

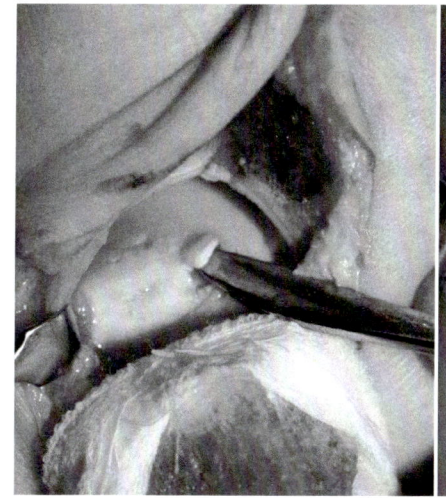

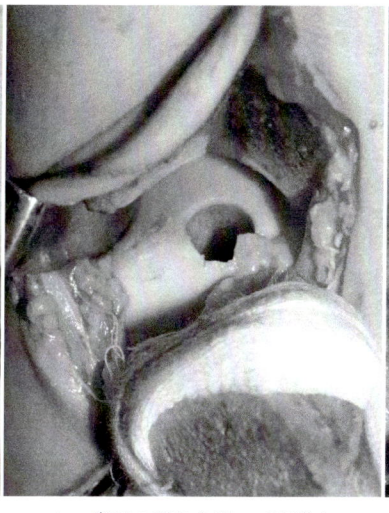

a．病変の状態を確認する．　　　　b．専用の器具を用いて病巣を　　　c．膝関節から骨軟骨柱を採取し
　　　　　　　　　　　　　　　　　　　core-outする．　　　　　　　　　　移植する．

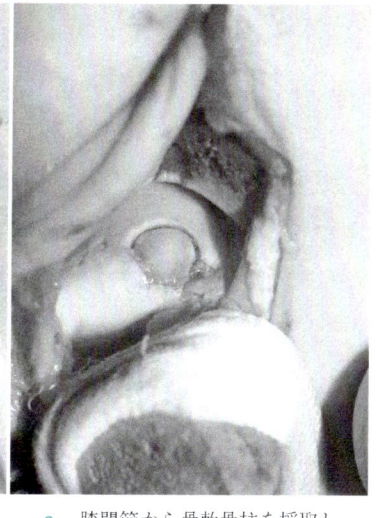

図10　43歳，女性．軟骨下骨嚢腫合併症例．自家骨軟骨柱移植術（OATS）

術後成績は約80％以上の良好な結果が報告されており[11)～13)31)]，再手術症例でも70％以上の良好な結果が報告されている[12)]．

New trends

本疾患の治療には大きな2つの柱があり，1つが上述したbone marrow stimulationであり，もう1つが他部位から採取あるいは培養した組織等を移植するtissue transplantationである．

Tissue transplantationは膝関節では一般的になりつつあるが，足関節に関していえば，ここ10～15年をかけて注目されてきた新しい治療法といえる．

従来の術式（bone marrow stimulation）では，欠損部に再生されるのは正常な関節軟骨である硝子軟骨ではなく，線維軟骨であった．しかしTissue transplantationは組織や細胞の移植により硝子軟骨の再生（resurface）を目標とする方法である[11)～13)38)～42)]．

1．自家骨軟骨移植術（autologous osteochondral grafting）

Tissue transplantationの中で最初に報告され，施行されている術式である．適応としては広範囲の欠損を伴う陳旧例や軟骨下骨嚢腫を認める例である．再手術が必要な症例のサルベージ手術として行われることもある．

当初は直径3～5mm程度の骨軟骨柱を数本移植するモザイクプラスティー（mosaicplasty）が距骨滑車の関節面の形状に合わせて移植できる[11)～13)37)]とされていたが，現在は可能な限り大きな骨軟骨柱（6～10mm）を1～2本移植するOATS（osteochondral autograft transfer system）のほうが広範囲に硝子軟骨を再生（resurface）できる[12)13)]として汎用されている．

一般的に進入は，内側病変は内果骨切りによるアプローチで，外側病変は足関節前外側アプローチで行う．

病変部の掻爬は専用の器具を用いて，一操作で病変のcore-outと同時に大きさと深さを計測する（図10-a，b）．次に同側の膝関節非荷重部（膝蓋大腿関節の大腿骨外側）より，対になっているドナー用器具（直径約6～10mm，実際にcore-outした大きさより若干大きく採取できる）を用いて採取する．骨軟骨柱はcore-outした深さよりやや深く採取するほうが望ましい．骨軟骨柱はできるだけ垂直に挿入できるように角度を考えて打ち込む（図10-c）．ドナー側には海綿骨を移植する．

術後はギプス固定約3週間後，足関節自動運動および筋力強化運動を許可する．術後6週目より部分荷重を許可し，8～10週目での全荷重を目標

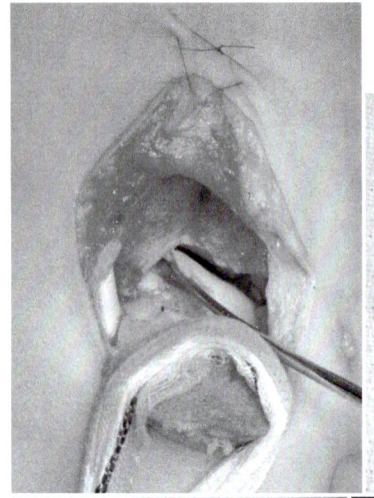

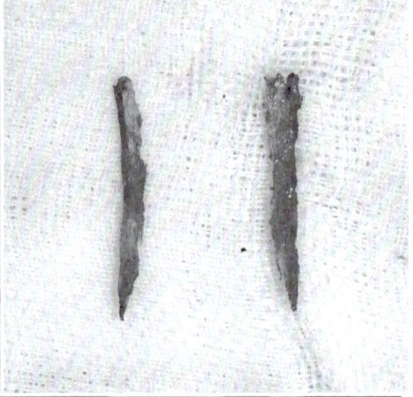

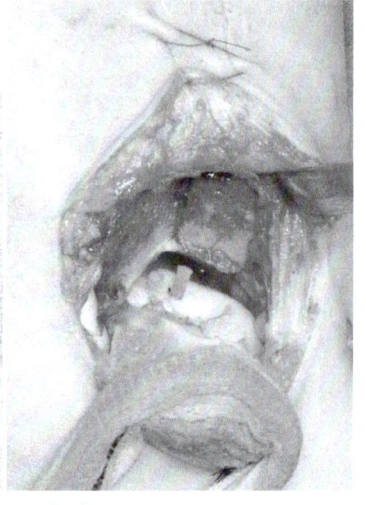

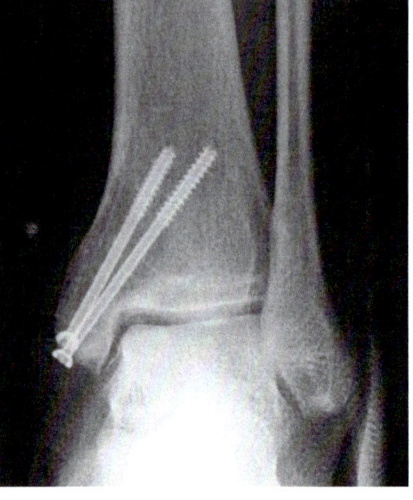

図11
39歳，男性．骨釘による整復固定術
a：病変および母床の状態を確認する．
b：脛骨内果より骨釘を採取し，先を尖らせておく．
c：骨軟骨片を整復後，骨釘を打ち込む．
d：少なくとも2本の骨釘を使用する．
e：内果整復後2本の螺子で固定する．

とする．

2003年Hangodyらは63例のOCL患者に病変約$1cm^2$の大きさに平均3本の骨軟骨柱を移植するモザイクプラスティーを施行し，報告した．約5.8年の平均経過観察でexcellent 47例，good 11例，moderate 3例，poor 2例と良好な結果を示している[39]．

2006年にScrantonらが軟骨下骨嚢腫を有するOCL患者50例に対し，骨軟骨移植術を試行したところ，平均経過観察期間3年で約90％(45例)にexcellentおよびgoodの成績を認めたと報告している[40]．

ドナーである膝関節とレシピエントである距骨滑車の関節軟骨の厚みや性状の違いなど，議論の余地は残されているものの，近年，汎用されている術式であり，長期成績の結果報告が待たれる．

その他，欧米では同型異種片移植術(allograft transplantation)や自家培養軟骨細胞移植術(autologous chondrocyte implantation；ACI)が報告されている[11]～[13]．特にACIは骨膜を利用して培養軟骨細胞を注入するものや，scaffoldを利用するものなど，現在も研究されつつある[12][13]．軟骨細胞の採取を必要とするが，ドナー側の侵襲は少ない[12][13]．

ACIでは少なくとも2回の手術が必要であること，再生軟骨の過形成などの問題があるが，Gianniniらは46例のOCL患者に対し，ACIを試行し，術後平均36か月でAOFAS(the American Orthopaedic Foot and Ankle Society) scoreを用い評価したところ，術前平均57.2が術後平均89.5と良好な結果であったことを報告している[41]．しかしこれも長期成績は今のところ不明である．

Author's recommendation

病変部が大きい症例および軟骨下骨囊腫を有する症例は治療の選択に難渋する．筆者らはそのような症例に対し，骨釘を使用した整復固定術を施行している[34)35)]．本術式の利点は他部位への手術操作が不要であり，既存の骨軟骨片の固定であるため形状，軟骨の質等の問題がないことである．

1．骨釘による整復固定術（cortical bone peg fixation）

内側病変は内果骨切りにて，外側病変は前外側より進入する．筆者らは関節鏡視下に小径のKirschner 鋼線を刺入し，この鋼線が頂点になるように内果前方 1/2 を chevron 型に micro bone saw を用いて骨切りする．この骨切り法は内果固定部の安定性を確保できるため外固定期間を短縮し，比較的早期に足関節自動運動を開始することができるだけでなく，骨癒合不全も認めない．

まず骨軟骨片を骨膜起子で挙上しつつ母床の状態を確認する（図 11-a）．次に骨軟骨片を損傷しないようにしながら母床を搔爬する．母床の硬化部は数か所ドリリングしておくようにする．骨釘は脛骨内果骨切り部やや中枢より幅 2～3 mm, 長さ 15～20 mm を数本採取する（図 11-b）．骨軟骨片を整復後，回旋防止のため少なくとも 2 本の骨釘が刺入できるように穴をあけ，先を尖らせた骨釘を軟骨面より深くなるように打ち込む（図 11-c, d）．

軟骨下骨囊腫を有する場合，囊腫の内容物を搔爬，硬化した壁を十分にドリリングし，海綿骨を移植したのち骨軟骨片を整復固定する．最後に内果を螺子 2 本で固定する（図 11-e）．

術後はギプス固定約 3 週間の後，足関節自動運動および筋力強化運動を許可するとともに，PTB装具での歩行を開始する．術後 6 週目より部分荷重，8～10 週目で全荷重歩行を許可する．

以前，筆者らがまとめた報告では，89％に良好な臨床成績が得られている[34)]．再鏡視でも安定した骨軟骨片が確認されている．手術手技に若干の経験を要するが，慣れれば非常に安定した成績が期待できる．

（篠原靖司，熊井　司）

引用文献

1) Kappis M：Weitere Beitrange zur traumatischmechanischen Entstehung der "spontanen" Knorpelablosungen（sogen. Osteochondritis dissecans）. Dtsch Z Chir. 171：13, 1922.
2) Berndt AL, Harty M：Transchondral fractures of the talus. J Bone Joint Surg. 41-A：988-1020, 1959.
3) Canale ST, Belding RH：Osteochondral lesions of the talus. J Bone Joint Surg. 62-A：97-102, 1980.
4) Ferkel RD, Fasulo GJ：Arthroscopic treatment of ankle injuries. Orthop Clin North Am. 25：17-32, 1994.
5) Smith GR, et al：Subtle transchondral fractures of the talar dome：a radiological perspective. Diag Radiol. 124：667-673, 1977.
6) VanBuecken K, et al：Arthroscopic treatment of transchondral talar dome fractures. Am J Sports Med. 17：350-356, 1989.
7) Leontaritis N, Hinojosa L, Panchbhavi VK：Arthroscopically detected intra-articular lesions associated with acute ankle fractures. J Bone Joint Surg Am. 91 (2)：333-339, 2009.
8) Hintermann B, Regazzoni P, Lampert C, Stutz G, Gächter A：Arthroscopic findings in acute fractures of the ankle. J Bone Joint Surg Br. 82(3)：345-351, 2000.
9) Ferkel RD, Sgaglione NA, DelPizzoW, et al：Arthroscopic treatment of osteochondral lesion of the talus：Long-term results. Orthop Trans. 14：172-173, 1990.
10) Bosien WR, Staples OS, Russell SW：Residual disability following acute ankle sprains. J Bone Joint Surg Am. 37-A(6)：1237-1243, 1955.
11) Ferkel RD, Hommen JP：Arthroscopy of the Ankle and Foot. Surgery of the Foot and Ankle, 8th Edition. Coughlin MJ, Mann RA. 1641-1726, 2009.
12) Zengerink M, Szerb I, Hangody L, Dopirak RM, Ferkel RD, van Dijk CN：Current concepts：treatment of osteochondral ankle defects. Foot Ankle Clin. 11(2)：331-359, 2006.
13) Feinblatt J, Graves SC：Osteochondral Lesions of the Talus：Acute and Chronic. Orthopaedic Knowledge Update, Foot and Ankle 4. Pinzur, MS, American Academy of Orthopaedic Surgeons, 147-155, 2008.

14) Flick AB, Gould N : Osteochondritis dissecans of the talus (transchondral fractures of the talus) : review of the literature and new surgical approach for medial dome lesions. Foot Ankle. 5(4) : 165-185, 1985.
15) 熊井　司：距骨滑車 osteochondral lesion. 部位別スポーツ外傷・障害 1，足・下腿．79-86，南江堂，1995.
16) McCullough CJ, Venugopal V : Osteochondritis dissecans of the talus : the natural history. Clin Orthop Relat Res. 144 : 264-268, 1979.
17) 熊井　司ほか：距骨滑車骨軟骨損傷の画像診断—二重造影 CT，MRI の診断的価値．別冊整形外科．25 : 188-191，1994.
18) 熊井　司ほか：足関節疾患に対する MRI，CT の応用—距骨滑車骨軟骨損傷を中心に—．関節外科．14(3) : 86-97，1995.
19) 熊井　司ほか：距骨滑車骨軟骨損傷の MR 画像について．整形外科．45 : 1334-1340，1994.
20) 野口昌彦ほか：距骨骨軟骨損傷における単純 X 線像と MRI 所見．骨・関節・靱帯．11(11) : 1341-1348，1998.
21) DeSmet AA, et al : Value of MR imaging in staging osteochondral lesions of the talus (osteochondritis dissecans). Am J Radiol. 154 : 555-558, 1990.
22) Higashiyama I, Kumai T, Takakura Y, Tamail S : Follow-up study of MRI for osteochondral lesion of the talus. Foot Ankle Int. 21 : 127-133, 2000.
23) Ferkel RD, Sgaglione NA : Arthroscopic Surgery : The Foot and Ankle. Philadelphia, PA, Lippincott-Raven, 145-184, 1996.
24) 熊井　司：距骨滑車骨軟骨損傷—鏡視像とその他の画像診断．整形外科関節鏡マニュアル．足関節鏡．78-83，メジカルビュー社，1999.
25) Anderson IF, Crichton KJ, Grattan-Smith T, Cooper RA, Brazier D : Osteochondral fractures of the dome of the talus. J Bone Joint Surg Am. 71(8) : 1143-1152, 1989.
26) Hepple S, Winson IG, Glew D : Osteochondral lesions of the talus : a revised classification. Foot Ankle Int. 20(12) : 789-793, 1999.
27) Pritsch M, Horoshovski H, Farine I : Arthroscopic treatment of osteochondral lesions of the talus. J Bone Joint Surg. 68-A : 862-865, 1986.
28) Shea MP, Manoli A 2nd : Osteochondral lesions of the talar dome. Foot Ankle. 14 : 48-55, 1993.
29) Verhagen RA, Struijs PA, Bossuyt PM, van Dijk CN : Systematic review of treatment strategies for osteochondral defects of the talar dome. Foot Ankle Clin. 8 : 233-242, 2003.
30) Mei-Dan O, Maoz G, Swartzon M, Onel E, Kish B, Nyska M, Mann G. : Treatment of osteochondritis dissecans of the ankle with hyaluronic acid injections : a prospective study. Foot Ankle Int. 29 : 1171-1178, 2008.
31) Kumai T, Takakura Y, Higashiyama I, Tamai S : Arthroscopic drilling for the treatment of osteochondral lesions of the talus. J Bone Joint Surg. 81-A : 1229-1235, 1999.
32) O'Farrell TA, Costello BG : Osteochondritis dissecans of the talus. The late results of surgical treatment. J Bone Joint Surg. 64-B : 494-497, 1982.
33) Parisien JS : Arthroscopic treatment of osteochondral lesions of the talus. Am J Sports Med. 14 : 211-217, 1986.
34) Kumai T, Takakura Y, Kitada C, Tanaka Y, Hayashi K : Fixation of osteochondral lesions of the talus using cortical bone pegs. J Bone Joint Surg. 84-B : 369-374, 2002.
35) 熊井　司ほか：距骨滑車骨軟骨損傷の手術的治療—各術式の治療成績と適応について—．骨・関節・靱帯．11(11) : 1365-1372，1998.
36) Takao M, Uchio Y, Kakimaru H, Kumahashi N, Ochi M : Arthroscopic drilling with or without debridement of remaining cartilage for osteochondral lesions of the talar dome in unstable ankles. Am J Sports Med. 32 : 332-336, 2004.
37) Taranow WS, Bisignani GA, Towers JD, Conti SF : Retrograde drilling of osteochondral lesions of the medial talar dome. Foot Ankle Int. 20 : 474-480, 1999.
38) Hangody L, Kish G, Kárpáti Z, Szerb I, Eberhardt R : Treatment of osteochondritis dissecans of the talus : use of the mosaicplasty technique? A preliminary report. Foot Ankle Int. 18 : 628-634, 1997.
39) Hangody L, Füles P : Autologous osteochondral mosaicplasty for the treatment of full-thickness defects of weight-bearing joints : Ten years of experimental and clinical experience. J Bone Joint Surg Am. 85 : 25-32, 2003.
40) Scranton PE Jr, Frey CC, Feder KS : Outcome of osteochondral autograft transplantation for type-V cystic osteochondral lesions of the talus. J Bone Joint Surg Br. 88 : 614-619, 2006.
41) Giannini S, Buda R, Vannini F, Di Caprio F, Grigolo B : Arthroscopic autologous chondrocyte implantation in osteochondral lesions of the talus : surgical technique and results. Am J Sports Med. 36(5) : 873-880. Epub 2008 Jan 28, 2008.

絵でみる 最新足診療エッセンシャルガイド

②「足」を治す ＜日常診療でよくみる足関節・足部の外傷＞

3）アキレス腱断裂

Key Words

アキレス腱（Achilles tendon），断裂（rupture），手術療法（operative treatment），保存療法（conservative treatment）

はじめに

アキレス腱断裂は代表的な壮年後期のスポーツ外傷であり，診療にあたる機会は比較的多い．診断は病歴や身体所見から比較的容易であるが，画像診断の中では超音波診断が有用である．アキレス腱断裂の治療については，保存療法，手術療法ともに良好な治療成績が報告されている．現時点では，医師が両方の治療法の長所・短所を十分に理解したうえでインフォームドコンセントを行い，患者側の背景や希望を考慮し，治療法を選択する．

アキレス腱の解剖

アキレス腱は腓腹筋とヒラメ筋の腱性部が合流して形成され，踵骨隆起の後面に2×2 cmの広い範囲で付着する．アキレス腱の表層には腱上膜が存在し，腱上膜はパラテノンに囲まれている．腱上膜とパラテノンの間には液体の貯留する薄い層があり，腱の滑走時の摩擦を防ぐ構造になっている（図1）．アキレス腱の線維は近位から遠位へ約90°ねじれており，近位において内側を走行する線維は遠位では後面に位置する．

アキレス腱は後脛骨動脈と腓骨動脈の分枝により栄養される．腱の近位部や踵骨付着部に比較して，腱中央部は血行が悪いため腱の変性が起こりやすく，断裂の好発部位である．腱の近位や遠位は後脛骨動脈により，腱中央部は腓骨動脈により栄養されることが近年報告されている[1]（図2）．

図1
アキレス腱の解剖
筋腱移行部以遠のアキレス腱の表層には腱上膜が存在し，腱上膜はパラテノンに囲まれている．腱上膜とパラテノンの間には液体の貯留する薄い層があり，腱の滑走時の摩擦を防ぐ構造になっている．

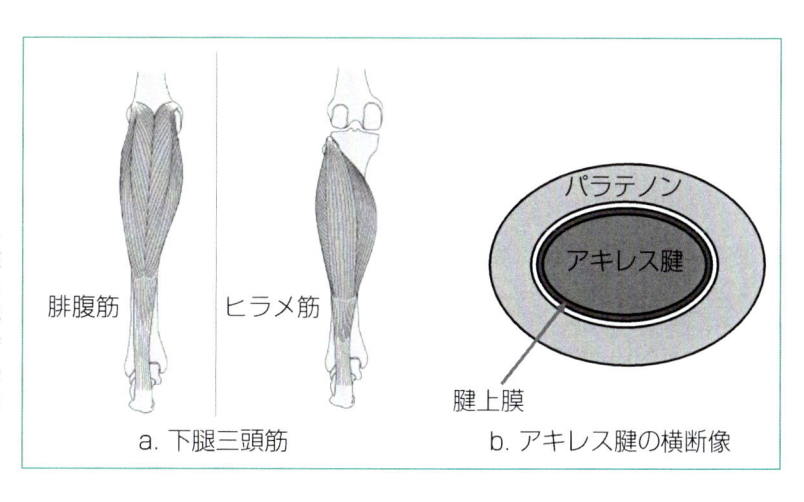

腓腹筋　ヒラメ筋

パラテノン
アキレス腱
腱上膜

a. 下腿三頭筋　　b. アキレス腱の横断像

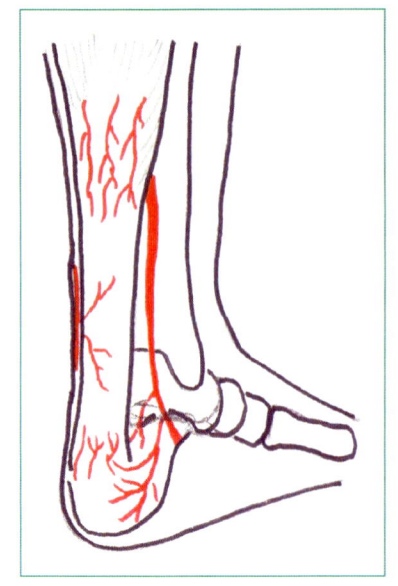

図2 アキレス腱の血行
腱の近位部や踵骨付着部に比較して，腱中央部は血流が少ない．

アキレス腱断裂の病態と診断

　断裂するアキレス腱には受傷前からほぼ全例に組織学的異常が認められる．そのため，アキレス腱断裂は組織学的に変性が認められる30歳以降から増加し，40歳前後に最も多く発生する．また，高脂血症例ではアキレス腱の病的変化が断裂に関与している例もあり，断裂例では潜在性の高脂血症にも注意が必要である．

　アキレス腱断裂はジャンプや蹴り出しのときに，膝関節伸展位で下腿三頭筋が急激に収縮して起こる．受傷時には「アキレス腱部を後ろから棒で叩かれたと思った」という人が多い．症状はアキレス腱部痛と歩行障害であり，つま先立ちが不能となる．アキレス腱部に腫脹を認め，断裂部には陥凹を触れる．下腿三頭筋を握ると足関節が底屈するのが正常であるが，アキレス腱断裂の場合はこれがみられず Thompson test 陽性という（図3）．画像診断では，まず単純Ｘ線像にて踵骨の裂離骨折と鑑別する必要がある．超音波検査により断裂部は明瞭に描出され，足関節を底屈すると腱断端が近接する様子が観察できる（図4）．MRIは治療中に腱の修復過程を客観的に評価する際に有用である．

アキレス腱断裂治療の Standard

　アキレス腱断裂の治療には保存療法と手術療法，それらの中間的な位置づけの経皮縫合法がある．保存療法でも良好な成績が得られるが，手術療法に比べて再断裂率が高いという報告が一般的である[2]．保存療法は6〜8週間の膝下ギプス固定が行われていたが，最近はギプス固定期間を短縮し，装具を装着して荷重時期を早める傾向にある．手術療法は，以前は Kirchmayer 法や Bunnell 法が一般的であったが，近年は断裂アキレス腱の早期治癒を目指して，様々な術式や機能的リハビリテーションが試みられ，良好な成績が報告

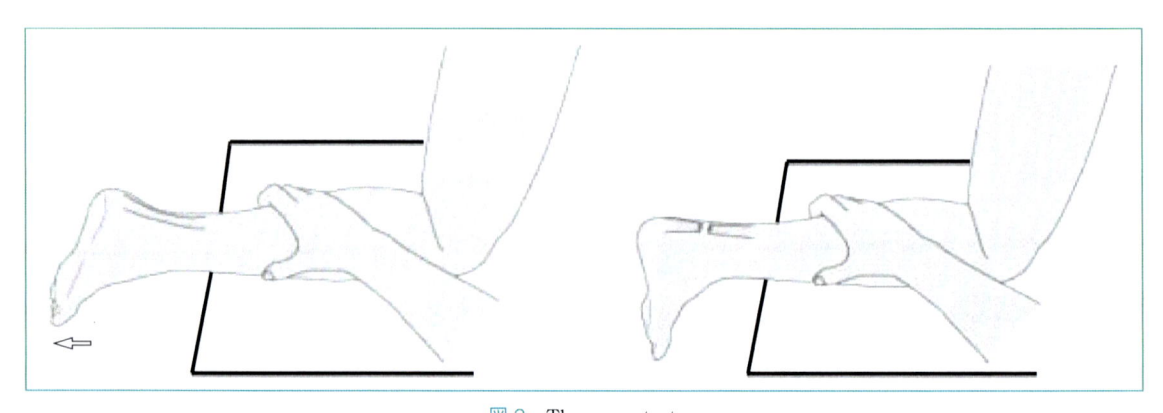

図3 Thompson test
下腿三頭筋を握ると足関節が底屈するのが正常であるが，アキレス腱断裂の場合はこれがみられず，Thompson test 陽性という．

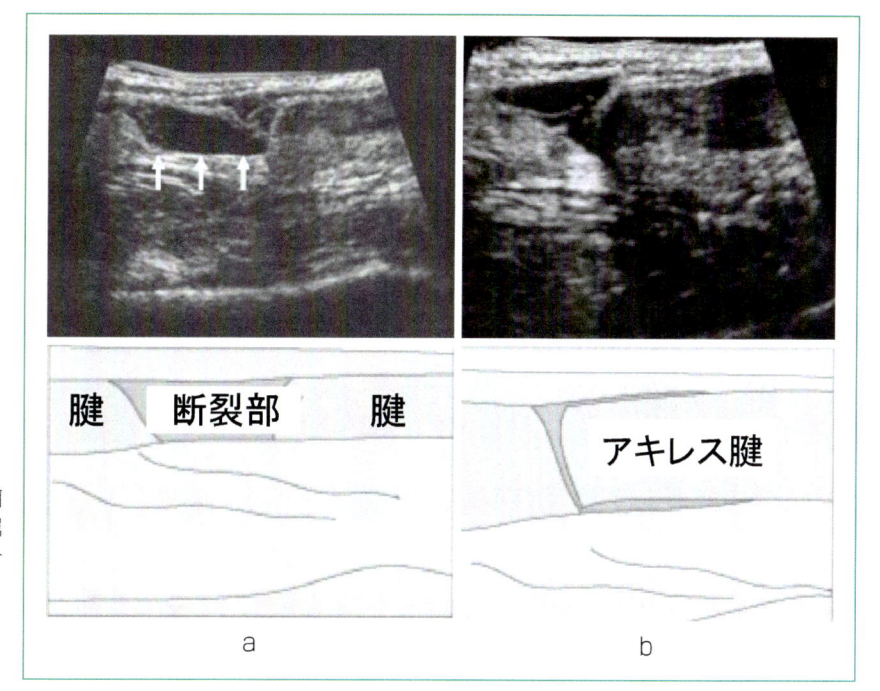

図4
アキレス腱断裂の超音波像
超音波検査により断裂部は明瞭に描出され，足関節を底屈すると腱断端が近接する様子が観察できる．
a：足関節中間位
b：足関節底屈位

されている．経皮縫合術はアキレス腱の内外側に3か所ずつ小切開を入れ，長針を用いてアキレス腱を縫合する．経皮縫合術の利点は手術療法に比較して手術創が小さく，感染や創部の皮膚壊死などが少ないことであるが，再断裂率がやや高く，腓腹神経損傷にも注意が必要である．

アキレス腱断裂治療の New trend

1．保存療法

Saleh らはアキレス腱断裂例に対し，3週間のギプス固定後，6週間の装具を用いた機能的装具療法を行い，8週間のギプス固定群と比較して，装具療法群のほうが機能回復は早かったと報告した[3]．近年，Wallace らは140例に対して，4週間の膝下免荷ギプス後に4週間装具を使用する保存療法を行い，再断裂率は6％と手術療法と遜色のない治療成績を報告している[4]．このように最近の保存療法は3～4週間のギプス固定後に装具を用いる方法が推奨されている．

2．手術療法

近年では強固な縫合術を行い，術後は装具を装着して早期運動療法を勧める報告が多い．縫合方法としては Krackow 法や Cross-stitch 法，Triple bundle technique，Uchiyama らが報告した mini half-Bunnell suture による縫合術[5]などがある．Krackow 法は従来からアキレス腱断裂に用いられてきた Kessler 法や Bunnell 法などの縫合法に比較して力学強度が強く[6]，また同法による良好な臨床成績も報告されている[7]．Triple bundle technique はさらに力学強度が強いが，6本の糸で腱を縫合するため腱内血行を阻害する可能性がある[8]．

3．経皮縫合法

経皮縫合術は縫合強度が弱いことや縫合部が直視下に確認できないことが問題となる．近年，経皮縫合術の欠点を補うため，断裂部に小切開を加える術式が開発されている．Assal らは小皮切を用いて82例に Achillon 法を行い，感染や腓腹神経損傷はなく，再断裂率は4％と良好な成績を報告している[9]．

Author's recommendation

1．保存療法

初めの2週間は足関節最大底屈位，その後2週

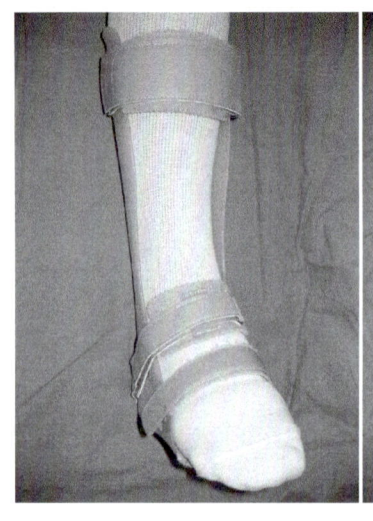

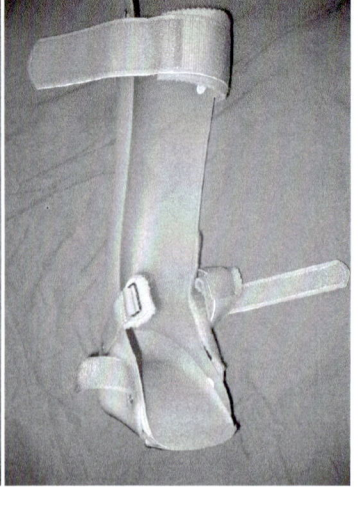

図5 短下肢装具
補高用のパッドを数段重ね,足関節底屈位を保持した状態で荷重を開始する.

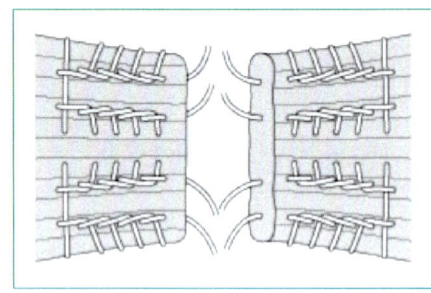

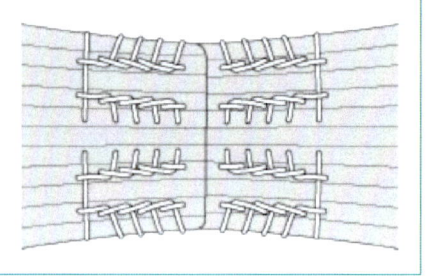

図6 Krackow法

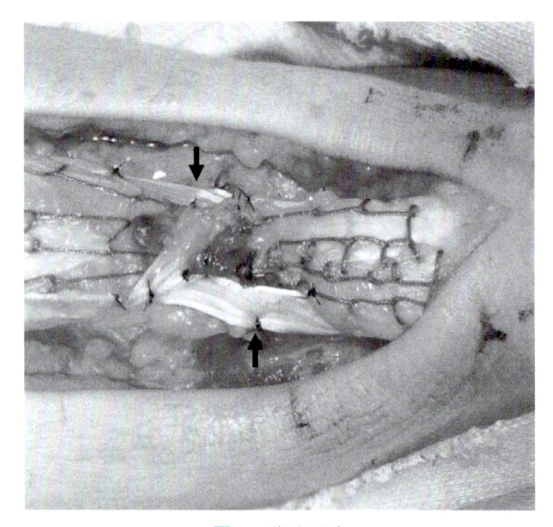

図7 術中写真
Krackow法による縫合と足底筋腱(矢印)による補強

間は足関節底屈30°程度で膝下ギプス固定を行う.ギプス除去後はさらに4週間,短下肢装具(図5)を装着し,荷重歩行と足関節可動域訓練を開始する.装具には補高用のパッドを数段重ね,足関節底屈位を保持した状態で荷重を開始する.1週間に1段ずつパッドを除去し,6週間で全荷重を許可する.両足つま先立ちが可能となれば,ジョギングを開始し,片足つま先立ちが可能となり,MRIのT2強調画像にて腱内の高信号変化が消失すれば,スポーツ復帰を許可する.

2. 手術療法

Krackow法は縫合強度が強く,アキレス腱背側に浅く糸をかけるため,腱内血行を阻害しにくいと考え,4本の糸でのKrackow法を選択している(図6).足底筋腱が残存している場合には縫合部の補強に足底筋腱を使用している(図7).腓腹筋腱膜を用いた縫合部の補強による良好な臨床成績が報告[10]されている一方,腱の端々縫合と補強法を比較した結果,再断裂率など臨床成績には差がなく,縫合部の補強を用いない端々縫合で十分との報告[11]もある.しかし,若い成人のアキレス腱の変性断裂例や再断裂例,ステロイド使用例など腱自身の力学強度や腱の質に問題があると考えられる例に対しては,足底筋腱や長掌筋腱を用いて,積極的に縫合部を補強するほうがよいと考えている[12].

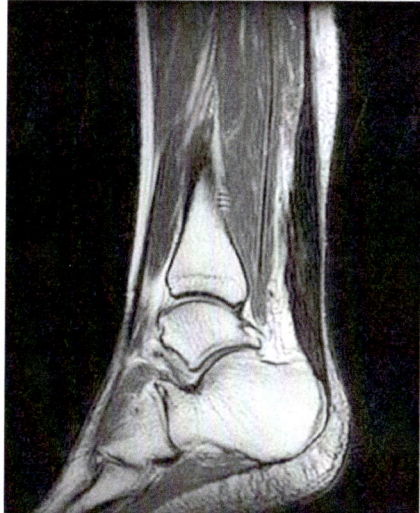

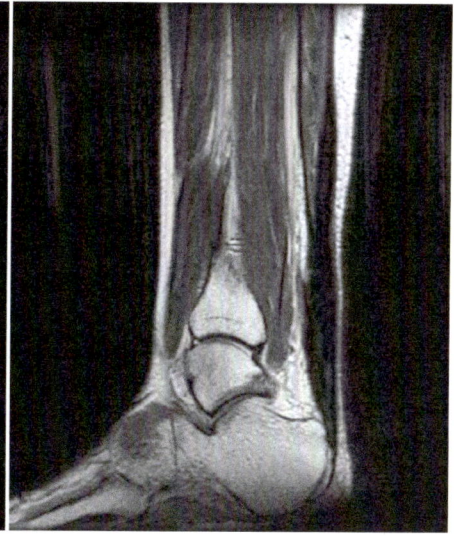

図8
アキレス腱修復過程のMRI（T2強調像）
3か月の時点ではT2強調画像にて，腱内を縦走する線状の高信号領域を認めるが，6か月までには高信号領域は消失する．
a：受傷後3か月
b：受傷後6か月

3．後療法

術後2週間は膝下ギプス固定として，完全免荷とする．術後2週の時点で可動域訓練と装具装着下での部分荷重歩行を開始し，術後6週の時点で全荷重歩行を許可する．この装具は4～6週間装着させる．片足つま先立ちが可能となれば，MRI検査を行い，T2強調画像にてアキレス腱の腱内に高信号変化がなく，腱が肥厚しているものの腱内は均一な低信号を呈していることを確認したうえでスポーツ復帰を許可する．

治療経過中のMRIによる評価

我々はアキレス腱断裂後の腱の修復過程の評価にMRIを用いている．アキレス腱断裂後のMRIを検討すると，断裂後の腱は紡錘状に肥厚して連続し，3か月の時点ではT2強調画像にて，腱内を縦走する線状の高信号領域を認めるが，6か月までには高信号領域は消失し，腱はなお，紡錘状に肥厚するものの，腱内の信号は均一となる（図8）．我々はMRIのT2強調画像での腱内の信号変化の消失をスポーツ復帰の目安としている．

（安田稔人）

文　献

1) Chen TM, et al.：The Arterial Anatomy of the Achilles Tendon：Anatomical Study and Clinical Implications. Clinical anatomy. 22：377-385, 2009.
2) Khan RJK, et al.：Treatment of acute Achilles tendon ruptures. J Bone Joint Surg. 87-A：2202-2210, 2005.
3) Saleh M, et al.：The Sheffield splint for controlled early mobilization after rupture of the calcaneal tendon. A prospective randomized comparison with plaster treatment. J Bone Joint Surg. 74-B：206-209, 1992.
4) Wallace RGH, et al.：Combined conservative and orthotic management of acute ruptures of the Achilles tendon. J Bone Joint Surg. 86-A：1198-1202, 2004.
5) Uchiyama E, et al.：A modified operation for Achilles tendon rupture. Am J Sports Med. 35：1739-1743, 2007.
6) Watson TW, et al.：The strength of Achilles tendon repair：An in vitro study of the biomechanical behavior in human cadaver tendons. Foot Ankle Int. 16：191-195, 1995.
7) Mandelbaum BR, et al.：Achilles tendon ruptures. A new method of repair, early range of motion, and functional rehabilitation. Am J Sports Med. 23：392-395, 1995.
8) Jaakkola JI, et al.：Achilles tendon rupture repair：Biomechanical comparison of the triple bundle technique versus the Krackow locking loop technique. Foot Ankle Int. 21：14-17, 2000.
9) Assal M, et al.：Limited open repair of Achilles tendon ruptures. J Bone Joint Surg. 84-A：161-170, 2002.
10) Zell RA, et al.：Augmented repair of acute Achilles tendon ruptures. Foot Ankle Int. 21：469-474, 2000.
11) Nyyssonen T, et al.：Simple end-to-end suture versus augmented repair in acute Achilles tendon ruptures. Acta Orthop Scand. 74：206-208, 2003.
12) 安田稔人：新鮮アキレス腱損傷に対する観血的縫合術―早期治癒のための補強法―．MB Orthop. 22(1)：39-45，2009.

2 「足」を治す ＜日常診療でよくみる足関節・足部の外傷＞

4）腓骨筋腱脱臼

Key Words

腓骨筋腱脱臼（peroneal tendon dislocation），Das De 法（Das De method（Singapore operation）），上腓骨筋支帯（superior peroneal retinaculum）

概念

腓骨筋腱脱臼は，稀ではないが比較的少ない外傷であり，1803年にMonteggiaが最初に記載した[1]．上腓骨筋支帯の損傷により，腓骨筋腱が外果後縁を乗り上げて前外方へ脱臼し，疼痛や脱力をきたす．また，新鮮例が足関節捻挫と誤診されたり，見逃されたりして，反復性の脱臼になることがしばしばあり，外科的治療を要する．

病因・病態

1．解 剖（図1）

腓骨遠位部には腓骨筋腱溝が存在し，長・短腓骨筋腱の滑走を安定化している．腱溝は腓骨後面，線維軟骨組織，上腓骨筋支帯よりなり[2]．上腓骨筋支帯は腓骨後縁に起始して後下方に走行し，踵骨の側面後方部やアキレス腱を包む下腿筋膜に停止している[3]（図2）．

2．発生機序，病態

腓骨筋腱脱臼の正確な発生頻度は不明であるが，外傷性腱脱臼としては最も多いとされる[4]．腓骨筋は強大な筋力を有し，遊離腱部が長く，足関節背屈位では急な角度で走行を変えることが，脱臼を生じやすい理由として挙げられている[4]．腓骨筋腱脱臼の多くはスポーツ活動に関連して発生しており，過去にはスキーに圧倒的に多いとされていたが，最近ではサッカー，テニス，バスケットボールなど多様化している．また，腓骨・距骨・踵骨の骨折や脱臼に合併して発生するもの，先天性，麻痺性疾患に発生するものなどの報告がある[1,5]．

脱臼の発生機序は，基本的に腓骨筋の強い収縮で腱が外果上に迫り出そうとして，上腓骨筋支帯を損傷することによる．受傷時の肢位については，多くは足関節背屈位で発症するとしているが，底屈内反位の説もある[1]．また，踵腓靱帯による押し出し，短腓骨筋腱の筋腹が下方にまで伸びていること，筋肉の破格なども原因として挙げられている[6]．

腓骨筋腱脱臼の病因として，腓骨筋腱溝の形成不全を重視するものと，上腓骨筋支帯の損傷が脱臼の直接の原因とするものがあり，それぞれ対立する根拠を提示している[4,7,8]．KumaiとBenjaminによると，腓骨先端部（1〜3 mm）の横断面では，腱溝部分の骨形態は凸面であるが，腓骨筋腱の接触部分（periosteal cushion）および上腓骨筋支帯の付着部（fibrocaltilagenous ridge）に骨表面を覆う厚い線維軟骨があり，腱溝を形成している．Periosteal cushion は中枢では薄くなるが，先端から10 mm までは fibrocaltilagenous ridge が腱溝の外側壁を成し，支帯が損傷されて剥離するとこの部分が外果部に残存する[2]（図2）．また，Adachi はMRIの検討で，外果先端から10 mm 中枢の腓骨後面の形態は，脱臼例では59％が平坦，31％が凸

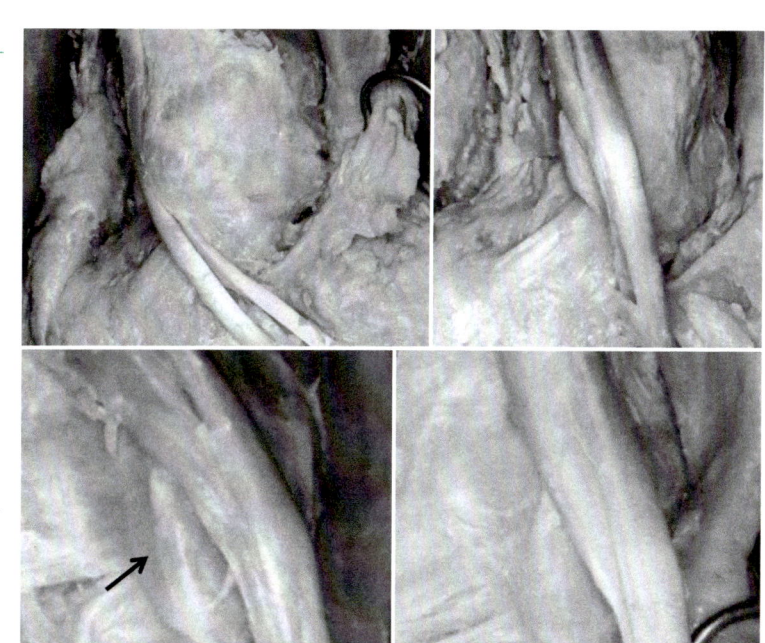

図1 腓骨下端の解剖
a：側面．上腓骨筋支帯は取り除いてある．
b：側面．長・短腓骨筋腱を脱臼．腱溝が確認できる．
c：腓骨筋腱溝の拡大（後外側より観察）．線維軟骨性の外側壁がある（→）．
d：線維軟骨を取り除いたところ．骨性には明瞭な陥凹はない．

面，10％が凹面で，これは正常例と差がないことを示した[9]．

病態については，Eckert が1976年に新鮮例を分類し，上腓骨筋支帯は断裂をきたすことなく外果外側の骨膜ごと剥離し，腱は外果と骨膜の間に脱臼していることを示した[8]．1985年に Das De は，反復例について仮性嚢の概念を提唱し[10]，近年，本邦ではこれが広く受け入れられている．すなわち，脱臼により腱と外果が摩擦を繰り返すと剥離部に修復機転が働かなくなり，脱臼スペース（仮性嚢）が完成される（図3）．なお，新鮮例では少数であるが，支帯自体の断裂や付着部の裂離骨折も認められる（図4）．

また，脱臼は長腓骨筋腱の単独であることが多く，短腓骨筋腱は長腓骨筋腱の深層にあって幅広く扁平であり，多くは脱臼しないか，一部外果に乗り上げる程度であるが，時にさらに強い抵抗をもって短腓骨筋腱も脱臼することがある（図3-c）．

臨床症状

新鮮損傷の場合，患者は明瞭な外傷の記憶があるが，脱臼は自然整復されていることが多く，歩

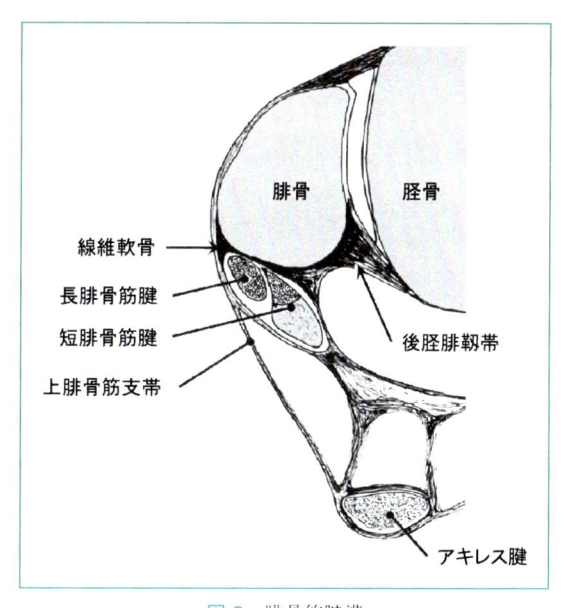

図2 腓骨筋腱溝
線維軟骨（黒色部分）と支帯により腱溝が形成されている．

行できるので受傷後早期には医療機関を受診しないことがある．また，"捻挫した"として受診する患者では，すでに整復されている腓骨筋腱脱臼を見逃し，外側靱帯損傷ばかりに注目してしまうことがあるので注意を要する．丁寧にみれば腫脹，皮下出血，圧痛などは，前距腓靱帯や踵腓靱帯の

4）腓骨筋腱脱臼

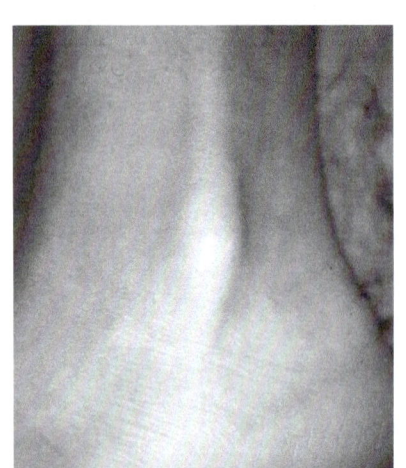

図3 腓骨筋腱脱臼の病態
 a：脱臼位.
 b：脱臼位. 上腓骨筋支帯自体には断裂はない.
 c：仮性嚢を前方で開いて反転. 長・短腓骨筋腱の両方が脱臼している.
 d：整復位. 外果外側は光沢を帯びており, 白い線維軟骨縁を認める.

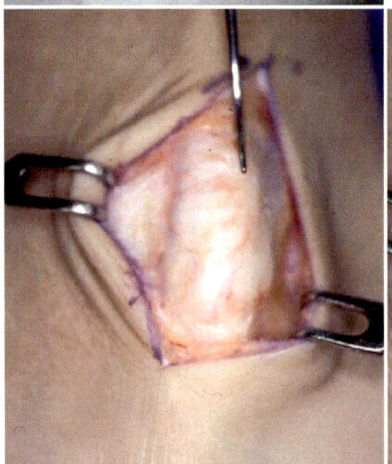

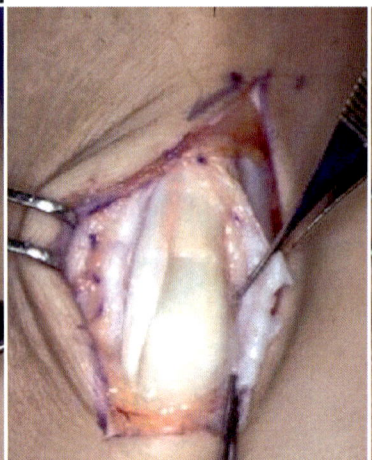

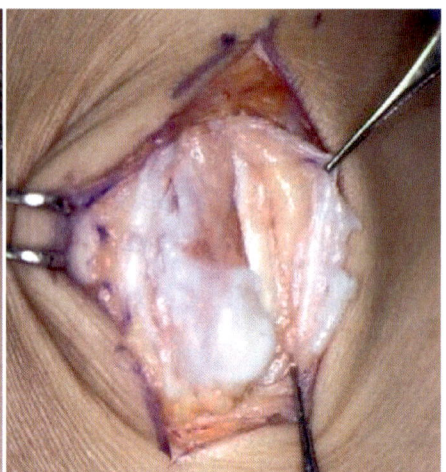

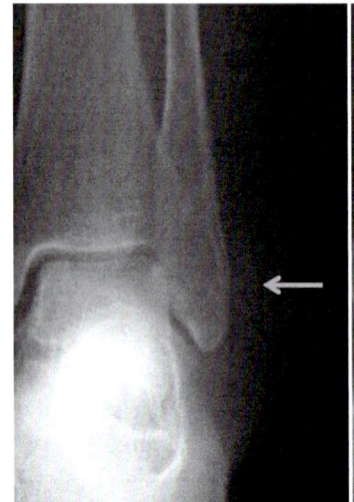

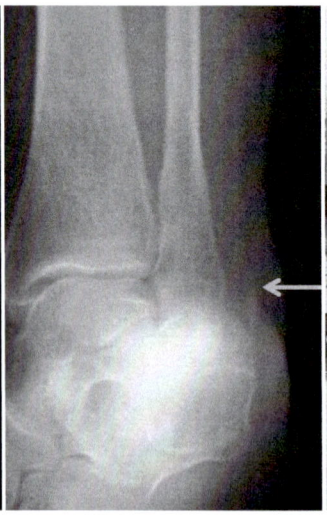

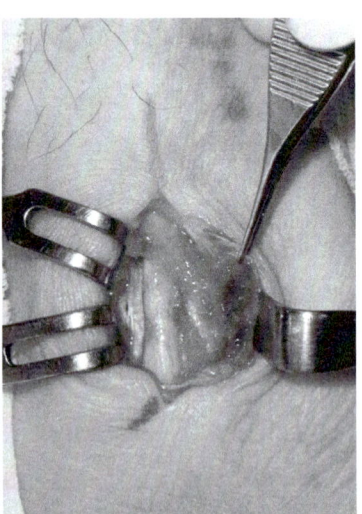

図4 上腓骨筋支帯起始部の裂離骨折
 a：単純X線正面像. 外果の外方に薄い骨片がみえる.
 b：単純X線内旋斜位像. 骨片がより明瞭となった.
 c：長腓骨筋腱が外果に乗り上げていた. 後方に薄い裂離骨片がある.

部位とは異なり，外果後方に限局している．

反復例では，自分で腱の脱臼や弾発音を自覚していることが多く，場合によっては随意性に脱臼できる．日常動作での痛みは軽減しスポーツも可能であるが，特定の動作で脱臼を繰り返して疼痛，脱力感を生じ，思い切った動作ができなくなる．

画像診断

新鮮例では外果後縁の支帯付着部に薄い裂離骨折を伴うことがあり，単純 X 線像は 4 方向を撮影する必要がある(図 4)．空気あるいは造影剤による腱鞘造影では，仮性囊が描出される．

CT では，腱溝形成不全など骨性要素の評価が詳細に行え，最新の CT では腱の描出も可能であるが，身体所見として脱臼が証明できていれば必要性は少ない．

MRI では，剝離した支帯，仮性囊，腱の変性・縦断裂などが観察できるが[6)9)]，Adachi は，仮性囊は手術時に陳旧例の全例に存在していたが，MRI ではその 67％にしか確認できなかったと報告している[9)]．

診　断

徒手的あるいは随意性に皮下の腱脱臼を確認すれば診断は確実である．足関節底屈位で脱力させ，後方から外果に向けて腱を圧迫すると脱臼できる．あるいは抵抗を加えた状態で外がえしを指示して脱臼を誘発させる．新鮮例と一部の陳旧例では脱臼を再現できないこともあり，その場合腱鞘造影や MRI で仮性囊を証明すれば診断できるが，信頼性は必ずしも高くなく，症状と経過から診断せざるを得ないことがある．

治　療

1．保存療法

新鮮例では，ギプス固定を推奨するものが多いが，保存療法では高率に再発している[11)]．一方，福原は，外果先端に腓骨筋腱の外果への乗り上げを防ぐようにパッドを当て，その上から強くテーピングして 4 週間は内返しを禁止すると，早期から荷重を許可しても良好な結果が得られるとしている[12)]．

2．手術療法(図 5)

陳旧例では，その病態から保存療法は無効であり，有症状の場合には手術の適応であることは，諸家の一致するところである．

＜Standard＞　従来行われてきた手術法には，支帯の再建術と腱の骨性制動術があり，骨性制動術には，外果後外側縁に骨性の外側壁を作る方法と，腱の滑走床を陥没させて腱溝を深くする腱溝形成術[11)]がある．いずれの術式も成績は良好とされているが[4)7)13)]，健常組織を制動のために使用することになる．また，支帯再建術では拘縮やひきつれ感を生じること，骨性制動では手技的にある程度の技術と経験が必要で，骨の癒合を待つために日数を要し，移動させた骨の吸収や突出が生ずること，腱溝形成術では腱溝での軋音の発生などの問題がある．近年欧米では，腓骨筋腱を踵腓靱帯の下層に移行する術式や腱溝形成術の報告が多い．

伸筋支帯自体の断裂や付着部の裂離骨折では，損傷部位の修復を行う．また，脱臼再発例では，前回の手術法とは異なる方法での再建が必要である．

＜New trends＞　1985 年に Das De[10)]が提唱した手術法(Das De 法．Singapore operation[14)])は，剝離した支帯を解剖学的に修復して仮性囊を閉鎖するものであり，健常組織を損なわないこと，技術的に容易であることなどから，近年本邦では，新鮮例，反復例を問わず，広く用いられている．Hui

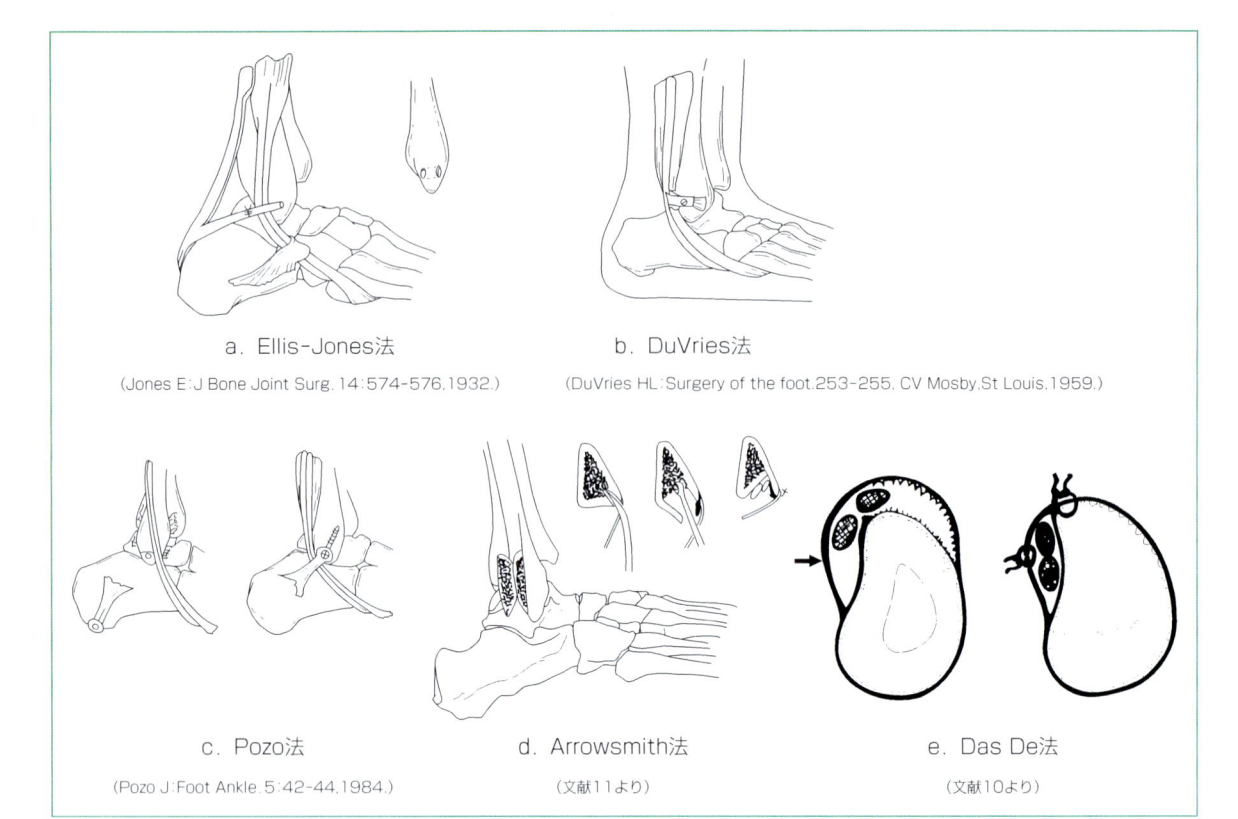

図5 手術法
　a：Ellis-Jones法．アキレス腱の一部を用いた支帯再建法
　b：DuVries法．骨性制動術．外果後外側縁に骨性の外側壁を作成（bone block procedure）
　c：Pozo法．腓骨筋腱を踵腓靱帯の下層に移行（rerouting method）
　d：Arrowsmith法．腱溝を深くする腱溝形成術（groove deepening procedure）
　e：Das De法．支帯の修復術

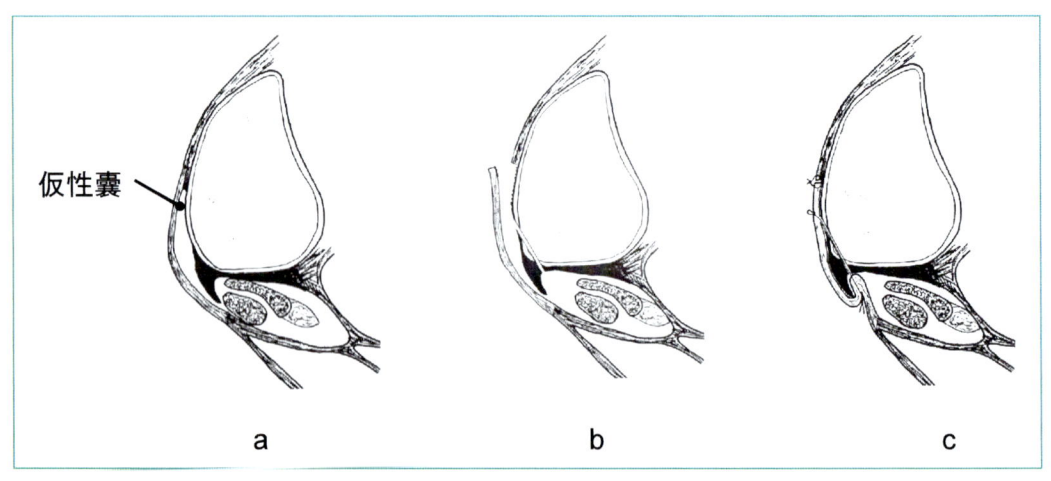

図6 Das De変法
a：外果上に仮性嚢が形成されている．
b：骨膜上で切開して仮性嚢を開放．線維軟骨縁から骨孔を4か所作成．
c：1号PDSで縫合．1つの骨孔に2本の糸を通し，3か所縫合する．結び目は外果上に作らないほうがよい．外果の光沢を帯びている部分を新鮮化し，最後に骨膜を縫合する．

と Das De は長期成績で再脱臼はないとしており[14]，諸家の報告でも再脱臼や亜脱臼，疼痛の遺残などが少数報告されているのみである[5)12)15]．

3．筆者の治療法

＜*Author's recommendation*＞ 新鮮例では，再発する可能性を説明して，了解できるものにはギプス固定による保存療法を行っているが，確実な治癒を希望するものや早期復帰を希望するスポーツ選手には手術を勧めている．手術は，新鮮例，陳旧例を問わず，Das De 法に準じた支帯修復術を第一選択としており，最も生理的で手技も容易な支帯修復術の成績が従来法に増して良好とすれば，他の術式を選択する余地は少ないと考えている．明らかな腱溝低形成例では他の術式の適応もあると考えるが，筆者には該当する症例の経験はない．

1）術　式

Das De 原法は支帯を一時的に切開して，外果後縁部を原位置に縫着して仮性嚢を閉鎖するもので，支帯も一時的に切開する（図 5-e）．筆者は多くの報告と同様に[12)15]，支帯自体は切開することなく，仮性嚢の前方部分で切開して修復している（図 6）．支帯を縫着する際には，腱の滑動が妨げられるほど締めつけないように気をつける．また，頻回に脱臼を繰り返したものでは，腓骨筋腱の変性や縦断裂を生じていることがあり，その場合は腱を縫合し，修復する．

2）後療法

軽度底屈位で 2 週間ギプス固定した後，中間位に戻し，ギプスのまま部分荷重させる．3 週で固定をはずして全荷重歩行を許可する．可動域訓練も行うが，拘縮が問題になることは通常ない．スポーツには 6 週以降から徐々に復帰させる．

（窪田　誠）

文　献

1) Cohen I, Lane S, Koning W：Peroneal tendon dislocations：a review of the literature. J Foot Surg. 22：15-20, 1983.
2) Kumai T, Benjamin M：The histological structure of the malleolar groove of the fibula in man：its direct bearing on the displacement of peroneal tendons and their surgical repair. J Anat. 203(2)：257-262, 2003.
3) Sarrafian SK：Retaining systems and comparements. Anatomy of the foot and ankle：descriptive. topographic, functional, 2nd ed. 124-125, Lippincott, 1993.
4) 岩原寅猪，加藤哲也：習慣性腓骨筋腱脱臼―特に DuVries 手術について―．整形外科．16：222-232, 1965.
5) 窪田　誠，油井直子，田口哲也，田邊登崇ほか：踵骨骨折に伴う腓骨筋腱脱臼の経験．日足外会誌．30：S52, 2009.
6) Rosenberg ZS, Bencardino J, Astion D, Schweitzer ME, et al.：MRI features of chronic injuries of the superior peroneal retinaculum. AJR Am J Roentgenol. 181：1551-1557, 2003.
7) 北田　力，増原建二，高倉義典，山下正道：腓骨筋腱脱臼について．臨整外．12：1140-1152, 1977.
8) Eckert WR, Davis EA Jr.：Acute rupture of the peroneal retinaculum. J Bone Joint Surg Am. 58：670-672, 1976.
9) Adachi N, Fukuhara K, Kobayashi T, Nakasa T, Ochi M：Morphologic variations of the fibular malleolar groove with recurrent dislocation of the peroneal tendons. Foot Ankle Int. 30：540-544, 2009.
10) Das De S, et al.：A repair operation for recurrent dislocation of peroneal tendons. J Bone Joint Surg. 67-B：585-587, 1985.
11) Arrowsmith SR, Fleming LL, Allman FL：Traumatic dislocations of the peroneal tendons. Am J Sports Med. 11：142-146, 1983.
12) 福原宏平：腱の障害．最新整形外科学大系．越智光夫ほか編．399-404, 中山書店，2007.
13) 出口哲也，梶原敏英，辻　美智子，窪田　誠ほか：腓骨筋腱脱臼の治療成績．日足外会誌．21：111-113, 2000.
14) Hui JHP, Das De S, Balasubramanian P：The Singapore operation for recurrent dislocation of peroneal tendons. J Bone Joint Surg. 80-B：325-327, 1998.
15) 富原　朋，金田国一，松浦健司，島田永和：腓骨筋腱脱臼の手術成績―Das De 変法と DuVries 法の比較―．整スポ会誌．24：327-331, 2004.

絵でみる 最新足診療エッセンシャルガイド

② 「足」を治す ＜日常診療でよくみる足関節・足部の外傷＞

5）足関節果部骨折

Key Words

足関節(ankle)，果部骨折(malleolar fracture)，治療(treatment)

足関節果部骨折は，整形外科医が治療する機会が最も多い骨折であり，また変形性足関節症の最大の原因でもある．骨折のメカニズムとそれに基づいた治療原則を正しく理解することが重要である．適応を見極めて手術を行い変形治癒や関節不安定性を起こさないようにすることは最も重要であるが，不必要な治療や内固定を行わないこともまた大切なことである．

Standard

1. 果部骨折の分類法

果部骨折の分類には Lauge-Hansen の分類[1]（表1）と Danis-Weber の分類[2]（図1）があるが，それぞれ長所と短所がある．Lauge-Hansen の分類は骨折の発生機序を説明しているので病態の理解に役立つが，複雑で臨床では使いづらい．一方，Danis-Weber の分類は簡便だが，骨折の機序や損傷順序は説明していない．Lauge-Hansen の分類は時代の変遷とともにその原著の分類[1]とは異なる部分もでてきているが，現在一般的に用いられていると思われるものを示した（表1）．

表1 Lauge-Hansen の分類

回外-内転骨折(supination-adduction)
1. 足関節より遠位での外果骨折あるいは外側靱帯断裂
2. 内果骨折

回外-外旋骨折(supination-external rotation)
1. 前脛腓靱帯断裂あるいは付着部裂離骨折
2. 外果の斜骨折
3. 後脛腓靱帯断裂あるいは後果骨折
4. 内果骨折あるいは三角靱帯断裂

回内-外転骨折(pronation-abduction)
1. 内果骨折あるいは三角靱帯断裂
2. 前脛腓靱帯断裂および後脛腓靱帯断裂あるいはその付着部裂離骨折
3. 足関節より近位での腓骨骨折

回内-外旋骨折(pronation-external rotation)
1. 内果骨折あるいは三角靱帯断裂
2. 前脛腓靱帯断裂あるいは付着部裂離骨折と骨間膜断裂
3. 腓骨高位の骨折
4. 後脛腓靱帯断裂あるいは後果骨折

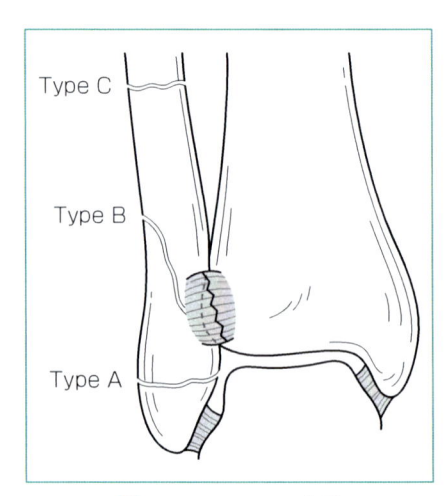

図1 Danis-Weber 分類

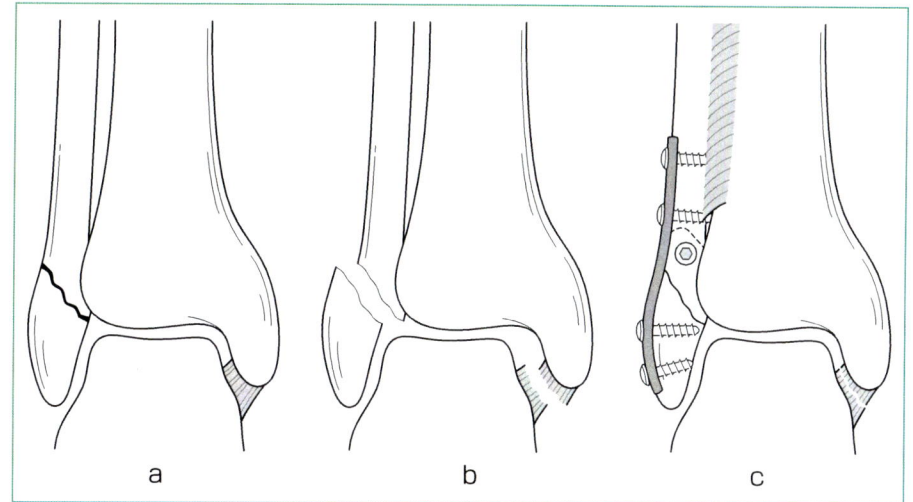

図2
a：外果の単独骨折．治療は4～6週の歩行ギプス固定でよい．
b：内側の損傷（三角靱帯断裂あるいは内果骨折）がある場合の外果骨折は内固定する必要がある．
c：外果のプレート固定

図3
後骨折に対する前方からのスクリュー固定

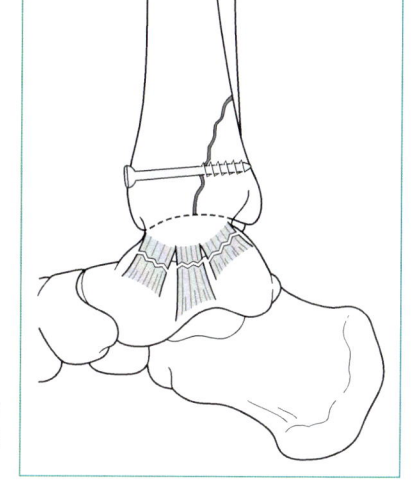

2．部位別の治療指針

1）外果骨折

内側の損傷（内果骨折や三角靱帯断裂）がない外果の単独骨折（図2-a）であれば保存治療が原則である[3)4)]．4～6週の歩行ギプス固定を行う．内側の損傷（三角靱帯断裂あるいは内果骨折）がある場合の外果骨折（図2-b）は内固定する必要がある．足部を回外させて斜骨折を整復し，スクリューで固定したうえでプレートで補強する（図2-c）．

2）後果骨折

内側と外側を固定すれば原則として後果の内固定は不要とされている[5)]．しかし側面画像で後果骨片が関節面の25％以上を占める場合，内固定が必要であるとの考え方もある[6)]．スクリューは前方の小切開を用いて，前方から固定する方法が標準的とされている（図3）．

3）内果骨折

内果の単独骨折で転位のない場合は4～6週のギプス固定で治療するが[7)]，単独骨折でも転位が大きい場合は手術も考慮する．外果骨折に合併する内果骨折は手術が必要である．骨片が大きい場合（supracollicular fracture）と小さい場合（anterior colliculus fracture）がある[8)]（図4）．大きい場合は海綿骨用スクリュー2本で固定するが（図4-a），後方のスクリュー挿入時に後脛骨筋腱を損傷したり，スクリューヘッドが腱に接触しないように気をつける[9)]．骨片が小さかったり骨粗鬆性変化のある場合は，スクリューを用いると骨片が割れやすいので，テンションバンド法で固定する（図4-b）．

4）三角靱帯断裂

内側の損傷が骨折ではなく三角靱帯断裂の場合（図2-b），外果を固定すれば三角靱帯断裂は観血的に縫合する必要はない[10)11)]（図2-c）．

5）脛腓間結合より近位の腓骨骨折

この部位の骨は細いうえに，第三骨片を有する場合もあるため正確な整復が困難なことがある．骨膜の剥離は最小限にして，慎重に整復してプレート固定を行う（図5-a）[12)]．腓骨が短縮したり外旋した状態で治癒すると距骨が外側に変位してしまうため（図5-b），この部位の変形治癒は足関節骨折後の関節症の大きな原因の1つである．

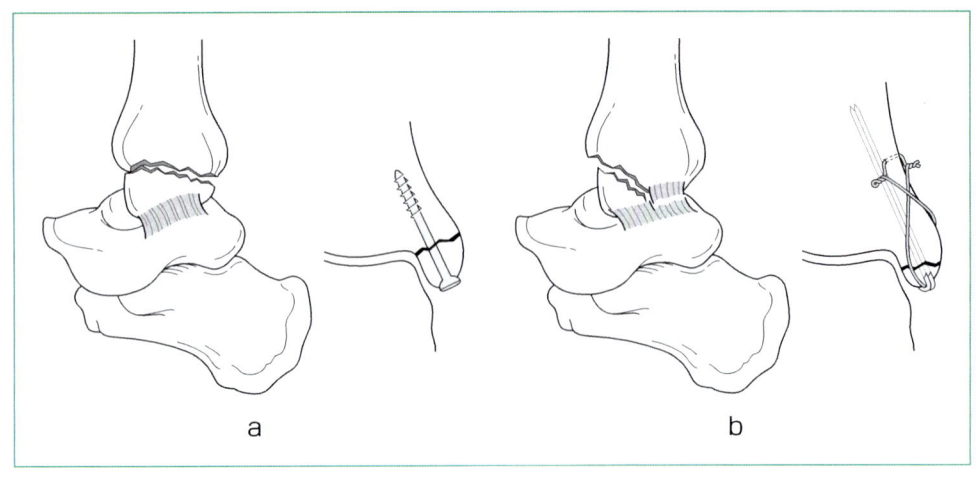

図4 内果骨折の病態と固定法
a：Supracollicular fracture. 三角靱帯はすべて骨片に付着している．
海綿骨用スクリューで固定する．
b：Anterior colliculus fracture. 三角靱帯深層は断裂している．骨片
はテンションバンド法で固定する．

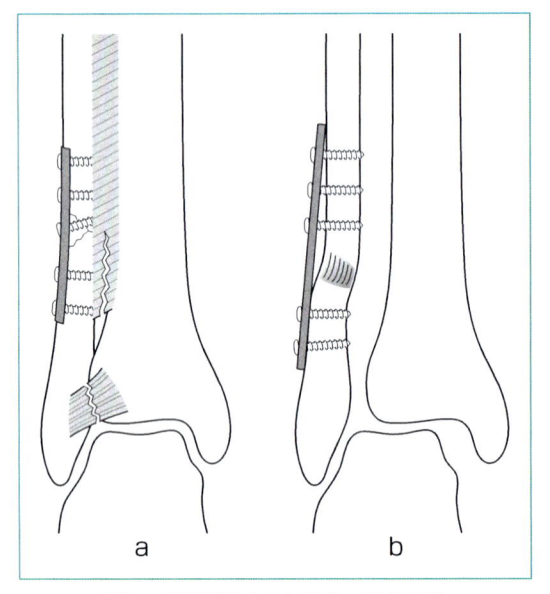

図5 脛腓間結合より近位の腓骨骨折
a：骨膜の剥離は最小限にして，慎重に整復してプレート固定を行う．
b：この部位の変形治癒により距骨は外側に変位し，変形性関節症を起こす．

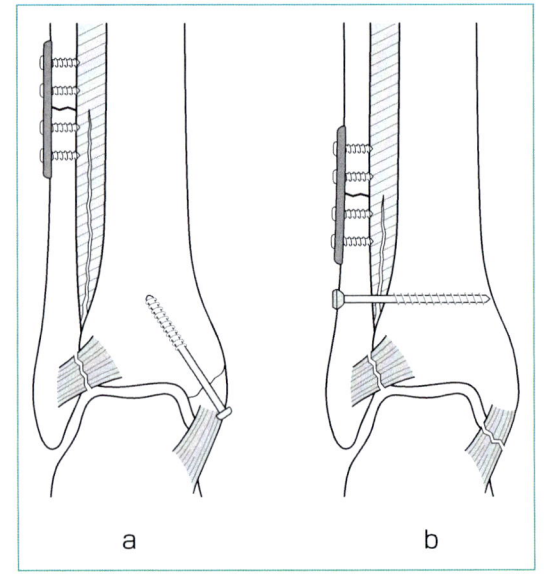

図6 脛腓間結合スクリューの適応
a：内側が内果骨折の場合は脛腓間スクリュー不要
b：内側が三角靱帯断裂の場合は，腓骨骨折が関節から4.5cmより近位の場合のみ脛腓間結合スクリューを使う．

6）脛腓間結合の不安定性

脛腓間結合スクリューは後に抜去する必要があり，折損などの合併症も稀にあるので，その適応は本来明確でなければならない．Boden[13]の指針が大まかな目安となる．内側の損傷様式によって治療方法が異なる（図6）．内側が内果骨折の場合には内果を内固定すれば三角靱帯は温存されて距骨は安定し，さらに脛腓間結合も安定するために原則として脛腓間結合スクリューは不要である．内側が三角靱帯断裂の場合，腓骨の骨折が関節面から4.5cmより近位にある場合にのみ脛腓間結合スクリューで固定する[14)15)]．足関節の近位2～4cmの高さで，足関節は中間位で皮質骨用スクリュー1本で固定する[16)17)]．

しかし骨折の高さと骨間膜の断裂の高さが必ずしも相関しないことや[18)]，内果の骨片が小さい場

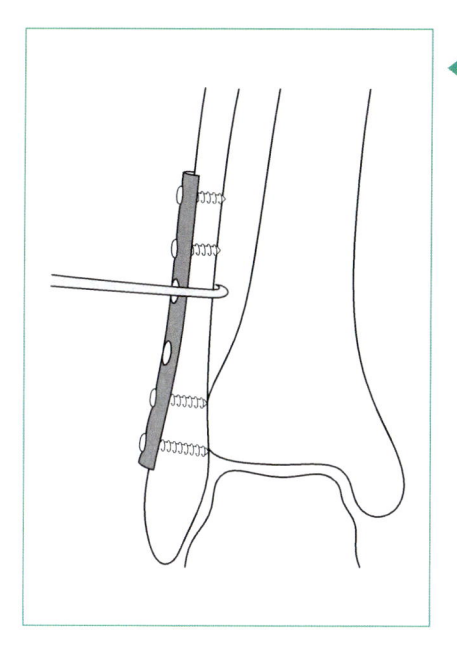

図7 Hook test による術中の脛腓間結合不安定性の評価

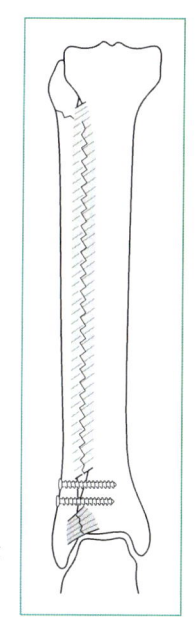

図8 Maisonneuve 骨折に対する脛腓間結合のスクリュー固定

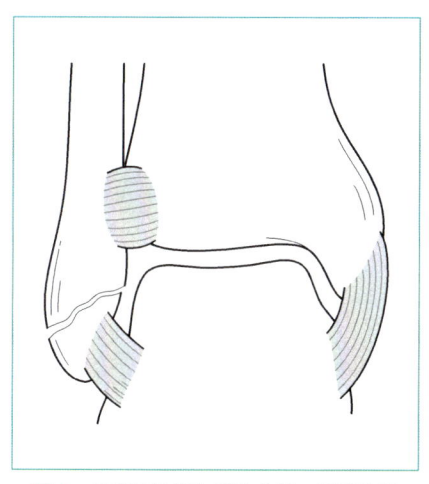

図9 足関節外側靱帯付着部の裂離骨折は，Lauge-Hansen の分類では回外-内転骨折の stage 1 であり，保存治療を行う．

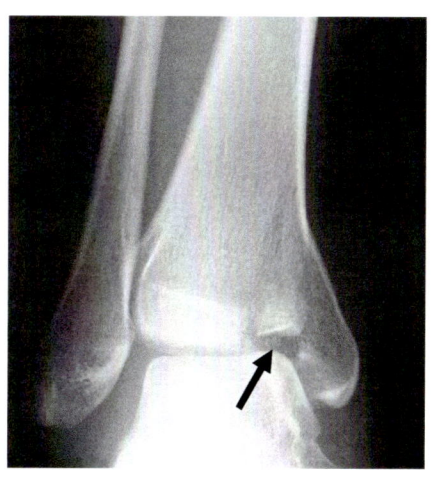

図10 Lauge-Hansen の回外-内転骨折 stage 2 は関節面の圧潰を伴うことも多い．

合（anterior colliculus fracture）には三角靱帯の深層は断裂しているなどの理由により[8]（図 4-b），Boden の基準が当てはまらないこともある．このため術中の不安定性の評価（hook test）が重要であるという考えもある（図 7）[19)20)]．Boden の基準により脛腓間結合スクリュー固定が不要と判断されたにもかかわらず，健側と比べて脛腓間結合が離開している場合はスクリュー固定を追加するが，これは腓骨骨折の整復が不十分であることに起因することが多いので，腓骨の整復の良否をもう一度確認する．

7）Maisonneuve 骨折

腓骨骨折が下腿近位で発生している骨折で，見逃されやすい．足関節の X 線写真で脛腓間結合が離開しているにもかかわらず腓骨骨折が認められない場合にはこの損傷を疑い，必ず下腿全長撮影を行う．脛腓間結合をスクリューで固定し，腓骨骨折そのものは整復固定しない[21]（図 8）．

8）回外-内転骨折（Supination-Adduction）

Stage 1 は足関節外側靱帯断裂あるいはその付着部の裂離骨折であり（図 9），保存治療（短期ギプスあるいは装具固定）でよい．Stage 2 は関節面

5）足関節果部骨折　　105

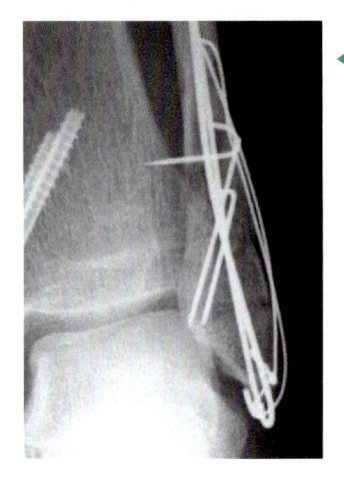

◀図11
骨粗鬆症性変化が強く粉砕している場合の骨折では，このようにワイヤーでようやくまとまるものもある．外固定と免荷の期間を長くする．

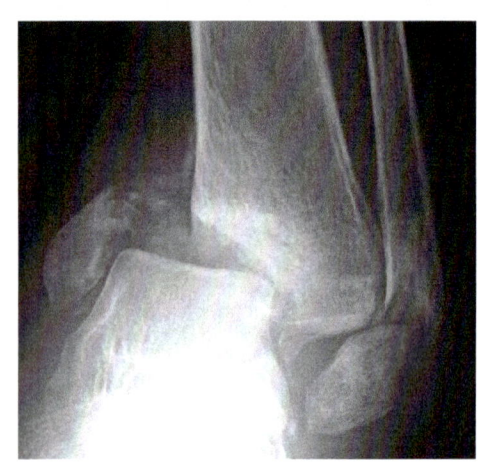

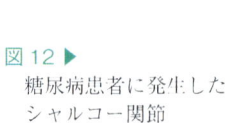

図12▶
糖尿病患者に発生したシャルコー関節

の圧潰を伴うことも多く（図10）．Orthopaedic Trauma Associationの分類[22]では果部骨折ではなく脛骨遠位端骨折に分類されている．スクリュー固定をするが，時に圧潰部に骨移植が必要である．いずれにしてもLauge-Hansenの回外-内転骨折は，stage 1, stage 2ともに果部骨折として分類すべきかには疑問がある．

3．合併疾患の問題

1）骨粗鬆症

スクリューが効かずに強固な固定ができないことがしばしばある．このような場合はテンションバンド法で慎重にまとめ，外固定と免荷の期間を長くする（図11）．

2）糖尿病

感染などの合併症のリスクが高く[23]，また初診時にすでにシャルコー関節になっており（図12），関節固定術にせざるをえない場合もある．

4．手術後療法

手術後療法についてのエビデンスは少なく，以下は筆者の考えである．骨折の型に応じた後療法が必要である．一般に4～6週はギプス装着下での荷重が望ましい．ただし三角靱帯損傷がなく，内果が強固に固定されていれば早期の可動域訓練は始めてよい．三角靱帯損傷がある場合はこれが修復する3週程度は可動域訓練は控えたほうがよいと思われる．また大きな後果骨片がある場合には早期の荷重は控える．脛腓間結合スクリューを用いた場合，3週で部分荷重を開始して8週で全荷重を許可する．スクリューは術後8週で局所麻酔下に抜去する．スクリューを抜去するまでは必ずギプス装着下に歩行させる．

New trends

1．骨折の発生機序と新たな骨折分類法

骨折の発生機序の再検討がなされ，ほとんどすべての果部骨折は回内位で発生しうること，また骨折の型は受傷時の足部の肢位の違い（supinationかpronationか）ではなく，受傷時に足関節にかかる外旋モーメントと外転モーメントの割合の違いによることが示された[24]．すなわち足関節果部骨折は，主に外旋骨折と外旋-外転骨折の2つの型に分類しうると考えられる（図13）．

2．三角靱帯断裂の診断

骨折が外果単独の場合，三角靱帯が温存されていれば保存療法でよいが，三角靱帯断裂を合併していれば外果の内固定が必要である（ただし前述のように三角靱帯の縫合は必要ない）．このため三角靱帯断裂の診断は極めて重要である．重力ストレス撮影[25)26)]（図14）はその診断に有用であり，medial clear spaceが4 mmを超える場合で陽性である．ストレス撮影ではじめて三角靱帯断裂が診断されることは少なくない（図15）．X線写真上，外果の単独骨折しか見られない場合には必ず重力ストレス撮影を行い，三角靱帯断裂の有無を確認したうえで治療方針を決定する（図16）．

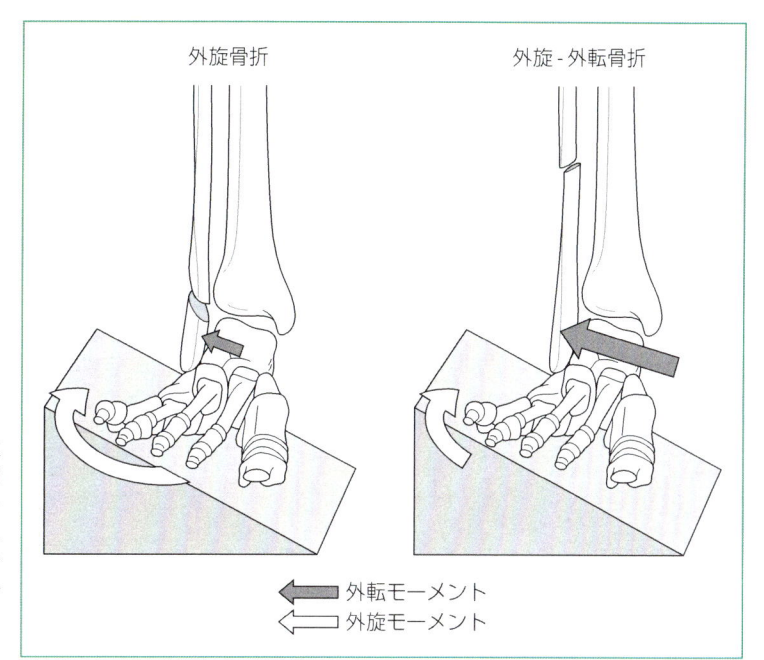

図 13
ほとんどの果部骨折は回内位で発生しうる．骨折の型は受傷時に足関節にかかる外旋モーメントと外転モーメントの割合の違いによる．これにより足関節果部骨折は，主に外旋骨折と外旋-外転骨折の2つの型に分類しうる．

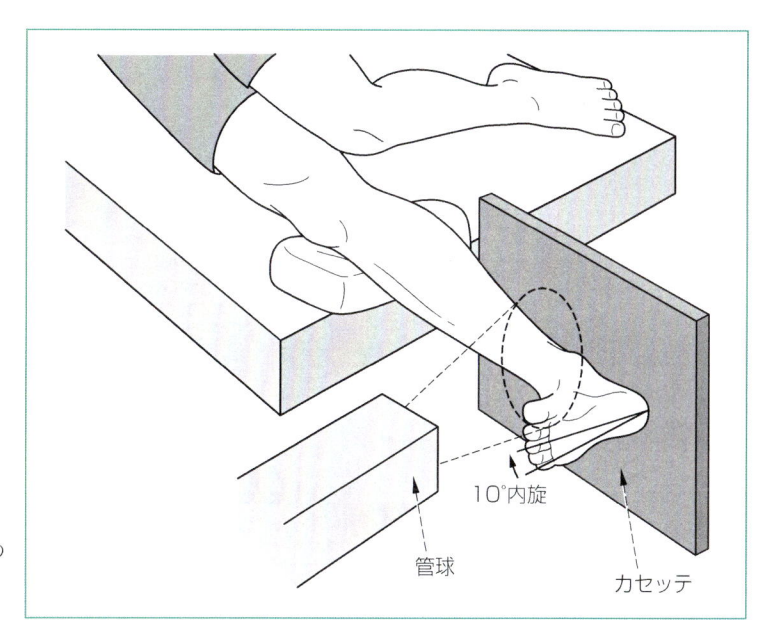

図 14
三角靱帯断裂診断のための重力ストレス撮影の手技

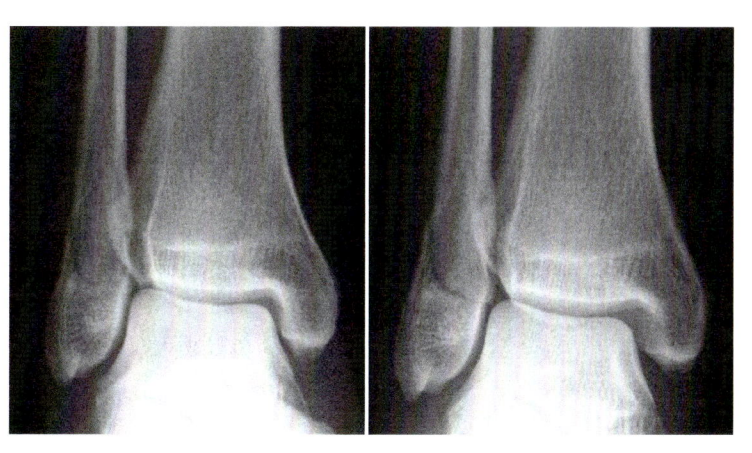

図 15
重力ストレス撮影による三角靱帯断裂診断
a：ストレスなしでの X 線写真
b：重力ストレス下の X 線写真
Medial clear space が 4 mm を超える場合で陽性である．

5) 足関節果部骨折

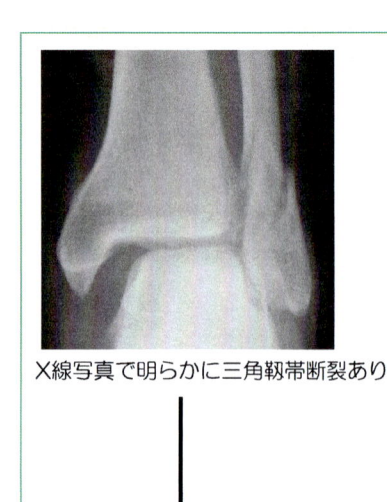

図16
X線上骨折が外果単独の場合の診断と治療の流れ

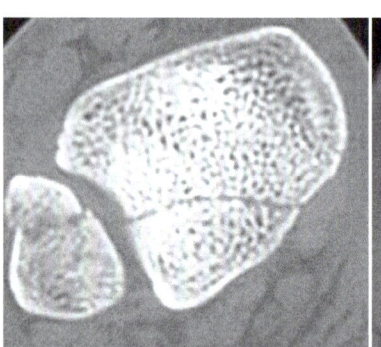

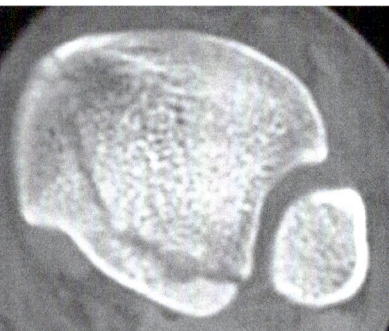

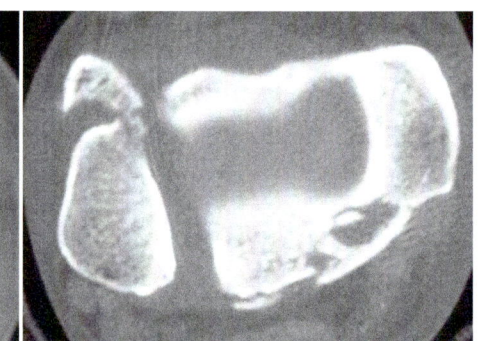

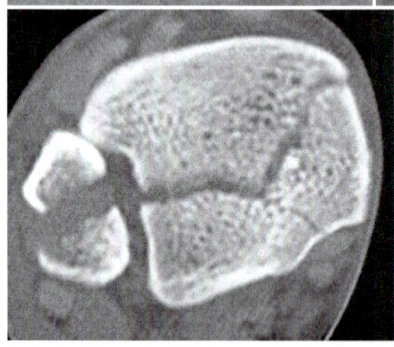

図17
CT画像からみた後果骨折の形態
（文献27より引用）
a：Posterolateral-oblique type
b：Medial-extension type
c：Small shell type の3つに分類される．
d：Medial-extension type では骨片は内側と外側の2つの骨片に分かれることが多い．

3．後果骨折の病態

CT画像では後果骨折は posterolateral-oblique type（図17-a），medial-extension type（図17-b），small shell type（図17-c）の3つのタイプに分類される[27]．Medial-extension type では骨片は内側と外側の2つ骨片に分かれることが多い（図17-d）．内果にまで達する後果骨折（medial-extension type）の頻度は後果骨折全体の約20%で従来考えられているよりも高く，この中には内果全体に及ぶものも存在する．後果骨折の骨折線は多様であるため，その形態を十分に把握するためには術前のCT撮影も考慮すべきである．

4．後果骨折と脛腓間結合スクリュー固定の適応

脛腓間結合損傷と骨間膜損傷があり，なおかつ後果骨折を合併する場合，後果骨片には後下脛腓

		Stage 1	Stage 2	Stage 3	Stage 4
外旋骨折	損傷部位	前脛腓靱帯断裂	Stage 1＋外果斜骨折	Stage 2＋後果骨折または後脛腓靱帯断裂	Stage 3＋内果骨折または三角靱帯断裂
	治療方針	保存	保存	手術	手術
	治療の概略	短期外固定と装具療法	4～6週の歩行ギプス固定	内側と外側を固定し、術中側面X線写真で後果の転位がなければ後果は通常固定しない	内果はスクリューあるいはTension band法で固定
	注意点		重力ストレス撮影で三角靱帯断裂があれば、Stage 4となり手術適応となる	術前にCT撮影を行い、内果に至る大きい後果骨片があれば固定	この型の骨折には脛腓間結合スクリューは不要
外旋-外転骨折	損傷部位	内果骨折	Stage 1＋前脛腓靱帯断裂	Stage 2＋腓骨骨折	Stage 3＋後果骨折あるいは後脛腓靱帯断裂
	治療方針	保存あるいは手術	保存あるいは手術	手術	手術
	治療の概略	4～6週の歩行ギプス固定 転位があればスクリュー固定	4～6週の歩行ギプス固定 内果骨折の転位があればスクリュー固定	内側が内果骨折の場合は脛腓間結合スクリューは不要 内側が三角靱帯断裂の場合、腓骨の骨折が関節面から4.5cmより近位にある場合にのみ脛腓間結合スクリューで固定	内側と外側を固定し、術中側面X線写真で後果の転位がなければ固定しない
	注意点		稀な損傷 Maisonneuve骨折の鑑別		術前にCT撮影を行い、内果に至る骨片があれば固定

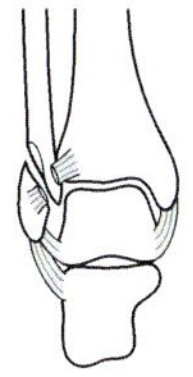

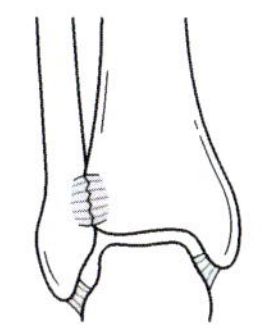

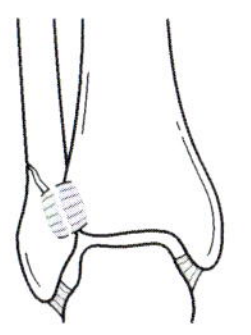

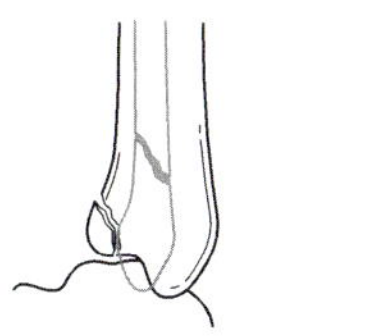

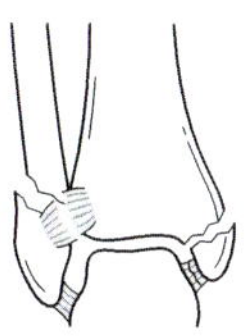

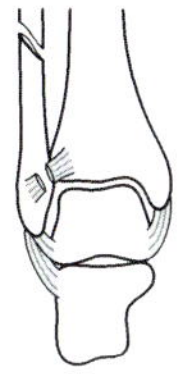

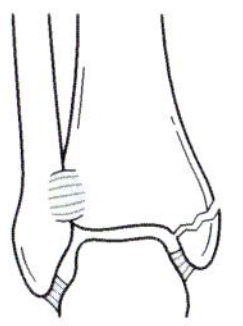

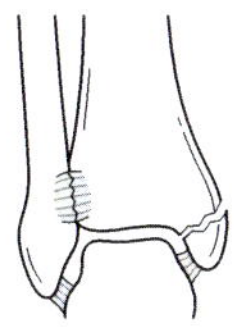

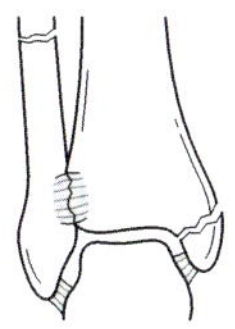

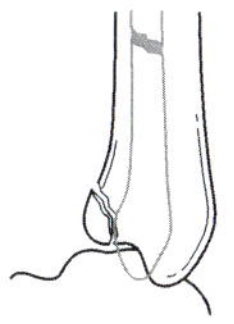

図18 果部骨折の治療の流れ

靱帯が付着しているため，後果骨片を固定することにより脛腓間結合が安定する．このため脛腓間結合スクリュー固定を行うかわりに，たとえ小さくても後果骨片を固定することにより脛腓間結合を安定化させるという考え方が出てきている[28]．

Author's recommendation

Standard のセクションでは各損傷部位の個別の治療についての標準的手技を述べたが，治療に当たっては骨折の発生機序に基づいて治療法を理解・整理することが重要である．図18に治療の要点を示す．外旋骨折は従来の回外-外旋骨折（Lauge-Hansen）あるいはtype B（Danis-Weber），外旋-外転骨折は従来の回内-外旋骨折あるいはtype Cと考えて差し支えない．

（原口直樹）

文献

1) Lauge-Hansen N : Fractures of the ankle. II. Combined experimental-surgical and experimental-roentgenologic investigations. Arch Surg. 60 : 957-985, 1950.
2) Weber BG : Die verletzungen des oberen sprunggelenkes. Bern : Huber ; 1966.
3) Kristensen KD, Hansen T : Closed treatment of ankle fractures. Stage II supination-eversion fractures followed for 20 years. Acta Orthop Scandinavica. 56 : 107-109, 1985.
4) Bauer M, Jonsson K, Nilsson B : Thirty-year follow-up of ankle fractures. Acta Orthop. Scandinavica.

56：103-106, 1985.
5) Harper MC, Hardin G：Posterior malleolar fractures of the ankle associated with external rotation-abduction injuries. Results with and without internal fixation. J Bone Joint Surg Am. 70：1348-1356, 1988.
6) McDaniel WJ, Wilson FC：Trimalleolar fractures of the ankle. An end result study. Clin Orthop Relat Res. 122：37-45, 1977.
7) Herscovici D Jr, Scaduto JM, Infante A：Conservative treatment of isolated fractures of the medial malleolus. J Bone Joint Surg Br. 89(1)：89-93, 2007.
8) Tornetta P 3rd：Competence of the deltoid ligament in bimalleolar ankle fractures after medial malleolar fixation. J Bone Joint Surg Am. 82：843-848, 2000.
9) Femino JE, Gruber BF, Karunakar MA：Safe zone for the placement of medial malleolar screws. J Bone Joint Surg Am. 89(1)：133-138, 2007.
10) Stromsoe K, Hoqevold HE, Skjeldal S, Alho A：The repair of a ruptured deltoid ligament is not necessary in ankle fractures. J Bone Joint Surg Br. 77：920-921, 1995.
11) Zeegers AV, van der Werken C：Rupture of the deltoid ligament in ankle fractures：should it be repaired? Injury. 20(1)：39-41, 1989.
12) Siegel J, Tornetta P 3rd：Extraperiosteal plating of pronation-abduction ankle fractures. J Bone Joint Surg Am. 89(2)：276-281, 2007.
13) Boden SD, Labropoulos PA, McCowin P, Lestini WF, Hurwitz SR：Mechanical considerations for the syndesmosis screw. A cadaver study. J Bone Joint Surg Am. 71(10)：1548-1555, 1989.
14) Yamaguchi K, Martin CH, Boden SD, Labropoulos PA：Operative treatment of syndesmotic disruptions without use of a syndesmotic screw：a prospective clinical study. Foot Ankle Int. 15(8)：407-414, 1994.
15) Chissell HR, Jones J：The influence of a diastasis screw on the outcome of Weber type-C ankle fractures. J Bone Joint Surg Br. 77(3)：435-438, 1995.
16) van den Bekerom MP, Hogervorst M, Bolhuis HW, van Dijk CN. Operative aspects of the syndesmotic screw：review of current concepts. Injury. 39(4)：491-498, 2008.
17) Bragonzoni L, Russo A, Girolami M, Albisinni U, Visani A, Mazzotti N, Marcacci M：The distal tibiofibular syndesmosis during passive foot flexion. RSA-based study on intact, ligament injured and screw fixed cadaver specimens. Arch Orthop Trauma Surg. 126(5)：304-308, 2006.
18) Nielson JH, Gardner MJ, Peterson MG, Sallis JG, Potter HG, Helfet DL, Lorich DG：Radiographic measurements do not predict syndesmotic injury in ankle fractures：an MRI study. Clin Orthop Relat Res. Jul(436)：216-221, 2005.
19) Stoffel K, Wysocki D, Baddour E, Nicholls R, Yates P：Comparison of two intraoperative assessment methods for injuries to the ankle syndesmosis. A cadaveric study. J Bone Joint Surg Am. 91(11)：2646-2652, 2009.
20) van den Bekerom MP, Haverkamp D, Kerkhoffs GM, van Dijk CN：Syndesmotic stabilization in pronation external rotation ankle fractures. Clin Orthop Relat Res. 2009 Apr 2.[Epub ahead of print]
21) Sproule JA, Khalid M, O'Sullivan M, McCabe JP：Outcome after surgery for Maisonneuve fracture of the fibula. Injury. 35(8)：791-798, 2004.
22) Fracture and dislocation compendium：Orthopaedic trauma association committee for coding and classification. J Orthop Trauma. 10 Suppl 1：v-ix, 1-154, 1996.
23) SooHoo NF, Krenek L, Eagan MJ, Gurbani B, Ko CY, Zingmond DS：Complication rates following open reduction and internal fixation of ankle fractures. J Bone Joint Surg Am. 91(5)：1042-1049, 2009.
24) Haraguchi N, Armiger RS：A new interpretation of the mechanism of ankle fracture. J Bone Joint Surg Am. 91(4)：821-829, 2009.
25) Schock HJ, Pinzur M, Manion L, Stover M：The use of gravity or manual-stress radiographs in the assessment of supination-external rotation fractures of the ankle. J Bone Joint Surg Br. 89(8)：1055-1059, 2007.
26) Gill JB, Risko T, Raducan V, Grimes JS, Schutt RC Jr：Comparison of manual and gravity stress radiographs for the evaluation of supination-external rotation fibular fractures. J Bone Joint Surg Am. 89(5)：994-999, 2007.
27) Haraguchi N, Haruyama H, Toga H, Kato F：Pathoanatomy of posterior malleolar fractures of the ankle. J Bone Joint Surg Am. 88(5)：1085-1092, 2006. Erratum in：J Bone Joint Surg Am. 88(8)：1835, 2006.
28) Miller AN, Carroll EA, Parker RJ, Helfet DL, Lorich DG：Posterior Malleolar Stabilization of Syndesmotic Injuries is Equivalent to Screw Fixation. Clin Orthop Relat Res. 2009 Oct 2.[Epub ahead of print]

絵でみる 最新足診療エッセンシャルガイド

② 「足」を治す ＜日常診療でよくみる足関節・足部の外傷＞

6）踵骨骨折

Key Words

踵骨骨折（fracture of the calcaneus），舌状骨折（tongue type fracture），関節面陥凹型骨折（joint depression type fracture）

はじめに

1980年代まで踵骨骨折治療の標準は非手術的治療であった．1990年代に入り，軟部組織損傷が回復するまで待機し，拡大外側進入で手術を行う方法[1)2)]が広まった．その後，手術的治療と非手術的治療の比較研究がなされ，労災補償を受けていなければ手術的治療の成績が良く，補償を受けていると成績に差がない，という結果[3)]は衝撃的であった．手術的治療の合併症は表層感染（16％），深部感染（5％），非手術的治療の合併症は二期的に関節固定術を要すること（16％）である[4)]．一期的に整復内固定をしないと二期的手術が必要となるリスクが高い症例で，かつ手術合併症のリスクが低いものだけを抽出し，上手な手術を行うのがベストの治療であろう．

治療法の選択

一般に踵骨関節内骨折の手術適応は後距踵関節面の3mm以上のstep-offとされている．しかし整復すべき要素として他に横径の拡大（腓骨筋炎のリスク），体部の内反とそれに随伴する踵骨全体の減高（遺残疼痛のリスク）がある[5)]．一般に関節内step-offと横径拡大は手術で整復しやすいが，体部の内反の整復は難易度が高い．これら三要素を勘案した手術適応は標準化されていないので，転位の程度，手術合併症のリスク，術者の技量（己の技術で整復可能かどうか）から総合的に手術適応を決定せざるを得ない．

骨折の分類法がいくつか提唱されているが，基本的にはtongue typeとjoint depression typeの区別[6)]が重要である．前者は経皮的手技で整復固定が可能であり，後者は観血的整復が必要だからである．

Tongue type

1．手術法

アキレス腱付着部付近と関節面が一体となっている（図1）ので，経皮的に挿入したピンによる整復が可能である．整復後はそのままピンで固定する方法とcannulated screwで固定する方法[7)]（図2）があるが大した優劣はない．

受傷後早期に行っても皮膚合併症のリスクは小さいが，もし観血的整復に移行する可能性があるならば腫脹が軽減するまで待機する．

2．注意点

舌状骨片に含まれる後距踵関節面の面積は症例により異なる．関節面全体が転位していれば整復は容易だが，関節面の一部が転位している場合には整復用ピンを正確に転位骨片内に挿入しないと整復できない（図3）．

Tongue typeでも著しい横径拡大を伴い，後に

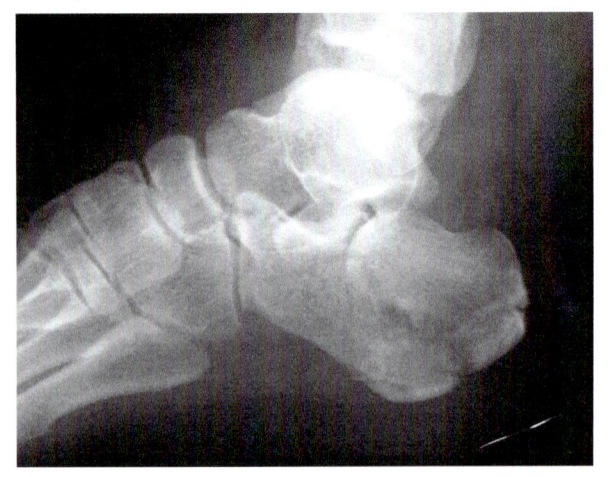

図1 Tongue type 骨折
アキレス腱付着部付近と後距踵関節面が単一の骨片となっている．

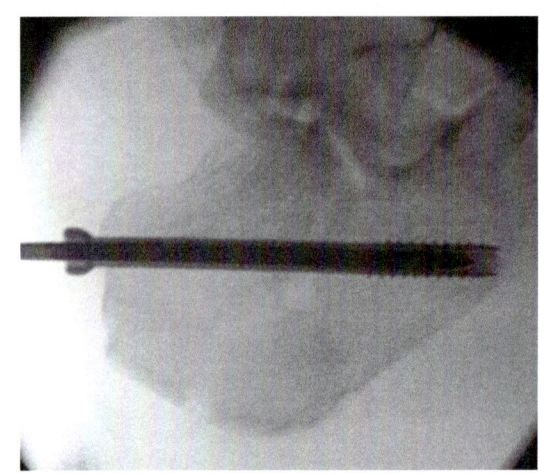

図2 経皮的整復固定
径3〜4 mm のピンで整復した後，新たに刺入したガイドワイヤに沿って 6.5 mm cannulated screw を挿入したところ．粉砕の程度により踵立方関節をまたいだ固定を行う．

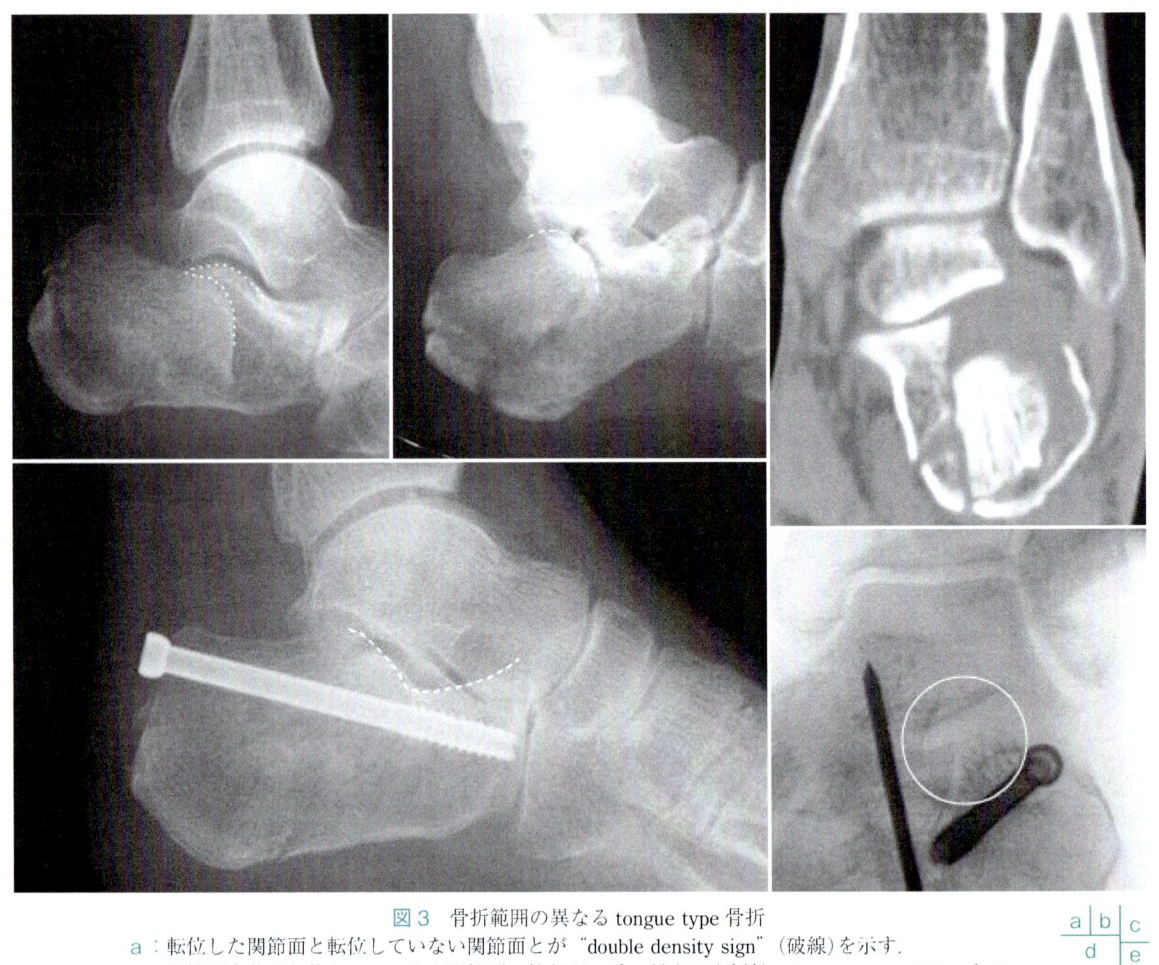

図3 骨折範囲の異なる tongue type 骨折
a：転位した関節面と転位していない関節面とが "double density sign"（破線）を示す．
b：関節面全体が転位しているため関節面の輪郭が一重に見える（破線）．Sanders type ⅡC である．
c：a の症例の CT 冠状断像．関節面の外側 2/3 が陥没している（Sanders type ⅡB）．
d：同症例の整復固定後．関節面の輪郭が一重になり，Gissane 角（破線）が回復している．
e：同症例の術中透視 Broden 像．関節面の段差がなくなっている（円内）．整復用のピンが矢状面に走る骨折線を貫いてしまうと整復できない．

a	b	c
d		e

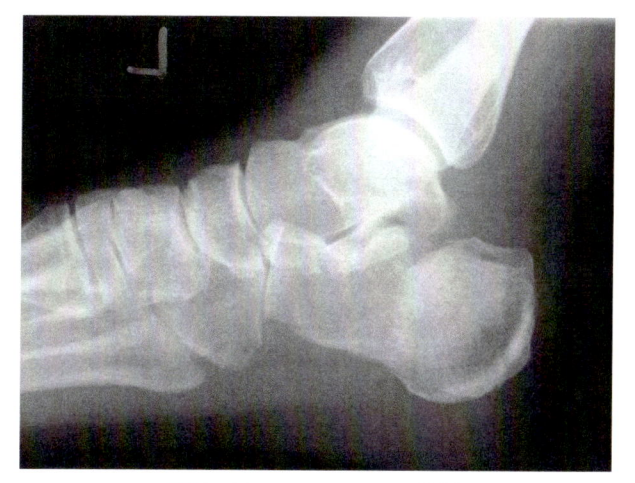

図4 Joint depression type 骨折
関節面骨片のみが陥入している．

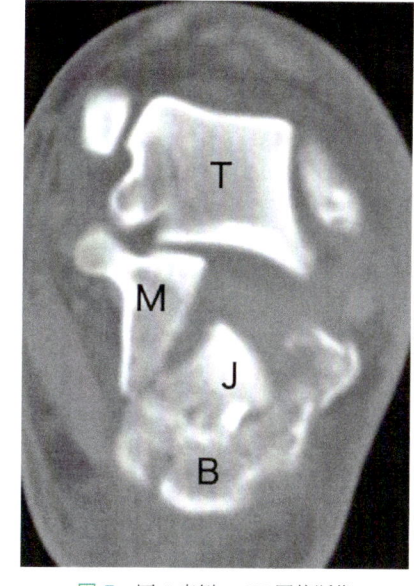

図5 図4症例のCT冠状断像
T：距骨
M：内側骨片．載距突起を含む．
J：関節面骨片．軟部組織の付着はない．
B：体部（踵骨隆起）骨片．内反転位している．

腓骨筋腱刺激症状を起こす可能性が高いと判断すれば観血的整復を考慮する．

Joint depression type

1．特　徴

後距踵関節面が単独で陥入する（図4）．陥入した骨片には軟部組織が付着していないので，closed reduction は不可能である（図5）．

2．手術の実際

1）時　期

足部の腫脹が軽減して「しわ」が出現するまで手術を行ってはならないということは今や常識であろう．

2）体位と進入法

患側上の側臥位で，術中透視が可能なようにする．L字型の皮切を用いた拡大外側進入法[2]が標準である．

3）関節面の整復

踵骨の外側壁が割れていれば骨折線を利用して，割れていなければ骨切りして翻転し，落ち込んだ後距踵関節外側部分をいったん取り出す．載距突起を含む内側骨片は距骨との関係を保っていることが多い．内側骨片の一部である後距踵関節内側部分に外側部分を合わせてワイヤで仮固定する．透視または術中X線で整復位が良ければラグスクリューで固定する．関節面骨片を整復すると，当然骨片の下方に空隙ができる．しかしこの部位はもともと骨梁が疎な部分であるので，ここに自家骨や人工骨を充填することの必要性については議論がある．

4）体部骨片の整復固定

解剖学的には「踵骨隆起骨片」と呼ぶのが正しいが，ここでは便宜上「体部骨片」と呼ぶ．体部骨片は矢状面で前下がりに回転し，冠状面で内反変形していることが多い．太いピンを後方から前方に向けて1本，外側から内側に向けて1本刺入し，2本のピンで整復するのが最も容易である．数本のワイヤで仮固定したら透視の側面像でBöhler角とGissane角の改善を，Broden像で後距踵関節面の段差がないことを確認する．整復位が良ければ，翻転してあった外側壁を元に戻してプレート固定する（図6，7）．

5）後療法

術創の治癒状況を見つつ，痛みに応じて足部の可動域訓練を開始する．早期全荷重に耐える固定を行うことは不可能なので術後6週は5〜10kgの部分荷重とするが，免荷歩行がうまくできない症例では後足部免荷装具を作成する．

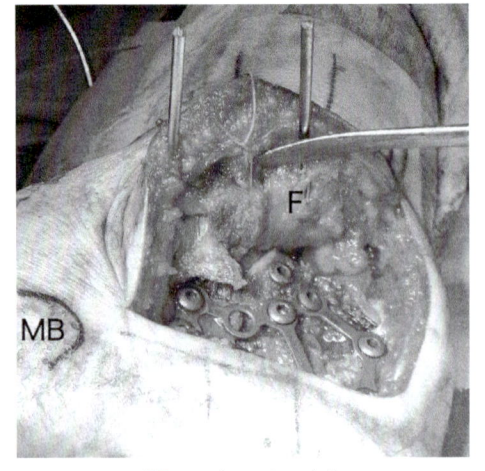

図6　プレート固定後
MB：第5中足骨底
F：腓骨先端．腓骨と距骨頸部にスタインマンピンを刺入して皮弁の翻転を維持している．関節面骨片をラグスクリューで固定した後に，体部骨片を整復してプレート固定した．

図7 ▶
術後X線
　a：側面像．Böhler角とGissane角が改善している．
　b：Broden像（斜位像）．関節面に段差はない．術中透視ではこの像で足関節を底背屈することで，関節面の異なる部分を観察可能である．この他軸写像を撮影してスクリュー長を確認する．

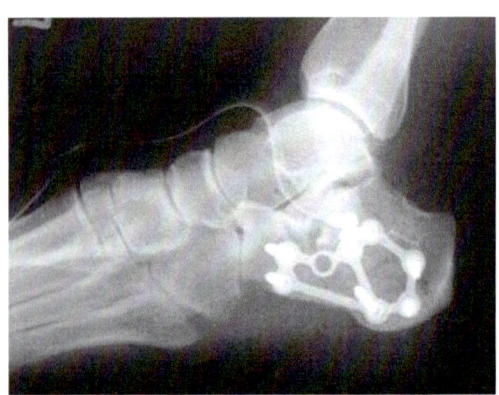

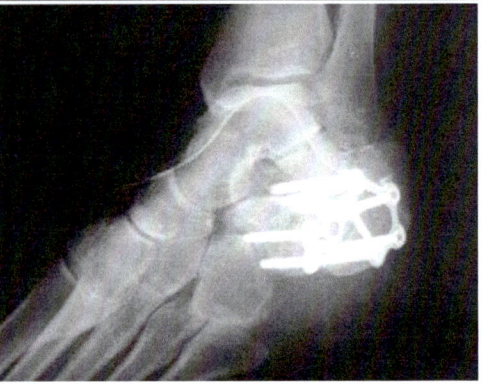

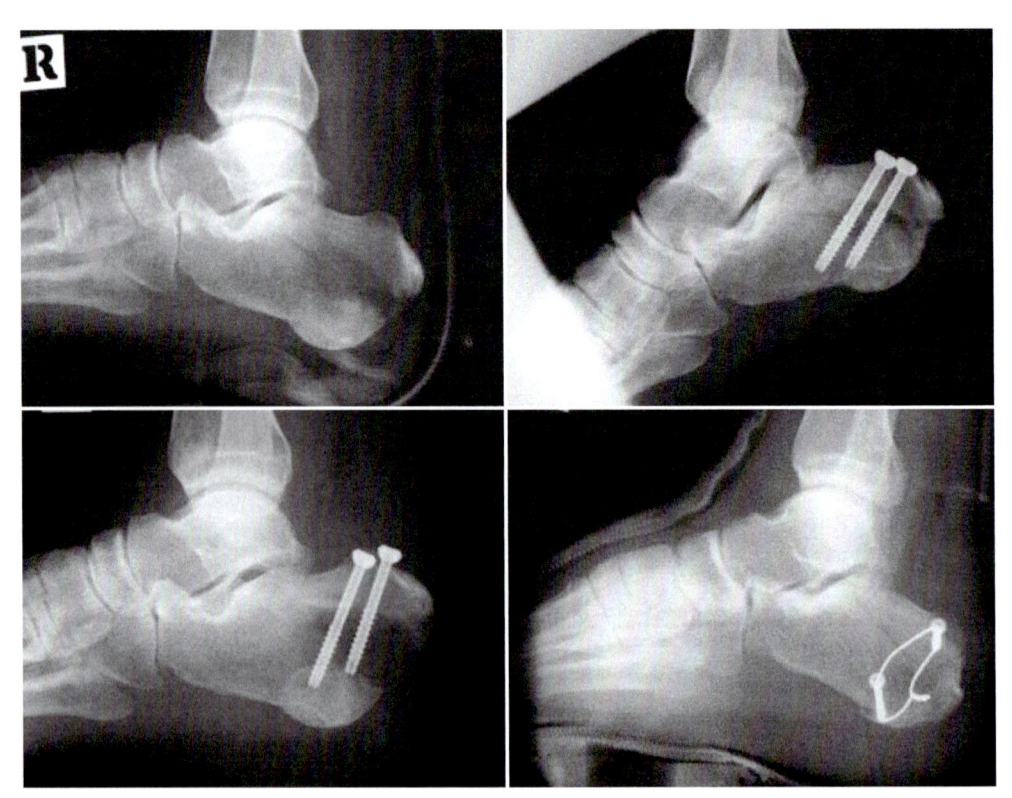

図8　嘴状骨折
　a：関節面付近が支点，アキレス腱付着部が力点となり，踵骨隆起が嘴状に開いている．
　b：他医でラグスクリュー固定が行われた．
　c：再転位し，嘴が術前より開いている．
　d：別の症例．2本のcannulated screwをsoft wireで締結してある．

嘴状骨折

Tongue type 骨折と一見似て非なる嘴状骨折というものがある．この骨折は頻度こそ低いが，安易にラグスクリュー固定を行うと失敗する可能性がある(図8)．Tongue type 骨折はアキレス腱付着部付近が支点，後距踵関節面が力点となってできた骨折であるのに対し，嘴状骨折はアキレス腱付着部が力点となって生じた骨折である．したがってアキレス腱の強力な牽引力に対抗できる固定法を工夫して行う必要がある[8]．

〈小林　誠〉

参考文献

1) Sanders R, Fortin P, DiPasquale T, et al.：Operative treatment in 120 displaced intraarticular calcaneal fractures. Results using a prognostic computed tomography scan classification. Clin Orthop Relat Res. 290：87-95, 1993.
2) Eastwood DM, Langkamer VG, Atkins RM：Intra-articular fractures of the calcaneum. Part Ⅱ：Open reduction and internal fixation by the extended lateral transcalcaneal approach. J Bone Joint Surg Br. 75：189-195, 1993.
3) Buckley R, Tough S, McCormack R, et al.：Operative compared with nonoperative treatment of displaced intra-articular calcaneal fractures：a prospective, randomized, controlled multicenter trial. J Bone Joint Surg Am. 84-A：1733-1744, 2002.
4) Howard JL, Buckley R, McCormack R, et al.：Complications following management of displaced intra-articular calcaneal fractures：a prospective randomized trial comparing open reduction internal fixation with nonoperative management. J Orthop Trauma. 17：241-249, 2003.
5) Eastwood DM, Gregg PJ, Atkins RM：Intra-articular fractures of the calcaneum. Part Ⅰ：Pathological anatomy and classification. J Bone Joint Surg Br. 75：183-188, 1993.
6) Essex-Lopresti P：The mechanism, reduction technique, and results in fractures of the os calcis. Br J Surg. 39：395-419, 1952.
7) Tornetta P, 3rd：The Essex-Lopresti reduction for calcaneal fractures revisited. J Orthop Trauma. 12：469-473, 1998.
8) Squires B, Allen PE, Livingstone J, et al.：Fractures of the tuberosity of the calcaneus. J Bone Joint Surg Br. 83：55-61, 2001.

絵でみる 最新足診療エッセンシャルガイド

2 「足」を治す ＜日常診療でよくみる足関節・足部の外傷＞

7）Pilon 骨折

Key Words

ピロン骨折（pilon fracture），軟部組織（soft tissue），創外固定（external fixation）

はじめに

関節内骨折である pilon 骨折の治療原則は「解剖学的再建」であり，1960 年代後半から観血的整復内固定（open reduction and internal fixation；ORIF）が行われてきた[1]．しかし軟部組織合併症から感染を生じる危険が高く[2]，早期 ORIF は廃れた．ついで創外固定による治療[3]が主流となったが，関節面の整復に限界があった．そこで 1990 年代以降現在までの主流となったのは初回治療で足関節をまたいだ創外固定を行い，軟部組織の回復を待ってプレート固定にコンヴァージョンを行う段階的手術[4]である．本項では最終手段としてプレート固定を行う方法について解説する．

初期治療

1．創外固定

組織血行を改善して軟部組織修復を促し，第 2 回手術における整復を容易にすることを目的として，足関節をまたいだ創外固定を行う．後に行うプレート固定手術の皮切と干渉せぬようハーフピンを刺入する．

2．腓骨固定

第 2 回手術の時間を短縮するため，技術的に可能なら初回手術で腓骨を固定する．上手にできなければ初回手術では固定しないほうがよい．

プレート固定

1．症例呈示

以下，具体的な症例をもとに解説する．

症　例：50 歳，男性

脚立から転落受傷．閉鎖性骨折（図 1～3）．副子固定で待機し，10 日後にプレート固定手術を行った．

Pilon 骨折では基本的に前方骨片，内側骨片，後方骨片，die-punch 骨片が構成要素となる[5]（図 3-a）．Tillaux-Chaput 結節（前下脛腓靱帯の付着部）を含む前方骨片は腓骨との関係を保っていることが多く，上方に転位した内側骨片を引き下げる指標となるので key fragment と呼ばれる（図 2-a）．

しばしば脛骨天蓋中央付近に die-punch 骨片を生じる（図 3-b）．die-punch 骨片には軟部組織の付着がないので牽引では整復できず直接操作を加える必要がある．

内側骨片が大きく前方骨片（前外側骨片）が小さければ，内側骨片をプレートで，前方骨片をスクリュー固定すればよい．前方骨片が大きいとスクリューだけでは不十分であり，前外側にもプレートを設置する必要がある．原則として使用するプレートはロッキングプレートである．単純な腓骨骨折の固定や，骨質のよい部位での antiglide plate には conventional plate を用いてよい．

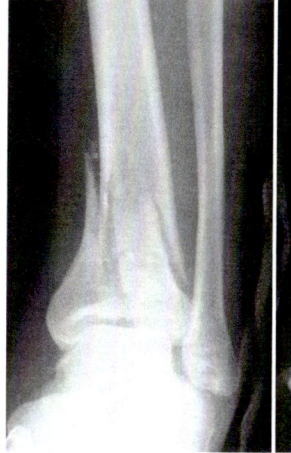

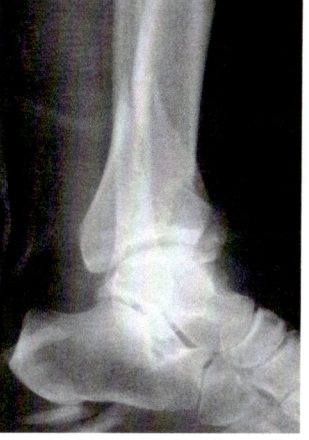

a | b 　　図1　単純X線
a：正面像．腓骨骨折がなく，key fragment が正しい高さにある．
b：側面像．後方骨片が少々短縮している．

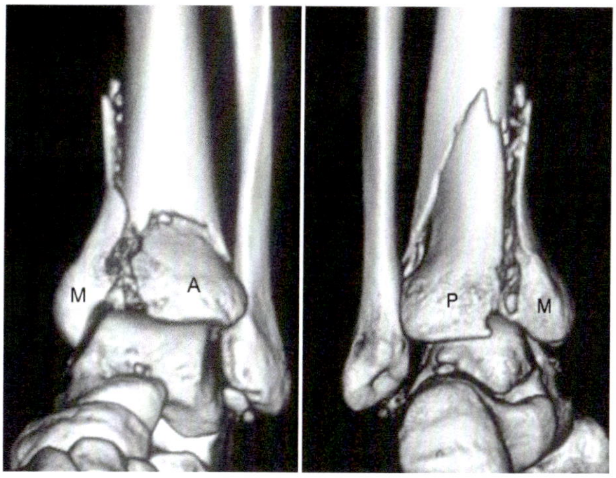

a | b 　　図2　3DCT像
a：前面．A：Tillaux-Chaput 結節を含む前方骨片，M：内側骨片
b：後面．P：後方骨片．わずかに短縮がある．M：内側骨片

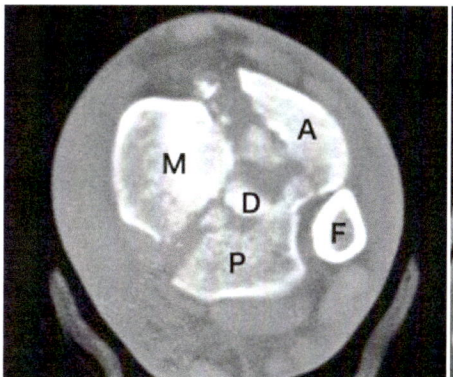

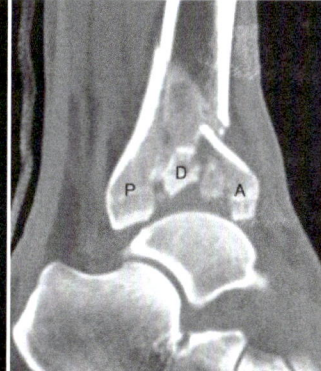

図3
　CT像
　a：水平断像．A：前方骨片，M：内側骨片，P：後方骨片，F：腓骨，D：Die-punch 骨片
　b：矢状断像．Die-punch 骨片の状況がよくわかる．

2．体位

仰臥位で可能である．2方向の透視が容易にできるようセットする．空気止血帯を装着し必要時のみ使用する．

3．皮切

本症例の前方骨片は大きいので，斜切開とした内側遠位の皮切から関節面の整復を行った（図4）．前方骨片が小さければ別に前外側皮切が必要となる．

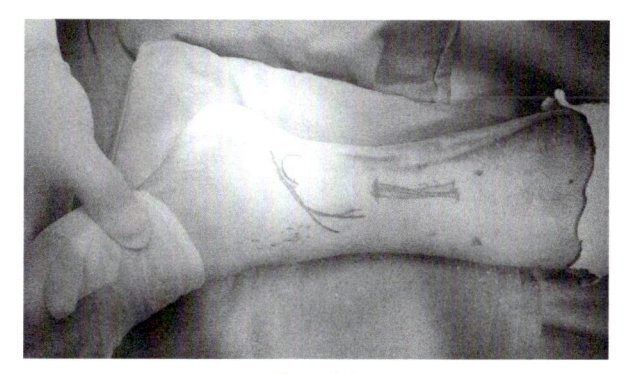

図4　皮切
遠位の創から関節面の整復と内側プレートの挿入を行う．近位の創から後方骨片のプレート固定と内側プレートの固定を行う．前方骨片が小さくて外側に偏っていれば，遠位内側の創を小さくして，関節面整復のため前外側皮切を追加する．

4．関節面整復

後方骨片に antiglide plating を行った後，前方骨片を翻転して die-punch 骨片を整復し，生じた空隙に β-TCP ブロックを充填して K ワイヤで仮固定した（図5，6）．前方骨片を整復して整復位を確認（図7）した後，ワッシャー付き cannulated screw で固定した（図8）．さらに Tillaux 結節付近にも stab wound から screw を追加した．

7）Pilon 骨折

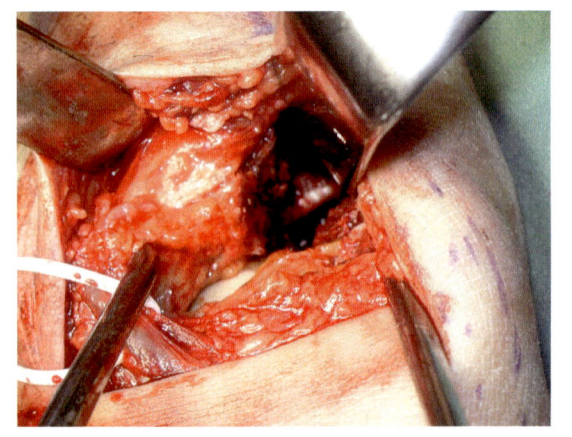

図5 関節面
向かって右の筋鉤の奥に die-punch 骨片が見える.

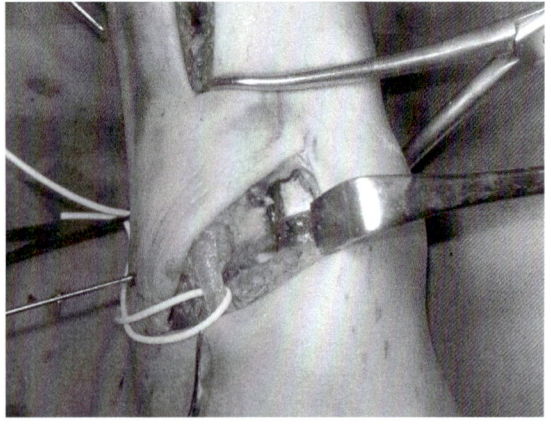

図6 関節面の整復その1
Die-punch 骨片を, 距骨ドームを鋳型として整復した. 内側骨片と腓骨をポイント付き整復鉗子で圧迫し, 内果から die-punch 骨片にかけて K ワイヤで仮固定した.

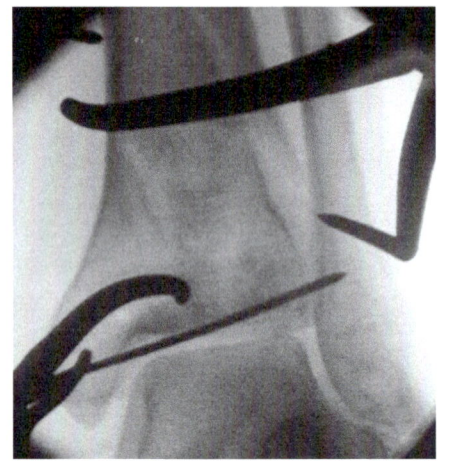

図7 関節面の整復その2
翻転していた前方骨片を整復して透視像を確認した.

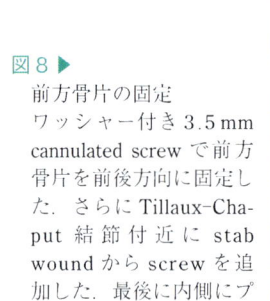

図8 ▶
前方骨片の固定
ワッシャー付き 3.5 mm cannulated screw で前方骨片を前後方向に固定した. さらに Tillaux-Chaput 結節付近に stab wound から screw を追加した. 最後に内側にプレート固定を行った.

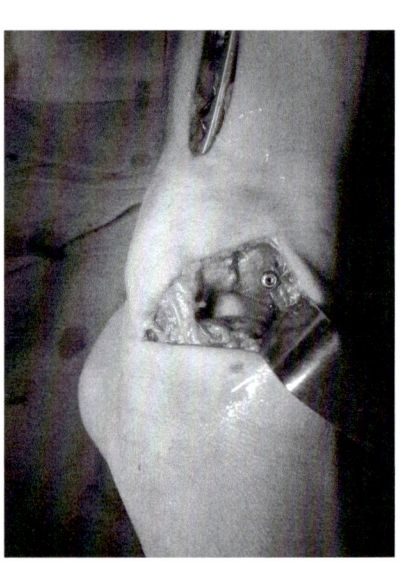

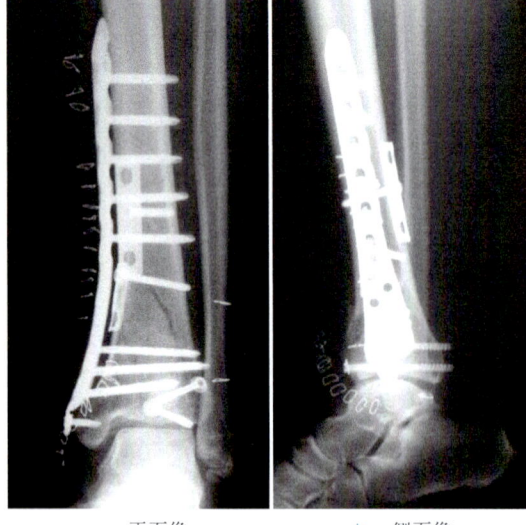

5. 内側骨片の固定

3.5 mm LCP Distal Tibia を用い, MIPO の手技で内側骨片を固定した(図8, 9).

後療法

関節面の粉砕骨折では, 10～12 週の間 touch gait とし, 以後, 荷重を増す. 創治癒に問題がないことを確認してから足関節可動域訓練を開始する.

a. 正面像　　b. 側面像
図9 術後 X 線
正面像で内側骨片の整復が甘く, わずかな内反変形がある. このような微妙な整復状況は図7のような関節付近の透視像では評価が難しい. 仮固定の段階で透視装置の管球を患肢から遠ざけて弱拡大像を得るか, 骨幹部まで含めた X 線撮影を行うのがよい.

手術のポイント

1) 徹底的に待機する
「もう大丈夫」という判断は間違いである可能性がある．しっかり待ってから手術を行うと，大きな皮切を用いても合併症が減る[6]．

2) 初期治療で腓骨固定や関節面整復に執着しない
腓骨骨折が単純な横骨折や斜骨折なら整復固定は容易だが，粉砕があると困難である．初回手術で関節面の最小限の整復固定を勧める書物もあるが，簡単なことではない．

3) Key fragment に合わせる
腓骨骨折を正しく整復固定すれば key fragment は正しい位置にくるので，この key fragment に対して内側骨片の高さを合わせる．

4) 整復位を強拡大の透視像だけで判定しない
足関節付近の透視像では骨幹部に対する脛骨天蓋の角度が評価困難である．弱拡大像で骨幹部まで含めるか，または X 線撮影を行って評価する．

5) 荷重時期を遅らせる
荷重時期を早めるためには，今後の技術革新を待つ必要がある．

（小林　誠）

参考文献
1) Ruedi TP, Allgower M：The operative treatment of intra-articular fractures of the lower end of the tibia. Clin Orthop Relat Res. 138：105-110, 1979.
2) Dillin L, Slabaugh P：Delayed wound healing, infection, and nonunion following open reduction and internal fixation of tibial plafond fractures. J Trauma. 26：1116-1119, 1986.
3) Tornetta P 3rd, Weiner L, Bergman M, et al.：Pilon fractures：treatment with combined internal and external fixation. J Orthop Trauma. 7：489-496, 1993.
4) Sirkin M, Sanders R, DiPasquale T, et al.：A staged protocol for soft tissue management in the treatment of complex pilon fractures. J Orthop Trauma. 18：S32-38, 2004.
5) Topliss CJ, Jackson M, Atkins RM：Anatomy of pilon fractures of the distal tibia. J Bone Joint Surg Br. 87：692-697, 2005.
6) Assal M, Ray A, Stern R：The extensile approach for the operative treatment of high-energy pilon fractures：surgical technique and soft-tissue healing. J Orthop Trauma. 21：198-206, 2007.

絵でみる 最新足診療エッセンシャルガイド

② 「足」を治す ＜日常診療でよくみる足関節・足部の外傷＞

8）リスフラン関節・ショパール関節の外傷

Key Words

リスフラン関節損傷（Lisfranc joint injury），ショパール関節損傷（Chopart joint injury），リスフラン靱帯（Lisfranc ligament），subtle injury of Lisfranc joint，創外固定（external fixation）

Standard

リスフラン関節とショパール関節を含む中足部は足アーチを構成する関節であり，適切な診断と治療がされないと疼痛や変形が残存する．リスフラン関節脱臼骨折やショパール関節脱臼骨折は中足部の構造破綻をきたし，足部の安定性を失わせる．足部外傷の中では重篤な高エネルギー損傷である．一方，近年では軽微な外傷によるリスフラン靱帯の subtle injury も認識されるようになった．本稿では，リスフラン関節損傷（脱臼骨折と subtle injury）とショパール関節損傷の解剖学的特徴・診断および治療法について述べる．

1．解剖学的特徴

1）リスフラン関節の解剖

足根中足関節（tarsometatarsal joint）とも呼ばれ，縦アーチの頂上の一部であり，第2中足骨基部がほぞ状に楔状骨に挟まり込み構成される．さらに，第1楔状骨と第2中足骨はリスフラン靱帯と呼ばれる強靱な骨間靱帯が存在し，その背側，底側にも靱帯結合を有している．わずかに底背屈方向の可動性を有している（図1-a，b）．

2）ショパール関節の解剖

ショパール関節は横足根関節とも呼ばれ，距舟関節と踵立方関節よりなる．距舟関節（talonavicular joint）は前方凸の，踵立方関節（calcaneocu-

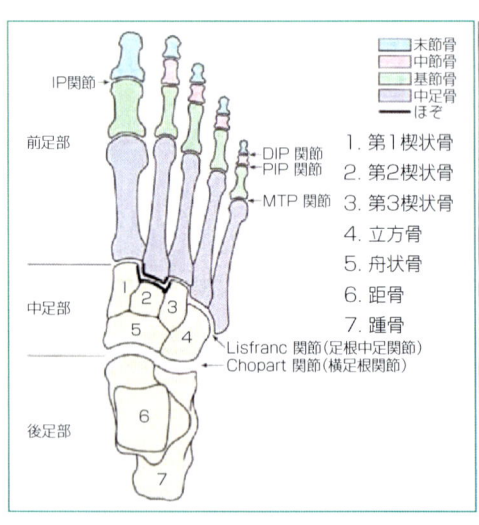

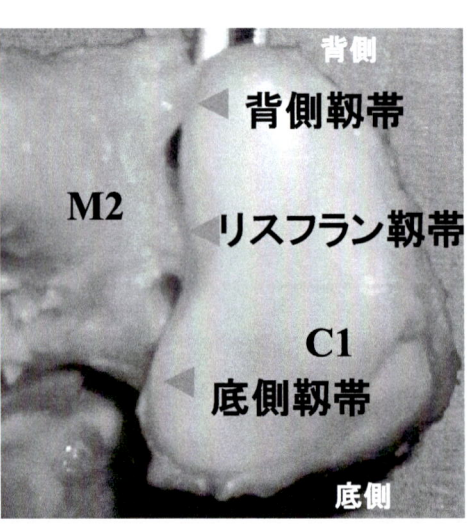

図1
リスフラン関節とショパール関節の解剖
C1：第1楔状骨
M2：第2中足骨

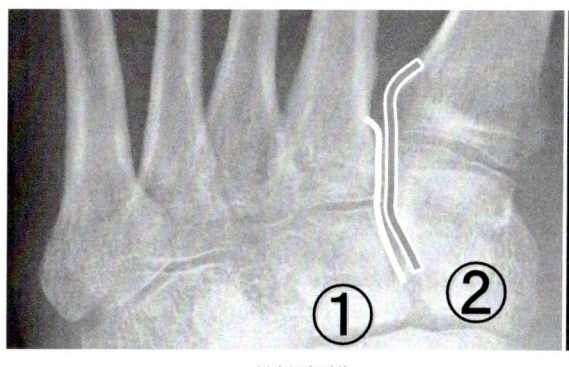

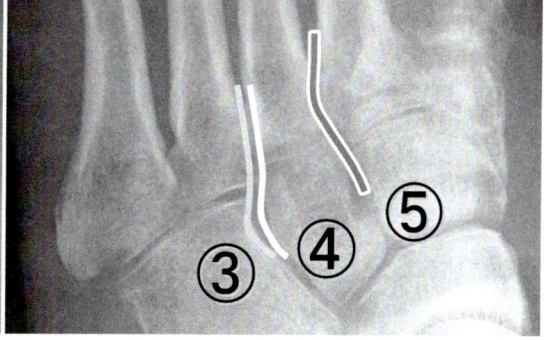

a．足部正面像　　　　　　　　　　　　　　　　b．足部斜位像

図2　X線学的評価
① M2-C2内側縁，② M1-M2間とC1-C2骨間
③ M4内側縁とCu内側縁，④ M3外側縁とC3外側縁
⑤ M2-M3間とC2-C3間
M1：第1中足骨，M2：第2中足骨，M3：第3中足骨
C1：第1楔状骨，C2：第2楔状骨，C3：第3楔状骨，Cu：立方骨

（文献1より引用）

boid joint）は後方凸の鞍状の形をなし，大きな可動性を有する（図1-a）．

2．診　断

　高エネルギー損傷で，中足骨や足根骨の骨折がある場合はリスフラン関節，あるいはショパール関節損傷が合併している場合が多いので，注意が必要である．骨折もなく比較的軽度な外傷でも，足背に腫脹が強く第1-2中足骨基部に圧痛がある場合はリスフラン靱帯損傷を疑うべきである．第1-2中足骨基部のわずかな離開は，subtle injury of Lisfranc jointと呼ばれる．単純X線足部正面像および斜位像（足部回内位）でリスフラン関節の適合性を観察する[1]（図2）．必ず健側と比較する．単純X線像のみで離開の判断が困難な場合はCTスキャンが有用である．高解像度MRIは靱帯の描出も可能で（図3-a），靱帯損傷の診断に有用である（図3-b）．

3．損傷の分類

1）リスフラン関節損傷

（1）リスフラン関節脱臼骨折

　リスフラン関節脱臼骨折の分類はMyersonらの分類[2]を用いることが多い（図4）．① total incongruity，② partial incongruity，③ divergentに分けられる．Typeにより損傷部位が比較的明確になるため，固定範囲や手術方法の選択に役に立つ．

（2）subtle injury of Lisfranc joint

　単純X線で第1-2中足骨間の離開の程度で分類されている[3]．離開がないものがstage I，離開が2〜5 mmのものがstage II，不安定性やアーチ高の減少を認めるものがstage IIIとされる（図5）．

2）ショパール関節損傷

　ショパール関節損傷は舟状骨体部骨折を伴うことが多く，その程度で分類される[4]（図6）．

4．治　療

　両関節ともに解剖学的整復位の獲得と固定が重要である．

New trend

　リスフラン関節損傷の場合で脱臼骨折の場合は観血的治療が必須である[5]．キャスト固定のみでは解剖学的整復位の保持はできない．subtle injuryの場合はCTやMRI等で損傷を確認し，スクリュー固定で解剖学的整復位の獲得と維持を目指す[6]．

Author's recommendation

1．リスフラン関節損傷

　リスフラン関節の内側を占める第1から第3中

図3 リスフラン靱帯のMRI像
M1：第1中足骨，M2：第2中足骨，
C1：第1楔状骨，C2：第2楔状骨
(a-1, b-1：coronal像)
(a-2, b-2：sagittal像)
a：正常例
b：損傷例(⇨靱帯損傷部)

Total incongruity — type A
Partial incongruity — type B (type B1, type B2)
Divergent — type C (type C1, type C2)

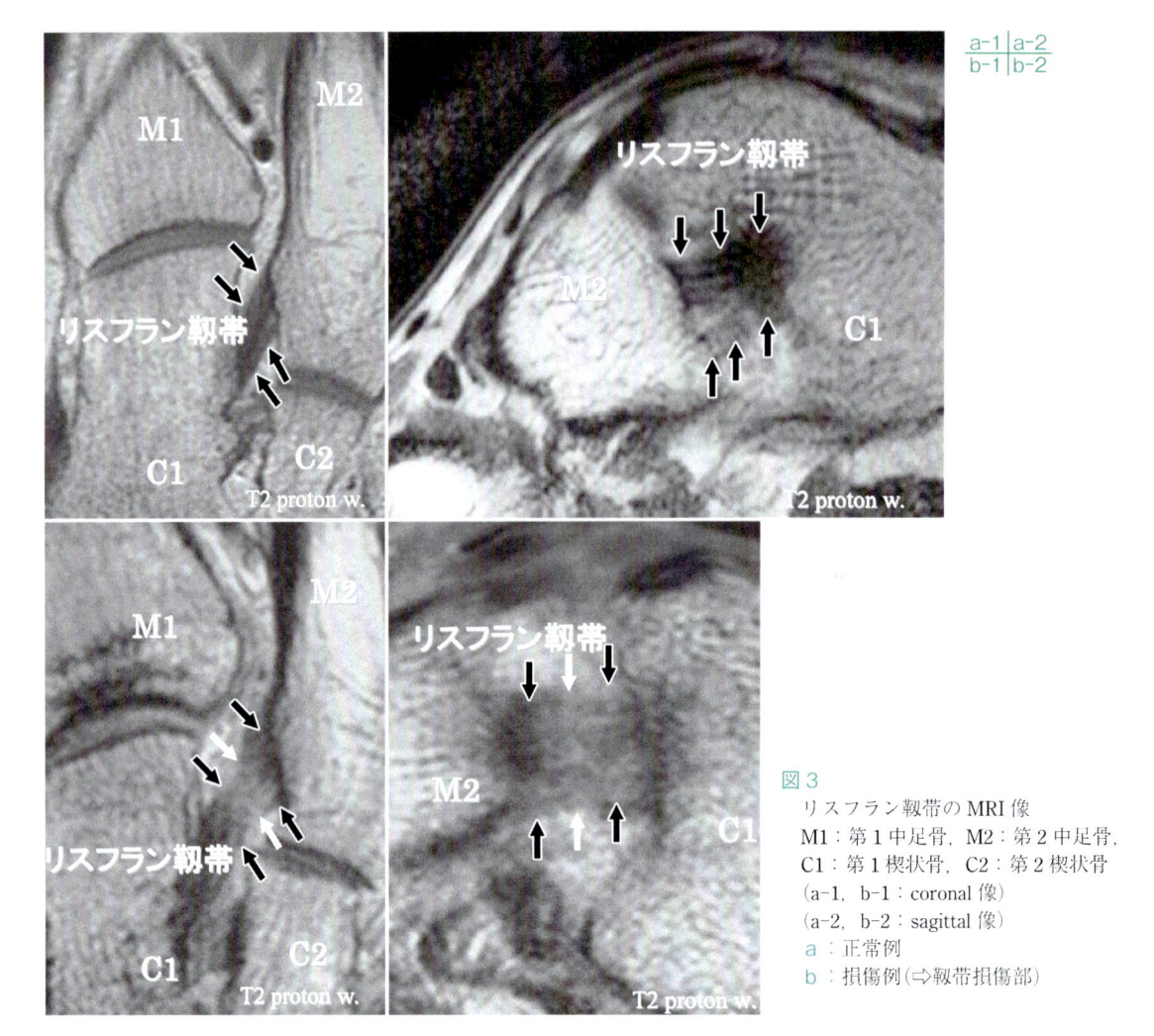

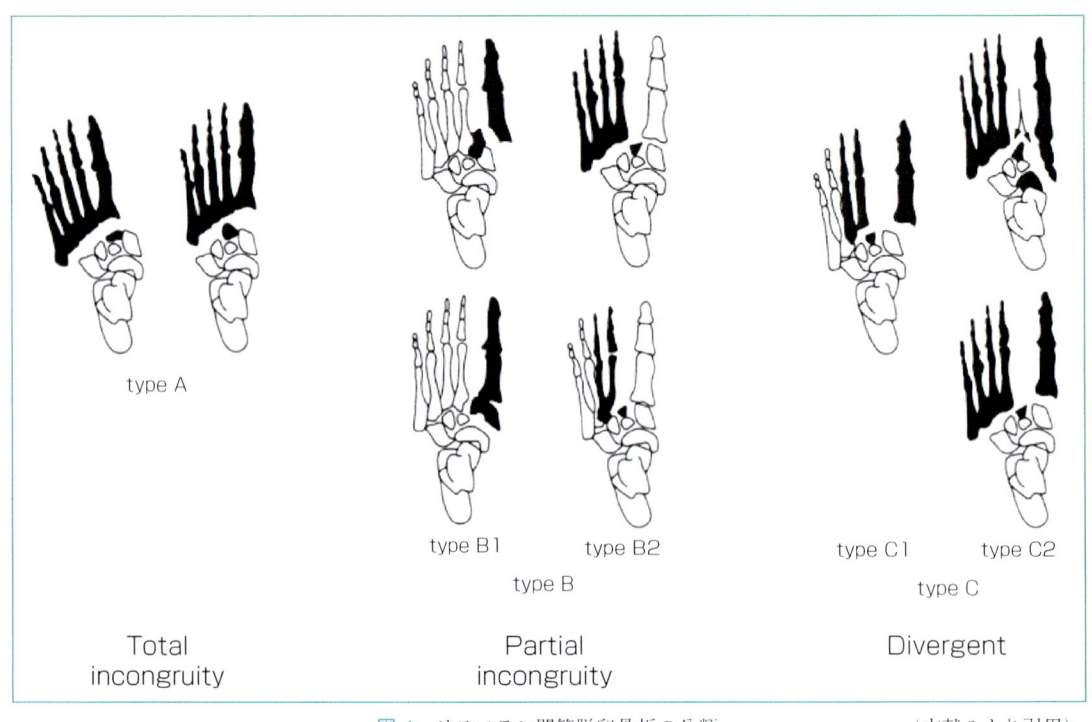

図4 リスフラン関節脱臼骨折の分類 （文献2より引用）

2.「足」を治す ＜日常診療でよくみる足関節・足部の外傷＞

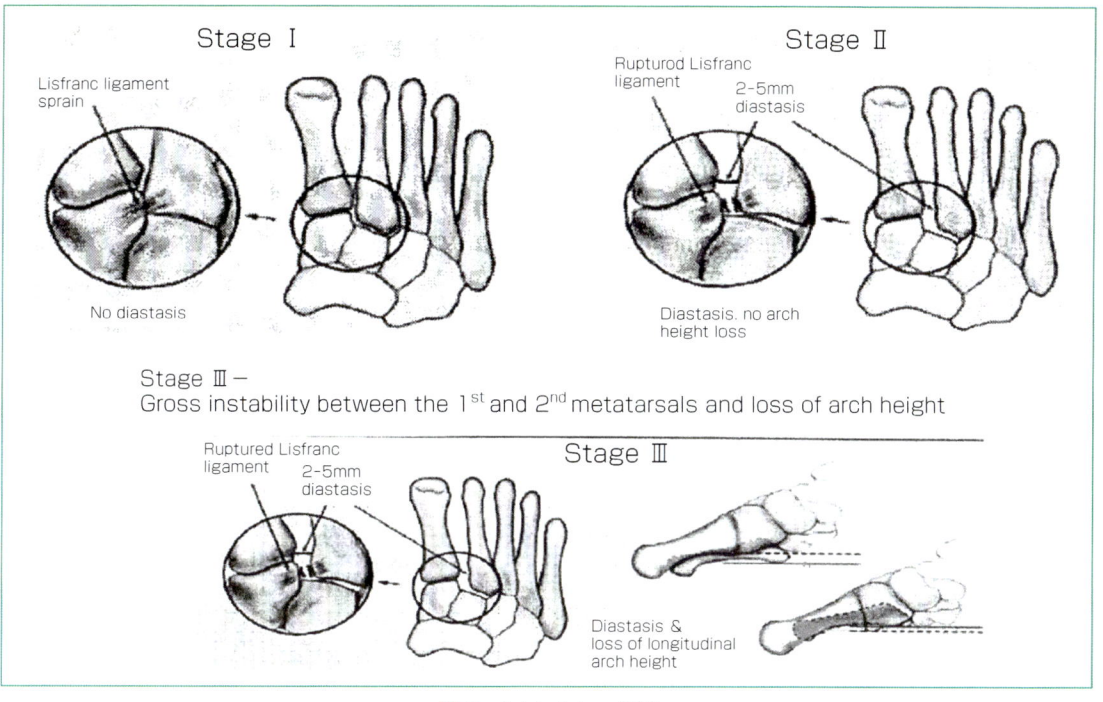

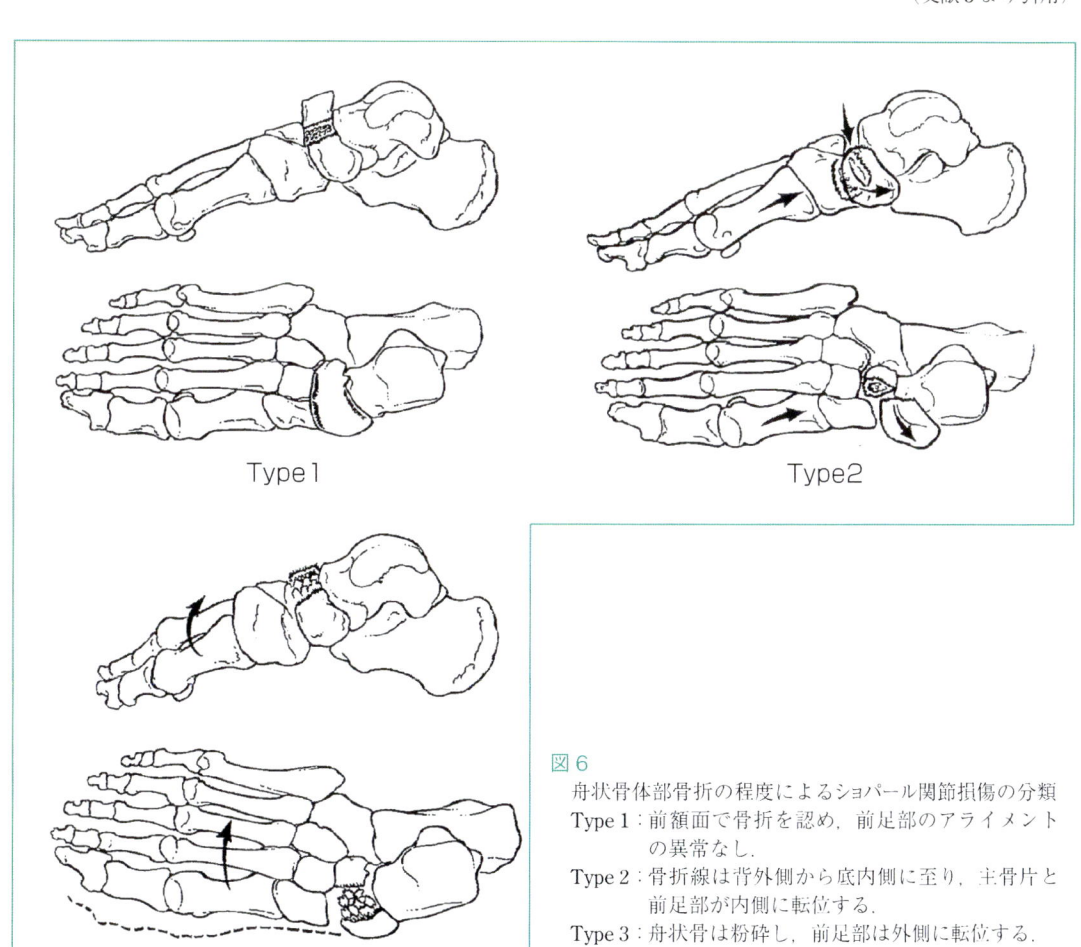

図5 Subtle injury 分類
Stage Ⅰ：離開なし
Stage Ⅱ：第1-2中足骨間の離開が2〜5mm
Stage Ⅲ：第1-2中足骨間の離開が2〜5mm以上で，アーチ高の低下あり

(文献3より引用)

図6
舟状骨体部骨折の程度によるショパール関節損傷の分類
Type 1：前額面で骨折を認め，前足部のアライメントの異常なし．
Type 2：骨折線は背外側から底内側に至り，主骨片と前足部が内側に転位する．
Type 3：舟状骨は粉砕し，前足部は外側に転位する．
(文献4より引用)

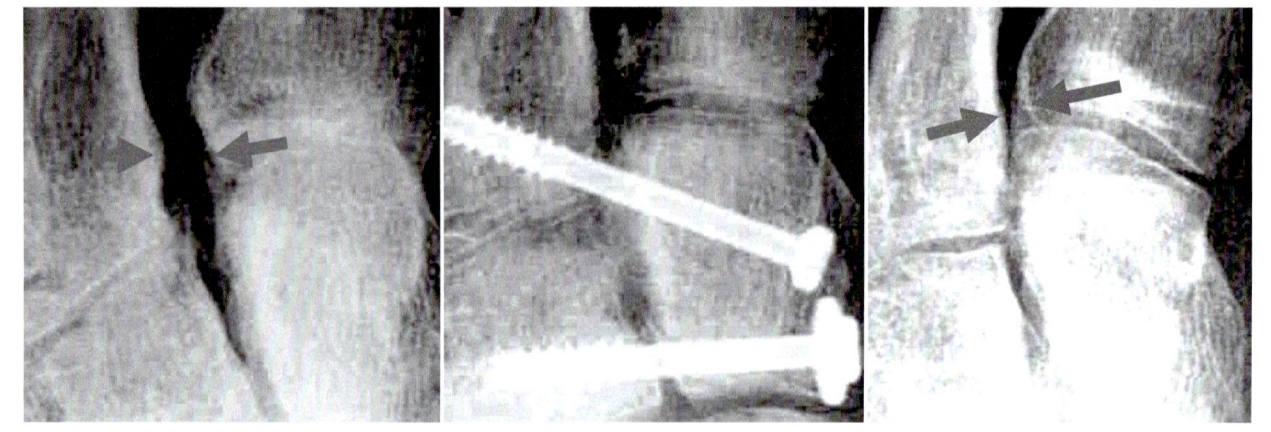

図7 リスフラン関節のsubtle injuryに対するスクリュー固定　　a|b|c
a：stage 2 症例．術前．第1-2 中足骨間の離開は2 mm
b：スクリュー固定後．第1-2 中足骨間の離開は消失している．
c：スクリュー抜去後．スクリュー抜去後も整復位が保持されている．

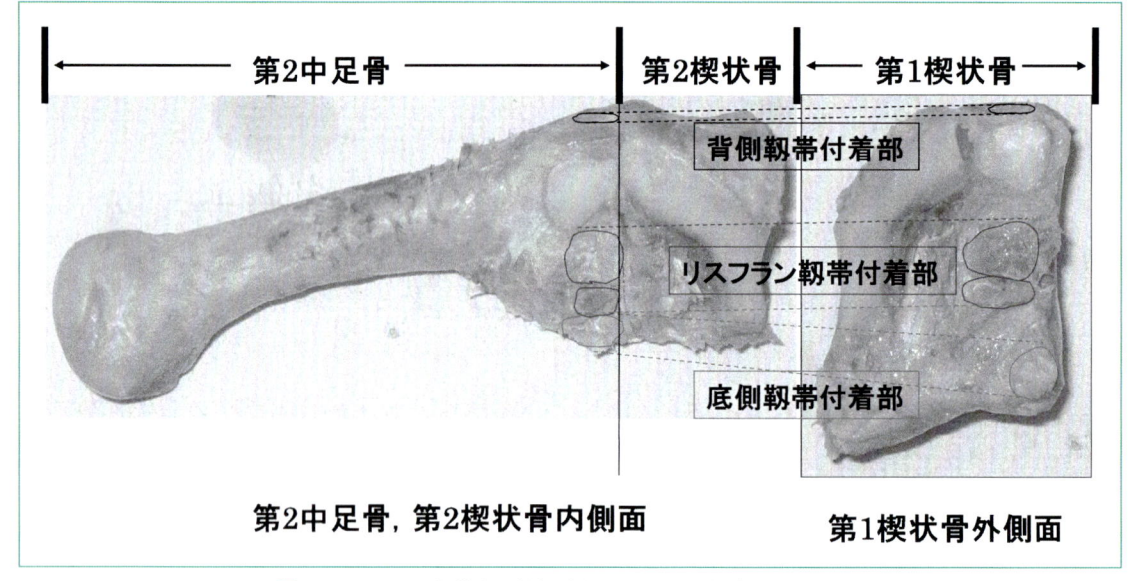

図8 リスフラン靱帯と関節軟骨(リスフラン関節複合体)の関係

(文献7より引用)

足骨部は元来可動性が少ないため，スクリュー固定を推奨する．筆者らは3.0〜3.5 mm径のキャニュレイテッドスクリューを使用している(図7)．

整復には整復鉗子を用いる．この部位の解剖学的特徴として，第1楔状骨と第2中足骨および第2楔状骨の相対する関節軟骨は，図8に示すようにリスフラン靱帯を囲むように背側凸の弧状を呈している[7]．これらの特徴から，リスフラン靱帯は第1楔状骨-第2中足骨骨間の安定性を司どるだけでなく，形態的にリスフラン靱帯複合体の動きの中心の役割も担うと考えられる[7]．したがって，スクリューを刺入する場合は，関節軟骨を損傷しないでリスフラン靱帯の走行に一致させることが望ましい．そのためには，第1楔状骨のおおよそ中心より第2中足骨基部の下1/2を狙う(図9)．しかし，スクリュー固定ではリスフラン靱帯や楔状骨間靱帯の瘢痕治癒による安定化しか得られず，より正常に近い静的および動的安定性を得るためには，図8，9に示した解剖学的ルートを考慮した再建法の確立が望まれる[7]．

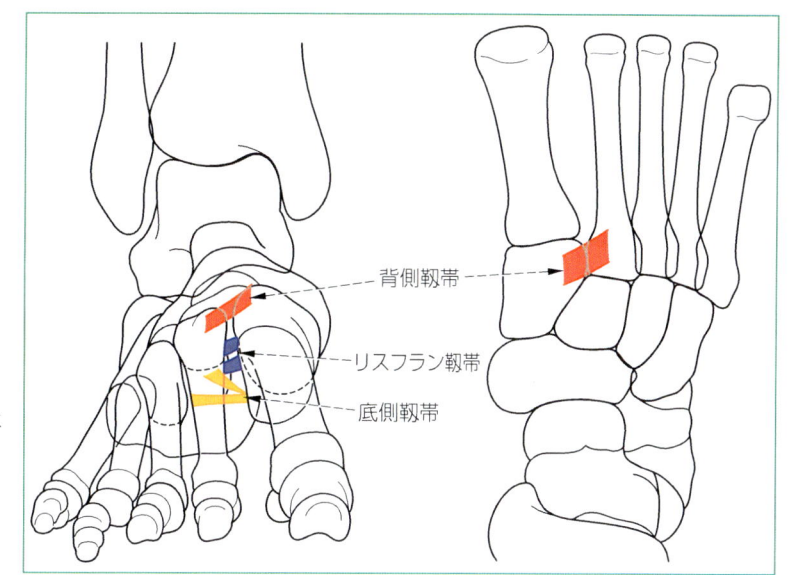

図9
リスフラン靱帯の再建ルートについて
赤：背側靱帯
青：リスフラン靱帯
黄：底側靱帯

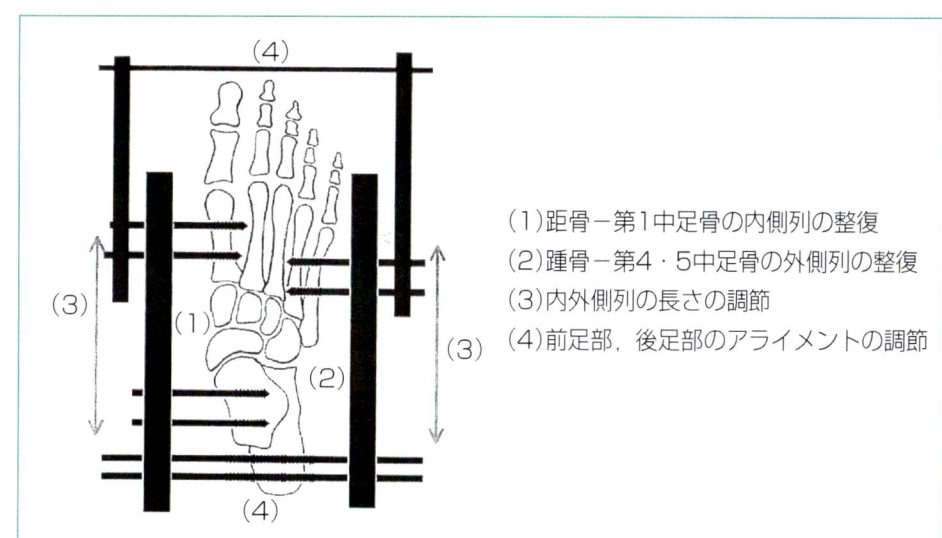

背側靱帯
リスフラン靱帯
底側靱帯

図10
創外固定を用いたショパール関節脱臼骨折の治療
（文献8より引用）

(1) 距骨－第1中足骨の内側列の整復
(2) 踵骨－第4・5中足骨の外側列の整復
(3) 内外側列の長さの調節
(4) 前足部, 後足部のアライメントの調節

2. ショパール関節損傷

舟状骨に高度の粉砕骨折を認める場合は, 解剖学的整復位の獲得と保持は困難である. その場合は創外固定器を用いた整復と固定が有用である[8]（図10）. まず距骨-第1中足骨の内側列のアライメントを整え, さらに踵骨-第4・5中足骨間の外側列アライメントを整える. 次に内側列と外側列の長さを透視下に調節する. 最後に前足部と後足部の内外反に留意し, 各々の内外側列間を固定する. 創外固定器の使用は, 関節への負荷の軽減と良好なアライメントの保持を可能にする. 後療法は, 術後6週で創外固定器抜去, 8週で部分荷重を開始し, 徐々に全荷重を許可する. アーチサポートは最低3か月間装用する.

長期的には, 凹足変形や扁平足そして足趾変形の進展や変形性関節症の発生を含めて慎重な経過観察を要する.

（平野貴章, 仁木久照）

参考文献

1) Stein RE : Radiological aspects of the tarsometatarsal joints. Foot Ankle. 3(5) : 286-289, 1983.
2) Myerson MS, Fisher RT, Burgess AR, Kenzora JE : Fracture dislocations of the tarsometatarsal joints : end results correlated with pathology and treatment. Foot Ankle. 6(5) : 225-242, 1986.
3) Nunley JA, Vertullo CJ : Classification, investigation,

and management of midfoot sprains : Lisfranc injuries in the athlete. Am J Sports Med. 30(6) : 871-878, 2002.
4) Sangeorzan BJ, Benirschke SK, Mosca V, Mayo KA, et al. : Displaced intra-articular fractures of the tarsal navicular. J Bone Joint Surg Am. 71(10) : 1504-1510, 1989.
5) Raikin SM, Elias I, Dheer S, Besser MP, et al. : Prediction of Midfoot Instability in the Subtle Lisfranc Injury Comparison of Magnetic Resonance Imaging with Intraoperative Findings. J Bone Joint Surg Am. 91 : 892-899, 2009.
6) Kuo RS, Tejwani NC, Digiovanni CW, Holt SK, et al. : Outcome after open reduction and internal fixation of Lisfranc joint injuries. J Bone Joint Surg Am. 82(11) : 1609-1618, 2000.
7) 平野貴章, 仁木久照, 加藤篤史, 加藤晴康ほか：リスフラン靱帯複合体の解剖学的検討. 聖マ医大誌. 31(4) : 245-254, 2003.
8) 田中達朗, 仁木久照, 加藤篤史, 楢崎和人ほか：創外固定を用いたショパール関節脱臼骨折の治療経験. 日足外会誌. 23(2) : 24-30, 2002.

絵でみる 最新足診療エッセンシャルガイド

②「足」を治す ＜日常診療でよくみる足関節・足部の外傷＞

9）中足部・前足部の外傷

Key Words
中足骨骨折（metatarsal fracture），中足趾節関節脱臼（dislocation of the metatarsophalangeal joint），変形治癒骨折（malunion）

はじめに

中足部，前足部の外傷は，交通事故やスポーツ外傷でしばしば見受けられる．この部位の骨折は一部を除き骨癒合は比較的得やすいが，診断時の評価を疎かにすると，変形治癒骨折をきたす恐れがあり，その診断には注意を要する[1]．本稿では，主に中足骨骨折，中足趾節関節（MTP関節）脱臼，趾骨骨折の診断および治療上のポイントについて述べる．

中足骨骨折

1．頚部・骨幹部骨折

バイク転倒事故や自動車のタイヤに踏まれるなどの交通外傷で生じることが多い．しばしば複数の中足骨に及ぶ．足部の他部位に骨折を伴うことが少なくなく（図1），より中枢部の損傷を合併することもある．生命にかかわる重要臓器損傷を伴う場合には，看過されることもあり[2]，足部の腫脹，皮下出血を認める場合には本骨折を疑って，単純X線足部背底像，斜位像，側面像を得るようにする．骨折線の有無を判断するためには背底像，斜位像が有用であるが，背底方向への骨折部の転位や縦アーチ構造の変化を確認するには，側面像が役立つ．しかし，中足骨の重なりにより判断が難しい場合にはCTが有用である（図1-c）．

転位を伴わない骨折では保存的治療が適用されるが，中足骨骨頭が底屈位，背屈位をとる場合には，前者では歩行時足底痛，後者では靴の甲（アッパー）で圧迫痛をきたすので[1]，麻酔下に整復操作を行い，骨片間を鋼線で固定する必要がある．

2．基部骨折

第5中足骨に生じることが多い．短腓骨筋の牽引力や中足部から前足部への内転負荷が原因で生じる，より中枢部の骨折（いわゆる下駄履き骨折：図2-a）では，骨癒合が得られやすいので，ギプス固定や装具を用いた保存的治療が選択される[3]．しかし，骨幹部にかかる骨折（図2-b）は，スポーツなどでの繰り返し負荷が原因となって生じる疲労骨折であり，しばしば遷延治癒や偽関節に移行する[4]．このため，保存療法では8週間程度の徹底した免荷が必要とされ，スポーツ活動レベルの高い例では，はじめから螺子固定など手術療法が選択される機会が増えている．

MTP関節脱臼

母趾に生じる例が多い．そのほとんどで母趾基節骨が背側に脱臼する．バイクからの転倒，スポーツ活動時の転倒などで，足関節底屈位で母趾が背屈矯正された際発生する．診断は，肉眼所見，単純X線正面像，側面像で容易につく（図3-a, b）．治療はまず，麻酔下に徒手整復を試みる．整

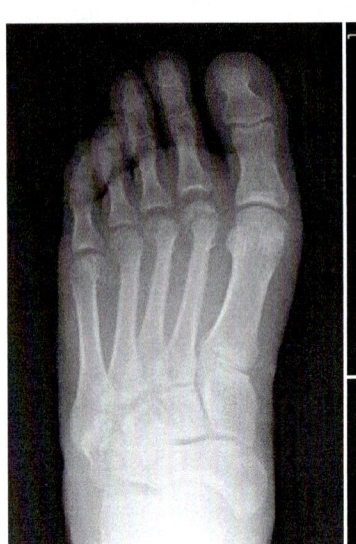

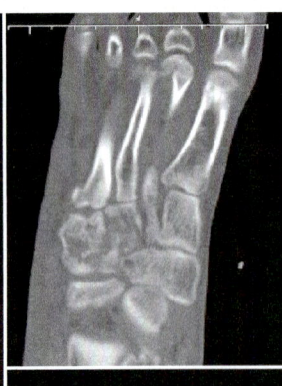

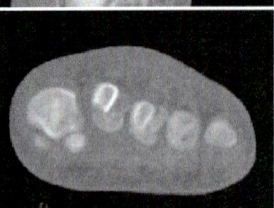

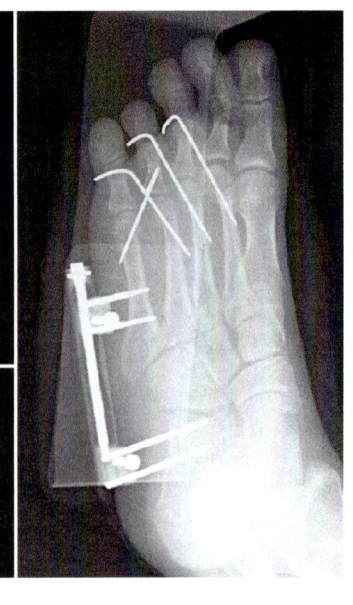

a	b	d
	c	

図1
中足骨頸部骨折および合併損傷
受傷時単純X線(a)で，第2〜5中足骨頸部骨折，立方骨骨折を認める．
CTで立方骨の粉砕が明瞭となり(b)，中足骨骨頭の底屈も明らかとなった(c)．
中足骨頭を徒手整復した後キルシュナー鋼線で固定し，創外固定を用いて立方骨の整復位を維持した(d)．

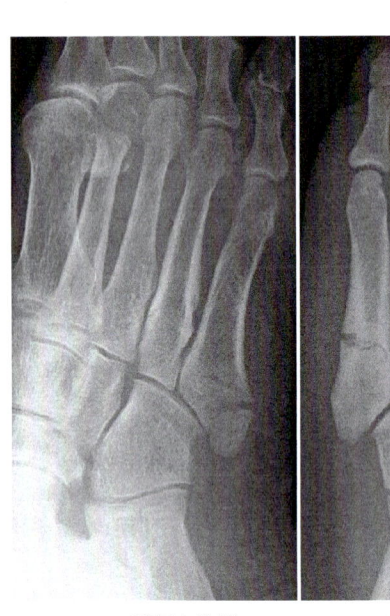

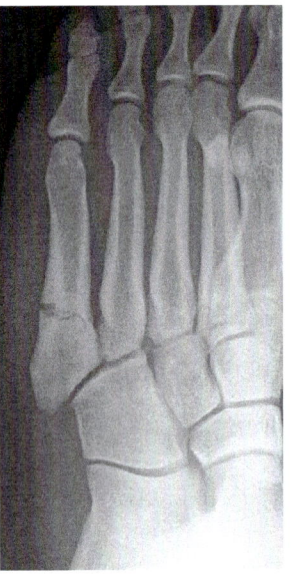

a．下駄履き骨折　　b．疲労骨折
図2　第5中足骨基部骨折

復可能でMTP関節が安定していれば，シーネ固定を2〜3週行う(図3-c)．不安定性を伴う場合には，鋼線を用いてMTP関節の仮固定を行う．徒手整復が困難な場合は，観血的に整復する．単純X線で，種子骨の位置は損傷部位を予想するのに有用である[5]．図3では，内側種子骨が中枢に変位しており，同部末梢での蹠側板の断裂が疑われる．内側，外側種子骨双方が基節骨とともに背側に転位しているときは，種子骨間靱帯が温存され，徒手整復が困難な場合が少なくない[6]．

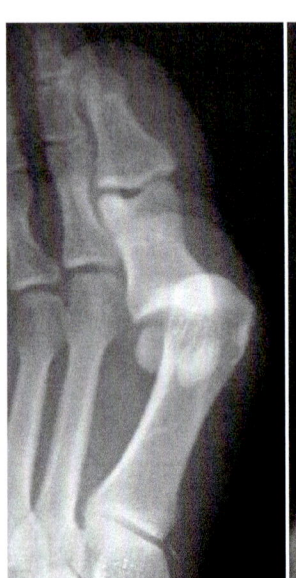

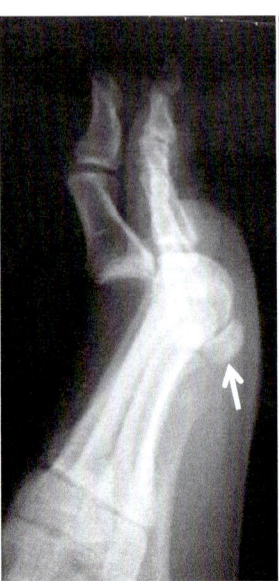

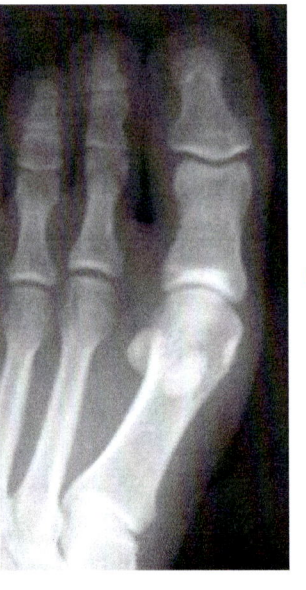

a | b | c

図3
母趾MTP関節脱臼
受傷時単純X線(a：背底像，b：側面像)で，基節骨は背外側に転位し，内側種子骨は近位に変位している(白矢印)．内側種子骨遠位での蹠側板断裂が疑われる．徒手整復後(c)，MTP関節の適合性は良好となった．

a | b | c

図4
母趾基節骨変形治癒骨折
基節骨は骨折部で変形治癒し(a)，外反母趾を呈していた(b)．
基節骨の矯正骨切りと骨移植を行い，母趾のアライメントは改善した(c)．

a | b | c

図5
第2趾MTP関節脱臼骨折
単純X線背底像では，第2基節骨基部に骨折線は認めるが，MTP関節の適合性は一見良好である(a)．
斜位像で，骨片間の離開とMTP関節の不適合を認める(b)．
CTで，基節骨が背側に亜脱臼するのが明らかとなる(c：白矢印)．

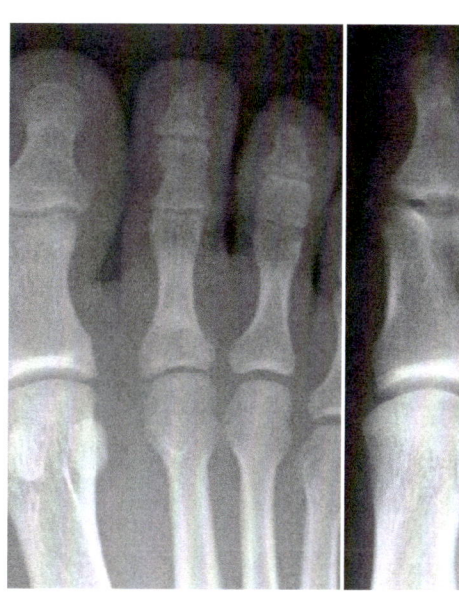

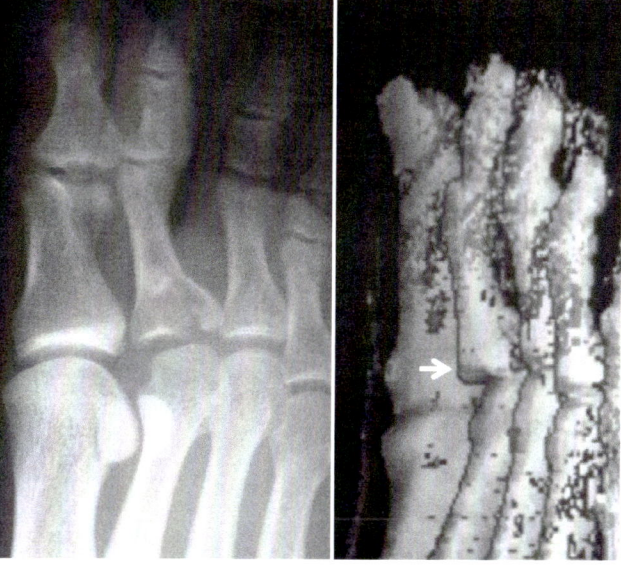

趾骨骨折

1．基節骨骨折

保存療法で骨癒合は得られるが，骨幹部の軸転位や基部での関節面の陥没を伴う例では，整復されないと変形治癒となり，足趾のアライメント異常(図4)や変形性関節症の原因となり得る．基部骨折では，関節面の適合性にも注目する．基節骨背側(亜)脱臼を伴う場合，触診上脱臼を触れることもあるが，腫脹が強いと触知するのは難しくなる．単純X線背底像のみでは，底背屈方向への転位の有無は確認しづらい(図5-a)．この場合，3次元CT像が有用となる(図5-c)．

2．中節骨・末節骨骨折

重量物などの落下で生じることが多い．母趾先端では，しばしば骨折線は粉砕するが，関節適合性に異常を認めなければ保存的に治療可能である[1](図6)．爪下血腫がある場合には，爪を穿刺し血腫を排出する．爪下血腫を放置すると，疼痛の遷延化や後に爪変形の原因となり得るので注意する．第5趾では，机や椅子，タンスの角などに趾をひっかけ受傷する例が多い．第5趾は中節

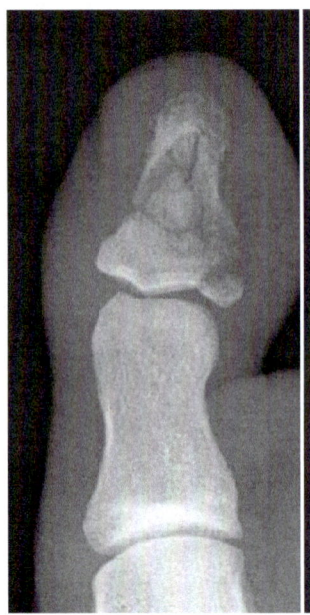

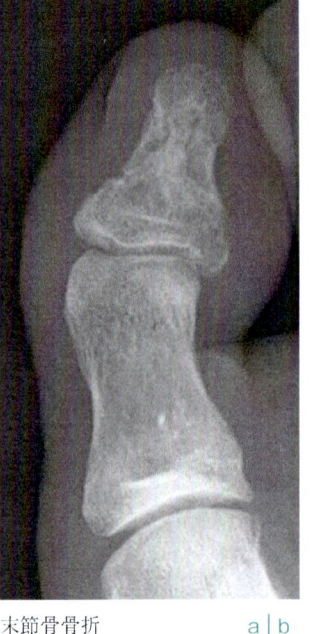

図6 母趾末節骨骨折　　　　　　　　　　a|b
a：受傷時単純 X 線．末節骨に粉砕骨折を認める．
b：受傷後6か月単純 X 線．骨癒合が得られている．

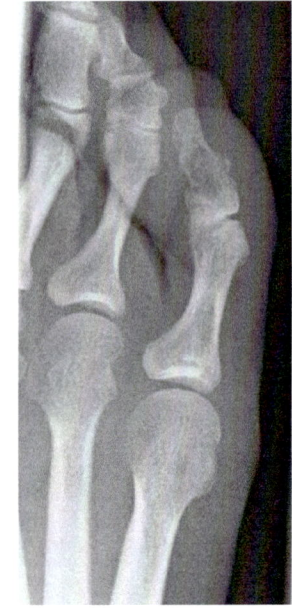

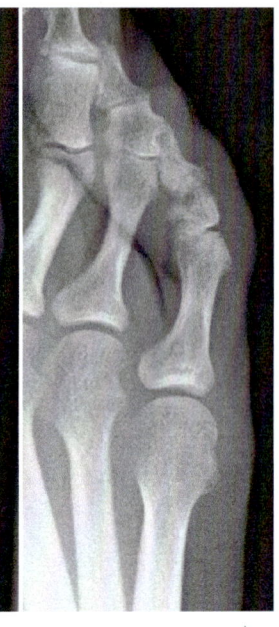

図7 第5趾趾骨骨折　　　　　　　　　　a|b
a：受傷時単純 X 線．末節骨・中節骨間に不鮮明だが，線状の骨折線を認める．
b：受傷後3か月単純 X 線．末節骨・中節骨間の骨折線は明瞭となり，周囲に骨吸収像も認める．

骨・末節骨が癒合し一体化していることが多く，外傷の際，しばしばこの部位で離開を生じる．受傷当初は明らかな離開を認めず，後に中節骨・末節骨移行部で離開を生じる例をよく経験する（図7）．同部の骨折を疑う場合には，はじめ骨折線が明らかでなくても，後に明らかとなる例があることをあらかじめ患者によく説明しておく必要がある．治療は数週間の底側シーネ固定が基本である．離開部で慢性疼痛をきたす場合には，偽関節例に準じた手術を考慮する．

さいごに

中足部，前足部への外傷で骨折を疑う場合，単純 X 線背底像，側面像，斜位像での診断が不明瞭であれば CT 撮影を積極的に行う．中足部・前足部骨折の治療を行うにあたって，骨折部での軸転位の有無や関節面の適合性を正しく評価することが治療成績を向上させるため，最も重要なポイントである．

（須田康文）

文　献

1) Sanders RW, Papp S：Fractures of the midfoot and forefoot. Surgery of the Foot and Ankle. 8th ed. 2199-2235, Mosby, Philadelphia, 2007.
2) Anderson LD：Injuries of the forefoot. Clin Orthop Relat Res. 122：18-27, 1977.
3) Quill GE Jr：Fractures of the proximal fifth metatarsal. Clin North Am. 26：353-361, 1995.
4) Torg JS：Fractures of the base of the fifth metatarsal distal to the tuberosicty. Orthopedics. 13：731-737, 1990.
5) Jahss MH：Classic article：foot & ankle 1：15, 1980 traumatic dislocations of the first metatarsophalangeal joint. Foot Ankle Int. 27：401-406, 2006.
6) Bellabarba C, Barei DP, Sanders RW：Dislocation of the foot. Surgery of the Foot and Ankle. 8th ed. 2137-2197, Mosby, Philadelphia, 2007.

絵でみる 最新足診療エッセンシャルガイド

2 「足」を治す ＜日常診療でよくみる足関節・足部の外傷＞
10）疲労骨折

Key Words

疲労骨折（stress fracture），偽関節（non-union）

アスリートにおいてはスポーツ活動による反復する微小外傷が原因となり，骨挫傷や疲労骨折を生じる．労作時の痛み，局所の圧痛および腫脹が特徴的であり，脛骨，腓骨，中足骨に発生することが多い[1]．

単純 X 線では骨膜性骨形成，骨硬化像や仮骨形成がみられるが，症状発現早期には異常を示さないため診断に CT や MRI が有用である．

多くの足部，足関節の疲労骨折は保存療法で治癒する．しかしながら内果骨折，舟状骨骨折，第 2 中足骨基部骨折，第 5 中足骨近位部骨折，種子骨骨折等の骨折は難治性となることがあり，治療にあたっては注意を要する．

足関節内果骨折

単純 X 線上，脛骨天蓋と内果の接合部から近位に向かって垂直に走る骨折線が特徴的である（図1-a，b）．

多くの症例は免荷や歩行用ギプスなどの保存的治療によく反応するが，遷延治癒や再骨折の報告もある．このためスポーツへの早期復帰を希望する症例や関節面離開のある症例に対しては外科的治療が推奨される[2,3]．

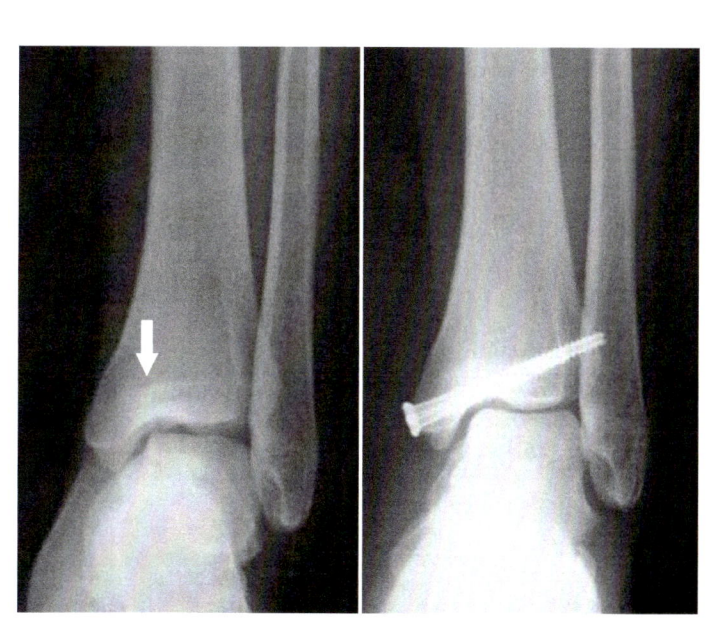

図1
16歳，女性．高校バレーボール部の選手．足関節内果付近の痛みを訴え来院した．
a：初診時単純 X 線上，脛骨天蓋と内果の接合部から近位に向かって垂直に走る骨折線を認めた．
b：競技への早期復帰を希望したため小切開にてスクリュー固定を行い，術後2か月で競技復帰が可能となった．

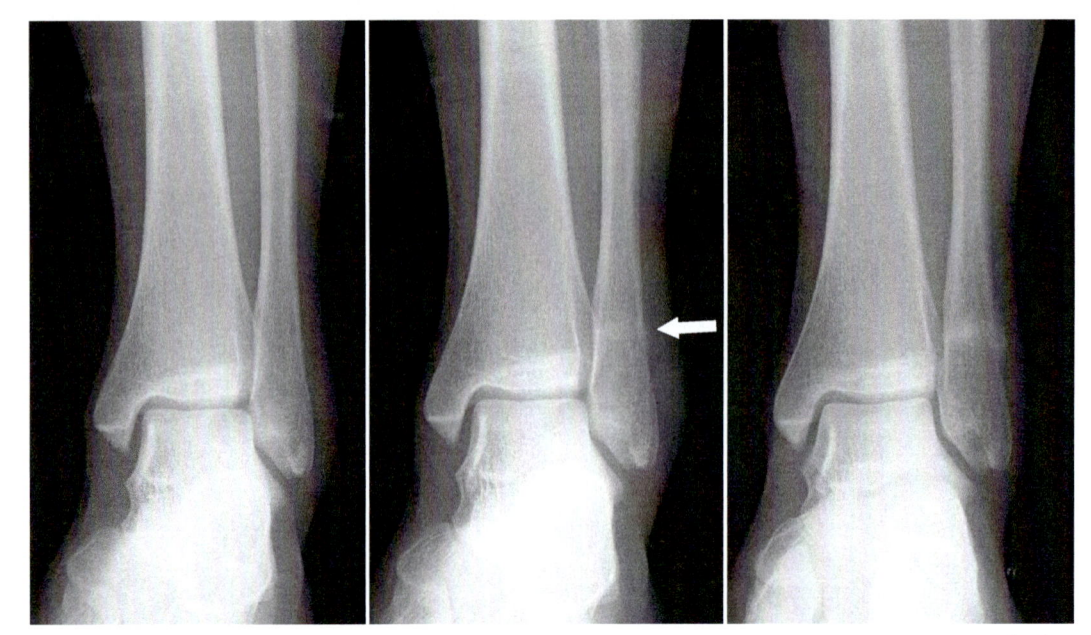

図2 22歳，女性．バスケットボールの選手．足関節外側の痛みを訴え来院した． a|b|c
a：初診時単純X線で明らかな異常所見は認めなかった．
b：2週目で腓骨峡部の骨硬化像を認めた．
c：スポーツ休止により1か月で症状は改善し，X線上でも仮骨形成を認めた．

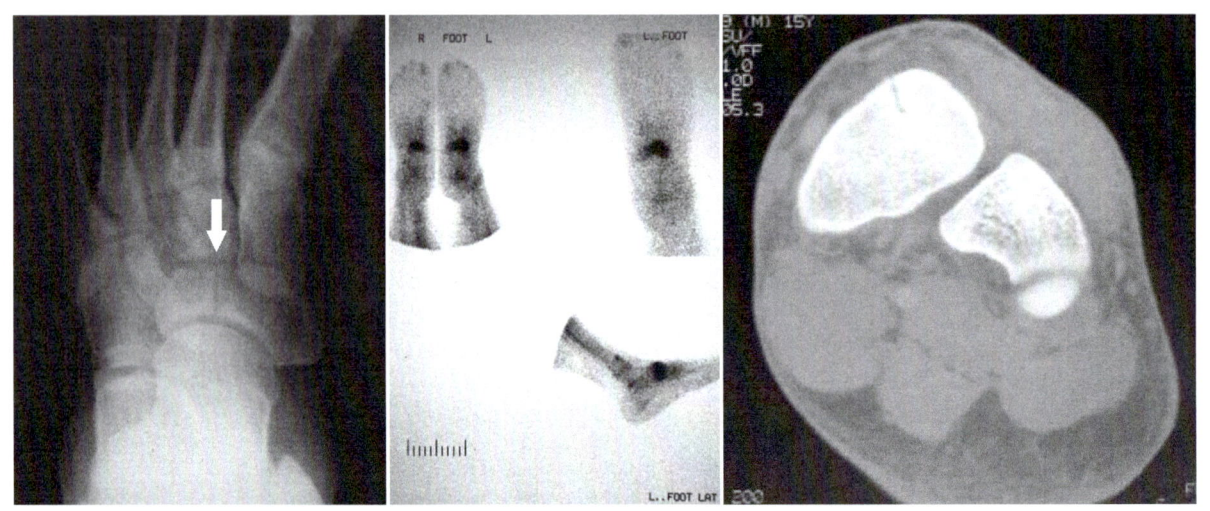

図3 15歳，男性．高校サッカー部の選手．中足部の痛みを訴え来院した． a|b|c
a：単純X線で舟状骨中央部に骨折線を認めた．
b：骨シンチグラフィーで舟状骨に一致した集積像を認めた．
c：CTで骨折線が背側から底側に向かって入っているのがわかる．

足関節外果骨折

腓骨峡部の圧痛や運動時痛が主な症状であるが，脛骨や中足骨の疲労骨折に比し症状は軽微なことが多い．通常，単純X線で症状出現から3〜4週後に仮骨形成を確認できる（図2-a〜c）．

スポーツの中止，安静などの保存療法によく反応する．

舟状骨骨折

中足部内側の荷重時痛および舟状骨部の内外側からの圧迫による疼痛の再現を認めることが多いが，舟状骨部に限局しないこともあり，その診断はしばしば困難である．

単純X線で明らかな異常所見を認めないこともあり，診断にはしばしばCT，MRIまたは骨シ

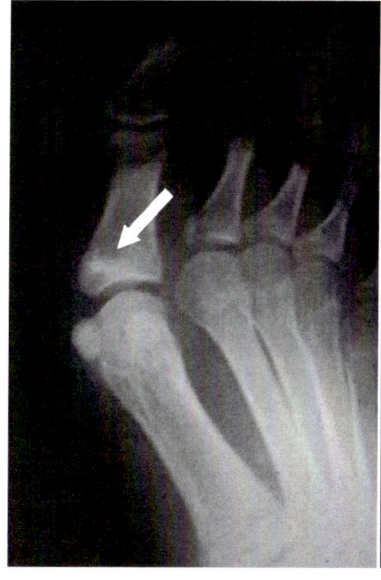

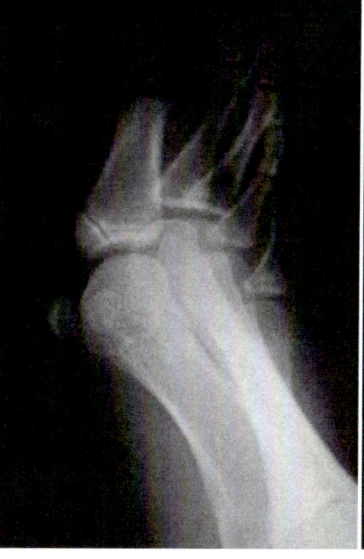

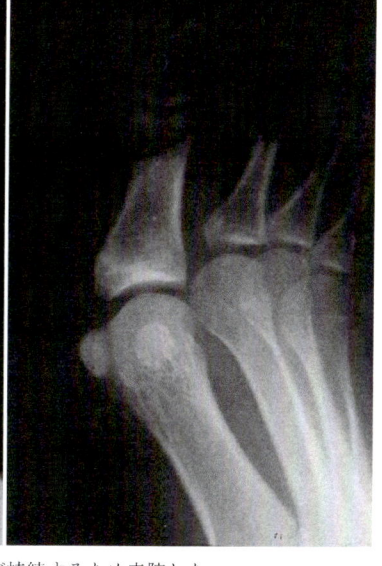

a|b|c　図4　16歳，女性．高校バレーボール部の選手．右母趾の痛みが持続するため来院した．
　　　　a：初診時単純X線上，母趾基節骨の内側に骨硬化像を認め，スポーツの休止を指示した．
　　　　b：1か月後のX線上骨折部の離開と骨折面の骨硬化像を認めた．
　　　　c：6か月後再診時の単純X線で骨癒合が認められた．

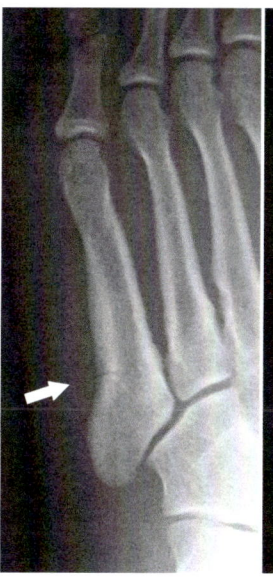

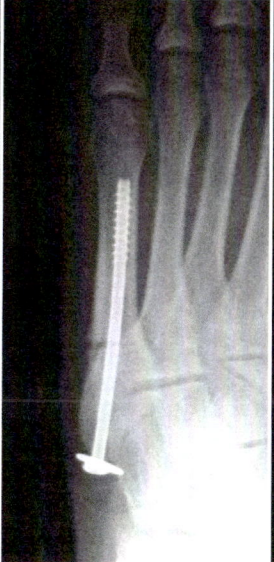

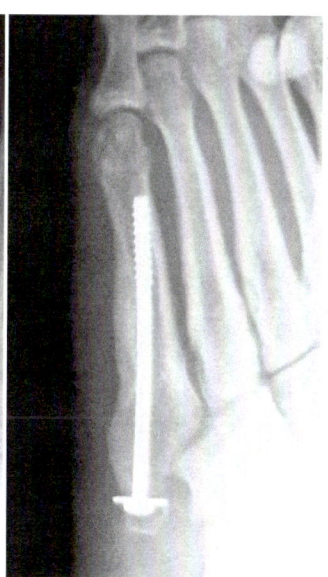

a|b|c

図5
17歳，男性．ラグビー部の選手．明らかな外傷なくラグビープレーの後から左足外側の痛みが出現し来院した．
a：初診時単純X線で第5中足骨結節のすぐ遠位の近位骨幹部に細い骨折線と軽度の皮質の肥厚を認めた．
b：早期のスポーツ復帰を目的として中空スクリューによる髄内固定術を行った．
c：術後1か月で骨癒合の完成を認め，術後2か月でスポーツ復帰した．

ンチグラフィーが必要となる（図3-a〜c）．
　原則として6〜8週間のギプス固定，免荷による保存的治療が適応となる[4]．適当な治療がなされなかった場合には偽関節や無腐性壊死を生じることもあるため注意が必要である．

踵骨疲労骨折

　踵部の運動時痛および踵骨アキレス腱付着部から底側にかけての圧痛を認める．単純X線上，2〜3週経過すると踵骨側面像で後方の踵骨隆起部の骨梁と直交する帯状骨硬化像が認められる．
　踵部の衝撃吸収性のパッドは症状緩和に有効であり，疼痛が消失するまでスポーツ休止，安静を指示する．

母趾基節骨骨折

　基節骨の疲労骨折の報告は稀である．母趾基節骨基部の内側に生じ，外反母趾変形に合併するこ

10）疲労骨折

表 1　Torg 分類

Type I (acute)	細い骨折線は髄腔内の骨硬化を伴わず，皮質の肥厚は軽度である
Type II (delayed union)	骨膜性の骨新生を伴う骨折線は皮質骨にまで及び，骨吸収による透亮像を伴う
Type III (non-union)	骨膜性の骨新生と骨透亮像を伴った広い骨折線で，骨髄腔は完全な閉塞を示す

とが多い[5]（図 4-a～c）．

4～6 週間の免荷，安静による保存的治療にも反応するが，初期治療が不適切に行われた場合には偽関節を生じ外科的治療が必要となる[6]．

第 1～4 中足骨骨折

中足骨の疲労骨折は第 2，第 3 中足骨骨幹部にみられることが多く，行軍骨折とも呼ばれている．

運動時痛，局所の腫脹，圧痛を認め，単純 X 線上 4～6 週で骨膜反応や仮骨形成がみられる．

スポーツ活動の中止，安静などの保存的治療に良く反応し，通常 2～3 か月でスポーツ復帰が可能である．

第 5 中足骨近位部骨折

第 5 中足骨結節のすぐ遠位の近位骨幹部の新鮮骨折は Jones 骨折と呼ばれているが，疲労骨折も生じやすい[7]．

単純 X 線で診断可能なことが多く，type I～Ⅲに分類される（表 1）[8]．

新鮮骨折は保存的治療でも治癒しうるが 6～8 週間の免荷，ギプス固定が必要となる．このため遷延治癒，偽関節に加え新鮮骨折の症例でもスポーツへの早期復帰を希望する症例に対しては外科的治療を考慮すべきである（図 5-a～c）[9,10]．

（早稲田明生）

文　献

1) Baxter DE, Zingas C : The Foot in Running. J Am Acad Ortop Surg. 3(3) : 136-145, 1995.
2) Shabat S, Sampson KB, Mann G, et al. : Stress fractures of the medial malleolus-review of the literature and report of a 15-year-old elite gymnast. Foot Ankle Int. 23(7) : 647-650, 2002.
3) Selbourne KD, Fisher DA, Retting AC, et al. : Stress fracture of the medial malleolus. Am J Sports Med. 16 : 60-63, 1988.
4) Torg JS, Moyer J, Gaughan JP, et al. : Management of Tarsal Navicular Stress Fractures : Conservative Versus Surgical Treatment : A Meta-Analysis. Am J Sports Med. 38(5) : 1048-1053, 2010.
5) Yokoe K, Kameyama Y : Relationship Between Stress Fractures of the Proximal Phalanx of the Great Toe and Hallux Valgus. Am J Sports Med. 32 : 1032-1034, 2004.
6) Pitsis GC, Best JP, Sullivan MR : Unusual stress fractures of the proximal phalanx of the great toe : a report of two cases. Br J Sports Med. 38(6) : e31, 2004.
7) Chuckpaiwong B, Queen RM, Easley ME, et al. : Distinguishing Jones and proximal diaphyseal fractures of the fifth metatarsal. Clin Orthop Relat Res. 466(8) : 1966-1970, 2008.
8) Torg JS, Balduini FC, Zelko RR, et al. : Fractures of the base of the fifth metatarsal distal to the tuberosity. Classification and guidelines for non-surgical and surgical management. J Bone Joint Surg Am. 66 : 209-214, 1984.
9) Nunley JA : Fractures of the base of the fifth metatarsal : the Jones fracture. Orthop Clin North Am. 32 : 171-180, 2001.
10) Quill GE Jr. : Fractures of the proximal fifth metatarsal. Orthop Clin North Am. 26 : 353-361, 1995.

絵でみる 最新足診療エッセンシャルガイド

② 「足」を治す ＜日常診療でよくみる足関節・足部の障害＞

1）外反母趾と内反小趾

Key Words

外反母趾（hallux valgus），内反小趾（bunionette），診断（diagnosis），治療（treatment）

外反母趾

外反母趾は母趾が外反して第1 MTP関節内側に骨隆起を認める変形であり，しばしば母趾の回内を伴っている（図1）．X線学的には第1中足趾節関節（第1 MTP関節）の外側亜脱臼と第1中足骨内反を特徴とし，しばしば母趾種子骨が外側へ偏位している（図2）．

1．臨床所見

母趾の変形と第1中足骨頭内側部痛が主訴である．しばしば第2あるいは第3中足骨頭部痛を訴える（図3）．局所所見では母趾は第1 MTP関節で外反して同関節の背内側に発赤を伴った骨性隆起を認める．第1 MTP関節に腫脹，熱感および圧痛はなく，可動域制限もない．しかし，第1中足骨頭背内側に滑液包炎を伴えば腫脹，発赤および圧痛が生じる．重度変形では第2または第3中足骨頭下にしばしば有痛性胼胝が形成され，同部に圧痛を認める（図3）．

2．X線所見

荷重位足背底像では第1中足骨の内反が増大し，第1 MTP関節は外側に亜脱臼して母趾が外反している．さらに第1中足骨頭の内側隆起が大きく突出し，母趾種子骨が第1中足骨頭に対して外側へ偏位している（図2）．

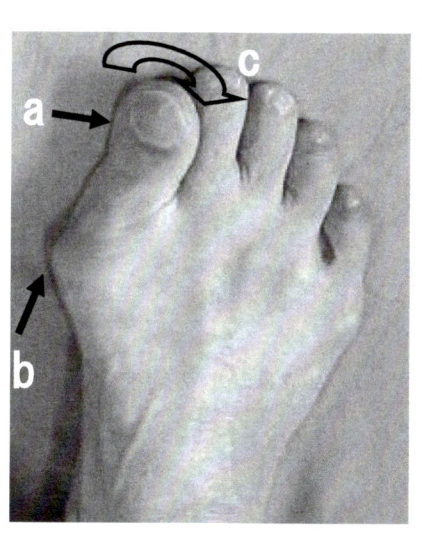

◀図1
外反母趾の外観
 a：母趾の外反変形
 b：第1中足骨頭の内側隆起
 c：母趾の回内変形

図2▶
外反母趾の荷重位足背底X線像
 a：第1 MTP関節の外側亜脱臼
 b：第1中足骨内反
 c：母趾種子骨の外側偏位

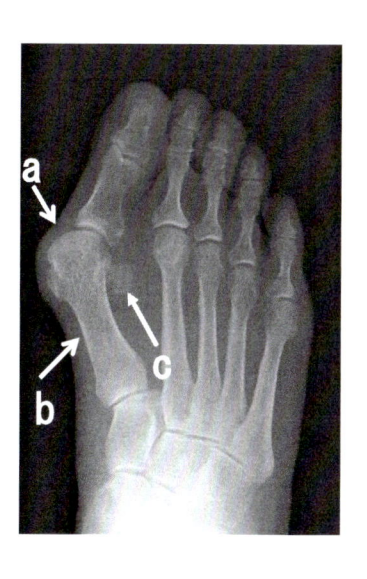

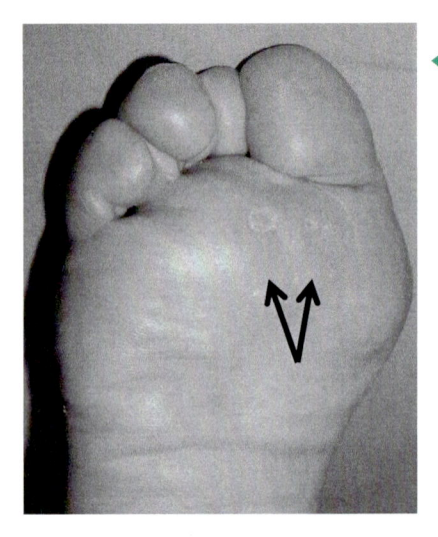

◀図 3
外反母趾の足底
第2，3中足骨頭下に胼胝形成を認める（矢印）．

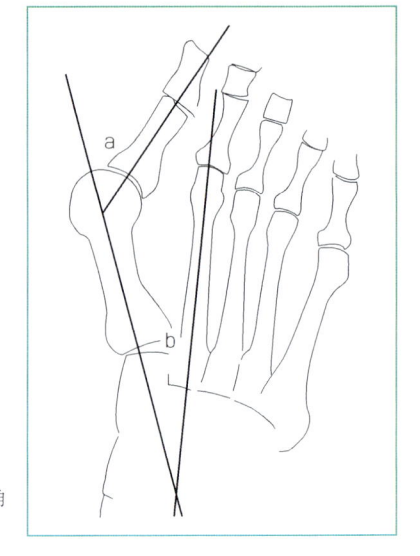

図 4 ▶
X線計測法
 a：外反母趾角
 b：第1-第2中足骨間角

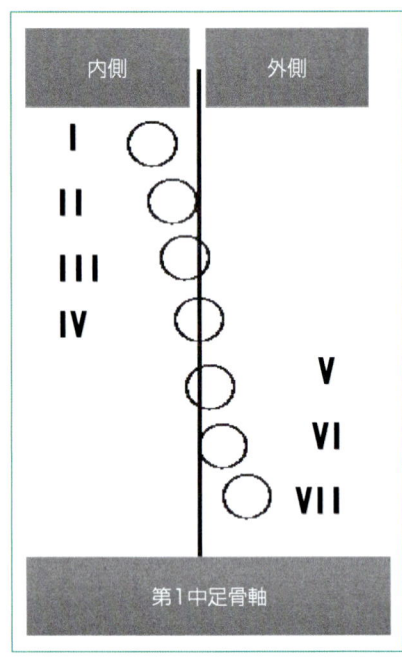

図 5　母趾内側種子骨の偏位度
　　　（Hardy 分類）

3．各種計測法

1）外反母趾角（図 4）

母趾基節骨軸と第1中足骨骨軸のなす角度で母趾の外反変形の程度を評価する．正常平常値は10〜16°であり，20°以上は異常である[1〜3]．外反母趾角により外反母趾変形の程度は3つに分けられる．すなわち外反母趾角が20〜30°未満を軽度，30〜40°未満を中等度，40°以上を高度変形と分類される[4]．

2）第1-第2中足骨間角（図 4）

第1中足骨骨軸と第2中足骨骨軸のなす角度で第1中足骨内反の程度を評価する．正常平均値は9〜10°であり，外反母趾では増大している[1〜3]．

3）母趾種子骨偏位（図 5）

母趾内側種子骨の偏位はHardyらの方法によりI〜VII度までの7段階で評価される[1]．種子骨偏位がIV度以下であれば正常であり，外反母趾の多くはV度以上である[1,3]．

4）第1中足骨頭外側縁の形状（図 6）

第1中足骨頭外側縁の形状は角型，円型およびその中間を呈する中間型の3つに分類できる[3]．健常では角型が，外反母趾では円型が多い．第1中足骨頭外側縁の形状が円形であることをround徴候と言い，第1中足骨の回内によりX線像上に現れるものと考えられ，第1中足骨回内の程度の指標となる[3]．

4．治療方針

有痛性外反母趾に対しては変形の程度にかかわらず保存療法を第一選択として試みる．保存療法にて症状の改善が得られなければ変形の程度にかかわらず手術療法が適応となる．

5．保存療法

1）薬物療法

疼痛に対して貼付剤，塗布剤などの外用薬が用

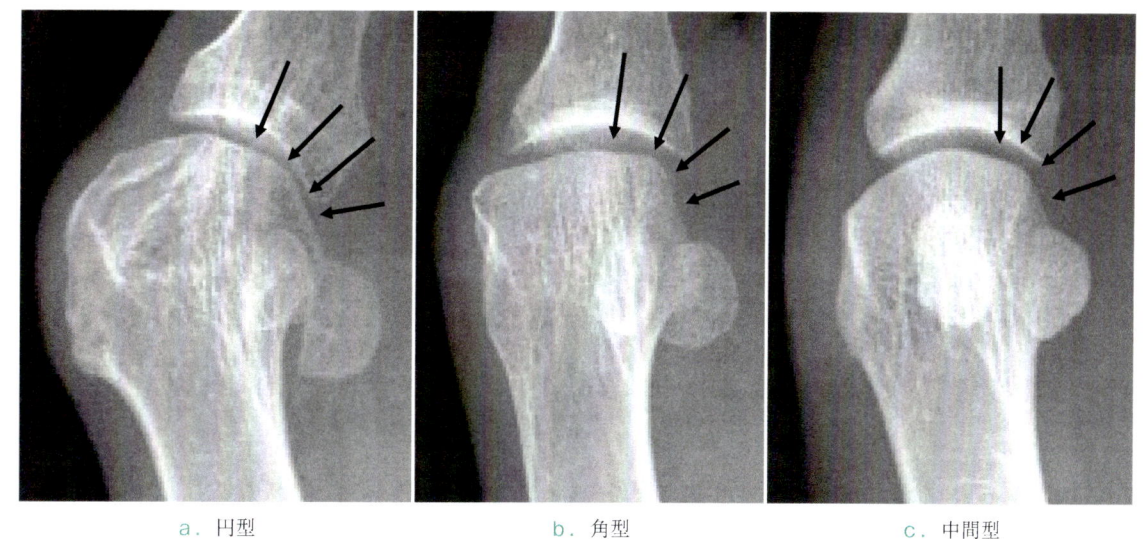

a．円型　　　　　　　　　　　　b．角型　　　　　　　　　　　　c．中間型

図6　第1中足骨頭外側縁の形状

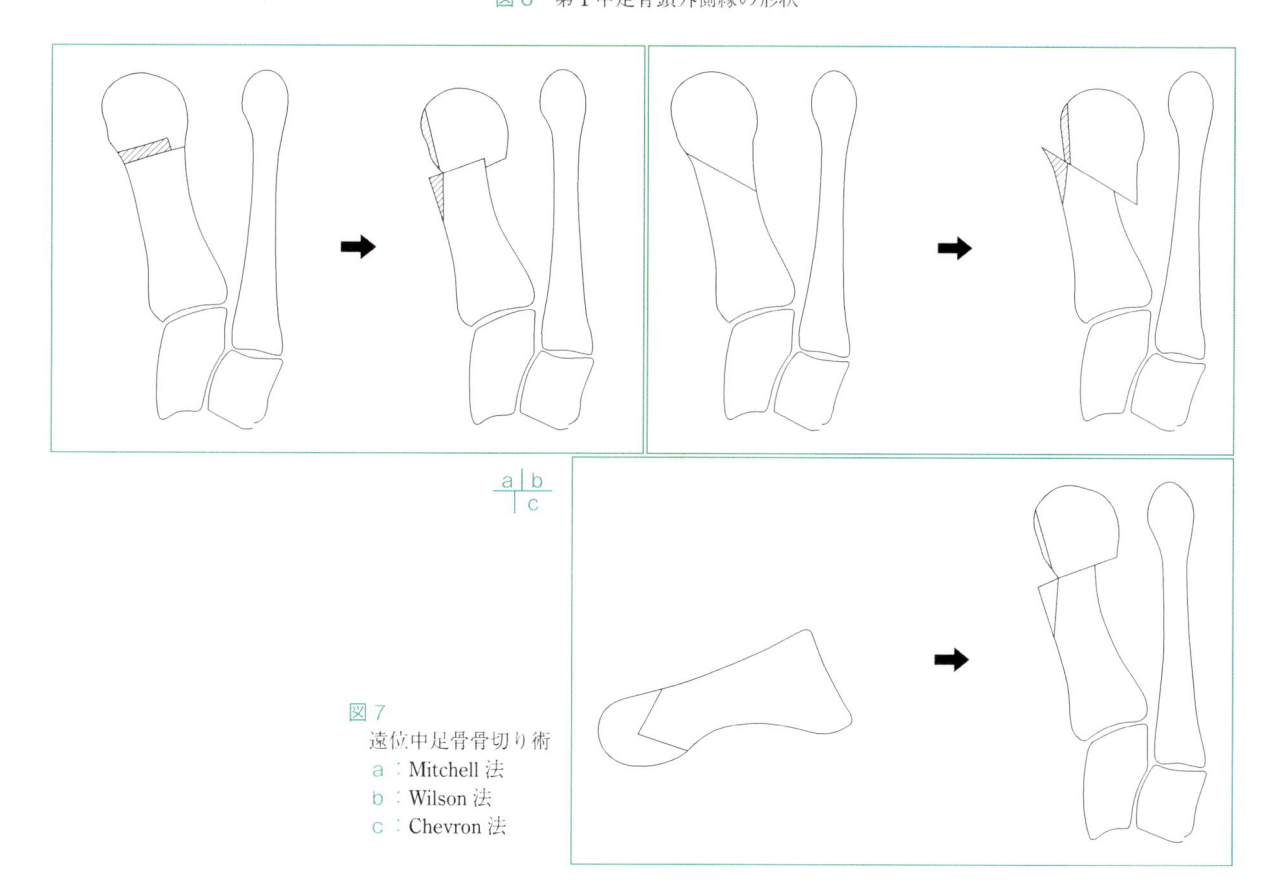

図7
遠位中足骨骨切り術
a：Mitchell法
b：Wilson法
c：Chevron法

いられることがあるが，その効果については明らかではない．

2）靴の指導

母趾MTP関節内側部痛は靴などの履物による圧迫が要因であることから柔らかい素材でできたtoe-boxの広い，ヒールの高くない靴（ウォーキング靴，スポーツ靴など）を履くように勧める．

3）運動療法

母趾の外転方向へのストレッチや母趾外転筋を中心とした足内在筋の筋力強化訓練を指導する．

4）装具療法

縦と横アーチの付いた足底挿板を装着させて，

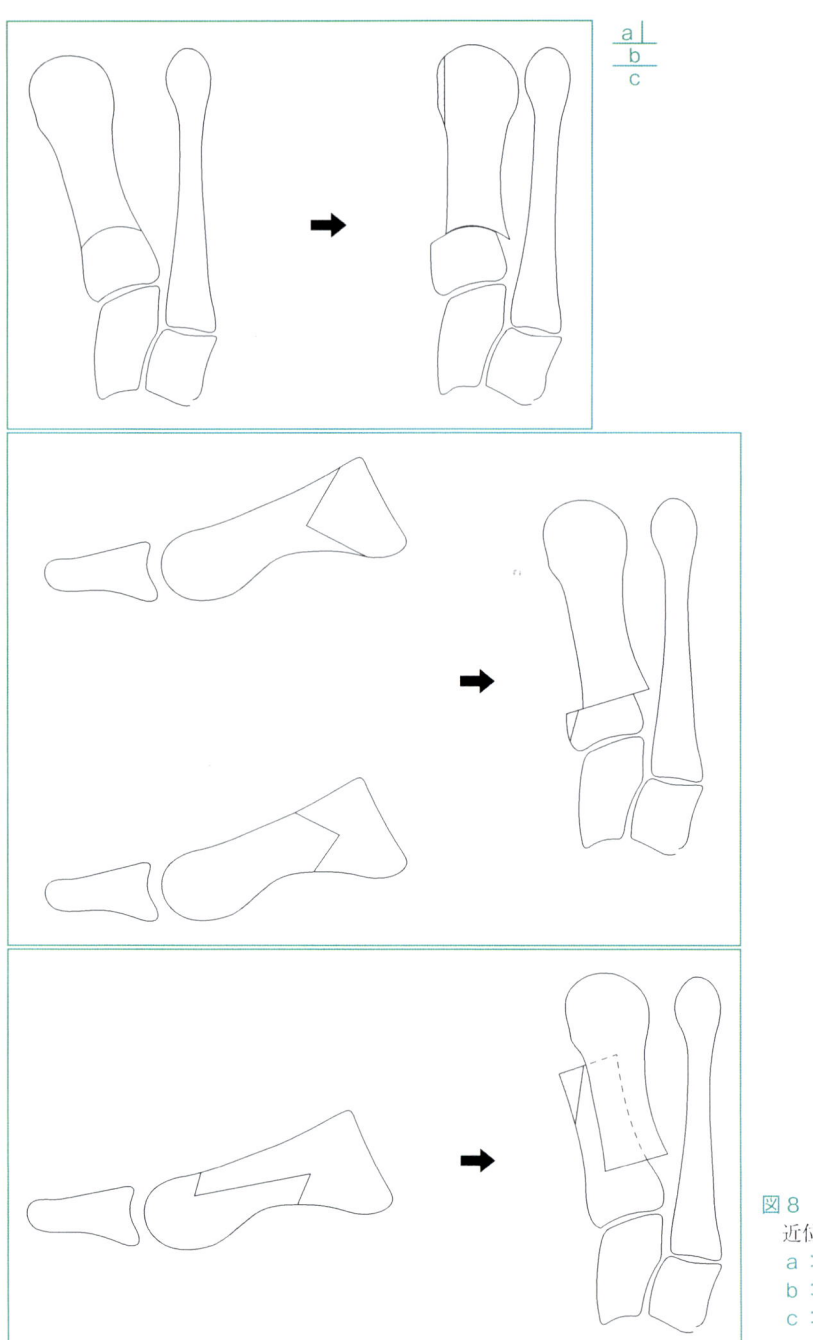

図8
近位中足骨骨切り術
 a：Mann法
 b：近位chevron法
 c：Scarf法

足部の機能改善を図る．中足痛を伴った例では中足パッド付きの足底挿板が有効である．

6．手術療法

1）遠位中足骨骨切り術（図7）

　軽度から中等度の外反母趾に対して用いられ，Mitchell法[5]，Wilson法[6]，chevron法[7]などがある．遠位中足骨骨切り術は第1-第2中足骨間角の矯正に限界があるため外反母趾角のみでなく第1-第2中足骨間角の程度（15°以下）も考慮する．

2）近位中足骨骨切り術（図8）

　中等度から高度の外反母趾に対して用いられ，Mann法[8]，近位chevron法[9)10]，Scarf法[11]などがある．これらの術式は遠位骨切り術に比して侵襲は大きいが，変形の矯正力に優れている．

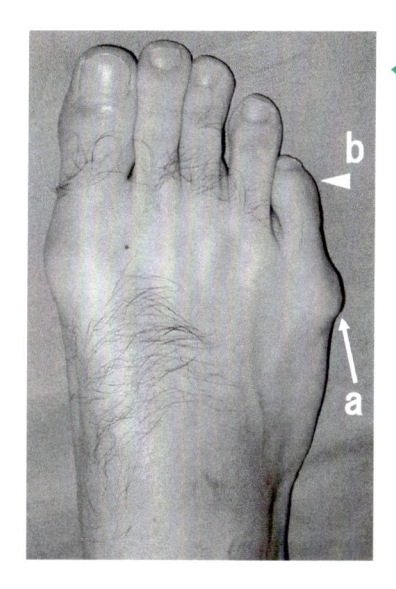

◀図9
バニオネット変形の外観
a：第5中足骨頭外側の突出（矢印）
b：第5趾の内反変形（矢頭）

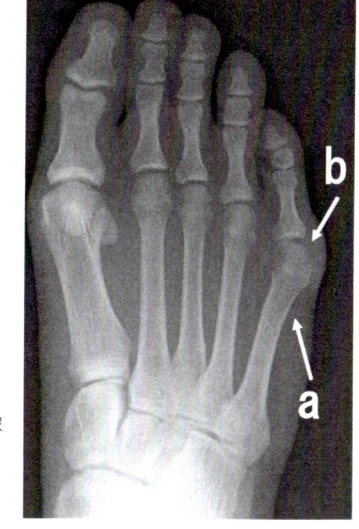

図10▶
バニオネットの荷重位足背底X線像
a：第5中足骨の外反
b：第5MTP関節の内側亜脱臼

3）第1TMT関節固定術（Lapidus法）[12]

　中等度から高度の外反母趾，特に第1TMT関節の不安定性が著しい例に適応されているが，欠点として関節固定部の偽関節率が高い．

<New trends> 軽度～中等度の有痛性外反母趾に対する装具療法，手術療法および非治療のそれぞれの患者の1年後の臨床成績を調査した報告によると，疼痛と機能に関しては手術療法が最も良好であり，非治療例と装具療法例では有意な差はなく，整容的および靴の問題は手術療法例で最も少なかったとしている[13]．

　最近，経皮的遠位中足骨骨切り術による治療の比較的良好な臨床およびX線成績が報告された[14]．この術式は軽度～中等度変形に適応され，手技が簡便で低侵襲であるが，その有用性についてはさらなる研究が必要である．

　外反母趾手術後の変形再発の危険因子には術後の第1中足骨頭外側縁のround徴候陽性と母趾種子骨偏位の整復不良がある[3)15]．そのため外反母趾角および第1-第2中足骨間角の矯正のみならず第1中足骨の回内変形や種子骨偏位にも注意して変形矯正を行うことが変形再発の予防に重要である．

<Author's recommendation> 軽度変形ではchevron法，中等度から高度変形ではMann法を用いている．Chevron法は変形の矯正力が小さいため外反母趾角30°以下で第1-第2中足骨角が12°以下の例に適応とし，これよりも変形が高度な例ではMann法を選択している．

内反小趾

　内反小趾はバニオネットとも呼ばれ，第5中足骨頭外側の突出と第5趾の内反変形を特徴とした変形である（図9）．時に外反母趾を併存している．X線学的には第5中足骨の外反や骨頭肥大および第5MTP関節の内側亜脱臼を特徴とする（図10）．

1．臨床所見

　第5趾の内反変形と第5中足骨頭背外側部の疼痛が主訴である．局所所見では小趾は第5MTP関節で内反して同関節の背外側に発赤を伴った骨性隆起を認める．骨性隆起に胼胝形成を伴うことがある．

2．X線所見

　内反小趾の要因として第5中足骨の3つの解剖学的変異が挙げられる（図11）．このうち最もよくみられるX線所見には，第5中足骨の外反による第4と第5中足骨間の開大がある．荷重位足背底像では第5MTP関節で基節骨が内側へ偏位している．X線計測では第4-第5中足骨間角（第4中足骨骨軸と第5中足骨骨軸のなす角度，正常平均値：6°）[16]と第5中足趾節角（第5中足骨骨軸と基節骨骨軸のなす角度，正常平均値：10°）[17]が増大している（図12）．

1）外反母趾と内反小趾　139

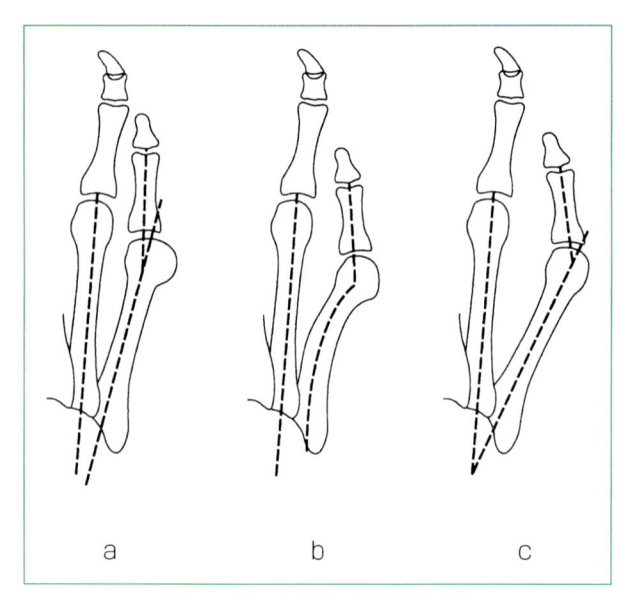

図11 第5中足骨の解剖学的変異
a：Ⅰ型．第5中足骨頭が肥大している．
b：Ⅱ型．第5中足骨が外側へ弯曲している．
c：Ⅲ型．第5中足骨が第4中足骨に対して外反している．

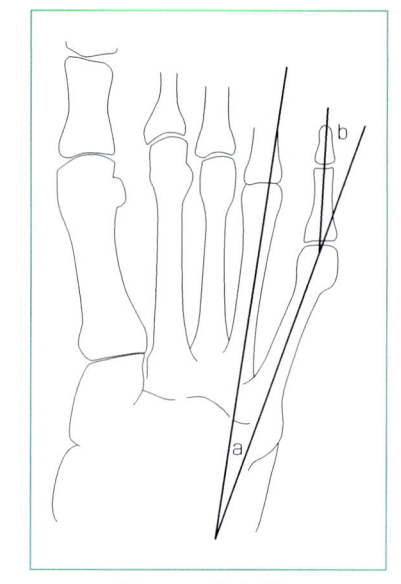

図12 X線計測法
a：第5-第4中足骨間角
b：第5中足趾節角

3．治療方針

有痛性内反小趾に対しては変形の程度にかかわらず保存療法を第1選択として試みる．保存療法にて症状の改善が得られなければ変形の程度にかかわらず手術療法が適応となる．

4．保存療法

1）薬物療法

疼痛に対して貼付剤，塗布剤などの外用薬が用いられることがあるが，その効果については明らかではない．

2）靴の指導

第5中足骨頭外側部痛は靴などの履物による圧迫が要因であることから，柔らかい素材でできた，toe-boxの広い，ヒールの高くない靴（ウォーキング靴，スポーツ靴など）を履くように勧める．

3）装具療法

足の縦または横アーチの低下している例では，足底挿板を装着させて足部の機能改善を図る．

5．手術療法

1）第5中足骨頭外側顆切除術

第5中足骨の外側偏位を伴わない骨頭肥大の例に用いられるが，変形再発の頻度が高いためその適応には慎重でなければならない．

2）第5中足骨頭切除術

関節リウマチ，糖尿病足などにおける難治性潰瘍を合併した例および術後再発例に対するサルベージ手術として用いられる．術後合併症として第5趾の変形や短縮，第4中足骨頭部痛が挙げられる．

3）遠位中足骨骨切り術（図13）

逆Mitchell法[18]，遠位chevron法[19]および遠位斜め骨切り術[20]などがある．中足骨遠位部にて骨切りにより末梢骨片を内側に移動させ，第4-第5中足骨間角の減少を図り，第5 MTP関節部の軟部組織処置により小趾の内反を矯正する．

4）骨幹部と近位中足骨骨切り術（図14）

骨幹部斜め骨切り術[21]や近位ドーム状骨切り術[22]などがある．中足骨近位から骨幹部の骨切りにて第4-第5中足骨間角の減少を図る．近位ドーム状骨切り術では骨切りによる第4-第5中足骨間角の矯正にて第5趾内反も矯正されるため第5 MTP関節の軟部組織処置は要しない．

<Author's recommendation> 変形の程度にかかわらず手技が簡便な近位中足骨ドーム状骨切り術を用いている．本法の注意点としては骨切り

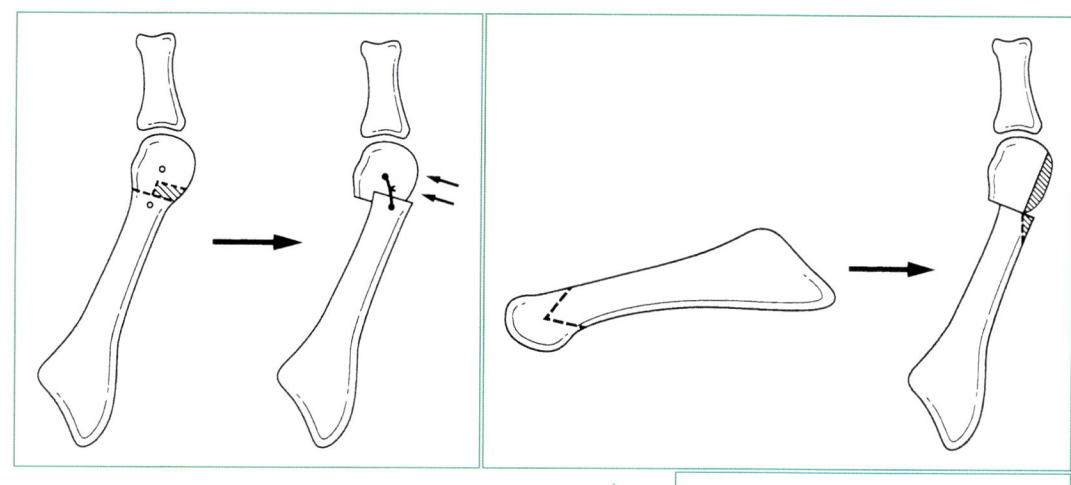

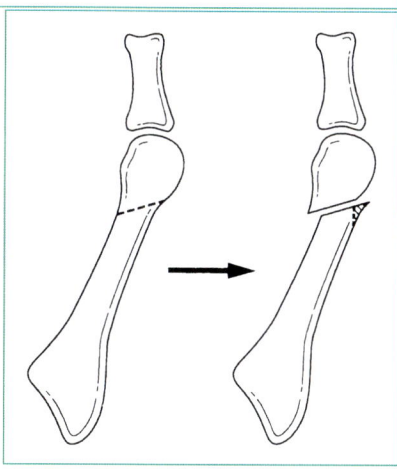

図13
遠位中足骨骨切り術
a：逆 Mitchell 法
b：遠位 chevron 法
c：遠位斜め骨切り術

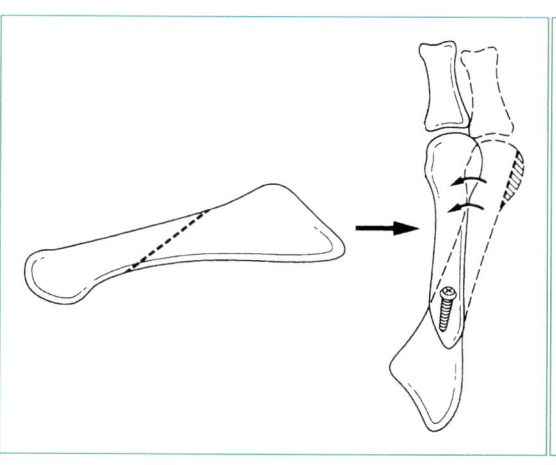

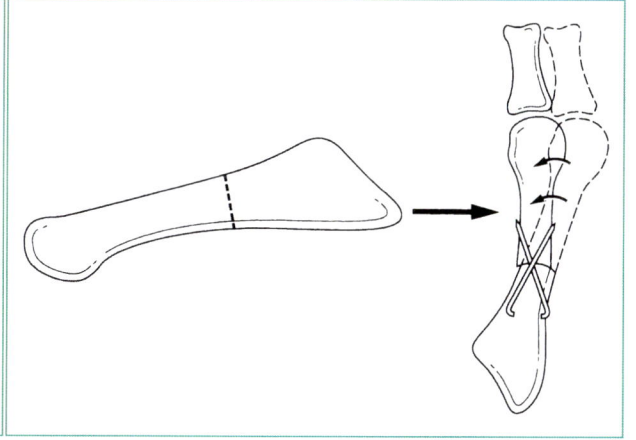

図14　骨幹部と近位中足骨骨切り術
a：骨幹部斜め骨切り術
b：近位ドーム状骨切り術

を中足骨近位端で行うと遷延癒合になりやすいため骨幹部よりにて行うことが挙げられる．

（奥田龍三）

文　献

1) Hardy RH, et al.：Obsercvation on hallux valgus. Based on a controlled series. J Bone Joint Surg. 33B：376-391, 1951.
2) Tanaka Y, et al.：Radiographic analysis of hallux valgus. A two-dimensional coordinate system. J

Bone Joint Surg. 77A：205-213, 1995.
3) Okuda R, et al.：The shape of the lateral edge of the first metatarsal head as a risk factor for recurrence of hallux valgus. J Bone Joint Surg. 89A：2163-2172, 2007.
4) 日本整形外科学会ガイドライン委員会：外反母趾ガイドライン. 10-11, 南江堂, 2008.
5) Mitchell CL, et al.：Ostetomy-bunionectomy for hallux valgus. J Bone Joint Surg. 40(Am)：41-58, 1958.
6) Wilson JN：Oblique displacement osteotomy for hallux valgus. J Bone Joint Surg. 49(Br)：98-101, 1967.
7) Austin DW, et al.：A new osteotomy for hallux valgus：a horizontally directed "V" displacement osteotomy of the metatarsal head for hallux valgus and primus varus. Clin Orthop Relat Res. 157：25-30, 1981.
8) Mann RA, et al.：Repair of hallux valgus with a distal soft-tissue procedure and proximal metatarsal osteotomy. J Bone Joint Surg. 74A：124-129, 1992.
9) Sammarco GJ, et al.：Bunion correction using proximal chevron osteotomy. Foot Ankle. 14：8-14, 1993.
10) Markbreiter LA, et al.：Proximal metatarsal osteotomy in hallux valgus correction：A comparison of crescentic and chevron procedures. Foot Ankle Int. 18：71-76, 1997.
11) Barouk LS：Scarf osteotomy of the first metatarsal in the treatment of hallux valgus. Foot Dis. 2：35-48, 1991.
12) Lapidus PW：Operative correction of the metatarsusvarus primus in hallux valgus. Surg Gynecol Obstet. 58：13-191, 1934.
13) Torkki M, et al.：Surgery vs orthosis vs watchful waiting for hallux valgus：a randomized controlled trial. JAMA. 285：2474-2480, 2001.
14) Magnan B, et al.：Percutaneous distal metatarsal osteotomy for correction of hallux valgus. J Bone Joint Surg. 87：1191-1199, 2005.
15) Okuda R, et al.：Postoperative incomplete reduction of the sesamoids as a risk factor for recurrence of hallux vagus. J Bone Joint Surg. 91A：1637-1645, 2009.
16) Fallat LM, et al.：An analysis of the tailar's bunion by radiographic and anatomical display. J Am Podiatr Assoc. 70：597-603, 1980.
17) Nestor BL, et al.：Radiologic anatomy of the painful bunionette. Foot Ankle. 11：6-11, 1990.
18) Leach RE, et al.：Metatarsal osteotomy for bunionette deformity. Clin Orthop Relat Res. 100：171-175, 1974.
19) Throckmorton JK, et al.：Transverse V sliding osteotomy：A new surgical procedure for the correction of tailaor's bunion deformity. J Foot Surg. 18：117-121, 1979.
20) Keating SE, et al.：Oblique fifth metatarsal osteotomy：A follow-up study. J Foot Surg. 21：104-107, 1982.
21) Coughlin MJ：Treatment of bunionette deformity with longitudinal diaphyseal osteotomy with distal soft tissue repair. Foot Ankle. 11：195-203, 1991.
22) Okuda R, et al.：Proximal dome-shaped osteotomy for symptomatic bunionette. Clin Orthop Relat Res. 173：173-178, 2002.

絵でみる 最新足診療エッセンシャルガイド

② 「足」を治す ＜日常診療でよくみる足関節・足部の障害＞

2) 成人の扁平足障害

Key Words

成人期扁平足（adult-acquired flatfoot deformity），後脛骨筋腱機能不全（posterior tibial tendon dysfunction），保存療法（nonsurgical treatment），手術療法（surgical treatment）

Standard

足のアーチ構造が破綻し，土踏まずが消失したものを総称して扁平足と呼ぶ．病因は，後脛骨筋腱機能不全，変形性関節症，関節リウマチ，骨関節外傷，神経病性関節症（Charcot foot），神経麻痺（脳性麻痺，ポリオ，神経損傷），足部腫瘍と，様々である[1]．

病因によって病態，自然経過，治療法は異なる．

1．後脛骨筋腱機能不全（posterior tibial tendon dysfunction；PTTD）

後脛骨筋の主な機能は足部の内がえし作用で，これによってしっかりとしたつま先立ちが可能になる（図1）．後脛骨筋力の伝達機構が破綻すると（図2），その初期は靱帯組織，骨あるいは関節の形状により正常のアライメントは維持されるが，次第に足部の内側，底側の靱帯が伸張して扁平足となる．初期には立位のときにのみ変形がみられるが，長期化すると拘縮が生じて立位でなくても変形を呈するようになる．扁平足の変形要素は内

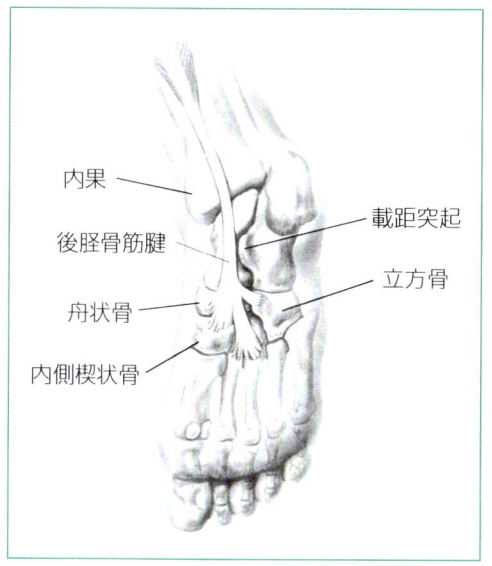

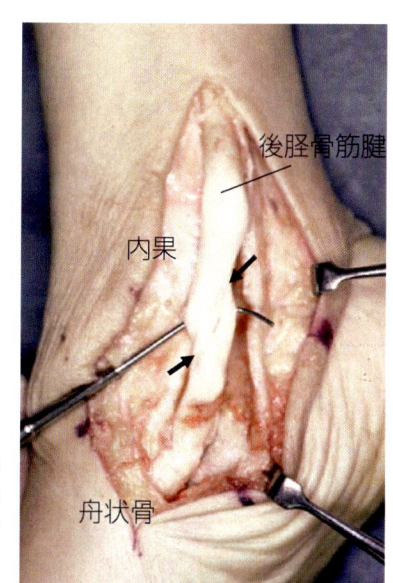

図1　後脛骨筋腱の解剖学的特徴
脛骨後面に最も接し内果後方を下降し，内果最下部で鋭く前方に方向を変え，ばね靱帯の内下方を通り，舟状骨粗面にいったん停止し，その後分枝して載距突起，楔状骨，立方骨，第2〜4中足骨基底部の足底面に停止する．

図2
後脛骨筋腱の縦断裂
後脛骨筋腱の光沢は消失し，縦断裂（矢印）を認める．

2）成人の扁平足障害　143

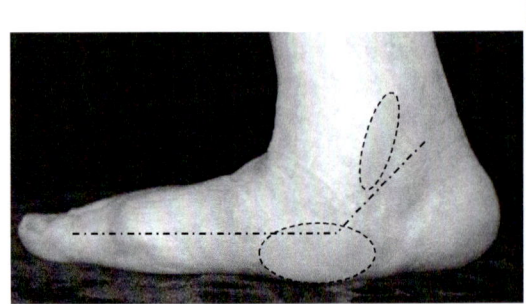

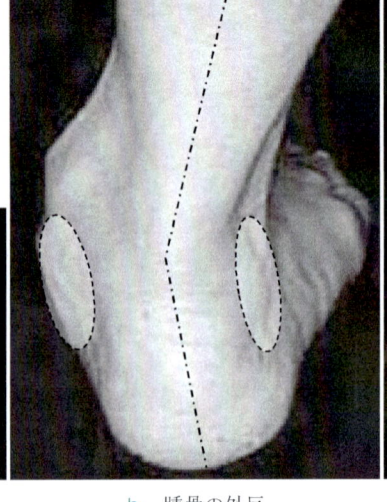

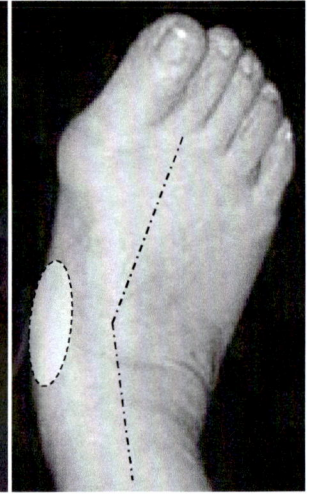

a．内側縦アーチの消失　　　　b．踵骨の外反　　　　c．前足部の外転

図3　扁平足にみられる変形要素と主な疼痛部位
　　　　は主な疼痛部位

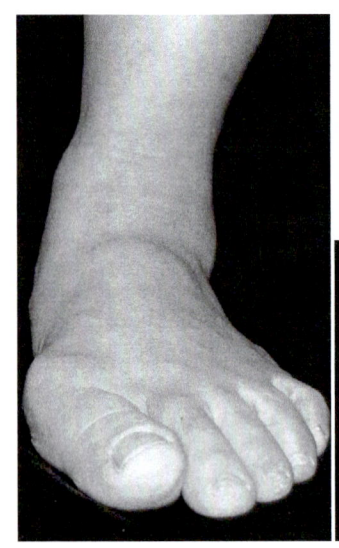

図4
リスフラン関節症にみられる扁平足
外反母趾や開張足(a)を伴うことが多い．骨棘(白矢印)による骨性膨隆を認めることもある(b).

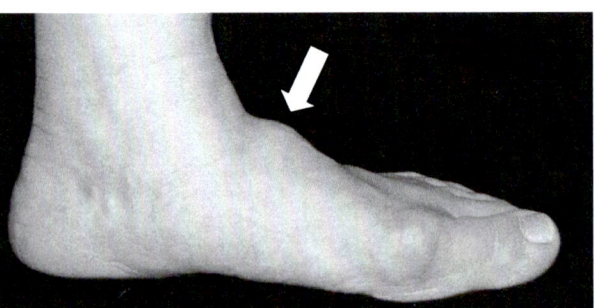

a|b

側縦アーチの消失，踵骨の外反，前足部の外転である(図3)．治療法は，変形の進展の程度によって異なる．

2．変形性関節症

　リスフラン関節(図4)の変形性関節症も扁平足や開張足との関連が指摘されている．中年以降の女性に多く，決して稀ではない．単純X線では見逃しやすいが，CT(図5)やMRIで診断は容易である．初期にはアーチサポートが有効である．保存療法に抵抗する場合は，関節固定術が適応になる．

3．関節リウマチ

　関節リウマチ病変が中足部，特に距舟関節に生じ骨破壊が進行するとアライメントが破綻し，縦アーチが消失し(図6)，外反扁平足を呈する(図7)．また，後脛骨筋腱の腱鞘にRA病変が生じると，PTTDと同様なメカニズムで変形が進展することがある．装具療法や手術療法が適応になる．

4．骨・関節外傷

　踵骨骨折，ショパール関節，リスフラン関節損

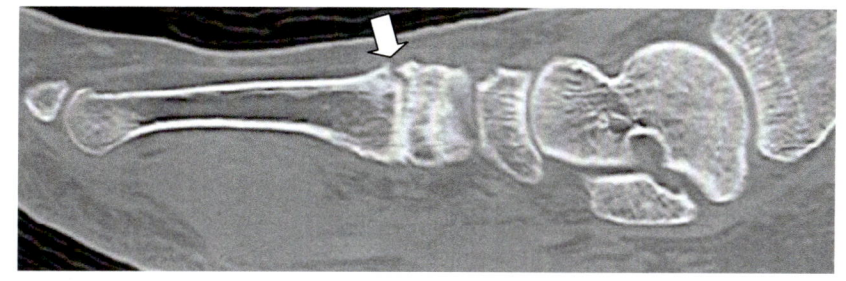

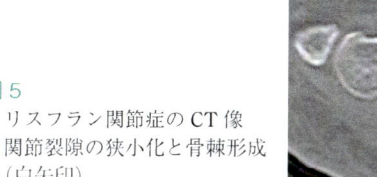

図5 リスフラン関節症のCT像
関節裂隙の狭小化と骨棘形成（白矢印）

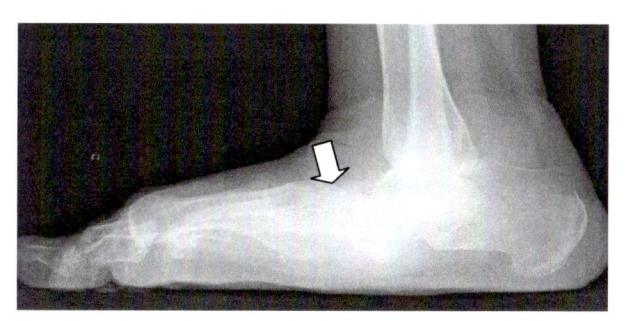

図6 関節リウマチによる扁平足
距舟関節の脱臼（白矢印）によりアーチ構造が破綻し，扁平足を呈している．

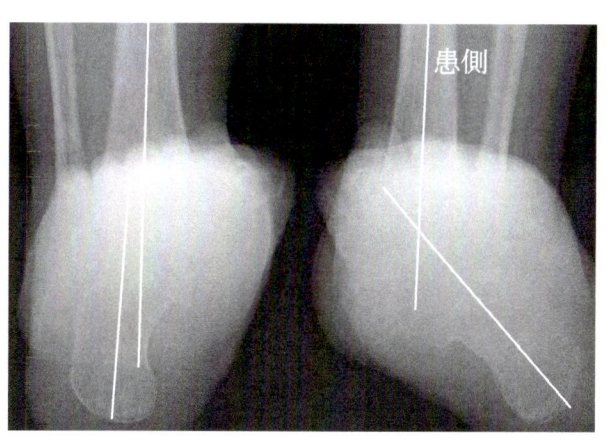

図7 関節リウマチによる外反扁平足
著明な踵骨の外反を認める．

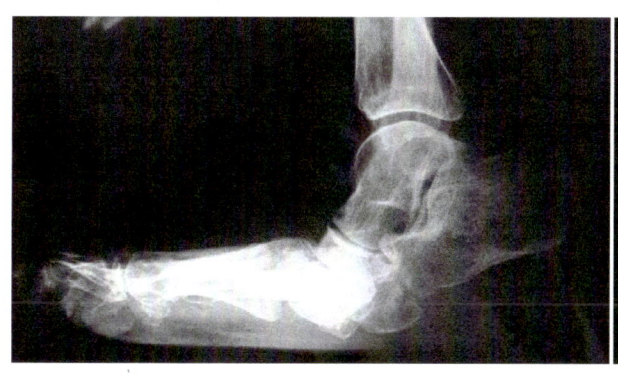

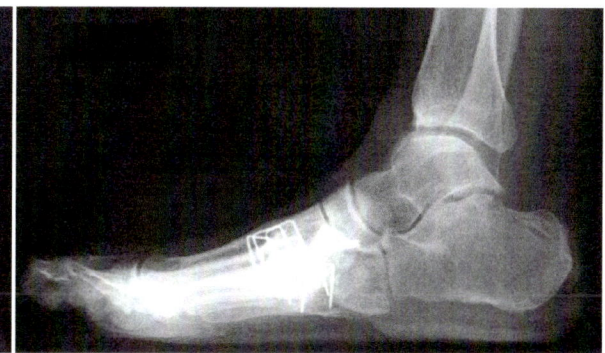

a．術前　　　　　　　　　　　　　　　b．術後

図8 リスフラン関節脱臼骨折後変形治癒
術前は踵接地ができていない（a）．変形を矯正後，同部の関節固定で踵接地が可能になった（b）．

傷（図8）の外傷によってアーチ構造が破綻する．骨関節のみではなく，後脛骨筋腱損傷，ばね靱帯損傷などの軟部組織損傷でも同様である．保存療法に抵抗する場合は，関節固定術などが適応になる．

New trends

扁平足は前述のように種々の原因があるが，終末像では診断は容易である．したがって，早期診断，治療が重要なポイントとなる．

比較的見逃しやすいPTTDによる扁平足の診療について述べる．

1．臨床症状と診断

発症は通常緩徐で，腱の変性の程度と症状は必ずしも一致しない．基本的には後脛骨筋腱の局所症状と扁平足変形に伴う症状がみられる．

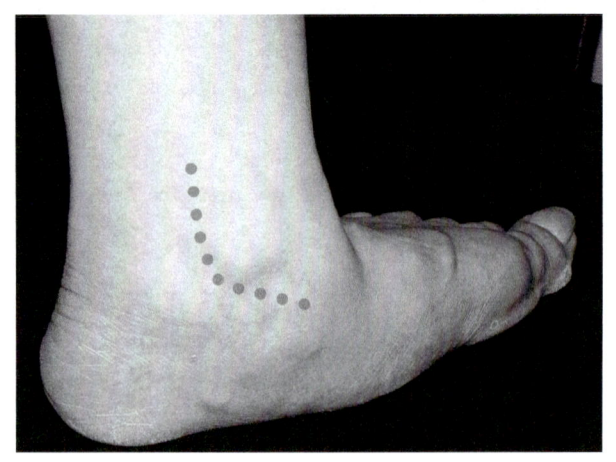

図9 疼痛と腫脹の部位.
脛骨内側縁のすぐ後方に沿って走行する後脛骨筋腱（黒丸点）に一致した腫脹と圧痛

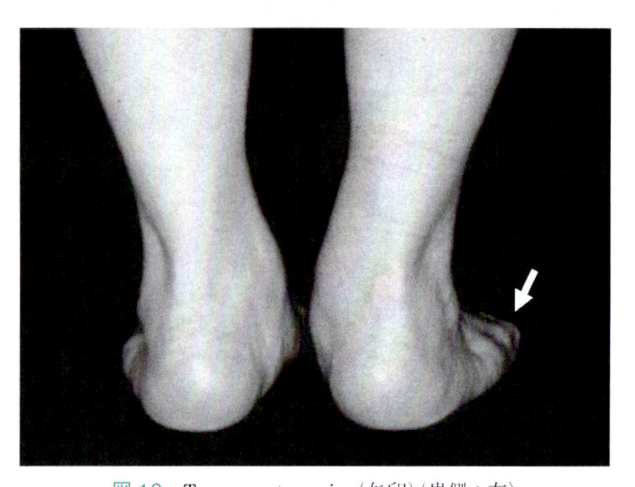

図10 Too many toes sign（矢印）（患側：右）
両側例では評価が困難な場合がある.
（文献8より引用）

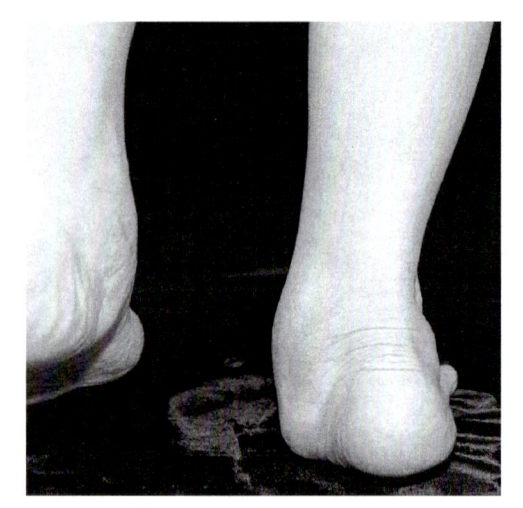

図11 Single heel rise test
本疾患（患側右）では，後足部の回外が減弱あるいは不能なため距骨下関節を完全にロックできず，後足部の回外が不十分なまま踵離床するか，不安定な状態で前足部まで完全に持ち上げることができない（single heel rise test陽性）.

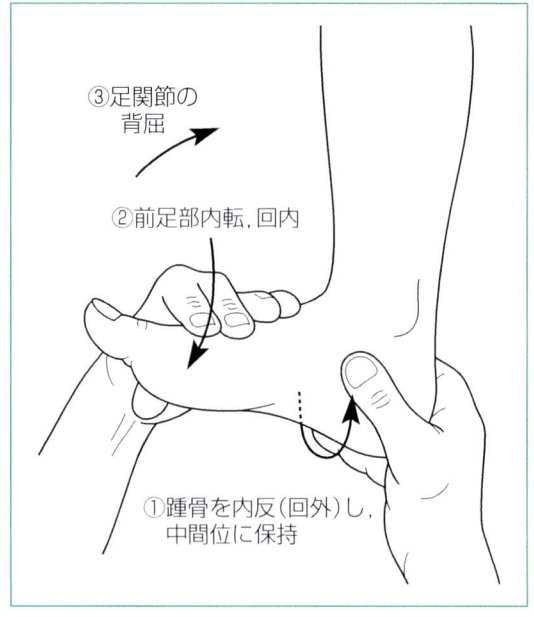

図12 足部，アキレス腱の拘縮の評価
徒手的に①踵骨を中間位に保持し，②前足部を内転，回内し矯正位をとることが可能か否かで足部の拘縮を，さらに③その矯正位で足関節を背屈しアキレス腱の拘縮の程度を観察する．アキレス腱の拘縮は膝伸展位および屈曲位で評価する．アキレス腱のストレッチも同様に矯正位を保持したままで行う.

　最も特徴的な所見は，内果後方から舟状骨に至る後脛骨筋腱に沿った腫脹と疼痛である（図9）．疼痛は立位や歩行で増悪し，安静で軽快する．踵外反が高度になると踵骨と腓骨あるいは距骨外側突起でのインピンジメントによる外側部の疼痛を訴えることがある（図3）．後脛骨筋力の低下もみられる.

　扁平足になると，内側縦アーチは消失し踵骨は外反し，距骨頭が内下方へ突出し，前足部は外転するため（図3），後方から観察すると患側の方が健側に比べ足趾の数が多く見える（"too many toes sign"）（図10）．

　疼痛，筋力低下，変形の進行により，片脚つま先立ちをした際の踵離床の程度と後足部の動きにも変化がみられる（"single heel rise test"）（図11）．

　長期化すると足部や下腿三頭筋－アキレス腱複合体の拘縮を伴う（図12）．

表1 病期分類

	Stage 1	Stage 2	Stage 3	Stage 4
扁平足変形の有無	−	+	+	+
Too many toes sign	−	+	+	+
拘縮の有無	−	−	+	+
荷重時足関節正面X線像にて外反型変形性足関節症	−	−	−	+
Single heel rise test				
踵離床の程度	わずか〜中等度制限	著明に制限	著明に制限〜不可能	不可能
後足部の動き	回外減弱	回外減弱 or 不可能	回外不可能	回外不可能

(文献2を改変)

2. 病期分類

臨床所見とX線所見からstage 1〜4に病期分類する(表1)[2]．Stage 1と2は扁平足変形の有無で，stage 2と3は拘縮の有無で分類する．荷重時足関節正面X線像で外反型変形性足関節症があればstage 4とするが，臨床で経験することは稀である．腱の病理学的変化の程度と病期分類は必ずしも一致しない．

Stage 2の病態は広範囲であり，1つの治療方法では対応が困難である．したがって，最近ではstage 2を細分化する試みも散見される[3)〜6)]．距舟関節の外転の程度と回内変形の有無[3)4)]，前足部内反の有無(10°以上を高度)[5)]，前足部自動内転の可否と前足部内反の有無(12°以上を高度)[6)]，といずれも前足部の内外転と内反に注目している．

次に，扁平足変形の増悪因子にもなるheel cord tightnessを評価する．この際，踵骨内外反中間位，前足部内転回内での矯正位とし，足関節の背屈を膝関節伸展時と屈曲時で観察する(図12)．これも必ず健側と比較する[7)]．これは，手術で腓腹筋腱膜切離かアキレス腱延長かの適応を決める判断材料になる．

3. 治療法の選択

Stage 1と2は，保存療法が第一選択である[7)〜11)]．

その内容は，足部縦アーチを維持する靱帯や後脛骨筋腱への負荷の軽減，疼痛対策，および機能回復訓練である．

1) 足アーチを維持する靱帯や後脛骨筋腱への負荷の軽減

① 安静指示，運動制限，体重制限などの生活指導．

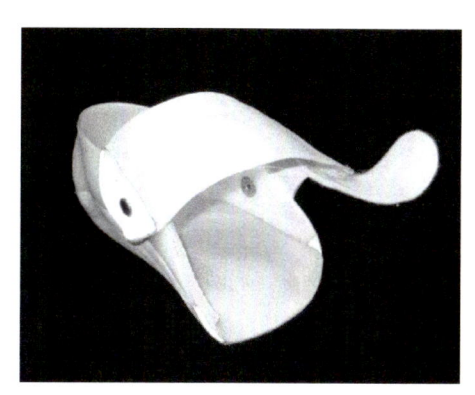

図13 UCBLインサート

② 靴は，後足部は側方からしっかり支持され，中足部はアーチを保護するためにある程度硬く，足趾の運動を妨げないように前足部はある程度軟らかいウォーキングシューズやトレッキングシューズなどを勧める．

③ 足底挿板は足部縦アーチを静的に保持しアーチを維持する靱帯の負荷を軽減することのほかに，後足部の過回内を抑制し足趾筋力の運動効率を上げることで，結果的に後脛骨筋腱への負荷を軽減する作用も合わせもつ．UCBLインサートは後足部外反の抑制と内側縦アーチを支持し，扁平足の主な変形要素のコントロールを可能にする[12)](図13)．

④ アキレス腱，下腿三頭筋の短縮は足部アーチを維持する靱帯への負荷を増し，扁平足の変形増悪因子となる．これを予防あるいは変形の進行を抑制する目的でアキレス腱のストレッチングが有効である[7)](図12)．

⑤ 腫脹や疼痛が高度な場合は，4〜6週間の膝下ギプスを要することもある．

2) 成人の扁平足障害

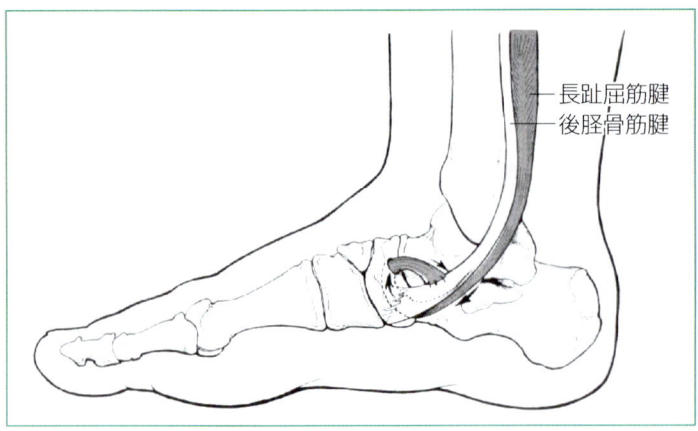

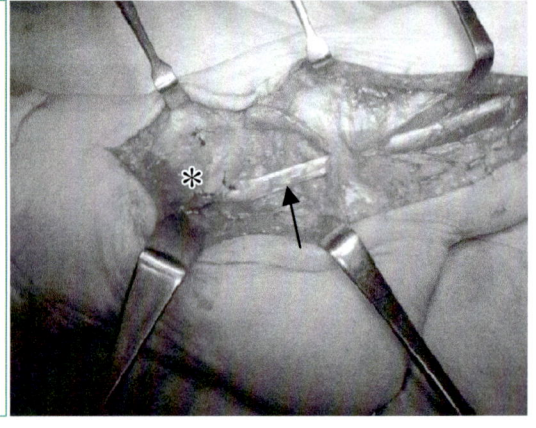

図14　長趾屈筋腱移行術
長趾屈筋腱(矢印)は舟状骨(＊)に移行されている．多くは骨関節手術と併用される．

2) 疼痛対策

① NSAIDs の投与．外用薬の併用も考慮する．

② Stage 1 では腱鞘内ステロイド注入が著効することがある．しかし回数を厳格に制限し，患者にはステロイドによる腱断裂の可能性も説明すべきである．

3) 機能回復訓練

① 急性期を過ぎたら痛みがでない程度に"内がえし"自動運動を行う．当初は抵抗下での内がえしは避ける．

② 立位の訓練で疼痛が強ければ，椅子に腰掛けた状態でのつま先立ち訓練を指導する．

③ アーチ保持の力源となる筋力の増強訓練を行う．足外側縁での歩行，回外板，小趾球での歩行，足趾の屈曲訓練による足部内在筋の強化は必須である．疼痛や腫脹の程度に合わせて訓練を指示する．

Stage 1，2 の場合は以上の保存療法で症状の軽減と病状の進行を防ぐことが期待でき，最低3か月間位は続けてみる．

4．保存療法に関する報告

Stage 1 と 2 に対する保存療法の報告は散見されるが，そのエビデンスレベルは低い．Stage 1 と 2 の症例 47 例に対し，装具療法(短下肢装具あるいはアーチサポート)とストレッチングを含んだ筋力増強訓練を行い，4 か月間で平均 10 回通院させた結果，客観的評価で 83％は良好，主観的評価では 89％が満足であった．保存療法に抵抗し，最終的に手術療法を要したのは 5 例 11％であり，stage 1 と 2 に対しては，まず保存療法を推奨するという報告がある[10]．

また stage 2 の 32 例 33 足に対し，内側 T-strap 両側支柱付き短下肢装具で治療した症例を 7 年後に再調査し，主観的，客観的評価で良好な成績が維持されていたことを示し，疼痛消失までの装具装用は長期間有効であることを示した報告がある[11]．

いずれにしても，stage 1 と 2 には，まずは保存療法を選択することは意味があるといえる．

Author's recommendation

1．手術適応

後脛骨筋腱の断裂が明らかで，障害の程度が強く QOL の低下が著しく，手術で明らかに改善が見込める場合は，手術療法が第一選択になる．また，保存療法無効例ではむやみにそれを続けず，それ以上の後脛骨筋腱や靱帯への負荷を最小限に抑えるために早期の手術療法を考慮すべきである[7)13)]．可撓性が消失した stage 3，4 では足底板による保存療法の適応は困難で，疼痛の軽減を目的とした靴型装具や短下肢装具による装具療法あるいは手術療法が第一選択となることが多い[7)13)]．

2．手術療法

手術療法は，軟部組織手術(図 14)と骨関節手術(図 15～17)に大別できる．画一的な方法のみ

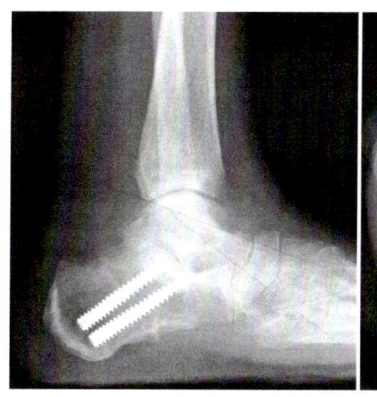

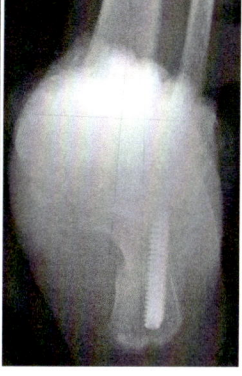

図15 踵骨内側移動骨切り術

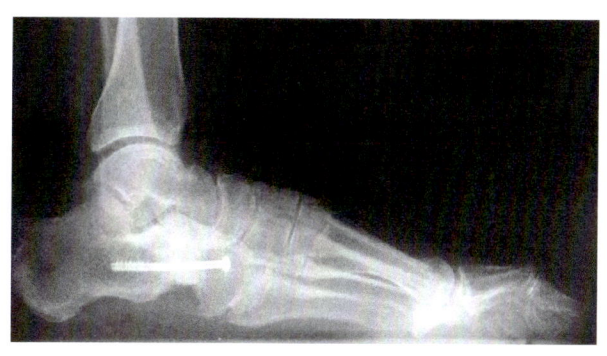

図16 外側支柱延長（踵立方関節延長固定）

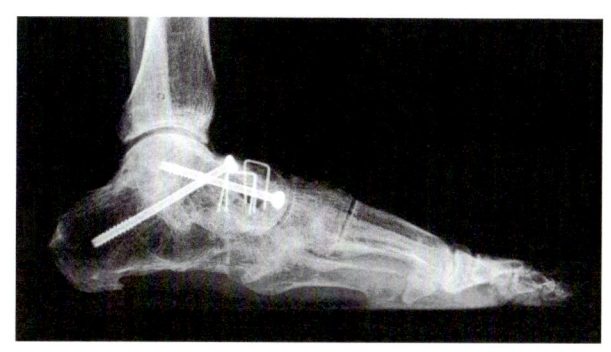

図17 3関節固定術

でなく，様々な手術テクニックを習得し，個々の病態に即して術式を組み合わせることが必要である．

1）軟部組織手術

断裂した後脛骨筋腱の再建方法として，そのすぐ後方を走行する長趾屈筋腱を舟状骨に移行する方法が行われる（図14）．しかし，それ単独では変形の矯正やその維持は困難で，多くは他の骨関節手術と組み合わせて用いられる．

2）骨関節手術

踵骨内側移動骨切り（図15）は，軽度変形で前足部内反がないかあってもわずかな症例が良い適応である．筆者は，踵骨内側移動骨切りの術後の経時的変化からその適応と限界を検討した．荷重時側面像の第1中足骨-距骨角25°，Cobey後足部撮影で踵外反（Tibio-calcaneal angle）15°を超える症例は，踵骨内側移動骨切り単独では矯正効果が得にくいという結果を得た[14]．単純にその値だけでstage 2は細分化できないが，簡単な分類の指標の1つになり得ると考えている．

外側支柱延長（図16）は変形が高度な場合に適応になる．過矯正では，足外側縁での荷重が増し胼胝を形成し，母趾でのtoe offが困難になる[15)～17)]．前足部内反がある場合は術後さらに増悪するので，内側支柱のrealignment（内側楔状骨切り，舟楔関節や第1中足骨楔状骨関節固定）の併用を考慮する必要がある．

Stage 3であれば後足部各種関節固定が適応になる（図17）．Stage 2以下でも，高度変形でかつ高齢者あるいは高度肥満例，関節症合併例では関節固定術を考慮したほうがよい．

（仁木久照）

文　献

1) Mann RA：Flatfoot in adults. Surgery of the Foot and Ankle. 6th ed. 733-767, CV Mosby, 1999.
2) Pomeroy GC, Pike RH, Beals TC, Manoli A II：Acquired flatfoot in adult due to dysfunction of the posterior tibial tendon. JBJS. 81-A：1173-1182, 1999.
3) Deland JT：The adult acquired flatfoot and spring ligament complex. Pathology and complications for treatment. Foot Ankle Clin. 6(1)：129-135, 2001.
4) Deland JT：Adult-acquired flatfoot deformity. J Am Acad Orthop Surg J. 16(7)：399-406, 2008.
5) Sizensky JA, Marks RM：Medial-sided bony procedures：why, what, and how? Foot Ankle Clin N Am. 8(3)：539-562, 2003.
6) Schon LC：Posterior tibial tendon dysfunction. Presented International Foot and Ankle Congress. Toronto, Canada. 2005.
7) 仁木久照：足の疾患．私の外来診療のコツ．後天性足部障害．後脛骨筋腱機能不全．MB Orthop. 20(11)：43-52，2007.
8) 仁木久照，青木治人：特集：知っておきたい整形外科疾患最前線—その診断と治療—後脛骨筋腱機能不全症の診断と治療．MB Orthop. 15(3)：7-17，2002.
9) 仁木久照，青木治人：特集：扁平足障害の病態と

治療の現況．成人期扁平足障害の病態と治療―後脛骨筋腱機能不全の病態と診断―．整・災外．47：1147-1157，2004．
10) Alvarez RG, Marini AD, Schmitt C, et al.：Stage I and II posterior tibial tendon dysfunction treated by a structured nonoperative management protocol：an orthosis and exercise program. Foot Ankle Int. 27：2-8, 2006.
11) Lin JL, Balbas J, Richardson G：Results of nonsurgical treatment of stage II posterior tibial tendon dysfunction：a 7- to 10-year followup. Foot Ankle Int. 29：781-785, 2008.
12) Wapner KL, Chao W：Nonoperative treatment of posterior tibial tendon dysfunction. Clin Orhop Rel Res. 365：39-45, 1999.
13) 仁木久照，青木治人：後脛骨筋腱機能不全の病態と治療．整・災外．41：1373-1382，1998．
14) 仁木久照，諸川　玄ほか：扁平足に対する踵骨内側移動骨切り後の経時的変化．日整会誌．80(4)：S568，2007．
15) 仁木久照ほか：後脛骨筋腱機能不全による成人期扁平足に対する踵立方関節延長固定術の治療経験．日足外会誌．24(2)：125-133，2003．
16) Tien TR, Parks BG, Guyton GP：Plantar pressures in the forefoot after lateral column lengthening：a cadaver study comparing the Evans osteotomy and calacaneocuboid fusion. Foot Ankle Int. 26：166-170, 2005.
17) Thomas RL, Wells BC, Garrison RL, et al.：Preliminary results comparing two methods of lateral column lengthening. Foot Ankle Int. 22：107-119, 2001.

絵でみる 最新足診療エッセンシャルガイド

②「足」を治す ＜日常診療でよくみる足関節・足部の障害＞
3）変形性関節症

Key Words

変形性関節症（osteoarthritis），足関節および足部（foot and ankle）

変形性足関節症

1．病因および病態

　足関節は股関節や膝関節と比較して，荷重に伴う単位面積当たりの機械的ストレスが大きいにもかかわらず，変形性関節症の発生頻度は低いのが一般的である．これは，足関節が力学的に安定した螺旋関節であることと，足根骨で構成される複数の隣接関節に機械的ストレスが分散するためであると考えられる．一方で，軽微な要因が関節症発症に関与し，脛骨下端関節面の内反などの形態的な異常，外側靱帯不全，外傷後遺残変形などはその代表的なものと考えられている．

2．画像診断

　単純X線：後足部を総合的に評価するために，荷重時足関節正面像，側面像および荷重時距骨下関節撮影を撮影する（図1）．荷重時足関節正面像からは脛骨軸と脛骨下端関節面のなす角である正面天蓋角（TAS角）を，荷重時足関節側面像からは脛骨軸と脛骨下端関節面のなす角である側面天蓋角（TLS角）を，そして荷重時距骨下関節撮影からは脛骨軸と後距踵関節面のなす角である後距踵関節傾斜角（TPC角）をそれぞれ評価する（図2）．

　CT：詳細な骨形態や軟骨下骨領域の評価に有用であるが，荷重条件下ではないことを念頭に入れておく必要がある．二重造影CTは，さらに関

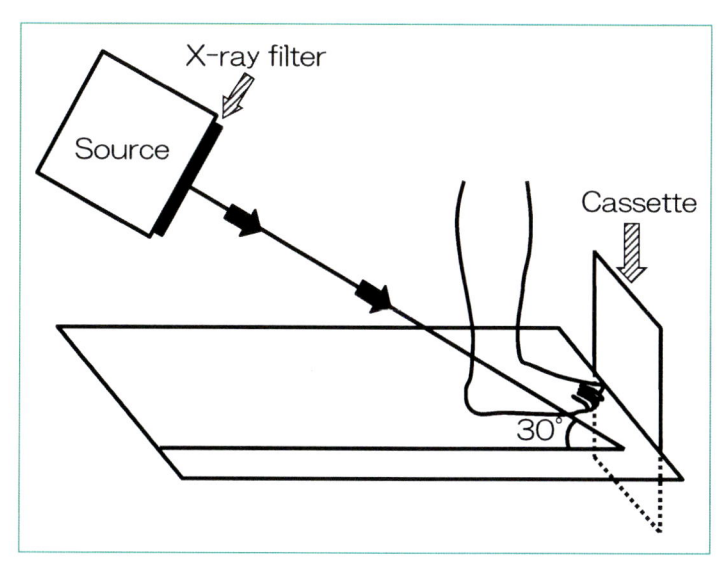

図1
距骨下関節撮影
片脚起立にて行い，X線フィルムを足の前方に垂直に置き，X線を水平面から30°尾側に傾斜させて後方から撮影する．

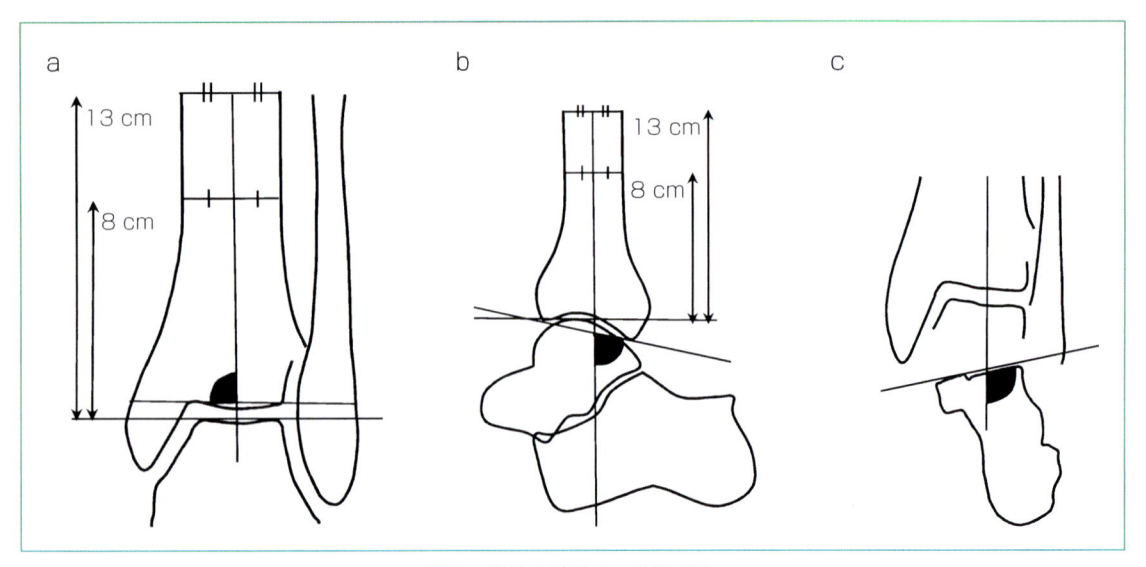

図2　単純X線像での計測項目
a：正面天蓋角（TAS角）
b：側面天蓋角（TLS角）
c：後距踵関節傾斜角（TPC角）

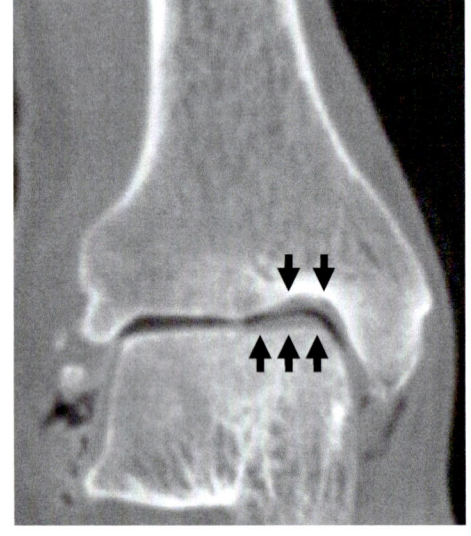

図3　二重造影CT
関節軟骨が部分的に残存している部位もあるが（➡），大部分は軟骨下骨が露出した状態である．

節軟骨の評価にも有用である（図3）．

MRI：足関節周囲軟部組織領域，関節軟骨および軟骨下骨領域の評価が可能であるが，必須の検査ではない．

3．病期分類

荷重時足関節正面像から決定する（図4）．

＜Standard＞

病期分類に基づいた治療が推奨される（図5）．

≪保存的治療≫

薬物療法：非ステロイド性消炎鎮痛剤の経口投与や同剤を含有した湿布や軟膏の投与．

理学療法：腓骨筋や後脛骨筋などの筋力増強訓練や，ホットパックなどの温熱療法．

装具療法：内反型および外反型関節症に対する，それぞれ外側および内側楔状足底板の使用．

≪手術的治療≫

下位脛骨骨切り術：距骨滑車に十分な関節軟骨が残存している必要があるため，病期分類ではⅡ期およびⅢa期が良い適応である[1]．

人工足関節置換術：内外反変形が15°以内の症例，60歳以上の症例，両側例や距骨下関節に既に関節症性変化を有する症例で，病期分類ではⅢb期およびⅣ期が良い適応である．

足関節固定術：末期の関節症，すなわち病期分類ではⅢb期およびⅣ期が良い適応である．60歳未満の症例や60歳以上でも活動性の高い症例は良い適応であるが，長期的には隣接関節への関節症が出現する可能性があるため，慎重に適応を決定する必要がある[2]．

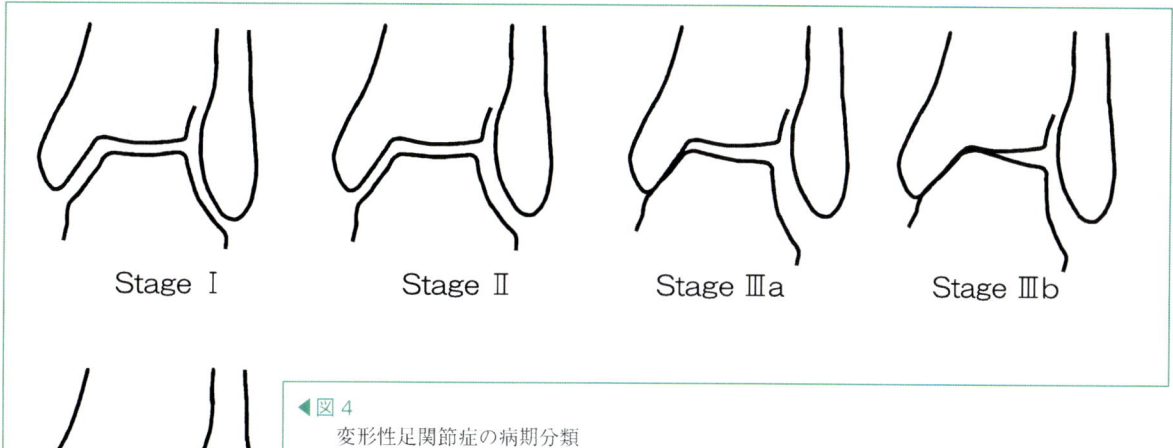

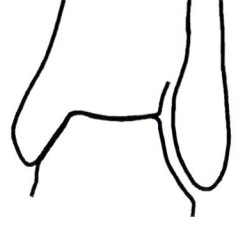

◀ 図4
変形性足関節症の病期分類
Stage Ⅰ：骨棘や骨硬化像のみを認め関節裂隙が狭小化していないもの
Stage Ⅱ：関節裂隙は内側の一部で狭小化しているが消失はしていないもの
Stage Ⅲa：関節裂隙の消失が内果関節面に限局しているもの
Stage Ⅲb：関節裂隙の消失が距骨滑車内側上面にまで達するもの
Stage Ⅳ：関節全体にわたり関節裂隙の消失が認められるもの

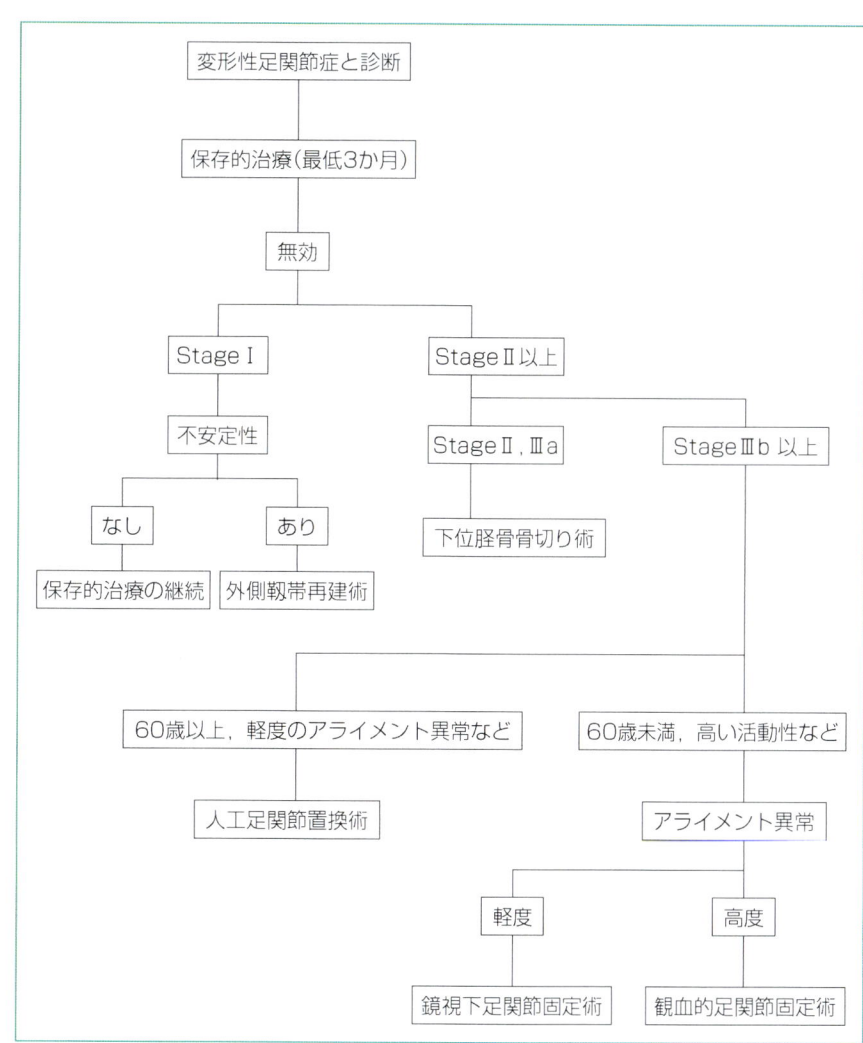

図5
変形性足関節症治療の
アルゴリズム

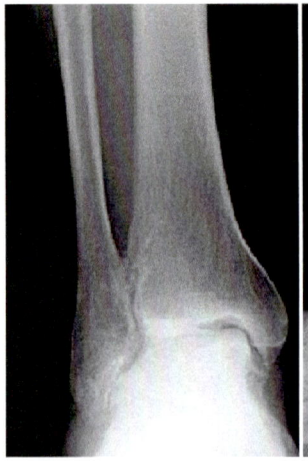

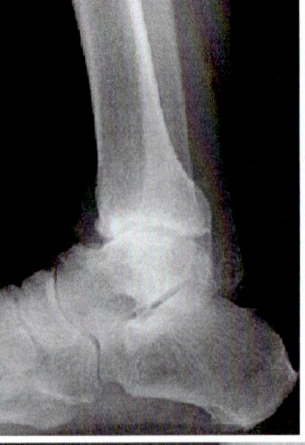

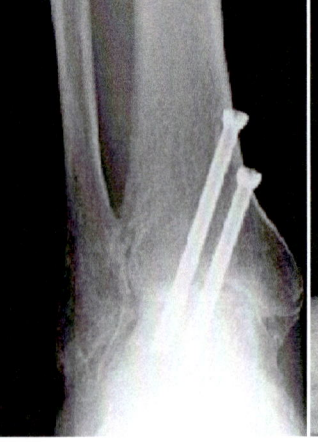

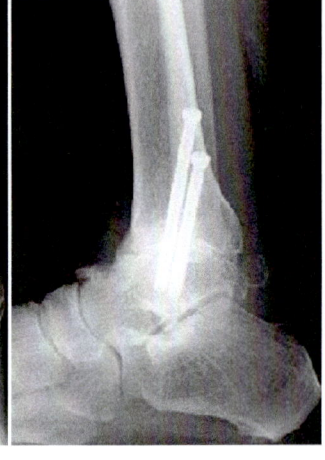

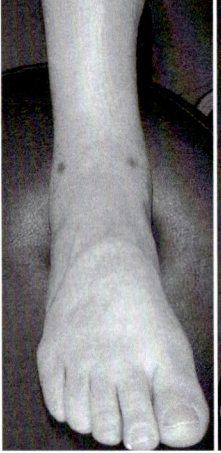

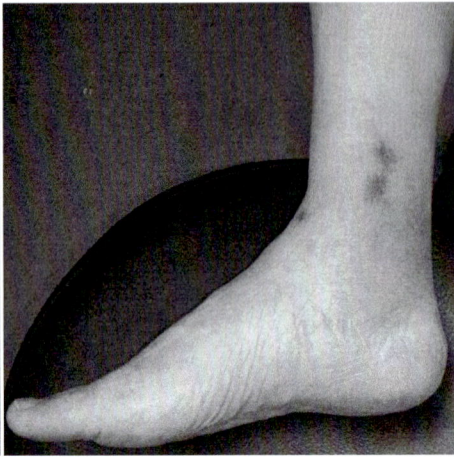

| a-1 | a-2 | b-1 | b-2 |
| c-1 | c-2 | | |

図6
鏡視下足関節固定術症例
a：術前単純X線像．広範囲に関節裂隙の消失を認める．
b：術後単純X線像（6か月）．良好な骨癒合が得られている．
c：術後手術創．足関節前方に関節鏡ポータル用の創2か所，内果上方に螺子刺入用の創2か所を確認できる（いずれも1cm前後である）．

＜New trends＞
≪関節ブロック≫

ステロイド剤を混合した局所麻酔剤の関節内注入が，疼痛の著しい場合や診断目的に行われる．一方，現在日本では保険適応とされていないヒアルロン酸製剤の関節内注入は，欧米では有用性が既に報告されていることから[3)4)]，日本でも臨床応用が予想される有用な治療方法の1つになるものと思われる．

≪鏡視下足関節固定術≫

近年の器具の改良などから安定した成績が報告されるようになり[5)]，観血的固定術に取って代わられるようになりつつある．

［術　式］非侵襲的足部軟性装具などを用いて関節裂隙を開大させ，増生した滑膜の可及的な郭清，関節軟骨の掻爬，骨棘などの関節適合性を阻害する因子の除去を関節鏡視下に施行した後に，足関節中間位にて，5.5〜6.5mmのcannulated cancellous screw 2〜3本にて固定する（図6）．

＜Author's recommendation＞　変形性足関節症における後足部のアライメントは，病期の進行にしたがって変化する[2)]．すなわち，①脛骨下端関節面の内反は病期の進行にしたがって増大する．②距骨に対する踵骨のアライメントは，病期の初期から中期にかけては外反が増大するが，末期になると逆に内反が増大する．③脛骨下端関節面の前方開きは，病期の進行に従って増大する．以上より，距骨下関節は関節症の初期〜中期までは足関節内側への荷重時応力集中を代償するために段階的に外反位をとるものの，末期になると代償機能が破綻して内反位になるものと考えられる．したがって，一次性変形性足関節症の診療をするうえで，距骨下関節の代償機能を考慮して，後足部を一種の複合体と考えて診療に当たる必要があるものと思われる．

後足部の変形性関節症

1. 病因および病態

後足部は，距骨下・距舟・踵立方関節から構成され，主に内がえし・外がえしの機能を司る．関節症は，外傷後に起こるものが大部分だが，特発性に発症するものもある．

2. 画像診断

単純X線：足部荷重時正面像および側面像，足部の非荷重斜位像を撮影する．
CT：詳細な骨形態や軟骨下骨領域の評価に有用であるが，荷重条件下ではないことを念頭に入れておく必要がある．
MRI：舟状骨の骨壊死などを評価するには有用だが，必須の検査ではない．

<Standard>
≪保存的治療≫
罹患関節の動きを抑えたり，圧痛部位の除圧目的に，足底挿板の使用や靴の指導などを行う．
≪手術的治療≫
罹患関節の関節固定を行う．
距骨下関節固定術：後脛骨筋機能不全に伴うもの，距踵間癒合症，外傷後（踵骨骨折）の距骨下関節症が適応．
矯正が不要な場合は *in situ* に固定を行う．
矯正が必要な場合は，アライメントを中間位または軽度外反位にする必要がある．
三関節固定術：アライメントは，plantigrade 可能な，やや外反位にする必要がある．
術後に，足関節およびリスフラン関節の二次性関節症の発症頻度が高いことに注意が必要である[7]．
距舟関節固定術または踵立方関節固定術：高度の外転変形を有する成人扁平足変形が適応である（図7）．

<New trends>
≪鏡視下距骨下関節固定術≫
1995年頃より報告があり[8]，近年はポータルの工夫などにより適応も拡大傾向にある[9]．

<Author's recommendation> 距舟関節固定により，距骨下関節および踵立方関節の可動域は，ともに10%に低下する．距骨下関節固定により，距舟関節，踵立方関節の可動域は，それぞれ75%，55%に低下する．踵立方関節固定により，距骨下関節，距舟関節の可動域は，それぞれ92%，67%に低下する[10]．これらの事実から，後足部での固定術の適応においては隣接関節障害を念頭に入れることが肝要であり，固定範囲は最小限に留めるべきである．

リスフラン関節症

1. 特徴

第2および第3中足骨基部での発症が多く，第4および第5中足骨基部での発症は少ない．

2. 病因および病態

外傷後に発症するものが多いが，特発性に発症するものもあり，第1中足骨が短いか，第2中足骨が長い傾向にあると一次性関節症になりやすいという形態的異常の関与を指摘する報告もある[11]．

3. 診断

理学所見：背側部の骨性隆起は局所の特徴的な症状である．
画像診断としては，単純X線，CTが有用である．
局所麻酔薬の注入も，診断目的に有用である．

<Standard>
≪保存的治療≫
NSAIDsの内服の他に，中足部の動きを制限したり，骨性突出部での物理的な刺激を緩和する目的で，靴の指導，足底挿板の使用などが行われる．
≪手術的治療≫
骨棘切除：最もシンプルだが，症状が残存する

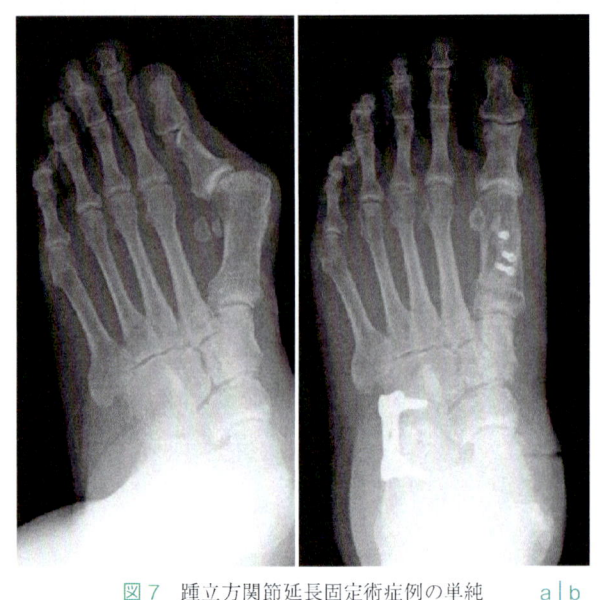

図7 踵立方関節延長固定術症例の単純 a|b
　　X線像
　a：術前
　b：術後6か月. 踵立方関節で良好な
　　骨癒合が得られている.

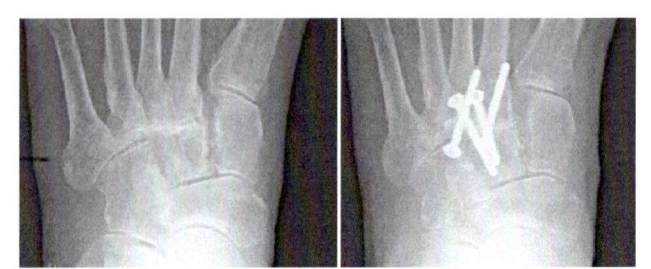

図8 第2および第3足根中足関節固定術症例の a|b
　　単純X線像
　a：術前. 第2および第3足根中足関節に高度の
　　関節症性変化を認める.
　b：術後6か月. 良好な骨癒合が得られている.

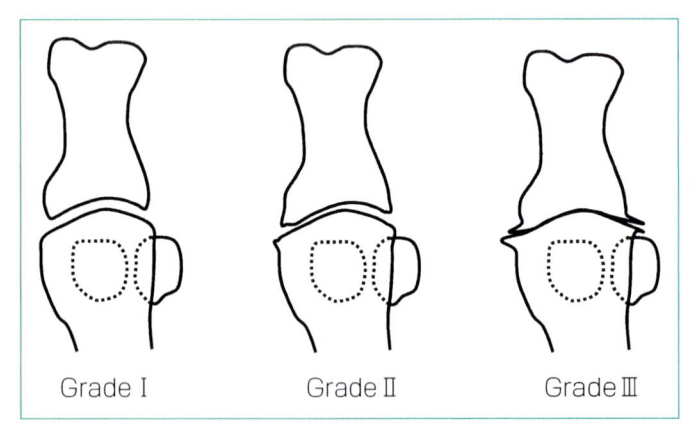

図9
Hattrup and Johnson 分類
Grade Ⅰ：軽度～中等度の骨棘形成を認めるが関
　　　　節裂隙が十分に保たれているもの
Grade Ⅱ：関節裂隙の狭小化と軟骨下骨の硬化を
　　　　伴い中等度の骨棘形成を認めるもの
Grade Ⅲ：高度の骨棘形成と関節裂隙の消失を認
　　　　め，ときに軟骨下骨囊腫を伴うもの

可能性がある.
　関節固定術：第2あるいは第3足根中足関節固定が最も多く，第4または第5中足骨基部を含むことは，稀である(図8).
　変形の形態に応じて，矯正骨切りが追加されることがある.
　<Author's recommendation> 軽微な骨形態異常が関節症の原因となり得るので，リスフラン関節部での骨折・脱臼の治療は特に慎重に行う必要があるものと思われる.

強剛母趾

1. 病因および病態

　病態は変形性関節症であるので，関節軟骨の変性・摩耗とその後の軟骨・骨の新生増殖，および二次性滑膜炎などに基づく進行性の変性関節疾患である. 病因として，形態的な異常(第1中足骨が第2中足骨に比して長い)，外傷などが挙げられるが詳細は不明で，実際は特発性に発症するものが大部分である.

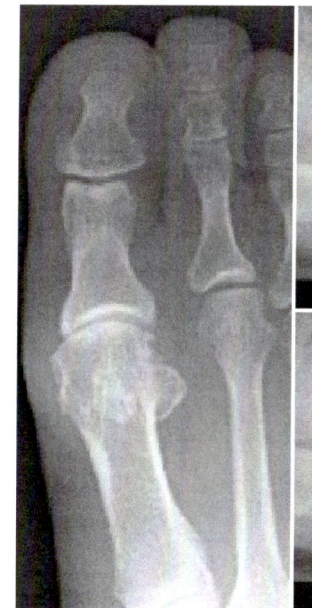

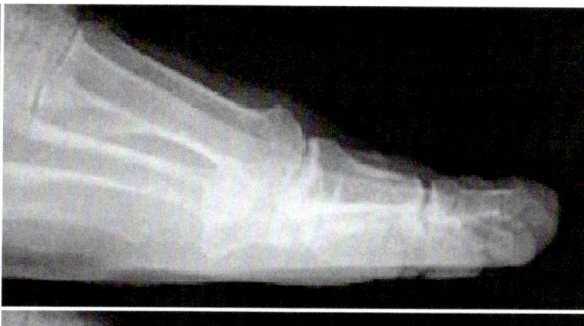

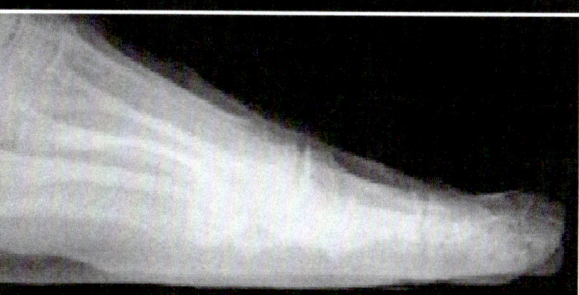

図10
Cheilectomy症例の単純X線像
a：術前．中等度の関節裂隙狭小化を認める（grade Ⅱ）．
b：術前．中足骨頭背側の骨棘が確認できる．
c：術後6か月．骨棘が十分に除去されている様子が確認できる．

2．診 断

　理学所見：母趾MTP関節の背側部の圧痛および背屈制限が特徴的である．

　画像診断：単純X線足部正面像および側面像のみでも診断は容易だが，CTでのさらに詳細な骨形態の評価も有用である．MRIは骨軟骨損傷の評価に対して有用である．

　病期分類：Hattrup and Johnson分類が簡便である（図9）．

<Standard>

≪保存的治療≫

　NSAIDsの内服，外用薬の塗布の他に，踏み返し時の背屈を制限する目的で足底挿板や治療靴が有効なこともある．ステロイド剤を混合した局所麻酔剤の関節内注入も有効であるが，診断目的や疼痛が著しいときなどに限るべきである．

≪手術的治療≫

　中足骨頭および基節骨近位部の骨棘を切除する関節唇切除術（cheilectomy），関節固定術，人工関節置換術，切除関節形成術，capsular interposition arthroplastyなどの術式が報告されている．

<New trends>

≪鏡視下手術≫

　1998年に鏡視下でのcheilectomyの最初の報告があるが，手技の困難さなどからその後の報告は

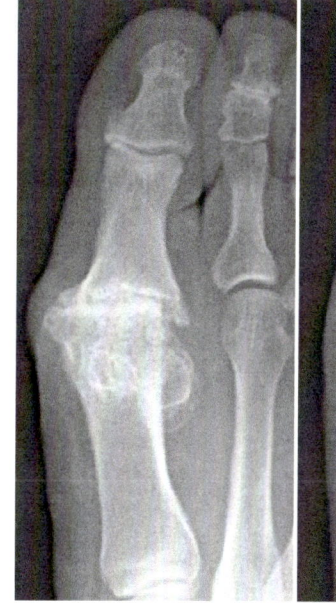

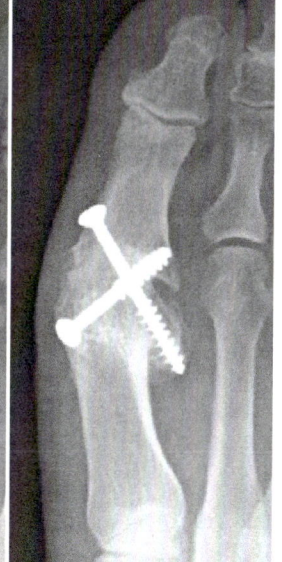

図11　MTP関節固定術症例の単純X線正面像
a：術前．高度の骨棘形成と関節裂隙消失を認める（grade Ⅲ）．
b：術後6か月．良好な骨癒合が得られている．

あまりなく，この領域での鏡視下手術は現時点では，課題が残されている[12]．

<Author's recommendation>　Grade Ⅰ，Ⅱに対してはcheilectomyが，grade Ⅲに対しては関節固定術が，安定した成績を期待できる（図10，11）．

（林　宏治，田中康仁）

文 献

1) Tanaka Y, et al.：Low tibial osteotomy for varus-type osteoarthritis of the ankle. J Bone Joint Surg Br. 88(7)：909-913, 2006.
2) Takakura Y, et al.：Long-term results of arthrodesis for osteoarthritis of the ankle. Clin Orthop Relat Res.（361）：178-185, 1999.
3) Salk RS, et al.：Sodium hyaluronate in the treatment of osteoarthritis of the ankle：a controlled, randomized, double-blind pilot study. J Bone Joint Surg Am. 88(2)：295-302, 2006.
4) Cohen MM, et al.：Safety and efficacy of intra-articular sodium hyaluronate（Hyalgan）in a randomized, double-blind study for osteoarthritis of the ankle. Foot Ankle Int. 29(7)：657-663, 2008.
5) Winson IG, et al.：Arthroscopic ankle arthrodesis. J Bone Joint Surg Br. 87(3)：343-347, 2005.
6) Hayashi K, et al.：Correlation of compensatory alignment of the subtalar joint to the progression of primary osteoarthritis of the ankle. Foot Ankle Int. 29(4)：400-406, 2008.
7) Smith RW, Shen W, Dewitt S, Reischl SF：Triple arthrodesis in adults with non-paralytic disease. A minimum ten-year follow-up study. J Bone Joint Surg Am. 86-A(12)：2707-2713, 2004.
8) Cheng JC, Ferkel RD：The role of arthroscopy in ankle and subtalar degenerative joint disease. Clin Orthop Relat Res.（349）：65-72, 1998.
9) Lee KB, Park CH, Seon JK, Kim MS：Arthroscopic subtalar arthrodesis using a posterior 2-portal approach in the prone position. Arthroscopy. 2010 Feb；26(2)：230-238, Epub 2009 Dec 21.
10) Astion DJ, Deland JT, Otis JC, Kenneally S：Motion of the hindfoot after simulated arthrodesis. J Bone Joint Surg Am. 79(2)：241-246, 1997.
11) Davitt JS, Kadel N, Sangeorzan BJ, Hansen ST Jr, Holt SK, Donaldson-Fletcher E：An association between functional second metatarsal length and midfoot arthrosis. J Bone Joint Surg Am. 87(4)：795-800, 2005.
12) Iqbal MJ, Chana GS：Arthroscopic cheilectomy for hallux rigidus. Arthroscopy. 14(3)：307-310, 1998.

2 「足」を治す ＜日常診療でよくみる足関節・足部の障害＞

4）過剰骨障害

Key Words

外脛骨（accessory navicular），後脛骨筋腱（tibialis posterior tendon），三角骨（os trigonum），足関節後方インピンジメント症候群（posterior impingement syndrome of the ankle）

　過剰骨は胎生期に骨化すべき二次核が，母床となる骨と癒合せずに残存したものと考えられているが，その機能的意義は不明のため，障害が発生し保存療法に抵抗する場合は摘出が治療の原則となる．足周辺での過剰骨障害と考えられるものでも，靱帯損傷や剥離骨折などにより発生したとするべきものも多く，本稿では日常診療でよく遭遇するものに絞って解説する．

外脛骨障害

＜Standard＞　足周辺の過剰骨障害として最も頻発するもので，有痛性外脛骨といわれる．足舟状骨の内側結節部に突出するように存在し，Veitch はこれを 3 型に分類した（図 1）．足関節内果の前下方に肉眼的にも確認できる突出部の疼痛が主症状で，歩行時や運動時に痛みが増強する．若年症例では突出部が靴などにこすれて発赤し痛くなることもある．膨隆部の皮下硬結が触知され圧痛を伴うので診断は比較的容易であるが，X 線検査で余剰骨や内側膨隆を確認して診断が確定する．

　治療はまず消炎鎮痛性外用剤を使用する．内服薬の処方だけでは効果が少ないようであるが，薬物療法で症状が改善しない場合，疼痛部位の動作時安定性を高める目的で足底板を処方する．これでも症状が改善しない場合は，手術療法を考慮する．若年症例では余剰骨と母床骨との骨癒合を期待してドリリングを，年長例では余剰骨の摘出を計画する．

a|b|c

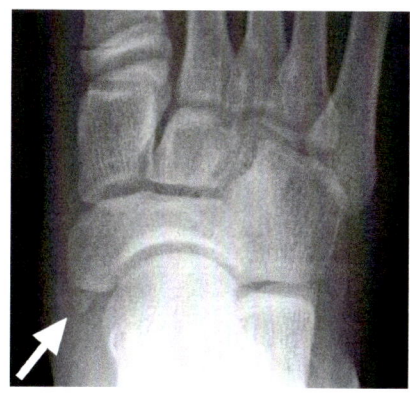

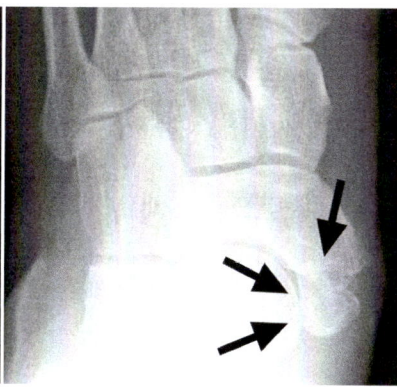

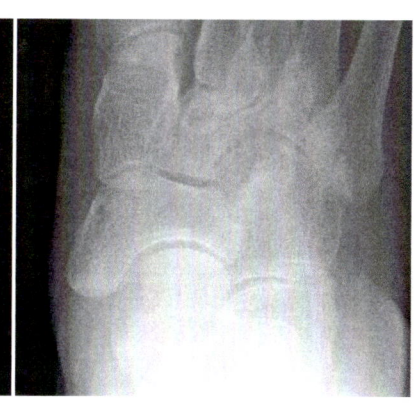

図 1　Veitch の分類
a：Type Ⅰ：外脛骨は小さく，後脛骨筋腱内に存在すると考えられるもの
b：Type Ⅱ：外脛骨が大きく，母床の舟状骨と線維性に結合するもの
c：Type Ⅲ：分離独立した外脛骨ではなく，骨性に癒合して内側に突起状に膨隆しているもの

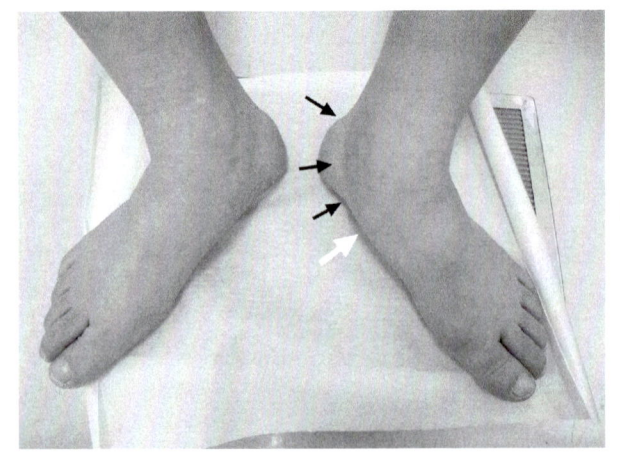

図2 後脛骨筋腱走行部の腫脹
左足関節から足部内側の疼痛を訴えた女性症例．X線所見ではVeitch Type IIの外脛骨を認めたが（白矢印部），疼痛は後脛骨筋腱走行部に強く同部の腫脹も認められ（黒矢印），後脛骨筋腱腱鞘炎と判断される．

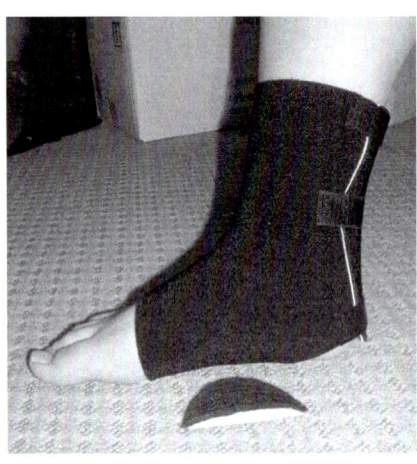

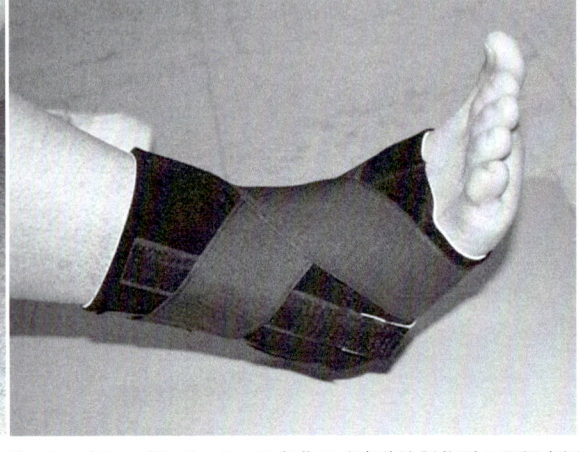

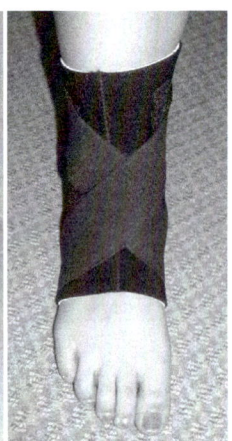

図3 足関節テープサポーター（テープサポーターの名称は武内義肢製作所の登録商標）　a｜b｜c
a：足関節から中足部を覆う下巻きに内側アーチを支持するパッドを装着する．マジックテープで装着するので位置の調整が可能
b：下巻きとパッドはさらにステーアップ（綾織り状の金属製支柱）とフィギュアエイト（伸縮性のマジックテープ）で支持性と制動性が強化される．
c：装着状態を前方から見たところ

＜New trends＞　生活指導上では，長時間の起立動作，しゃがみ込み，つま先立ち，ジャンプ動作を極力行わないよう指導する．足底板作成を行う場合，舟状骨部のモデリングをしっかり行うことが重要であり，さらに動的要因の制御を目指した足底板も作成されるようになってきている[1]．

ドリリング法は若年症例に対して有効とされるが，骨癒合率は必ずしも100％ではない．癒合率向上のためには，年齢だけでなく周辺骨の骨端線の性状も考慮したり[2]，新しい骨接合材の併用も試みられている[3]．余剰骨が大きい場合には骨接合術ではなく単純摘出術で十分とする見解もあるが，付着している後脛骨筋腱の処理については必ずしも統一的見解が得られていない[4]．

＜Author's recommendation＞　有痛性外脛骨の臨床所見を注意深く観察すると，余剰骨と舟状骨本体との境界部が不安定となって痛みの原因となること以外に，後脛骨筋腱の付着部ないし腱鞘周囲の疼痛と考えられる症例も少なくない（図2）[5,6]．この場合に筆者は，装具療法として内側アーチを併用した足関節足部の制動装具（図3）を利用して効果を挙げている．年齢制限なくすべての外脛骨障害に適応できる．後脛骨筋は足部の内転筋としてだけでなく足関節の底屈筋として作用し，さらに立位では中足部から後足部の内外安定性に寄与していると考えられるので，これを十分制動保持することで同腱に及ぶストレス軽減を期待する．手術治療を選択する場合，小さな余剰骨

図4
後脛骨筋腱の付着部
Veitch Type Ⅱの外脛骨障害例のMRI画像．T2強調による矢状断面像である．
a：外脛骨（大きい矢印）に後脛骨筋腱が付着している状態を表す．一部は外脛骨の底側を通過しながら舟状骨と楔状骨に及んでいるが，多くの部分が外脛骨に付着する（小矢印で示す黒い帯状陰影）．
b：MRI連続画像．後脛骨筋腱が外脛骨に付着する様が理解される．

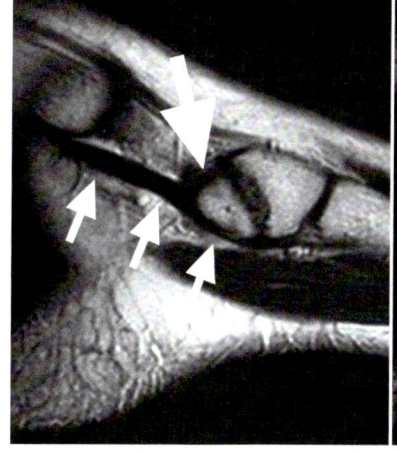

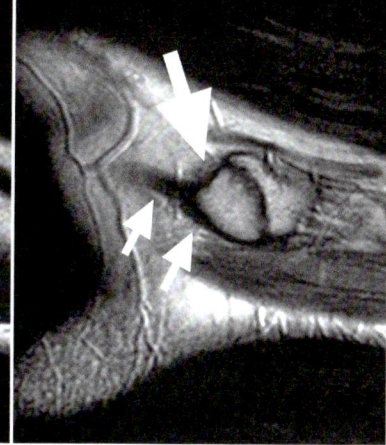

図5
Veitch Type Ⅱの外脛骨障害に対する骨接合術
a：術前の状態．大きな外脛骨が認められる．
b：線維性結合部を十分切除して，内側膨隆が目立たなくなるように母床の舟状骨も部分切除．固定はPLLA製吸収性骨接合スクリューで行い良好に癒合が得られた．術後3か月の状態を示し，機能的にも極めて良好で疼痛が消失した．

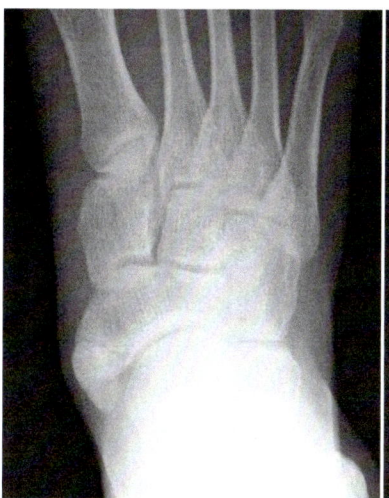

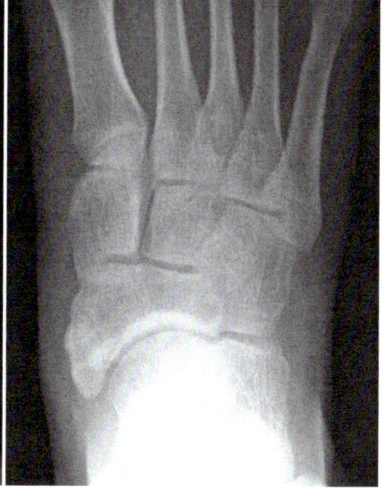

(Veitch Type Ⅰ)であれば摘出でよいが，大きな骨(Veitch Type Ⅱ)であれば単純摘出でよいかどうか，判断に難渋する．解剖学的に後脛骨筋腱の停止部は，内側結節部だけでなく舟状骨底部から楔状骨底部まで広い範囲に及んでおり，摘出骨に付着している部分は無視してよいとする考えもあるが，筆者の経験では余剰骨に腱組織の相当部分が停止しており（図4），単純摘出では腱付着部の再建を要すると考えられたため，介在軟部組織を切除して骨接合を試みた[7]．骨接合部はステップカットするようにして接合面積の拡大に努めている（図5）．

三角骨障害

＜Standard＞ 距骨後方に出現する過剰骨で（図6），足関節X線単純撮影でたまたま発見されることもあるが，一般的な生活を送っている人で臨床的に問題となることは少ない．もともと距骨後方には距骨後突起があり，長母趾屈筋腱が走行する腱溝を挟んで外側突起と内側突起が存在する（図7）．三角骨はこの外側突起の骨化異常により発生すると考えられており，スポーツ選手で足関節を捻挫したり，クラッシックバレエダンサーのように過度の足関節底屈を頻回に行うような場合に疼痛が発生することが多い．症状は足関節痛であり外果部に疼痛を感じることが多いようであるが，長母趾屈筋腱炎としての症状を呈することもある．日常生活に困難を生ずるほどの強い疼痛になることは少ないが，スポーツ選手やダンサーでは全般的な競技能力の低下が生じるといわれる[8)9)]．手術療法に至るまでの保存療法としては，過度の足関節底屈を抑制するように指導し消炎鎮痛剤を投与するが，障害発生要因は皮下深部であ

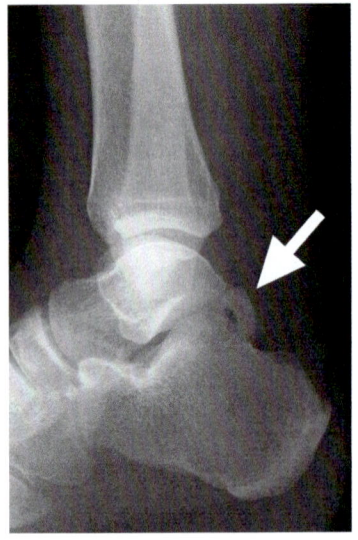

図6 三角骨のX線所見
矢印に示すように，やや大きい三角骨が認められた症例．27歳の男性症例で，野球などのスポーツを行った翌日に足関節の外側部痛が生じていた．

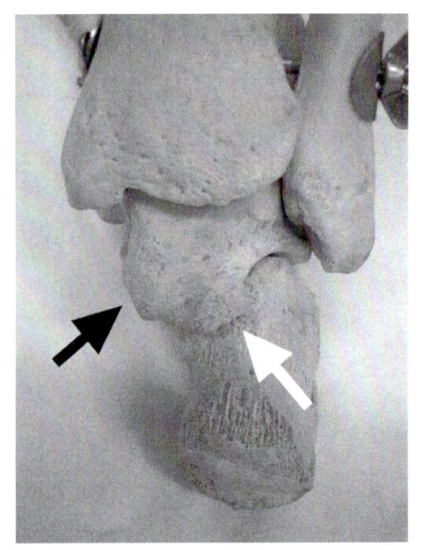

図7 距骨の後方結節
晒し骨標本による足関節後方所見．距骨後方には外側結節（白矢印）と内側結節（黒矢印）が存在し，両者の間を長母趾屈筋腱が走行している．三角骨はこのうち外側結節部の骨化障害と考えられている．

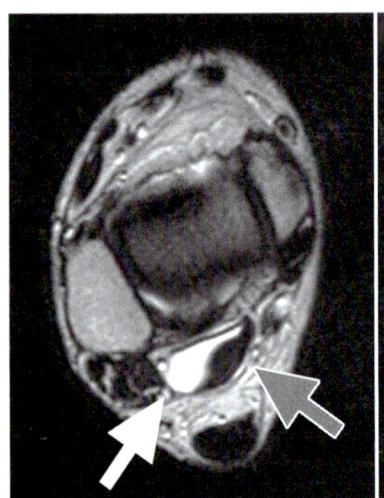

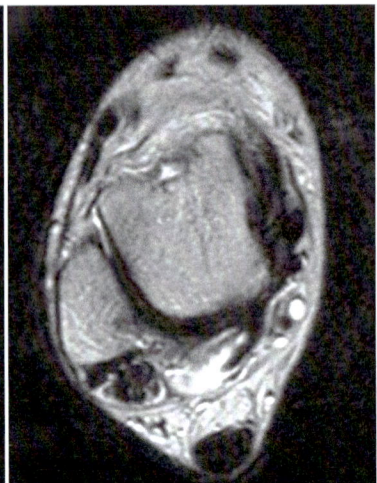

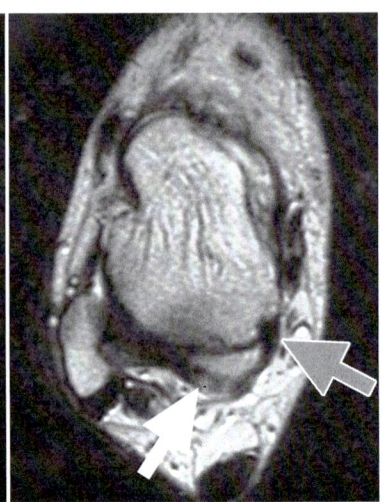

図8 三角骨障害による長母趾屈筋腱腱鞘の腫脹 a|b|c
MRI T2強調による足関節水平断面像
a：長母趾屈筋腱（灰色矢印）の周囲に腱鞘内浮腫と考えられる輝度変化（白矢印）を認める．
b：連続断面像．浮腫がまだ認められる．
c：このレベルにおいて三角骨が確認できるが（白矢印），長母趾屈筋腱は内側に大きくシフトして存在する（灰色矢印）．三角骨の存在により腱の走行異常が生じ，そのために腱鞘浮腫が発生しているのではないかと推定される．

るので外用剤よりは内服薬のほうがよいようである．日常生活での足関節制動のためテーピングを実施することもある．

＜New trends＞ 近年では最大足関節底屈時に，三角骨が脛骨と踵骨の間に挟み込まれるような状況で疼痛が発生することが理解されてきており，足関節後方インピンジメント症候群とも呼ばれてきている[10]．また，治療では足関節後外側アプローチから摘出されることが多かったが，関節鏡視下に摘出する手法も広まりつつある．これであ

図9
腱鞘造影所見
大きな三角骨を有し，足関節内側から踵骨部の疼痛を訴えた症例
a：腱鞘造影では長母趾屈筋腱の走行が途絶していることがわかる(矢印).
b：側面像では三角骨の存在している高さで後脛骨筋腱も造影像が途絶しており(矢印)，長母趾屈筋腱との間にある後脛骨神経の刺激症状と判断し，後内側アプローチで摘出術を行って良好な結果を得た．

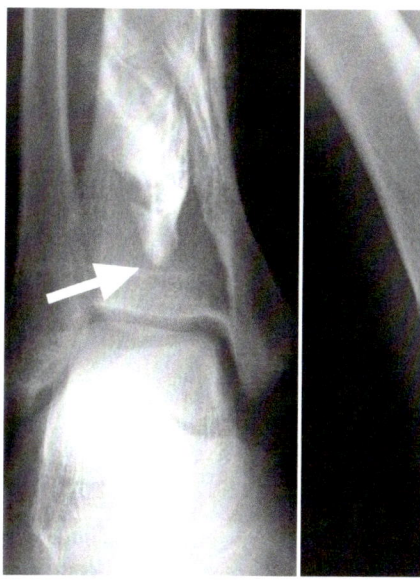

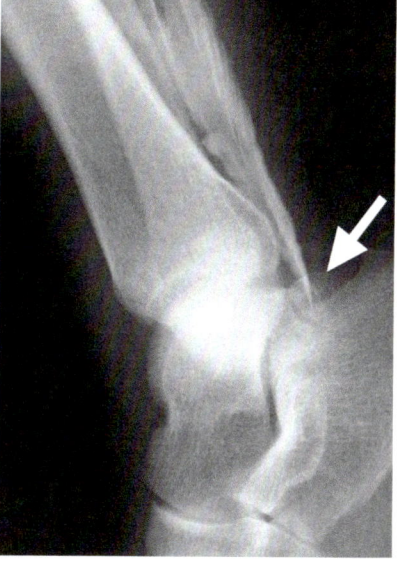

れば術後早期の各種活動復帰が期待される[11)12)].

<Author's recommendation> 筆者が経験した大きな三角骨の症例では，MRI検査や腱鞘造影検査において腱鞘内水腫(図8)や造影剤の途絶(図9)が確認されている．こうした症例では疼痛発生要因がインピンジメントだけではなく，長母趾屈筋腱の腱炎ないし腱鞘炎であったり[13)]，脛骨神経刺激症状である可能性が強いと考えられる．したがって大きい三角骨を摘出する場合には後外側からではなく，神経や腱の状態を確認して十分に剥離操作を加えつつ摘出するために，後内側アプローチがよいと考えている．

（青木孝文）

文献

1) 下村万里江, 矢吹勇太, 長谷川 至ほか：有痛性外脛骨症に対する動的アライメントを考慮した足底挿板の有効性．青森県スポーツ医学研究会誌．15：25-28, 2006.
2) 中山正一郎, 高倉義典, 田中康仁ほか：成長期の有痛性外脛骨症に対する経皮的 Drilling. 日整外スポーツ医会誌．24：319-326, 2004.
3) 藤原稔史, 白口田 厚：有痛性外脛骨に対する新しい試み．整形外科と災害外科．56：222-227, 2007.
4) Ilker S, Esat K, Ilzge G：Restoring the continuity of the tibialis posterior tendon in the treatment of symptomatic accessory navicular with flat feet. J Orthop Sci. 9：408-409, 2004.
5) 高橋光彦, 酒井紀典, 松浦哲也ほか：有痛性外脛骨の MRI 所見(―外脛骨の存在だけが症状の原因ではない可能性―)．中部整災誌．52：63, 2009.
6) 森川潤一, 木下光雄, 奥田龍三ほか：成人の外脛骨障害の病態．中部整災誌．41：1607-1608, 1998.
7) 大塚健一, 高岸憲二, 富沢仙一ほか：小児における疼痛性外脛骨の手術成績．日小児整外会誌．10：117-120, 2001.
8) 杉本和也：足・足関節部スポーツ障害・外傷リハビリテーション実践マニュアル(―三角骨障害―)．MB Med Reha. 61：69-73, 2005.
9) 高松浩一, 桑原浩彰, 太田 進：距骨後方部障害について．日整外スポーツ医会誌．26：364-368, 2007.
10) 宮永将毅, 井口 傑, 宇佐見則夫ほか：整形外科領域における疼痛対策(―三角骨症候群における疼痛の発生機序―)．別冊整形外科．27：15-18, 1995.
11) 高尾昌人：すぐに役立つ日常整形外科診療に対する私の工夫．足関節(―足関節・後足部疾患に対する関節鏡視下手術―)．MB Orthop. 22(5)：197-202, 2009.
12) 野口英雄, 長谷川 惇：足関節・足部の鏡視下手術(―Os trigonum の鏡視下手術―)．J MIOS. 51：47-54, 2009.
13) 桧田 毅, 水野芳隆, 小林孝明：長母趾屈筋腱皮下断裂の1例．臨整外．40：209-212, 2005.

絵でみる 最新足診療エッセンシャルガイド

② 「足」を治す ＜日常診療でよくみる足関節・足部の障害＞

5）アキレス腱障害

Key Words

アキレス腱（Achilles tendon），腱症（tendinosis），滑液包炎（bursitis），オーバーユース（overuse）

　アキレス腱は人体最大の腱であり，足関節底屈のための大きな力源となる腓腹筋とヒラメ筋の腱として踵骨隆起に付着する．運動時には体重の8倍もの張力が作用するとされており，当然のことながらその踵骨付着部には多大な力学的ストレスが加わることになる．アキレス腱の障害部位として，解剖学的にアキレス腱付着部とアキレス腱実質部の2つに大別することができるが，構造の違いによりそこで起こっている病態も異なる[1)2)]．ここではアキレス腱実質と付着部の障害を区別して述べることにする．

アキレス腱実質の障害（アキレス腱炎，アキレス腱周囲炎）

1．病　態

　アキレス腱実質部の障害は，一般的にアキレス腱炎，アキレス腱周囲炎といった名称で扱われることが多い．アキレス腱炎は明白な外傷歴は認めないものの，無意識下に起こっている微細損傷や小断裂によるアキレス腱の退行性変化（瘢痕化，変性肉芽組織）が主な病態とされている[3)]．腱実質組織は無血管領域であるため，それ自体が痛みの原因となることはないが，腱の変性に伴った2次的な腱周囲組織の炎症により症状が出現する．一方，アキレス腱周囲炎とは，主としてアキレス腱を包んでいる腱膜であるパラテノンの炎症であり，腱実質は初期には正常である．炎症を繰り返すとパラテノンは肥厚し，腱と線維性癒着を起こすようになり，腱実質も変性が進んでくるため両者の混在した状態となる．いずれの病態も，基本的にはoveruseによるストレスが解剖学的に血行の乏しい領域に反復されることが重要な要因とされている[1)]．

　陸上競技，バレーボール，体操競技，剣道などのスポーツの現場で多く認められ，オーバートレーニング，誤ったトレーニング内容や負荷の急激な増大，不適切な靴の使用などが主な原因となる．Clementら[4)]はランニングの動作解析から，接地時前半に回外していた足部が，接地後半に過回内することでアキレス腱内側に伸展ストレスが加わり小断裂が生じるとしている．他に加齢性変化，下腿三頭筋の柔軟性低下，回内足，凹足などのアライメント異常も関連性が認められている．下腿三頭筋の疲労による柔軟性，筋伸張性の低下は，アキレス腱にかかる張力の増加を引き起こし，腱実質の微細損傷が発生しやすい状態となる．

2．診　断

　運動時の疼痛，腫脹を主訴として来院することが多い．進行すると安静時痛や熱感が出現し，歩行困難となる．踵骨付着部より中枢側2〜6cmに圧痛とびまん性または紡錘状の肥厚や結節を触診することがある（図1-a）．足関節背屈で疼痛が増強することが多く，捻発音やギシギシといった軋轢音が聞かれることもある．アキレス腱炎では足

図1 左アキレス腱炎・周囲炎の合併例（41歳，女性．バレーボール歴16年）
a：アキレス腱付着部から約3～5 cm中枢に腱の紡錘状の肥厚を認める．
b：MRI T1強調像．腱実質の肥厚が明瞭である．
c：MRI 脂肪抑制像．深層のパラテノンの炎症が確認できる．

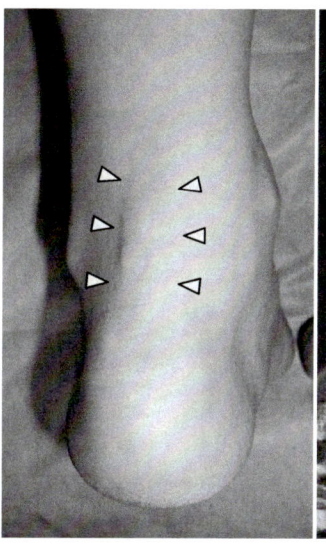

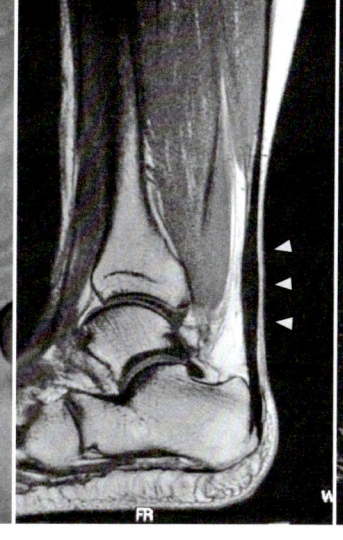

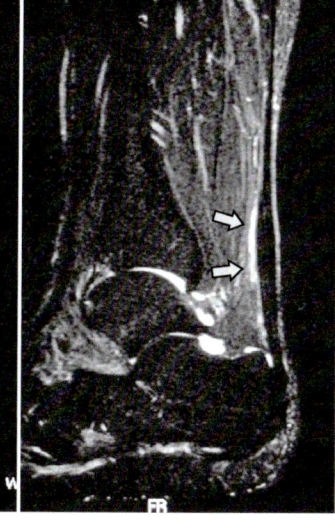

関節の底背屈により腱自体が移動するため圧痛部位が変わるが，腱周囲炎では圧痛部位が変化しないことで両者を区別することができる．冬の寒い朝のトレーニング開始時痛も特徴的な症状である．

単純X線で稀に腱内石灰化を認めることもあるが，MRIや超音波検査で腱の肥厚像や腱実質内の異常信号を確認することができる[5]（図1-b，c，図2，3）．

3．治療

＜Standard＞ 治療は保存的治療が主体となる[6]．急性期には1～2週間の局所安静を行い，熱感や疼痛が強い場合にはアイシング，経口および外用

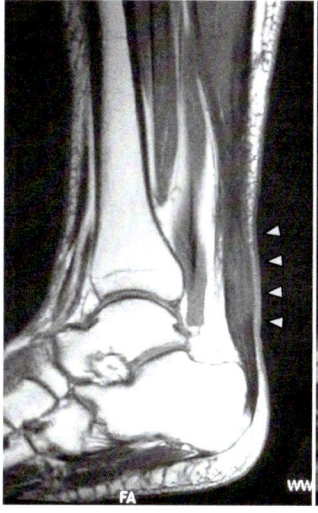

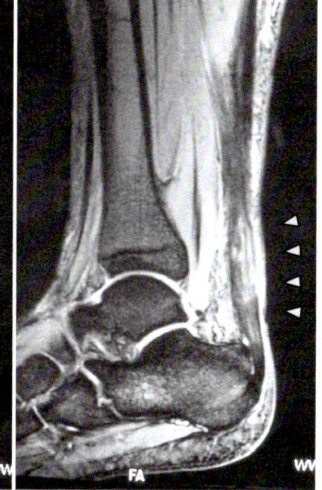

図2 右アキレス腱炎（39歳，男性）
a：MRI T1強調像．アキレス腱付着部から約2～7 cm中枢に腱の紡錘状の肥厚と腱実質内の信号変化を認める．
b：MRI T2強調像．腱実質内の変性が明瞭である．

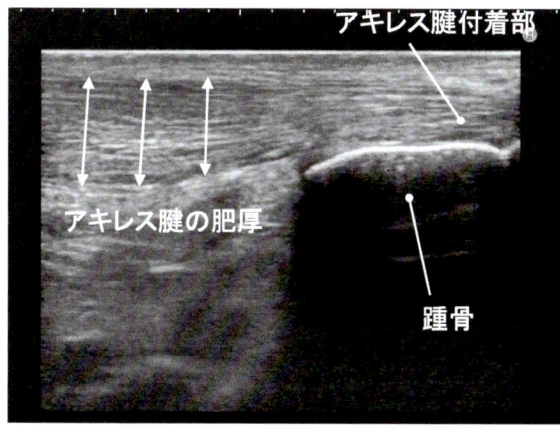

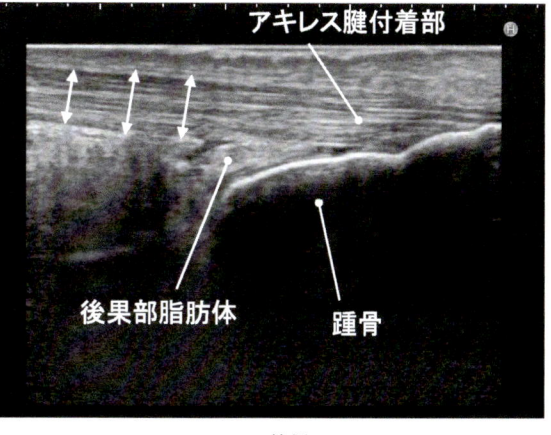

a．患側   b．健側
図3 アキレス腱炎の超音波画像（36歳，女性）
患側のアキレス腱は肥厚している．

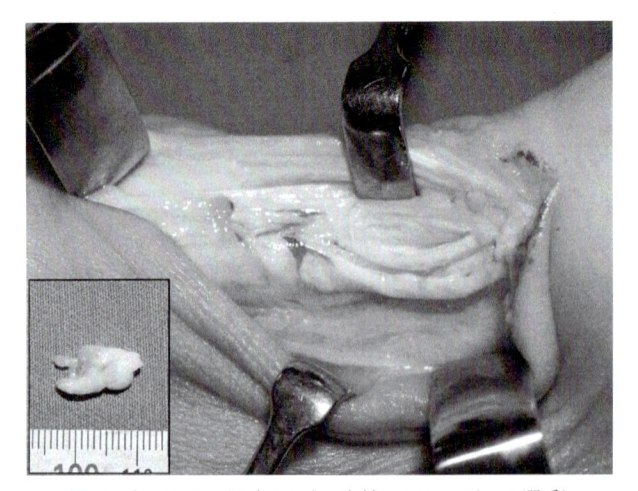

図4 右アキレス腱炎(31歳，女性．バレーボール選手)
腱内変性部切除術
パラテノンの損傷と腱実質内に変性した部分が認められ切除する．

消炎剤の使用を併用する．下腿三頭筋やハムストリングのストレッチは伸張性を回復し，再発の予防にも非常に重要であるが,比較的長期を要する．アキレス腱への負荷を軽減する目的として踵部を高くした足底挿板を使用したり，靴の調整なども行う．同時に回内足などのアライメント異常があればテーピングや靴を用いて補正する．腱内へのステロイド注入は腱の脆弱化,断裂を起こす可能性があるので行わないほうがよい．

保存的治療が無効の場合，手術的治療が選択される[6)7)]．アキレス腱周囲炎のみで腱実質に異常がない場合はパラテノンと筋腱腱膜間の癒着剝離術およびパラテノンの部分切除術などが有効である．腱実質に異常を認める場合には腱を縦割し，腱内の変性・瘢痕部の切除を行う[3)7)](図4)．変性部の切除範囲が50％を超える場合には自家腱(長母趾屈筋腱や短腓骨筋腱など)を用いて腱の再建および補強を追加する必要がある[8)]．自家腱移植術を行った場合，完全なスポーツ復帰へは約8〜12か月間の経過が必要とされている．

＜New trends＞ Eccentric exercise therapy が推奨されている[9)]．遠心性収縮させながらストレッチングすることで腱の伸張性が回復するとされている．また，eccentric exercise therapy により障害されたアキレス腱の血管新生が抑制されたり，毛細血管の血流量が減少することが確認されており，こういった効果が除痛に働くものと考えられている．

また体外衝撃波による効果も期待されているが，効果の有無については意見が分かれており今後の検証が必要である．

＜Author's recommendation＞ 本症の病態がスポーツなどoveruseと強い関連があるということを考えると，最良の治療法はできるだけ早期の軽症の時点で診断し，保存的治療を徹底して行うことと考えている．またその後の再発予防に努めることも重要である．早期診断の鍵は，アキレス腱炎の病態とスポーツの種目特異性をしっかりと念頭に置いた上での診察を行うことであり，加えてMRIでの肥厚，異常信号を捉えることで容易となる．

保存的治療の手段として，上記の治療法に加え，症状の強いものについてはニトログリセリンの局所パッチ療法も効果が期待できると考えている[10)]．また，少し侵襲を伴うが多血小板血漿(platelet-rich plasma)の局所注入療法についても今後期待が持てる新しい方法と考えている[1)]．ハイレベルのスポーツ選手にとっては，長期にわたる漫然たる保存的治療で再発を繰り返し，結果的に器質的な瘢痕や壊死病変をつくってしまわないように細心の注意を払うべきである．

アキレス腱付着部の障害(アキレス腱付着部症，踵骨後部滑液包炎)

1．病態

アキレス腱の踵骨付着部には滑液包(bursa)や豊富な血管や神経組織を含む脂肪性結合組織といった特徴的な構造がみられる(enthesis organ)．アキレス腱は踵骨隆起後面をプーリーとして取り巻くように走行しており(wrap around 構造)，足関節の背屈時には踵骨後上隆起との間に衝突(impingement)が生じる[11)12)]．この部位における障害も前述のアキレス腱炎同様にoveruseを基盤として発症することが多く,解剖学的部位により大きく2つの病態に分けて考えることができる(図5)．

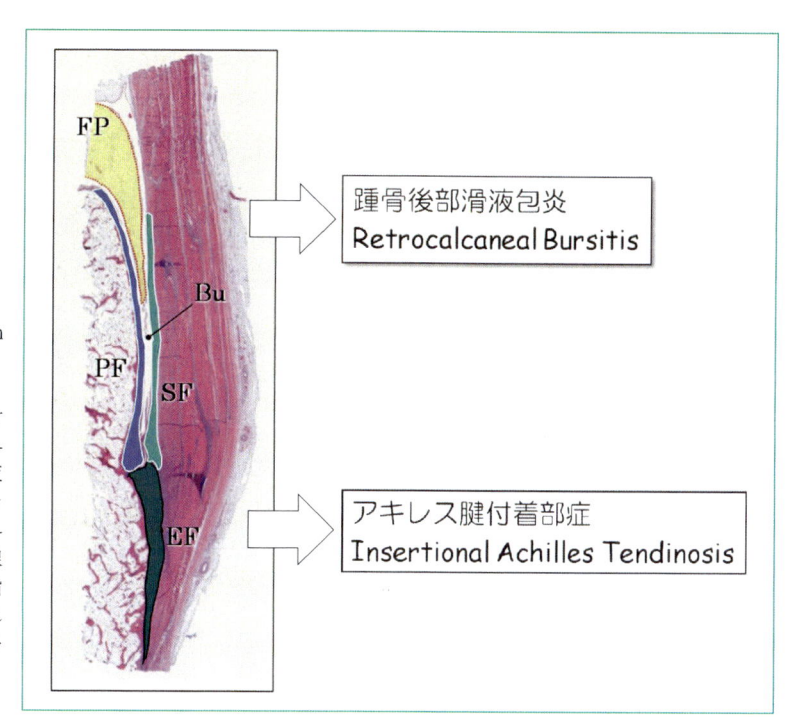

図5
アキレス腱付着部の障害（enthesis organ 概念図．アキレス腱付着部の組織標本，HE 染色）
アキレス腱付着部の enthesis organ は付着部の 4 層からなる線維軟骨構造（enthesis fibrocartilage；EF）と踵骨後部滑液包（bursa；Bu）からなり，滑液包はアキレス腱深層の種子状線維軟骨（sesamoid fibrocartilage；SF），踵骨後部の骨膜性線維軟骨（periosteal fibrocartilage；PF），脂肪性結合組織（fat pad；FP）に取り囲まれている．FP 内には症候性要因となる多数の神経・血管組織が観察される．

1) アキレス腱付着部症

アキレス腱の踵骨付着部は線維軟骨組織を介する構造となっているため，血行に乏しい軟骨性基質がみられる．そのためいったん微細損傷が起きるとその修復は期待されない[11)13)]．過度の牽引ストレスによる主として付着部線維軟骨組織の微細損傷とその修復不良が病態と考えられる．

2) アキレス腱滑液包炎

アキレス腱の踵骨付着部周囲にはいくつかの滑液包がみられる（図6）．その中でアキレス腱と踵骨後上部との間にある踵骨後部滑液包（retrocalcaneal bursa）は足関節の底背屈運動により圧迫刺激を受けやすい構造になっている．踵骨後上隆起の突出や靴の不適合が原因となり滑液包炎の状態を呈するようになる[11)12)]．本症では縦アーチが高い傾向がみられ踵骨後上隆起が後方へ突出することでアキレス腱との衝突が起こりやすくなる．Haglund deformity，retrocalcaneal bursitis，winter heel などの名称で報告されている．

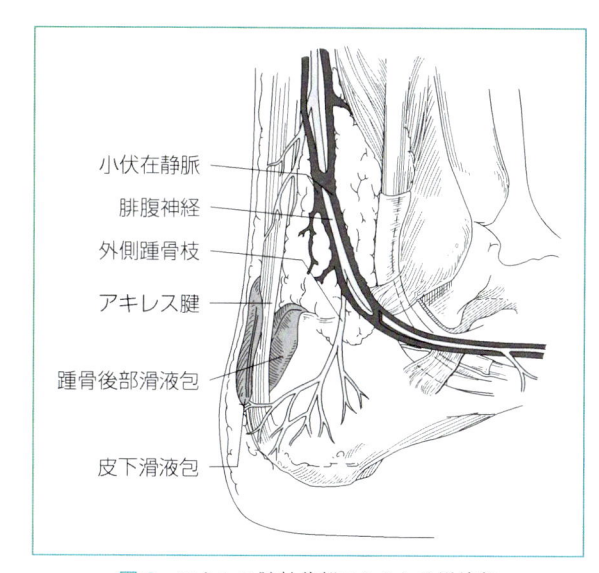

2．診　断

どちらも歩行時，運動時のアキレス腱付着部周囲の疼痛を訴えるが，症状に若干の違いがある．踵骨後部滑液包炎では，アキレス腱付着部内側の

図6　アキレス腱付着部にみられる滑液包

やや近位に圧痛が認められることが多く，炎症に伴う滑液の貯留により腫脹が認められる．靴後縁の形状とも関連があり，靴を新調したのを契機に発症することも多い．スポーツによるものでは陸上競技，特に中・長距離種目に多く発生する．これに対しアキレス腱付着部症では，滑液包炎に比べると圧痛はやや遠位内側に認められる．アキレス腱付着部全体が広くなっていることが多く，アキレス腱の拘縮による背屈制限や背屈時痛，運動

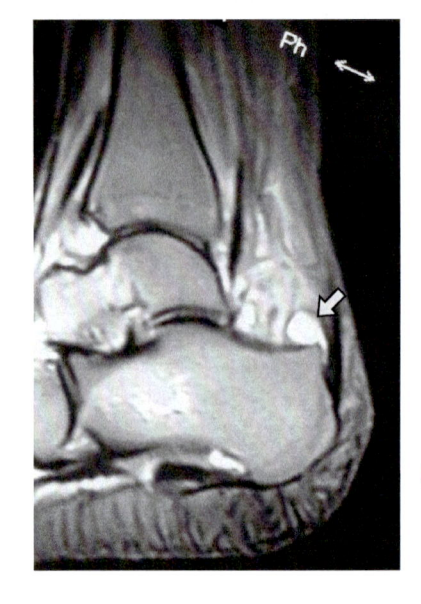

図7 踵骨後部滑液包炎のMRI像（T2強調像）

後の踵部全体の疼痛を訴える．

　こういった臨床症状を踏まえ，圧痛点を正確にとらえることで診断は容易である．踵骨後部滑液包炎ではMRIによる診断が特に有用となる（図7）．滑液包炎の証明だけではなく，アキレス腱実質内の信号変化や肥厚像にも留意する必要がある．従来から踵骨後上部の形態が発症に大きく関与しているとされ多くのX線学的検討がなされてきたが，前述のように現在では足全体のアライメント異常が発症に関与すると考えられている．アキレス腱付着部症では単純X線側面像にて腱実質内に突出する骨棘がみられることがある．

3. 治療

＜Standard＞ 局所の安静，消炎鎮痛剤の投与，靴の修正などに加え，アキレス腱付着部症ではストレッチングや足底挿板によるheel-upが有効とされている．従来行われていたステロイドの滑液包内注入は，腱の脆弱性をきたすことが懸念されるため現在では用いられない．一般にアキレス腱実質内に信号変化がみられるものでは，保存療法の成績が劣ることが知られている．

　少なくとも6か月以上の保存療法に抵抗する症例には手術療法が適応となる．Haglund deformityに起因するアキレス腱滑液包炎では，踵骨後上隆起および滑液包切除術で比較的速やかに症状の軽快が得られる．手術はアキレス腱外側に沿った縦切開による従来法（図8）が一般的であるが，術後の創瘢痕やアキレス腱の癒着などの合併症が多く報告されており，後述する内視鏡下手術が期待されている．アキレス腱実質の変性が強い症例では成績は劣り，症例によっては変性した腱実質の切除と長母趾屈筋腱などを用いた腱再建術が必要となるため改善には長期間を要する．

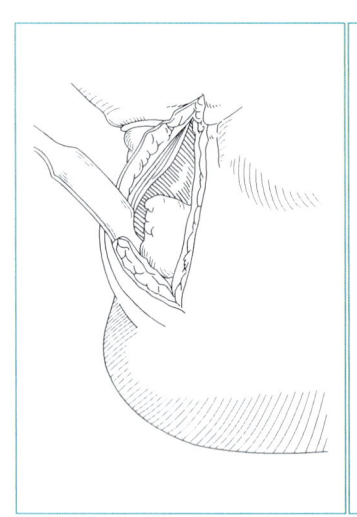

a．踵骨後上部の骨突出（Haglund deformity）　　b．ノミで切除する．　　c．術中写真

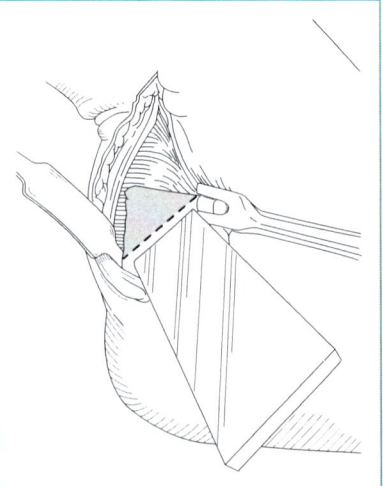

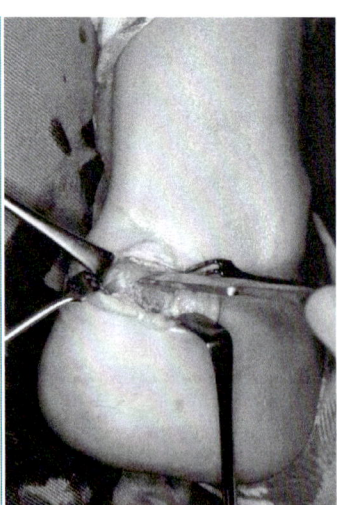

図8 Haglund deformityによる踵骨後部滑液包炎に対する踵骨後上隆起切除術（従来法）

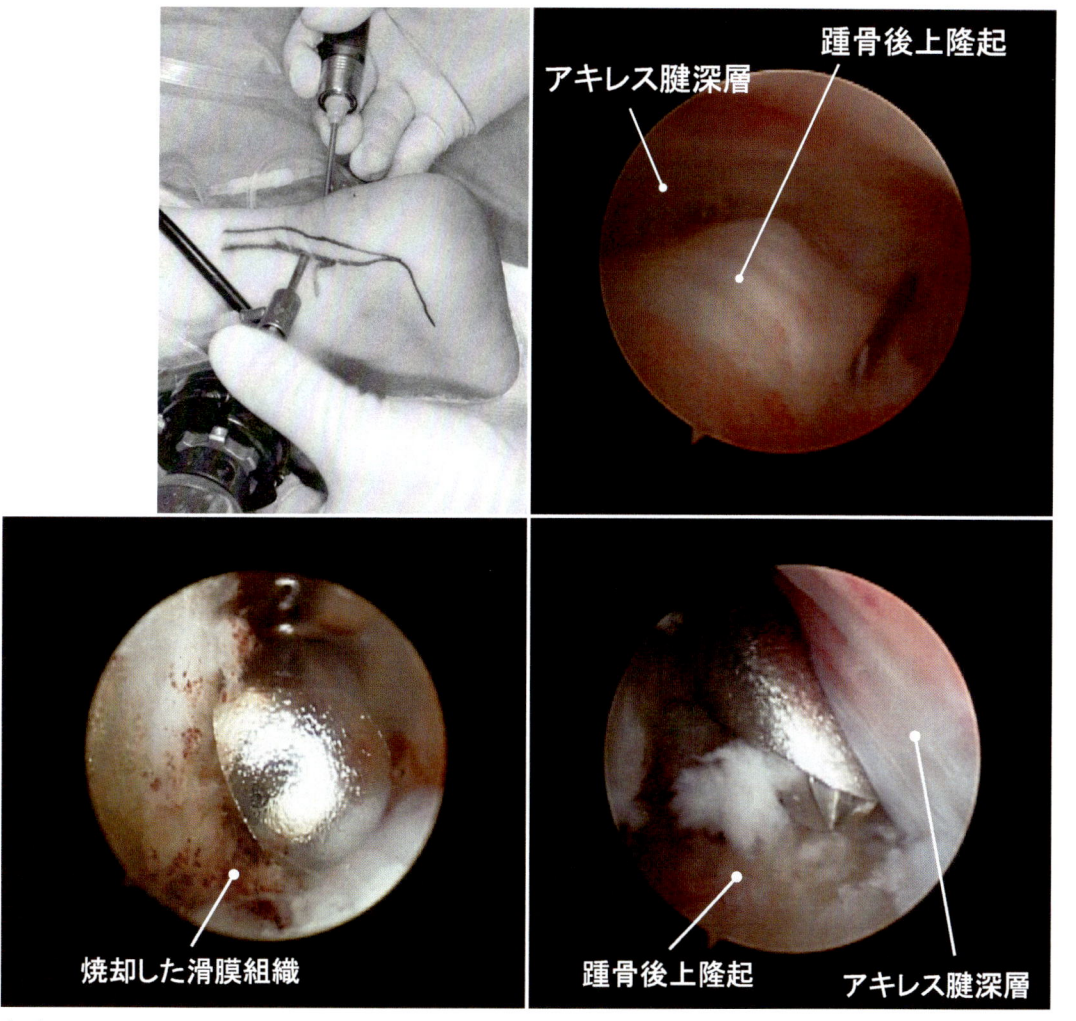

図9 鏡視下踵骨後上隆起切除術
　a：穿刺孔の位置
　b：滑液包内の鏡視像．踵骨後上隆起と滑膜組織が観察される．
　c：焼却した滑膜組織をshaverで切除する．
　d：Abrader barを用いて骨切除する．

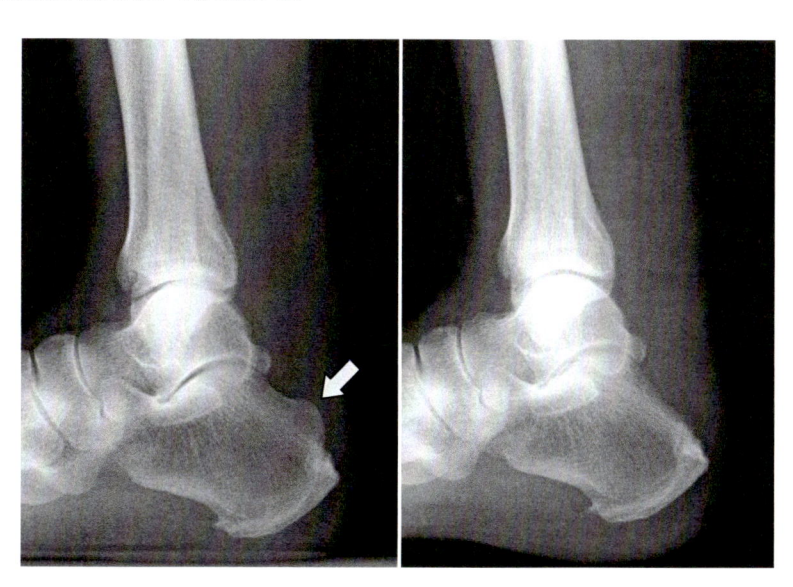

図10
58歳，男性．鏡視下踵骨後上隆起切除術
　a：術前
　b：術後

5) アキレス腱障害　169

アキレス腱付着部症に対しては，パラテノン切除術，癒着剝離術，腱内変性部切除術などが有効とされているが[14]，いずれも対症的な治療法に過ぎずスポーツ活動の再開とともに再発する症例も少なくない．

＜New trends＞ 欧米では体外衝撃波による治療も試みられているが，その作用機序についてはまだ不明確なところも多く現時点では安定した成績とは言い難い．設備投資にかかる費用が大きく1回の治療に30〜40分間の整形外科医の手を取ることになるため，治療のコストパフォーマンス性は悪く改善が望まれる．Eccentric exercise therapyについても試みられているが，アキレス腱炎に対するほどの有効性は認められていない．

＜Author's recommendation＞ 最近では侵襲の小さい内視鏡下での踵骨後上隆起切除術が報告されるようになり，我々も積極的に行っている（図9, 10）[15)16)]．内視鏡下手術の場合，従来法にみられたような術後創瘢痕による愁訴を回避することができる．さらに術後はギプス固定を行わず圧迫包帯固定の状態で，術直後より疼痛を訴えない範囲での自動運動と部分荷重を許可するため，スポーツ活動への復帰が早くなり術後約3か月から可能となっている．

（熊井　司）

文献

1) Courville XF, Coe MP, Hecht PJ：Current concept review：Noninsertional Achilles tendinopathy. Foot Ankle Int. 30：1132-1142, 2009.
2) 熊井　司：アキレス腱付着部障害．山本晴康編．足の外科の要点と盲点．348-353, 文光堂, 2006.
3) Kannus P, Jozsa L：Histopathological changes preceding spontaneous rupture of a tendon. A controlled study of 891 patients. J Bone Joint Surg Am. 73：1507-1525, 1991.
4) Clement DB, Taunton JE, Smart GW：Achilles tendinitis and peritendinitis：etiology and treatment. Am J Sports Med. 12：179-184, 1984.
5) Khan KM, Forester BB, Robinson J：Are ultrasound and magnetic resonance imaging of value in assessment of Achilles tendon disorders? A two year prospective study. Br J Sports Med. 37：149-153, 2003.
6) Paavola M, Kannus P, Paakkala T, et al.：Long-term prognosis of Achilles tendinopathy. Am J Sports Med. 28：634-642, 2000.
7) Johnson E, Scranton P Jr, Preffer GB：Chronic disorders of Achilles tendon：results of conservative and surgical treatment. Foot Ankle Int. 18：570-574, 1997.
8) Martin RL, Manning CM, Carcia CR, et al.：Outcome study of chronic Achilles tendinosis after excision of the Achilles tendon and flexor hallucis longus tendon transfer. Foot Ankle Int. 26：691-697, 2005.
9) Ohberg L, Lorentzon R, Alfredson H：Eccentric training in patients with chronic Achilles tendinosis：normalized tendon structure and decreased thickness at follow up. Br J Sports Med. 38：8-11, 2004.
10) Paoloni J, Appleyard R, Nelson J, et al.：Topical glyceryl trinitrate treatment of chronic noninsertionalachilles tendinopathy. J Bone Joint Surg Am. 86：916-922, 2004.
11) 熊井　司，高倉義典：腱・靱帯付着部障害の病態と治療法の選択．整・災外．48：527-538, 2005.
12) Rufai A, Ralphs JR, Benjamin M：Structure and histopathology of the insertional region of the human Achilles tendon. J Orthop Res. 13：585-593, 1995.
13) Benjamin M, Kumai T, Milz S, et al.：The skeletal attachment of tendons-tendon 'entheses'. Comp Biochem Physiol. 133A：931-945, 2002.
14) Alfredson H, Lorentzon R：Chronic Achilles tendinosis：recommendations for treatment and prevention. Sports Med. 29：135-146, 2000.
15) Leitze Z, Sella EJ, Aversa JM：Endoscopic decompression of the retrocalcaneal space. J Bone Joint Surg Am. 85：1488-1496, 2003.
16) 熊井　司：踵骨後部滑液包炎に対する鏡視下手術．J MIOS. 51：61-66, 2009.

絵でみる 最新足診療エッセンシャルガイド

2 「足」を治す ＜日常診療でよくみる足関節・足部の障害＞

6）足底腱膜炎

Key Words

足底腱膜炎（plantar fasciitis），踵部痛（heel pain），外側足底神経第1枝（first branch of lateral plantar nerve），足底腱膜切除術（plantar fasciotomy）

はじめに

足底腱膜は，踵骨から足趾まで足底に膜のように張っている強固な腱組織であり，足部の縦アーチを支える重要な役割をしている．足底腱膜炎とは歩行やランニングなどで足底腱膜に負荷がかかり炎症が引き起こされ，これが繰り返されることにより足底腱膜が変性し痛みをもたらす疾患である．足底腱膜炎は踵部底側の疼痛の原因としてよくみられる疾患で，足部痛で受診する患者の11〜15％[1]，踵部底側の痛みの80％が足底腱膜炎である[2]．好発年齢は40〜60歳[3]で，1/3が両側性である[4]．足底腱膜炎は通常，保存療法で経過観察することで症状は軽快するが，保存療法に抵抗する場合には手術療法を行う場合がある．

解 剖（図1）

足底腱膜は踵骨隆起底側から起こり，基節骨基部に停止する3本の強力な線維性腱膜である．足底腱膜の起始，停止部分の底側には脂肪組織がありクッションの役目をしているが，中央部分は足底腱膜を伸展することによって容易に皮下に触知できる[1]．

バイオメカニカル的には歩行のtoe offの際，足趾（特に母趾MTP関節）を背屈することにより足底腱膜踵骨付着部に大きな張力がかかる（図2）．この際Lisfranc関節，Chopart関節の可動性が大

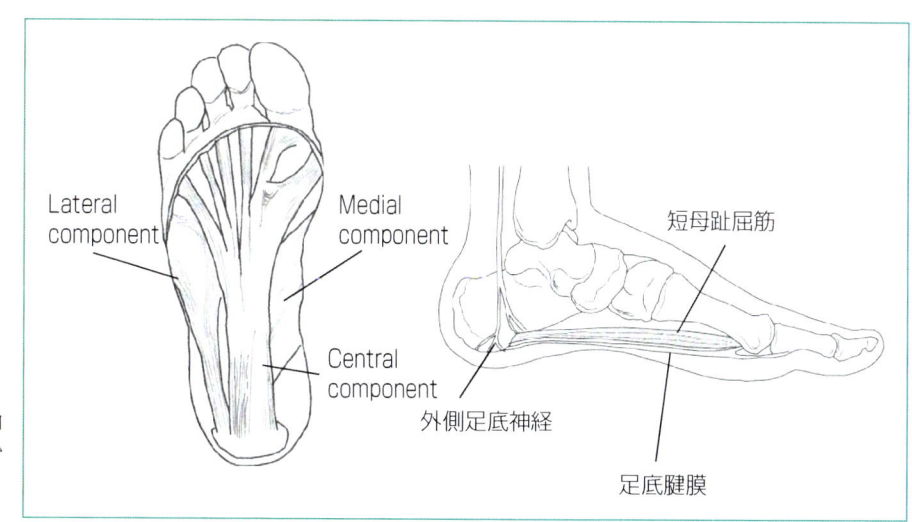

図1
解剖
足底腱膜は中央および内外側のコンポーネントからなる．

6）足底腱膜炎 171

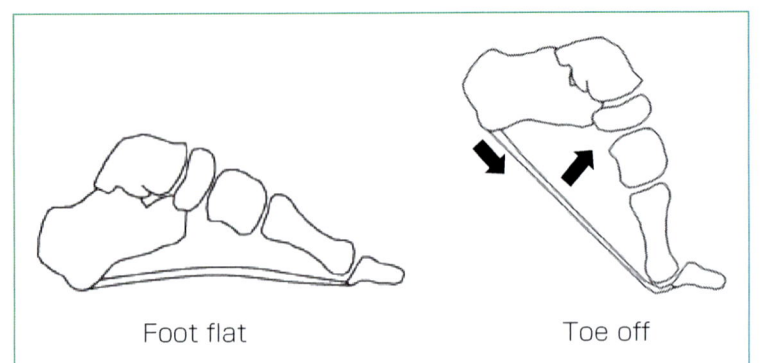

図2
Windlass mechanism
歩行の toe off の際，足趾を背屈することにより足底腱膜踵骨付着部に大きな張力がかかる．

きければ，足底腱膜の張力は弱いが，凹足だと足根間の可動性が小さく結果として足底腱膜にかかる力が大きい．逆に扁平足では足部の回内が大きい傾向があり，このため足底腱膜への張力が大きくなる[5]．

病態

足底腱膜は内側縦アーチを静的に支え，横足根関節を固定し，ランニング，ジャンプなどの際の衝撃吸収とけり出しに関与しており，足底腱膜への過負荷や牽引力によって腱膜内で微細損傷と炎症反応が起こり，heel strike が繰り返されることによって治癒が妨げられ，結果として慢性炎症となり足底腱膜が変性する[6]．足底腱膜炎が最も起こりやすい部位は踵骨隆起内側の起始部である．病理学的に粘液変性，腱膜の微細損傷，コラーゲン線維の壊死，線維芽細胞の増生などを認める[7]．

病因

足底腱膜炎を引き起こす内的要因としては加齢，足部のアライメント異常，BMI の増加，アキレス腱の拘縮があり，外的要因として靴による障害や長時間の立ち仕事などが挙げられる．これらの要因のうち，アキレス腱の拘縮，BMI の増加，長時間の立ち仕事が要因として重要である[8]．

診断

診断には臨床所見と身体所見が重要である．画像所見は鑑別すべき疾患の除外に有用である．

1．臨床所見

特徴的な所見として"start-up pain"がある．朝起きた際の1歩め，または長時間いすなどに座っていて，歩き出したときにみられる踵骨足底部内側の，鋭い，突き刺すような痛みである．痛みは荷重歩行していると軽減していくが，夕方には悪化し，だるさやうずくような，拍動性の痛み，アーチや前足部への放散痛を認める．

2．身体所見（図3）

所見としては足底腱膜踵骨起始部の内側縁に圧痛があることが多い．またアキレス腱および腓腹筋の拘縮のため，足関節の背屈制限を認めることがある．他動的に母趾を背屈させたときに疼痛が誘発される Windlass test も有用である[9]．

3．画像所見（図4）

足底腱膜炎に特徴的な単純X線像はなく，外傷，感染症，手術後の2次的な関節症性変化や骨軟部の腫瘍性変化などを鑑別する際には有用である．また単純X線で踵骨棘を認めることがあるが，足底腱膜炎との関連性はない．Williams は踵部痛患者の 75％ に踵骨棘を認めたが，踵骨棘を有する患者の 63％ に疼痛は認めなかったと報告している[10]．MRI では足底腱膜の肥厚を認める[11]．

4．鑑別診断（表1）

足底腱膜炎と紛らわしい疾患に，外側足底神経第1枝の絞扼障害がある．外側足底神経第1枝は踵骨内側隆起部で足底腱膜の近位から進入し，小趾外転筋と足底方形筋を支配する．そのため絞扼

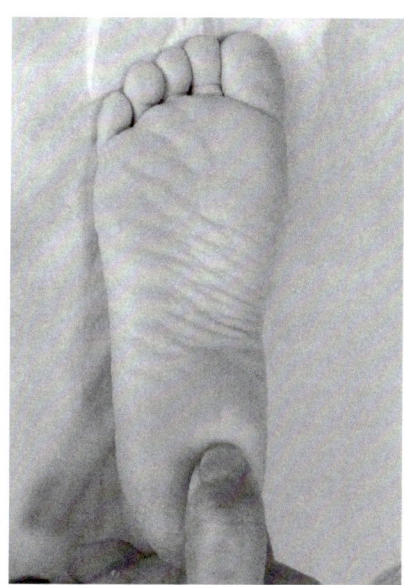

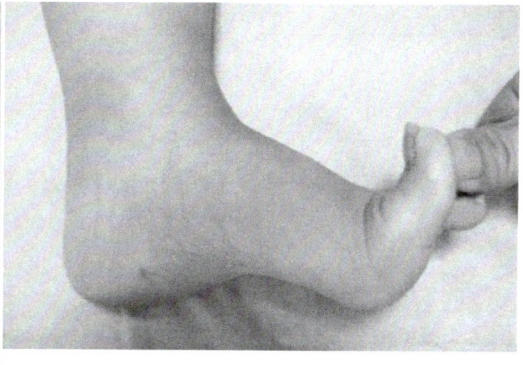

図3 身体所見
a：圧痛点．踵部内側足底腱膜付着部に圧痛を認める．
b：Windlass test. 母趾を背屈することによって疼痛が誘発される．

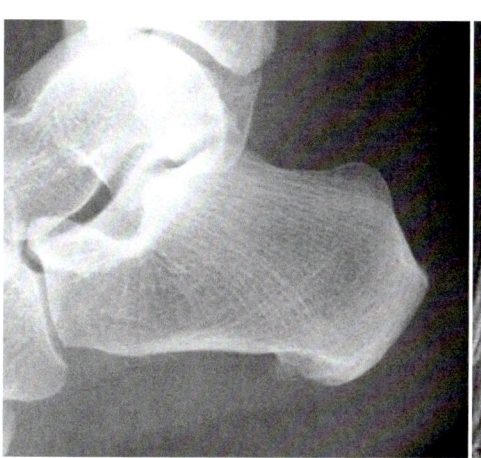

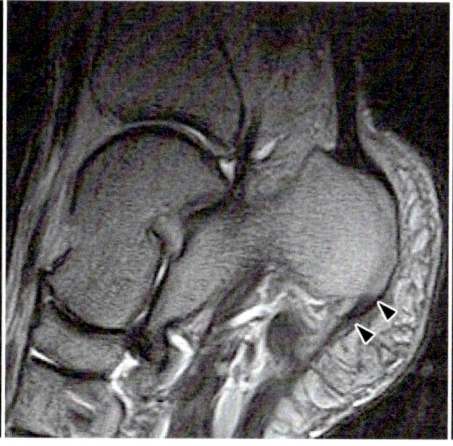

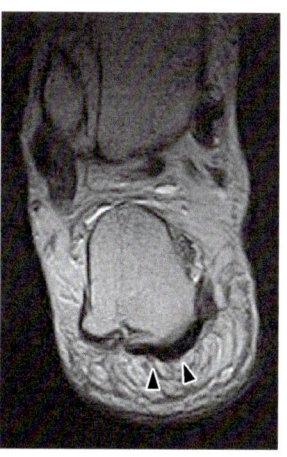

図4 画像所見
a：単純 X 線．足底腱膜踵骨付着部に踵骨棘を認める．
b：MRI T2 sagittal
c：MRI T2 coronal
b, cとも足底腱膜踵骨付着部での肥厚を認める．

障害を引き起こすと踵骨内側隆起部に疼痛がみられ，足底腱膜炎と鑑別が必要である．その痛みは日内活動で増悪し，安静によって軽快する．その他の鑑別診断には L5-S1 神経根症，糖尿病性ニューロパチー，踵骨疲労骨折，長母趾屈筋腱炎，腫瘍性病変，感染などが挙げられる．

治療(表2)

足底腱膜炎は自然治癒する疾患であり，通常保存療法で症状は軽快する．

表1 踵部痛の鑑別診断

神経学的疾患	骨疾患
足根管症候群	踵骨疲労骨折
外側足底神経第1枝の絞扼障害	距骨下関節症
末梢神経障害	骨髄炎
S1神経根障害	感染性関節症
軟部組織疾患	その他
足底腱膜断裂	新生物
脂肪体萎縮	循環不全
アキレス腱炎	
長母趾屈筋腱炎	
足底腱膜腫	
後脛骨筋腱炎	

表2　治療法

保存療法
ストレッチ
足関節背屈装具
足底挿板
NSAIDs
ステロイド剤の局注
体外衝撃波療法(ESWT)
手術療法
足底腱膜切除術
全切除　or　部分切除
観血的手術　or　内視鏡視下手術

1．保存療法

1) ストレッチ(図5)

　足底腱膜のストレッチは単純で安価であり，有用であるとの報告が多い．しかしストレッチを行う頻度や期間についての確立した方法はない．足底腱膜炎の要因にはアキレス腱の拘縮もあり，足底腱膜だけでなくアキレス腱のストレッチも有効である．

2) 足関節背屈装具

　睡眠時，足関節は底屈し，足底腱膜，腓腹筋は短縮しており，足底腱膜，腓腹筋の拘縮が起床時の"start-up pain"原因である．そのため夜間に足関節背屈装具を装着することによって，足底腱膜，腓腹筋の拘縮を防ぎ，"start-up pain"を予防できる．

3) 足底挿板(図6)

　内側楔状足底挿板により足底腱膜の緊張を軽減する．また踵骨部内側の圧痛部をくり抜いたり，衝撃吸収材料を用いたりすることにより荷重圧を軽減させることが重要である．

4) 抗炎症剤

　足底腱膜炎の病態は繰り返す炎症によって引き起こされる変性変化であり，NSAIDsや局所麻酔

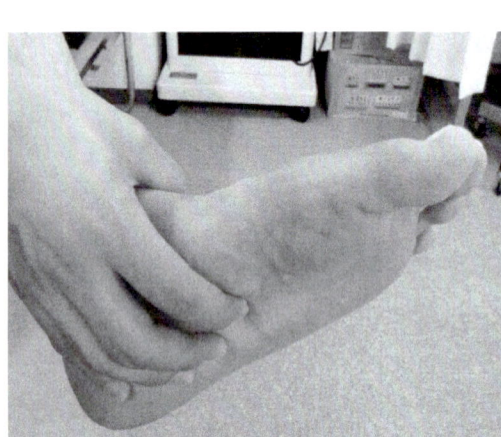

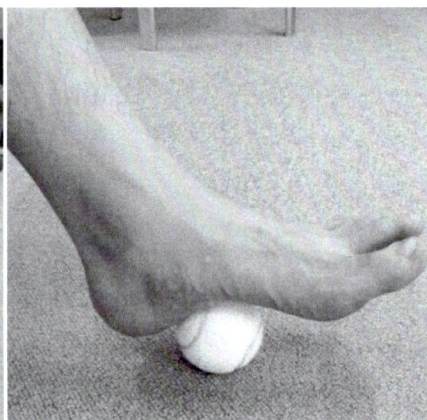

図5
ストレッチ
a：Cross-friction massage
b：Ball-rolling exercise
c：Stair stretches
d：The towel curl

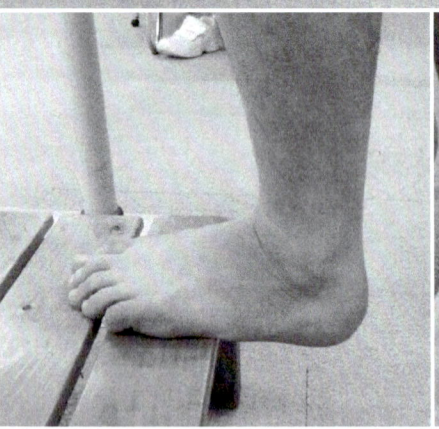

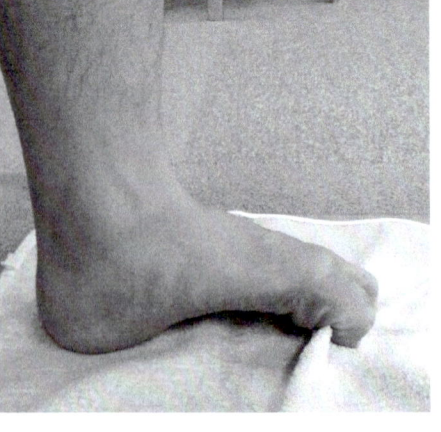

図6▶
足底挿板
痛みのある踵骨付着部にくぼみを作り，除圧することによって歩行時痛を軽減する．

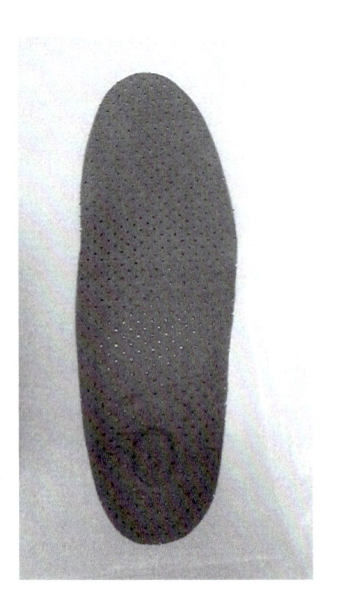

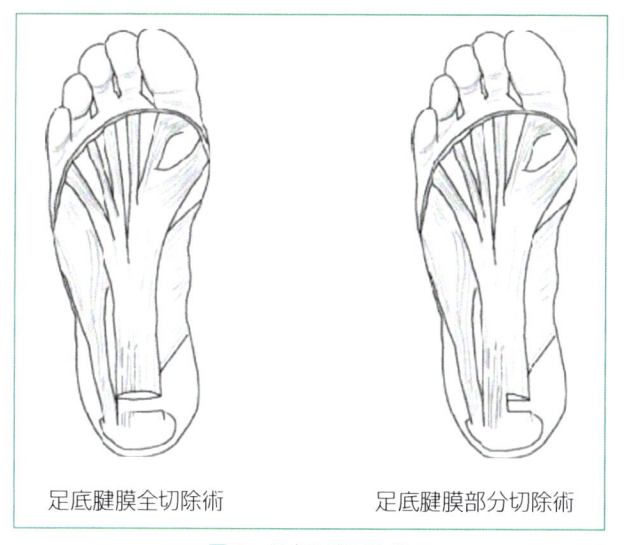

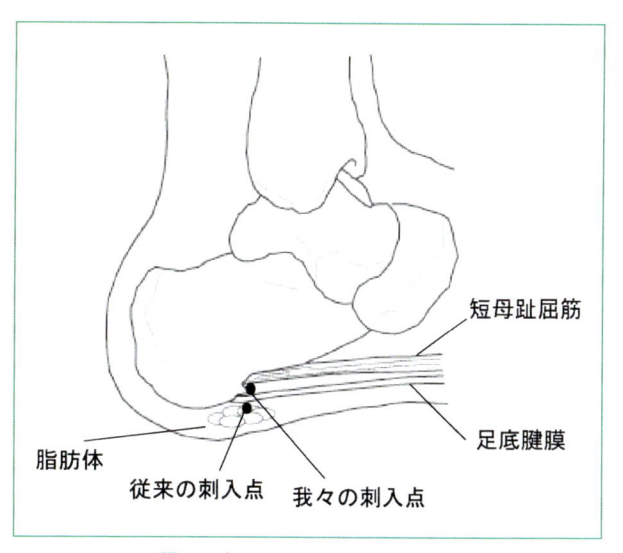

図7 足底腱膜切除術
　足底腱膜全切除術　　足底腱膜部分切除術

図8 内視鏡視下足底腱膜切除術
　短母趾屈筋／足底腱膜／脂肪体／従来の刺入点／我々の刺入点

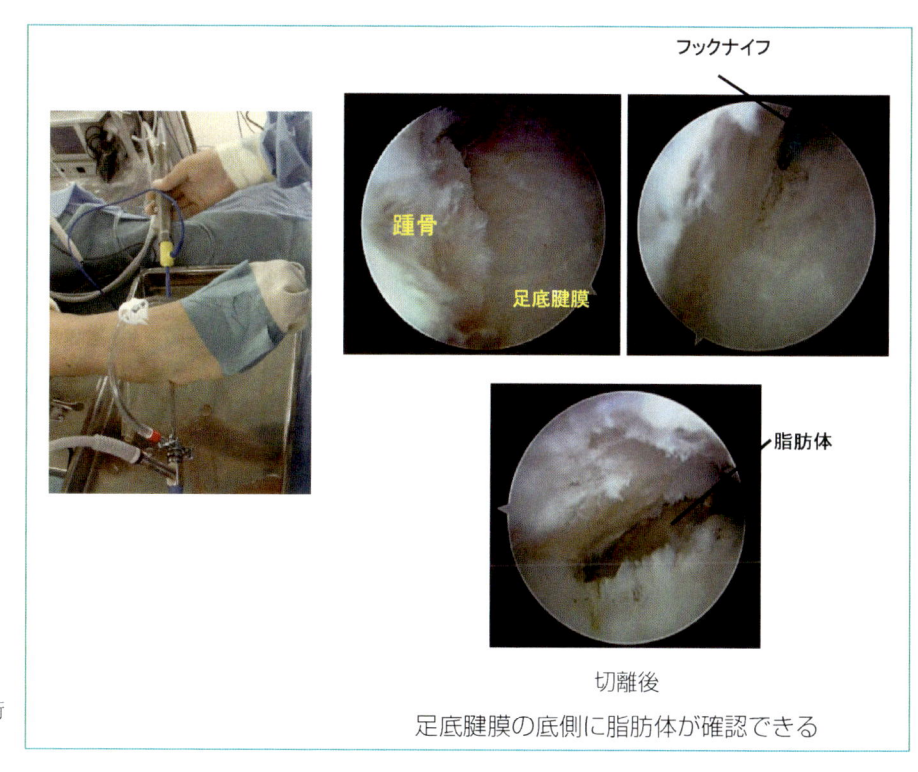

図9 内視鏡視下足底腱膜切除術
　フックナイフ／踵骨／足底腱膜／脂肪体
　切離後 足底腱膜の底側に脂肪体が確認できる

薬の効果はあまり高くない．足底腱膜の起始部にステロイド剤を局注する方法もあるが，頻回に注射したり，注射後早期に運動することによって足底腱膜が断裂する危険性がある．またステロイド剤の局所注射は早期の疼痛軽減には有用であるが，持続効果はなく，競技レベルの高いアスリートに用いるのがよい．

5）体外衝撃波療法

近年，体外衝撃波療法(extracorporeal shock wave therapy：ESWT)の有効性に関する文献が散見される．そのメカニズムはESWTのエネルギーによってTGF-β1やIGF-1といったメディエーターが活性化され治癒過程が促進されることによる[12]．

2．手術療法

手術療法の適応は中等度〜重度の疼痛があり，少なくとも6か月以上の保存療法が無効であった場合である．

手術方法は，足底腱膜の起始部である踵骨隆起内側にかかる張力を軽減するために，足底腱膜を付着部で切除する(図7)．足底腱膜を全切除すると，側部の縦アーチは17％低下し[13]，前中足部，内外側柱に疼痛が生じる[14]．そのため内側のみの部分切除術が行われることが多い．足底腱膜切除術を観血的に行う場合，約5cmの皮切が必要で，術後ギプス固定，免荷を要する．そのため術後の早期復帰のため内視鏡視下手術も行われている．従来の内視鏡手術では足底腱膜の底側にポータルを作成する[15]が，我々は足底腱膜の背側にポータルを作成し，足底腱膜を切除する際に，その底側にある脂肪体を確認することによって，確実に足底腱膜を切除している(図8, 9)．鏡視下手術を行ったとしても，術直後に症状が取れるわけではなく，全荷重歩行が可能となるまでには約2週間，スポーツ復帰には約2か月程度かかる．これは変性疾患であることに所以していると思われる．

Point

足底腱膜炎は"炎"という字がついているが，病態の本質は腱の変性であることを認識することが重要である．

Standard

診断は病歴，臨床所見，身体所見から可能であり，画像診断は補助的にまた鑑別診断に用いる．治療はストレッチ，足底挿板など保存療法で行い，保存療法に抵抗する場合のみ手術療法を行う．

Author's recommendation

従来と異なる足底腱膜背側アプローチによる内視鏡視下足底腱膜切除術は足底腱膜を確実に切除でき，踵骨棘の切除も可能な術式である．

(小松　史，高尾昌人)

文献

1) Alan CL：Current concepts review：Plantar fasciitis. Foot Ankle Int. 29(3)：358-366, 2008.
2) Tisdel CL：Heel pain. Richardson, E. G. Orthopaedic Knowledge Update：Foot and Ankle 3. 113-119, American Academy of Orthopaedic Surgeons, 2003.
3) Riddle DL, Schappart SM：Volume of ambulatory care visits and patterns of care for patients diagnosed with plantar fasciitis：a national study of medical doctors. Foot Ankle Int. 25(5)：311-317, 2004.
4) Buchbinder R：Clinical practice：Plantar fasciitis. N Engl J Med. 350：2159-2166, 2004.
5) 萬納寺毅智：足底筋膜炎(踵骨棘，heel painを含む)．足部診療ハンドブック．高倉義典ほか編. 373-376, 医学書院, 2001.
6) Snider MP, Clancy WG, McBeath AA：Plantar fascia release for chronic plantar fasciitis in runners. Am J Sports Med. 11：215-219, 1983.
7) Lemount H, Ammirati KM, Usen N：Plantar fasciitis：A degenerative process(fasciosis) without inflammation. J Am Podiatr Med Assoc. 93：234-237, 2003.
8) Riddle DL, Pulisic M, Pidcoe P, Johnson RE：Risk factors for plantar fasciitis：a matched case-control study. J Bone Joint Surg. 85A：872-877, 2003.
9) De Garceau D, Dean D, Requejo SM, Thordarson DB：The association between diagnosis of plantar fasciitis and Windlass test results. Foot Ankle Int. 24：251-255, 2003.
10) Williams PL, Smibert JG, Cox R, Mitchell R, Klenerman L：Imaging study of the painful heel syndrome. Foot Ankle. 7：345-349, 1987.
11) Berkowitz JF, Kier R, Rudicel S：Plantar fasciitis：MR Imaging. Radiology. 179：665-667, 1991.
12) Chuckpaiwong B, Berkson EM, Theodore GH：Extracorporeal shock wave for chronic proximal plantar fasciitis：225 patients with results and outcome predictors. J Foot Ankle Surg. 48：148-155, 2009.
13) Arangio GA, Che C, Kim W：Effect of cutting the plantar fascia on mechanical properties of the foot. Clin Orthop Relat Res. 339：227-231, 1997.
14) Daly PJ, Kitaoka HB, Chao EY：Plantar fasciotomy for intractable plantar fasciitis：clinical results and biomechanical evaluation. Foot Ankle. 13：188-195, 1992.
15) Barrett SL, Day SV：Endoscopic plantar fasciotomy for chronic plantar fasciitis/heel spur syndrome：surgical technique--early clinical results. J Foot Surg. 30：568-570, 1991.

絵でみる 最新足診療エッセンシャルガイド

②「足」を治す ＜日常診療でよくみる足関節・足部の障害＞

7）リウマチ足

Key Words

関節リウマチ（rheumatoid arthritis），前足部変形（forefoot deformity），中足部変形（midfoot deformity），後足部変形（hindfoot deformity），保存療法（nonsurgical treatment），手術療法（surgical treatment）

関節リウマチ（RA）患者全体の16〜19％は足部症状で発症する[1]．進行例では90％以上で足部病変を伴う[2]．RA患者の足部病変は，他の関節病変に比べ軽視されがちであるが，早期より歩行能力や全般的身体機能を障害する[3]．したがって，早期診断，早期治療がより重要となる．

近年のRAの薬物療法は，生物学的製剤の登場でパラダイムシフトが起こり，早期診断，治療により関節破壊の進行の予防や生命予後の改善が望めるようになった．これに伴い関節破壊が軽度の症例が増えることも予想される．これまでの関節固定，関節切除，人工関節を中心とした関節を犠牲にする手術から，関節機能を温存する術式への変革，つまり手術療法にもパラダイムシフトが起きることが望まれる．

RAによる足部の障害は，前足部，中足部，後足部病変に分けられる．

Standard

1．部位別病変の臨床症状と診断

1）前足部病変

(1) 前足部は足部の中でも最も早期から障害される部位[2]だが，診察が容易な手指の病変と比べ，見逃されやすい．常に，靴下を脱がせて足底を含めての診察を心がける．

(2) 外反母趾と槌趾変形が多い[2]．踏み返しも加わり第2，3，4 MTP関節の底側軟部組織が弛緩し，基節骨は背側に脱臼し関節機能の破綻が生じ，中足骨頭が足底に触れるようになり有痛性胼胝が形成される（図1）．これに開張足と内反小趾が加わると"扁平三角状変形"を呈する（図2）．前足部病変で最もQOLを低下させるのは有痛性胼胝で，疼痛のために歩行が大きく障害される．

2）中足部病変

(1) 足根中足関節（リスフラン関節）や楔状骨間関節のX線では60％以上に所見を認めるが，多くは症状を呈さず，自然経過で骨性強直に至ることが少なくない[2]．

(2) 距舟関節では，病変が進行すると縦アーチが破綻し，外反扁平足になる（図3）．やがて距骨骨頭の足底内側への突出や踵外反による踵骨外側

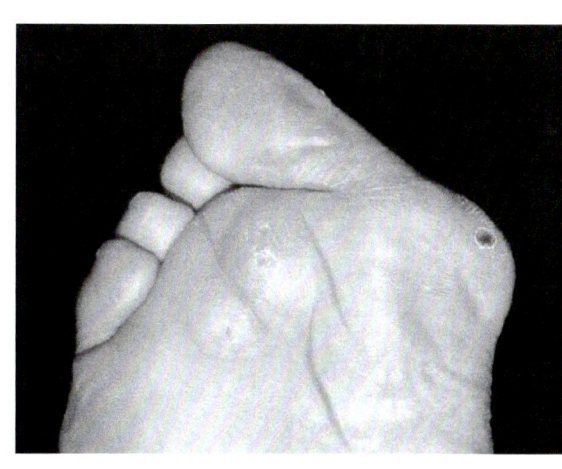

図1 足底の有痛性胼胝

図2
扁平三角状変形

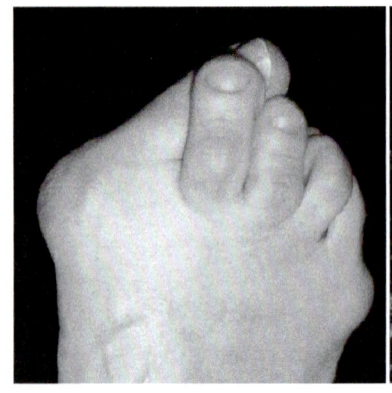

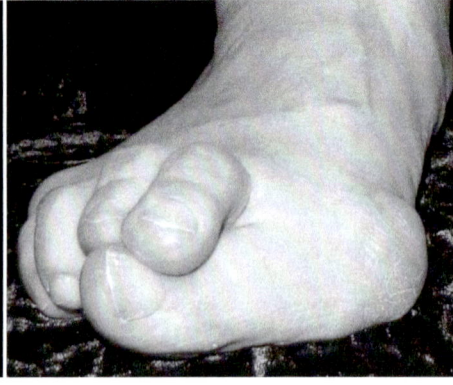

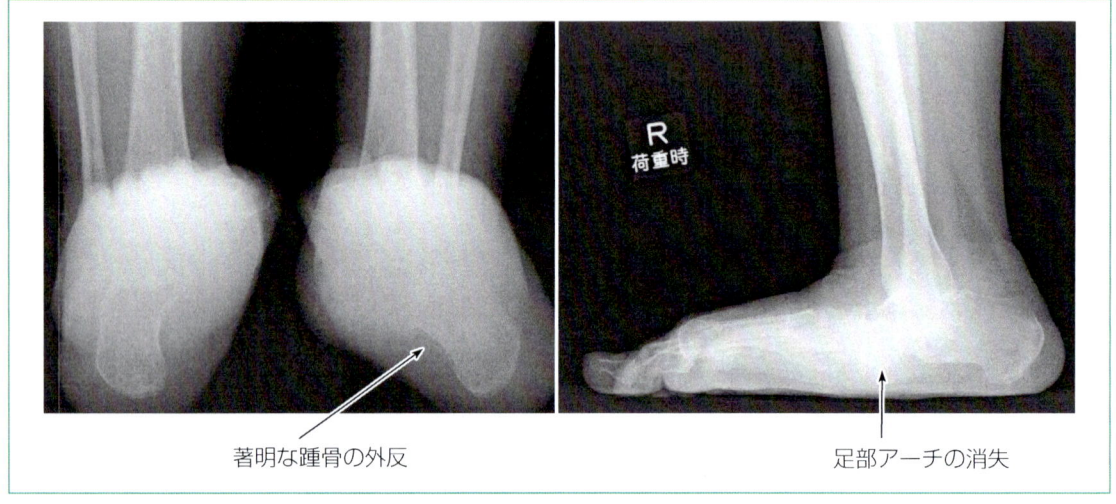

著明な踵骨の外反　　　　　足部アーチの消失

図3　荷重時X線による変形の評価

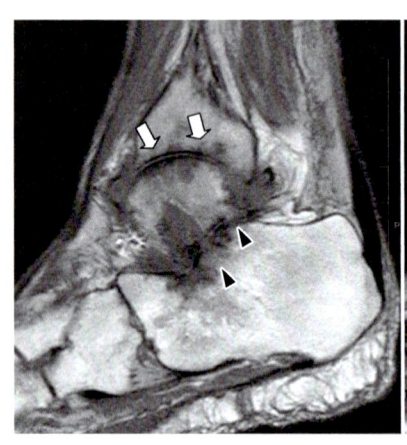

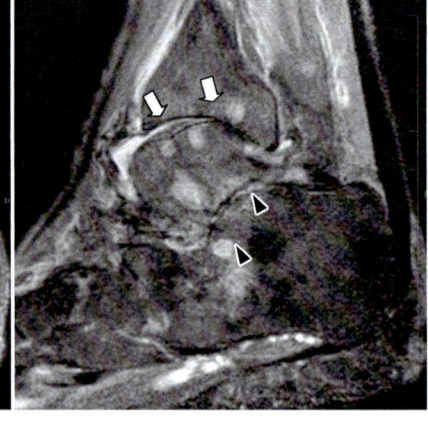

図4
RA後足部病変MRI画像
距腿(白矢印)，距踵関節(黒矢頭)の両方に病変を認める．

壁と腓骨とのインピンジメントによる疼痛がみられるようになる．

3) 後足部病変

(1) 後足部の病変は罹病期間とともに頻度が増加する[2]．ステロイド治療による2次性骨粗鬆症により距骨の脆弱性骨折が生じやすく，結果的に後足部の内反を呈することがある．見逃さないためには，患者を立たせて，前方，後方から左右差を観察する．

(2) 距腿関節のみ，距踵関節のみ，あるいは両方同時に生じることもある．疼痛や腫脹の部位，荷重時のX線で左右差を比較し，時にはMRIで滑膜の増生，関節軟骨の評価，関節周囲の髄内信号の変化を観察し，病変の有無を確認する(図4)．

図5 Toe regulator

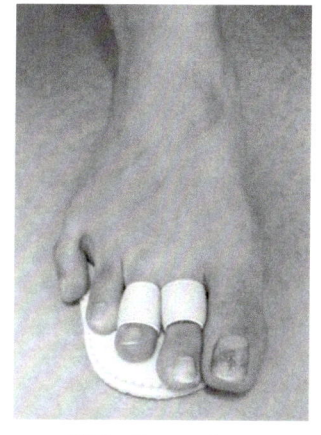

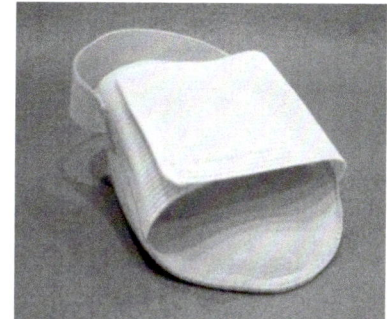

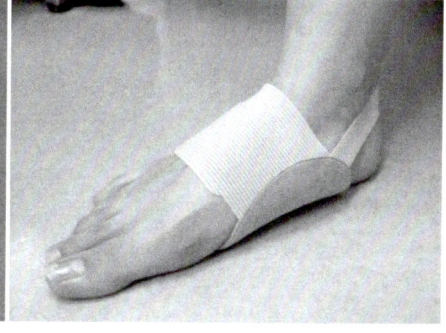

図6 足底挿板

2. 部位別病変に対するスタンダードな治療

RA では荷重関節である股関節，膝関節にも病変が同時にみられることも少なくない．その場合，まず歩行を確保するために股関節，膝関節，足関節と中枢から手術することが勧められる[4]．しかし，前足部病変だけはこの順序にこだわらず，症状があれば優先される．その理由は，前足部病変のために，股，膝，足関節の術後のリハビリテーションに支障が生じるためである．RA トータルマネージメントにおいて前足部病変は重要な位置を占める．

1）前足部病変
（1）装具療法

① Toe regulator（図5）：flexible な槌趾変形に対して適応がある．装着も簡便で靴も履ける．しかし，rigid な変形では装着により痛みが増強することがある．

② 足底挿板（図6）：足底のアーチおよび足底の有痛性胼胝のやや中枢を持ち上げるようにして，胼胝への負荷を減らす．装着も簡便で通常の靴も履けるので最初に試みてよい．

（2）手術療法
① 母趾に対して

ⅰ．切除関節形成術：可動域がある程度獲得でき，固定術と比べ隣接関節への負担が少なく，手術も比較的簡便で除痛効果に優れる．しかし変形再発の可能性は高く，筋力の低下は避けられない．歩行で toe-off が不十分となり，前足部への荷重が困難になる．また，足長が短くなり整容的に劣る（図7）．

ⅱ．関節固定術：外反母趾変形の確実な矯正が得られ，母趾の安定性を得ることで第2-5趾への負荷が軽減できる[2]（図8）．しかし，隣接関節，特に IP 関節障害をみることが少なくない．また revision surgery は極めて困難である．

ⅲ．人工関節置換術：シリコン型人工関節は，短期成績は良好だが，インプラントの破損，摩耗粉による滑膜炎や osteolysis の問題点がある．

② 第2-5趾に対して

ⅰ．切除関節形成術：基節骨のみを切除する方法，中足骨頭のみを切除する方法，両方を切除する方法がある．中足骨頭をバランスよく，なだらかなカーブになるように十分に切除することが重要である（図8）．したがって，正常な骨頭が残っている場合でも第2-5趾の骨頭すべてを切除する必要がある．

2）中足部病変
（1）装具療法

① 足底挿板（扁平足変形に対して）（図6, 9）：土踏まずを支えるアーチサポートで，軟性，硬性がある．軟性の場合は靴の装用も簡便だが，硬性になると靴が制限されるので適応は限られる．

② 靴型装具：ADL の獲得・維持のために，時に靴型装具が処方される（図10）．RA 靴型装具に関する患者へのアンケート調査で，「おしゃれができない」「冠婚葬祭のときに困る」「ジロジロ見られる」など，ADL だけではなく，外観・

7）リウマチ足

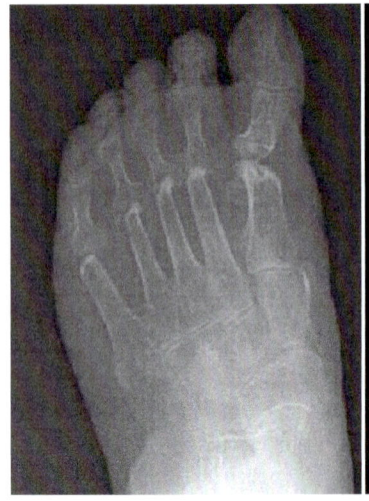

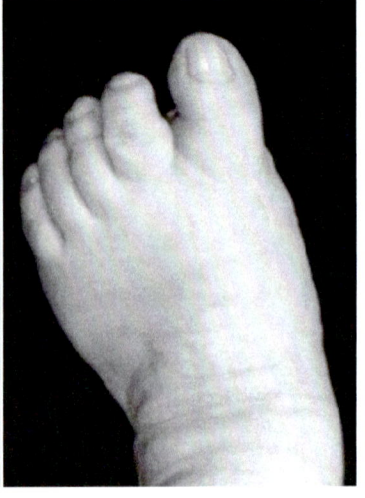

図7 切除関節形成術（第1-5趾）

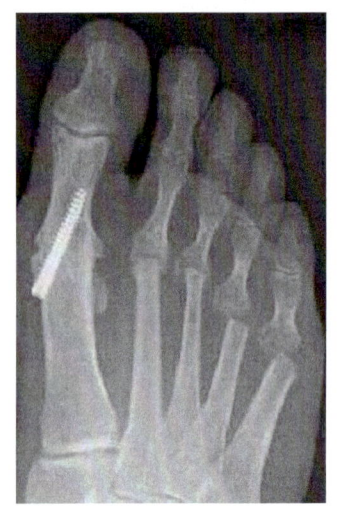

図8 母趾MTP関節固定術および第2-5趾切除関節形成術

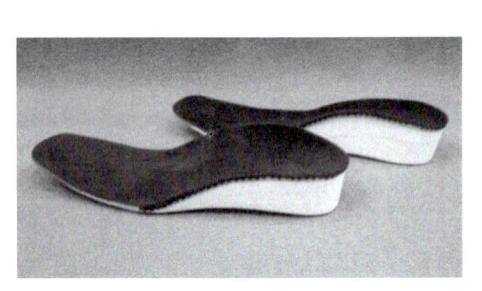

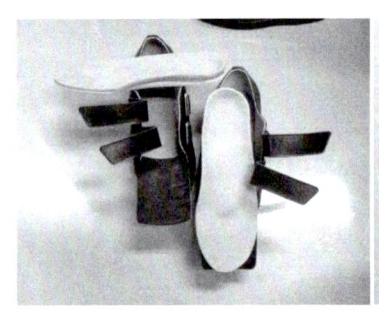

図9 インソール

図10 靴型装具

不安といったQOLに影響することも指摘されている[6]．これらのQOL障害が手術を希望するタイミングにもなり得る．

(2) 手術療法

① 距舟関節に病変が限局し，外反扁平足を呈していない場合は，病変部位のみの関節固定を行うと侵襲が少ない（図11）．

② 進行した外反扁平足には，変形の矯正を兼ねた三関節固定術が適応となる（図12）．

3) 後足部病変

(1) 装具療法

① 短下肢装具（図13）：比較的軟らかい素材のほうが，硬性に比べて装具のコンプライアンスは良い．装着も簡便で疼痛の軽減に有効である．

(2) 手術療法

① 進行例には足関節固定が適応となる．骨癒合率は高く，術後成績を左右するのはアライメント不良である．矢状面で底背屈中間位，冠状面で踵骨5°外反，横断面でthigh-foot angle 10〜15°を目指すが，反対側を参考にする．

② 距腿，距踵関節の両方に破壊を認め変形が著しい場合には，髄内釘を用いた両関節の同時固定を行う（図14）．術後関節可動域が著明に制限されるので，靴底をrocker bottomとするなどの工夫が必要となる．

New trends

1．前足部病変

1) 手術療法

薬物療法の進歩により滑膜炎のコントロールが可能な症例が増加していること，中足骨頭すべてが破壊されているとは限らないこと，有痛性胼胝は関節機能の破綻によって生じることなどから，

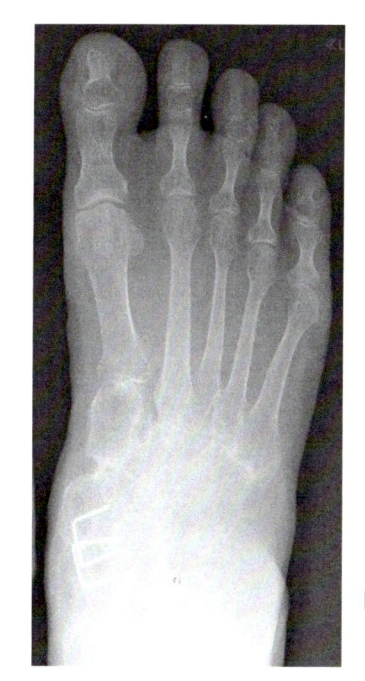

図 11　距舟関節固定術

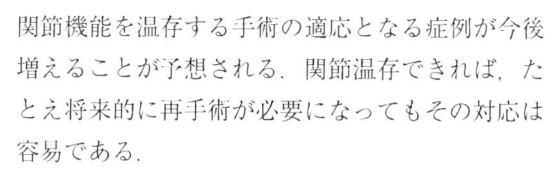

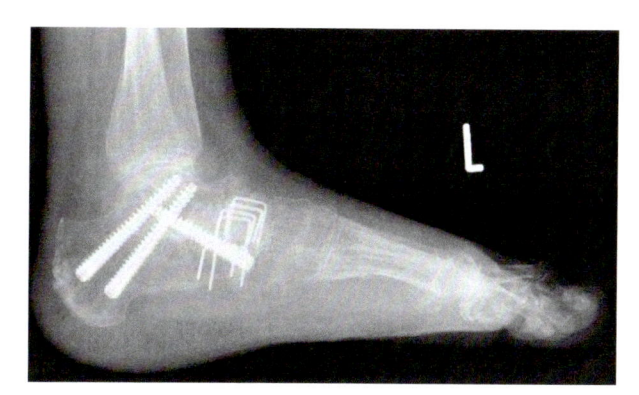

図 12　三関節固定術

関節機能を温存する手術の適応となる症例が今後増えることが予想される．関節温存できれば，たとえ将来的に再手術が必要になってもその対応は容易である．

(1) 関節温存手術

① **母趾に対して**：RA でない特発性の外反母趾に，一般的に用いられる第 1 中足骨内反矯正骨切りによって変形矯正し，関節機能の温存を図る[6)〜9)]．一般的には，骨破壊がないかあっても Larsen grade Ⅲ以下が良い適応である．

② 第 2-5 趾に対して(図 15)：中足骨の遠位 (MTP 関節より)で骨切りし，中足骨を短縮することによって，脱臼を整復し関節機能を温存する手術の有効性が散見される[6)〜11)]．適応は，骨破壊が軽度なもの[6)7)9)]から高度[8)10)]なものまで統一した見解はない．

2．後足部病変

1) 手術療法

① **滑膜切除**：軟骨が残存している例では滑膜切除の適応がある．効果については議論もあるが，近年生物学的製剤との併用で滑膜切除の有効性を示す報告もある[12)]．

② **鏡視下関節固定術**：筆者は，アライメントが良好な場合は鏡視下関節固定を行っている(図 16)．侵襲が少なく術後の患者の疼痛も軽度で満足度

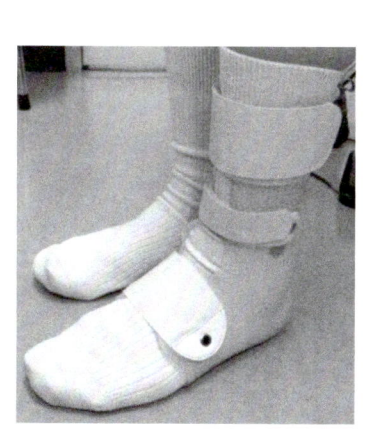

図 13　短下肢装具

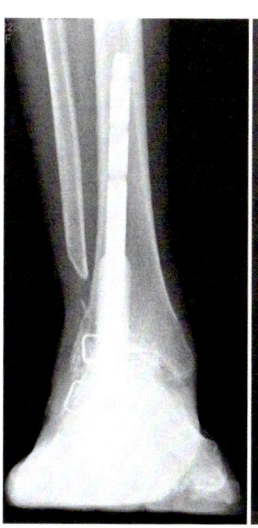

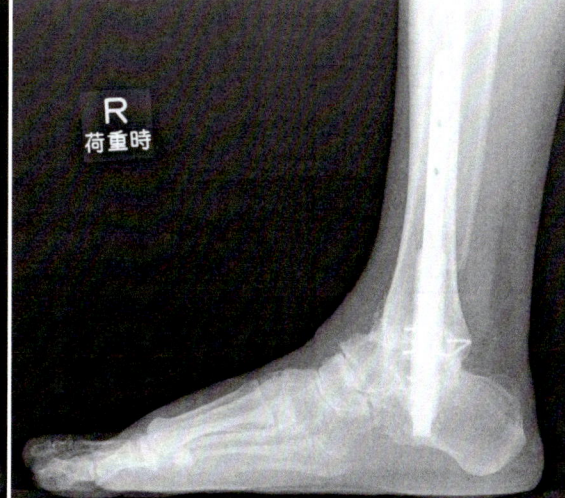

図 14　髄内釘による距腿，距踵関節固定

7) リウマチ足

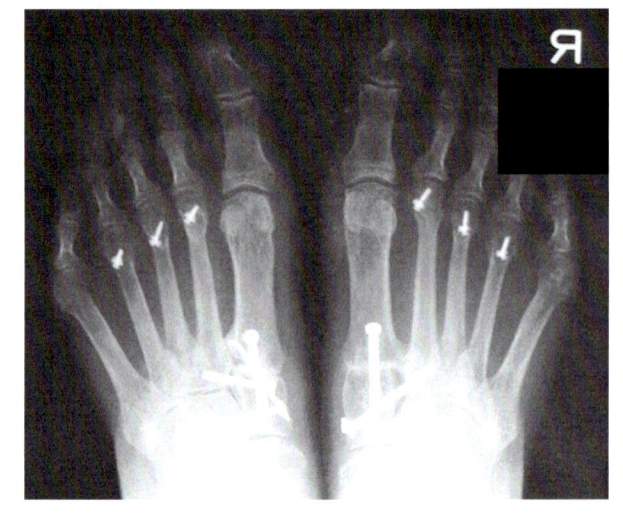

図15 第2-5中足骨遠位短縮骨切り

は高い.

③ **人工関節置換術**：RAに対する人工足関節置換術は，インプラントの進歩により良好な成績と高い患者満足度が報告されている[13)14)]．適応は，年齢50歳以上，比較的活動性が低く，足関節のアライメントが良好(内・外反変形15°以内)な症例で，背屈20〜30°の可動域を得ることができる[14)]．

距腿，距踵関節の両方に破壊を認め，アライメントが良好で活動性が低い例に対して，距骨下関節固定術を併用した人工足関節置換術の報告もある[15)]．

④ **創外固定を用いた二期的矯正手術**：踵骨の外反が極めて高度な場合，一期的に矯正固定を行うと，皮膚の血行障害や神経障害などの軟部組織障害の合併症の率が高くなる．Taylor spatial frameなどの創外固定を用いて，まず緩徐に変形を矯正した後に関節固定術を行うと，合併症を減らせるという報告がある[9)]．

Author's recommendation

1．RA前足部病変の早期診断と治療

RA患者全体の16〜19%は足部症状で発症する[1)](図17)．早期診断，治療により関節機能が温存できる症例が増え，切除関節形成術，人工関節や関節固定症例を減らすことができる．

1）画像所見

早期RAの診断には足部X線での中足骨頭のびらん像が有用[2)]で，原因が不明な足部痛をみた場合にはRAを念頭に置いてX線撮影を行う(図18)．MRIによるMTP関節内に限局した滑膜肥厚，骨びらん，中足骨頭の骨髄浮腫などの所見も診断に非常に参考になる(図19)．

2）滑膜切除

薬物療法にもかかわらず，臨床的，画像的寛解が得られない場合で，単関節の場合，早期の滑膜切除も考慮する(図20)．長期の経過観察が必要だが，短期的には有効である．

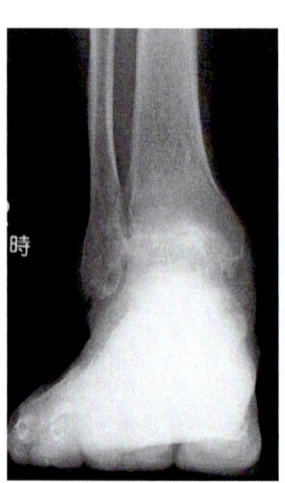

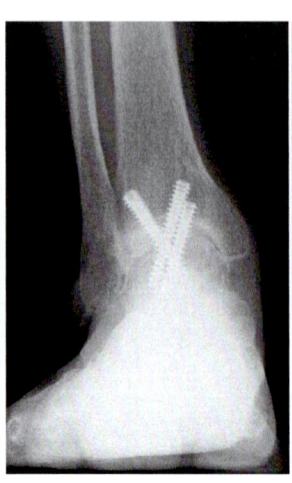

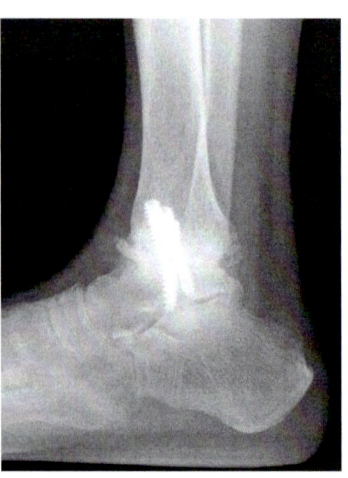

| a | b-1 | b-2 |

図16
鏡視下距腿関節固定
a：術前
b：術後

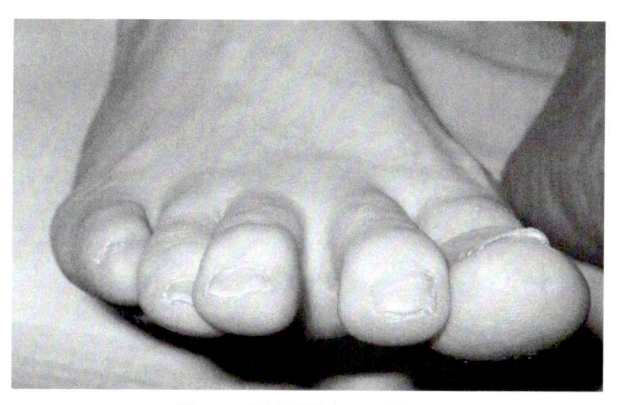

図17 前足部発症の早期 RA
第2, 3 MTP 関節の腫脹と趾間部の開大

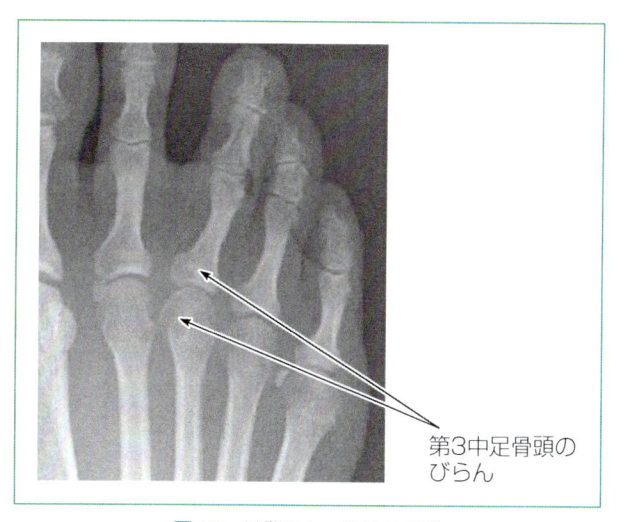

図18 早期 RA の単純 X 線像
第3中足骨頭のびらん

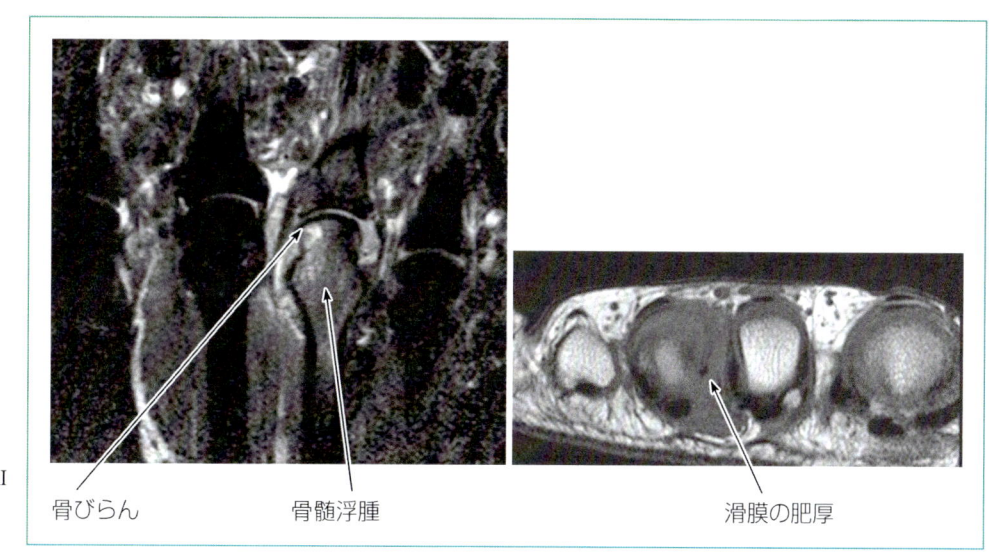

図19 早期 RA の MRI 画像
骨びらん　骨髄浮腫　滑膜の肥厚

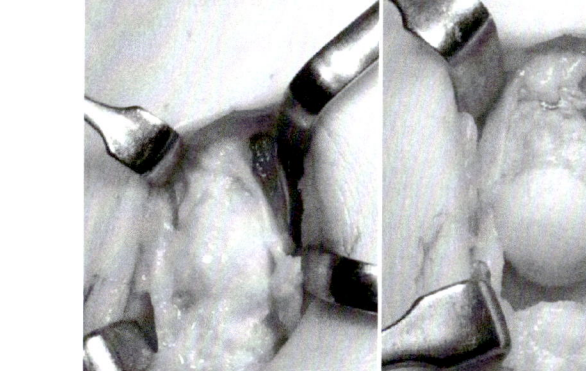

図20 滑膜切除
　a：MTP 関節包を切開すると骨頭周囲の滑膜増生を認める．
　b：滑膜切除後．中足骨頭の関節軟骨は保たれている．

7) リウマチ足

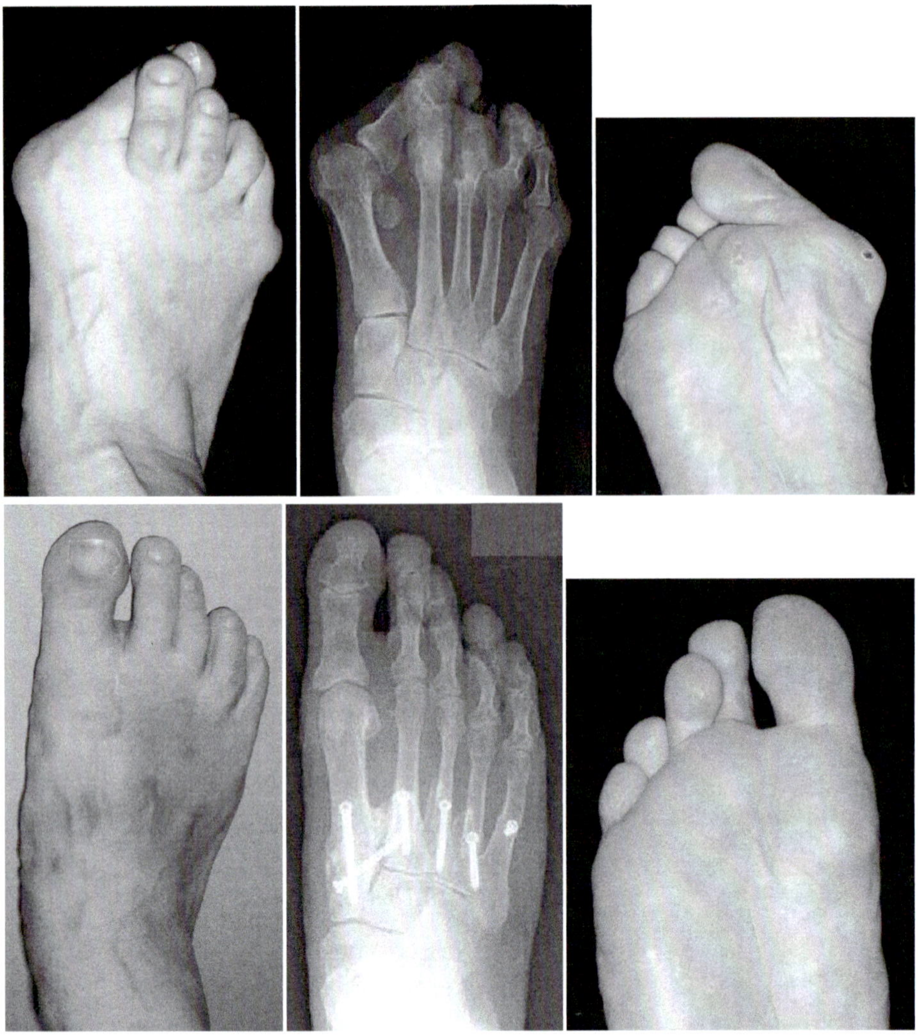

図 21
中足骨近位短縮骨切り術
a：術前
b：術後

2. 前足部病変に対する近位骨切りによる関節温存手術

これまでの関節温存手術の報告は，すべて遠位での短縮骨切りである[6)〜8)10)11)]．遠位骨切りの短所は，脱臼や拘縮が強い場合の関節の展開と整復が困難なことである．なぜならば，遠位骨切りでは関節の展開と脱臼の整復後に骨切り部を内固定するため，固定するまでは不安定な状態で手術を進めなければならない．その点，近位で骨切りし内固定をした後に関節の処置をするほうが，関節周囲の軟部組織の緊張が緩和するので手術操作がより容易になる．

筆者は，RA が寛解し，足底の有痛性胼胝が主訴で，Larsen grade II 以下，後足部変形のない前足部変形に対し，母趾に第 1 中足骨楔状骨関節固定（Lapidus 変法），第 2-4 中足骨は近位短縮骨切り，第 5 中足骨は骨幹部短縮骨切り（Coughlin 変法）の 3 つの近位短縮骨切りの組み合わせ手術を行い，良好な成績を得ている[17)18)]（図 21）．

（仁木久照）

文献

1) Jaakkola JI, Mann RA : A review of rheumatoid arthritis affecting the foot and ankle. Foot Ankle Int. 25 : 866-874, 2004.
2) Devauchelle Pensec V, Saraux A, Berthelot JM, et al. : Ability of foot radiographs to predict rheumatoid arthritis in patients with early arthritis. J Rheumatol. 31 : 66-70, 2004.
3) Wickman AM, Pinzur MS, Kadanoff R, et al. : Health-related quality of life for patients with rheumatoid arthritis foot involvement. Foot Ankle Int. 25 : 19-26, 2004.

4) 村澤 章：関節リウマチの手術のタイミングは？ 骨・関節・靭帯. 19(2)：93-97, 2006.
5) 浅見豊子：関節リウマチ患者のQOL—RA靴型装具への取り組み—. 日本義肢装具会誌. 20：85-89, 2004.
6) Barouk LS, Barouk P：Joint-preserving surgery in rheumatoid forefoot：preliminary study with more-than-two-year follow-up. Foot Ankle Clin. 12(3)：435-454, 2007.
7) Nagashima M, Kato K, Miyamoto Y, et al.：A modified Hohman method for hallux valgus and telescoping osteotomy for lesser toe deformities in patients with rheumatoid arthritis. Clin Rheumatol. 26：39-43, 2007.
8) 大脇 肇：関節リウマチの足趾変形に対する関節温存術式. MB Orthop. 21(12)：68-73, 2008.
9) 山口智志, 田中康仁：足部疾患の最新の治療. 関節外科. 28(7)：55-60, 2009.
10) Hanyu T, Yamazaki H, Murasawa A, et al.：Arthroplasty for rheumatoid forefoot deformities by a shortening oblique osteotomy. Clin Orthop Rel Res. 338：131-138, 1997.
11) Helal B, Greiss M：Telescoping osteotomy for pressure metatarsalgia. J Bone Joint Surg[Br]. 66：213-217, 1984.
12) Kanbe K, Inoue K：Efficacy of arthroscopic synovectomy for the effect attenuation cases of infliximab in rheumatoid arthritis. Clin Rheumatol. 25：877-881, 2006.
13) Wood PL, Crawford LA, Suneja R, et al.：Total ankle replacement for rheumatoid ankle arthritis. Foot Ankle Clin. 12：497-508, 2007.
14) Takakura Y, Tanaka Y, Kumai T, et al.：Ankle arthroplasty using three generations of metal and ceramic prostheses. Clin Orthop Rel Res. 424：130-136, 2004.
15) 林 宏治, 田中康仁, 東山一郎ほか：関節リウマチ後足部変形に対する距骨下関節固定術を併用した人工足関節置換術の治療成績. 日関外会誌. 23：31-36, 2004.
16) 山口智志, 田中康仁：足部疾患の最新の治療. 関節外科. 28(7)：55-60, 2009.
17) Niki H, Hirano T, Okada H, et al.：Combination joint-preserving surgery for forefoot deformity in patients with rheumatoid arthritis. JBJS[Br]. 92(3)：380-386, 2010.
18) 仁木久照, 渡邉 玄, 田中達明ほか：関節リウマチ前足部変形に対するLapidus変法および中足骨基底部斜め短縮骨切り術の併用による関節温存手術. 日足外会誌. 28(2)：81-86, 2007.

絵でみる 最新足診療エッセンシャルガイド

② 「足」を治す ＜日常診療でよくみる足関節・足部の障害＞

8）末梢神経障害

Key Words

足根管症候群（tarsal tunnel syndrome），モートン病（Morton's disease），絞扼性神経障害（entrapment neuropathies），足（foot）

はじめに

糖尿病性神経障害を除く足部における末梢神経障害の多くは，絞扼性神経障害である．筋肉や腱の近傍や，皮膚と骨のわずかな間をすり抜けるようにして神経が走行している．それが故に足部のアライメントの変化，外傷や靴などの外的因子，足関節周辺における占拠病変などによる圧迫にさらされやすい．また歩行時や走行時などに足部・足関節の肢位や形は変化しており，常にストレスが加わることが容易に想像できる．

本項では足部・足関節における末梢神経障害で比較的遭遇する機会の多い足根管症候群，モートン病について述べる．

足根管症候群

＜Standard＞

1．解　剖

足根管は近位足根管と遠位足根管の2つの部分から構成されている．近位足根管は脛骨後面，内果後面，脛骨内果，距骨と踵骨の骨性の壁と，踵骨から内果へ扇状に広がった屈筋支帯によって囲まれた管腔構造である．これが一般的な足根管である．一方，遠位足根管は踵骨の内側壁と母趾外転筋の下層部からなる管腔構造をいう．

足根管内には脛骨内果側より後脛骨筋腱，長趾屈筋腱，後脛骨動静脈，脛骨神経，長母趾屈筋腱が走行している．脛骨神経は93％において内側踵骨枝，内側足底神経，外側足底神経の3つに足根管内で分岐している．内側足底神経は近位足根管を通過した後に母趾外転筋と足底踵舟靱帯で区切られた管腔を通り足底に至る．外側足底神経は第1枝を分枝した後に母趾外転筋筋膜と長母趾屈筋，足底方形筋の筋膜からなるアーチを通過する（図1）．

2．病　態

足根管症候群は足関節内果と屈筋支帯で形成されたアーケード様構造である足根管における脛骨神経の絞扼性神経障害である．

発症原因として足根管内における占拠病変などが明らかなものは60～80％[1]であるが，占拠病変が明らかでないものも多く存在する．占拠病変にはガングリオンなどの腫瘍性病変，静脈瘤，破格筋[2]などがある．後脛骨筋腱や長趾屈筋の腱鞘炎による滑膜組織などが原因となることもある．また足根管における骨性構築異常（足根骨癒合症，骨棘など），後足部のアライメント異常，外傷などにより発症することもある．

3．診　断

足関節内側部痛や足底のしびれを主訴とすることが多い．疼痛は灼熱感，放散痛，電撃痛，激痛，刺すような痛みなどと表現され，多彩である．活

動により疼痛が増悪し安静で軽快するが，安静時痛が強い例も中には存在する．足をよく観察しアライメント異常（回内外足），足関節内側の腫瘤，骨性隆起，腫脹などの有無を確認する（図2-a）．

足根管部における圧痛とTinel徴候の確認が大切である．近位方向への放散痛を訴えることがある．臨床検査方法としてdorsiflexion-eversion test[3]がある．足関節を背屈，足部を外がえし，足趾伸展強制（脛骨神経を他動的に圧迫，伸張させる）することで症状を誘発させる．単純X線（臥位，立位）は足根骨癒合症や足部のアライメント異常など骨性異常の把握に有用である（図2-b）．またMRIは足根管内の占拠病変の確認に役立つ．

電気生理学検査は他の疾患との鑑別するために必要である．内側足底神経（母趾外転筋）の終末潜時は6.2 ms以下，外側足底神経（小趾外転筋）は7 ms以下が正常とされる．経過が長期に及ぶ例などでは，導出不能例も中には存在する．

① 足部の疼痛と知覚異常が存在すること，② Tinel徴候が陽性であること，③ 電気生理学的に異常があること，の3つが揃えば足根管症候群と診断できるが，2つあるいは1つの場合は他の疾患を考慮しながら経過観察する必要がある[4]．

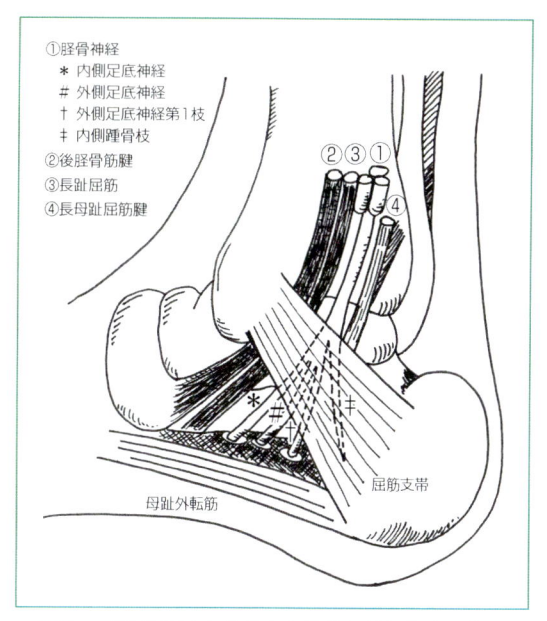

図1 脛骨神経は内果後方を通過し足根管内で内側踵骨枝，内側足底神経，外側足底神経へ分岐し足底方向へ向かう．外側足底神経は分岐した直後に第1枝を分岐する．

4．治 療

1）保存的治療

まずは保存療法を行う．安静，薬物療法（消炎鎮痛剤，ビタミン剤），足根管へのステロイド注射，足底挿板などがある．特に足根管内へのステロイ

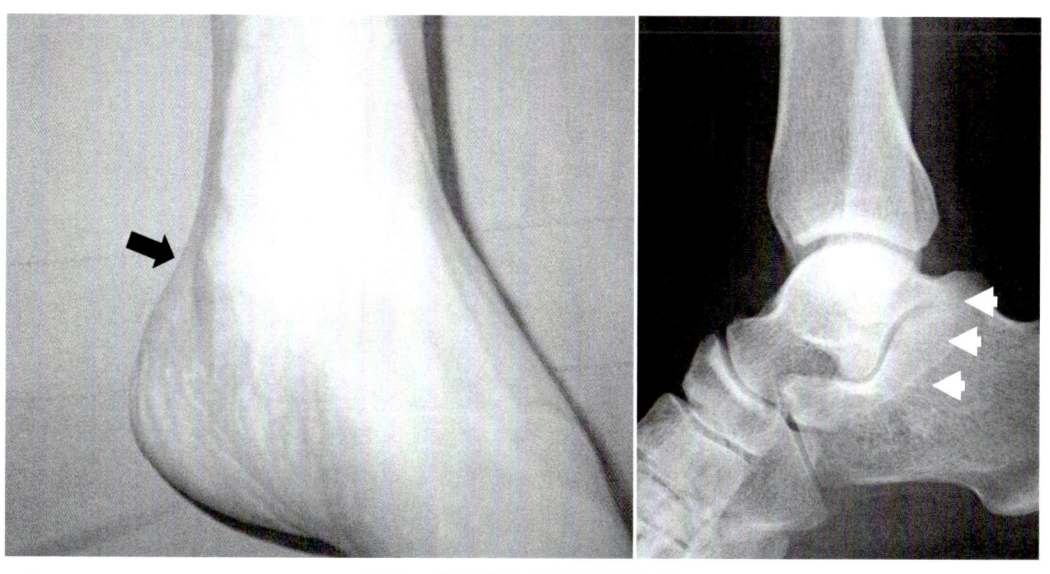

a | b 　図2 足根骨癒合症（距踵間癒合症）
　　a：足関節内果下方に骨性隆起を認める．
　　b：単純X線像．C-signを認める（踵骨の載距突起が後方まで伸び，距骨と癒合している）．

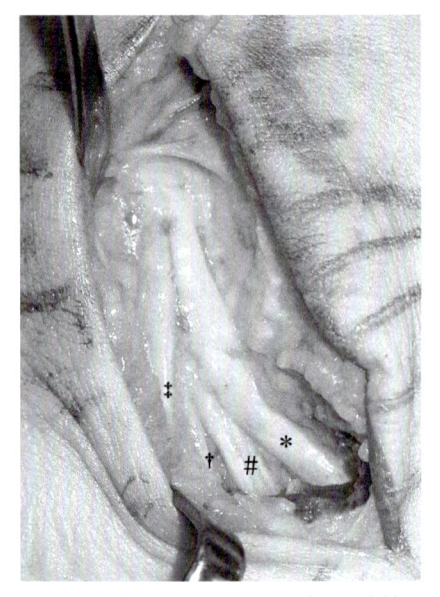

図3 足根管を開放すると，内側足底神経（＊），外側足底神経（#），外側足底神経第1枝（†），内側踵骨枝（‡）を確認できる．

ド注射は診断と治療を兼ねて行うことが可能で非常に有用である．一般的には3～6か月間保存療法を行う．

2）手術的治療

明らかな占拠病変が存在する例，症状が強い例や保存療法で思うような効果が得られなかった例に対して手術療法が行われる．

＜手術手技＞

駆血帯を使用し足関節内果後方から母趾外転筋筋腹の脛骨神経入口部まで皮膚を切開する．屈筋支帯を近位から遠位方向へ縦切する．神経血管束を遠位方向へ剥離を行い，脛骨動脈からの分枝の止血を丁寧に行っていく．また脛骨神経の踵骨内側枝が分岐しているので損傷しないように注意深く剥離する（図3）．占拠病変に対しては切除を行い，足根骨癒合症には癒合部を切除する．画像検査において明らかな占拠病変が存在しない場合には，術前にTinel徴候が認められるpointにマーキングを行っておくと，術中の原因検索に有用である．術後は約2週間外固定し免荷とする．

＜New trend＞ 占拠病変の存在する足根管症候群の術後成績は良好で，占拠病変の明らかでない症例は不良例が存在するとされている[5]．しかし占拠病変が明らかでない症例において，後足部変形などにより脛骨神経にストレスが生じることが原因となることが明らかになってきた．

Danielsら[6]は屍体足でdorsiflexion-eversionの肢位において有意に脛骨神経の緊張が増加したとし，Bracilovicら[7]は足部のeversionの肢位で足根管の容量が最も減少すると報告している．足部の変形が存在する場合は変形の矯正に対する治療も考慮する必要がある．

＜Author's recommendation＞ 術後の足部の腫脹と創部の疼痛のため，回復が遅延する場合がある．術中に止血を十分に行うこと，術後の外固定を行うことが経過をスムースにするkeyである．

モートン病

＜Standards＞

1．解 剖

脛骨神経は内果後方の足根管内で内側踵骨枝，内側足底神経と外側足底神経に分岐する．内側足底神経はさらに内側枝と外側枝に分岐し，外側枝は3本の総足底趾神経となり固有趾神経へ分岐する．外側足底神経は深枝と浅枝に分岐し浅枝は浅総足底趾神経となり，さらに固有趾神経となる．中足骨頭間は底側に深横中足靱帯により連結されており，その底側に底側趾神経が走行している（図4）．

2．病 態

中足骨骨頭間における底側趾神経の絞扼性神経障害であり，しばしば神経腫を形成する（図5）．

近年，日本人の生活様式の変化や本疾患に対する認識が広がったことなどから患者数が増加している[8]．中年女性に多いとされ第3趾間に最も多く，次に第2趾間に多い．症状は歩行時のMTP関節の疼痛，足趾への放散痛である．靴を履いた際の症状の増悪を訴えることが多い．中には安静時にも症状を訴える場合がある．

3．診 断

中足骨頭間を圧迫すると疼痛，足趾への放散痛

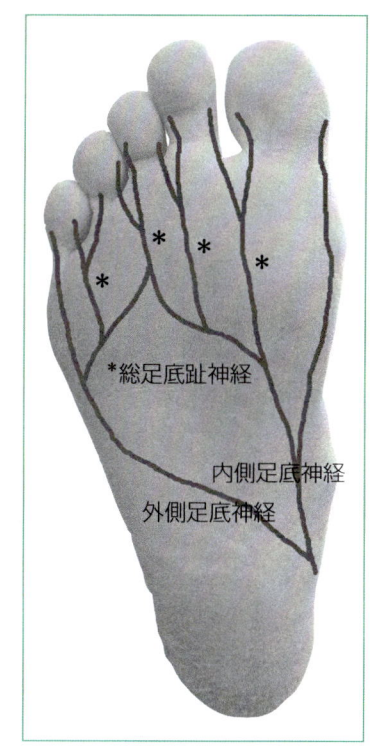

図4 内側足底神経は内側枝と外側枝に分岐し、外側枝は3本の総足底趾神経となり固有趾神経へ分岐する．外側足底神経は深枝と浅枝に分岐し浅枝は浅総足底趾神経となり，さらに固有趾神経となる．

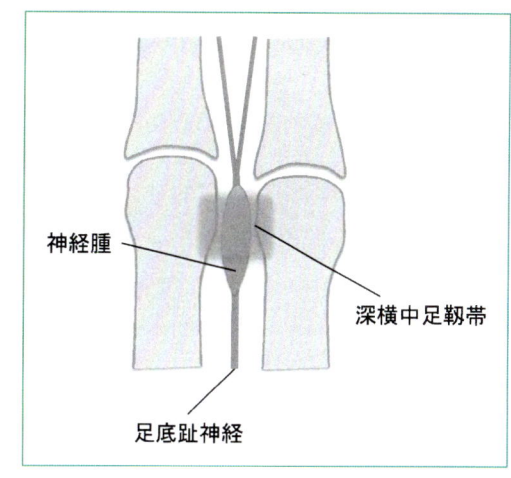

図5 中足骨頭間の深横中足靱帯の底側に神経腫を形成する．

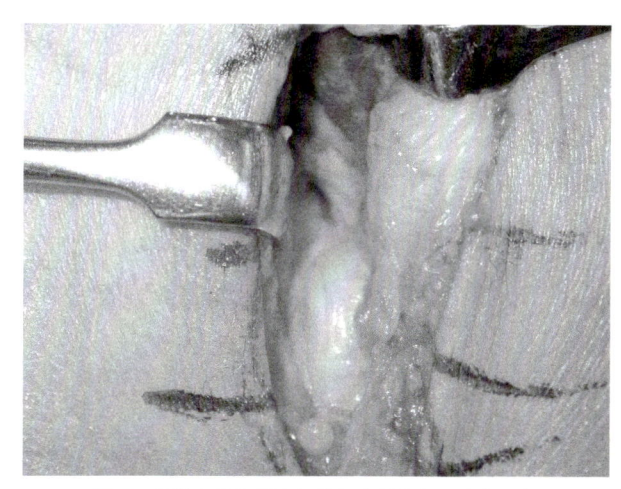

図6 深横中足靱帯を切離し底側より圧迫すると神経腫が確認できる．

を認める．徒手的に内外側方向に把持して中足骨頭間に圧迫力を加えるとしばしばcrunchingやclickingを生じ，疼痛を訴える[8]．多くの場合で知覚障害を認めるが，痛覚のみが低下している場合もある．画像診断ではMRIのaxial像において中足骨骨頭間底側に神経腫が観察されることがある．

4．治療

1）保存療法

ヒールが低く先がゆったりとした靴の使用を指導する．中足骨パッド付きの足底挿板の使用も有効である．局所への注射が診断と治療において有効である．中足骨頭の近位から中足骨頭間靱帯の下方に注射を行う．症状に応じて1～2週間の間隔で数回注射を繰り返す．

2）手術療法

一般的には3～6か月間程度保存療法を行い，治療効果が得られない場合は手術療法となる．中足骨頭間への局麻剤注射をした際に一時的にも効果がみられない例は他の疾患が考えられ，手術療法による治療効果は期待できない[9]．

＜手術手技＞

深横中足靱帯を切離し神経剝離を行う方法と，神経腫の切除を行う方法がある．中足骨頭間に約3cm切開を加えて皮下を鈍的に剝離し深横中足靱帯を展開する．深横中足靱帯を切離すると神経腫が存在する場合は，底側から圧迫力を加えると神経腫が確認できる（図6）．神経腫の遠位側の趾神経分岐部を確認し切離，神経腫を牽引して近位側を切離し摘出する．術後は疼痛に応じて荷重許可する．

＜New trend＞ モートン病の治療ついてBennett[10]はstage 1靴指導，中足骨パッドの使用，stage 2局麻剤とステロイドの局所注射，stage 3手術療法というプロトコールを使用し，79％にお

いてstage 2までの保存療法によって治療効果が得られたとしている．またSaygiら[11]は，中足骨パッド付きの足趾にゆとりのある靴の使用とステロイドの局所注射の治療効果を比べたところ，治療開始1か月後，6か月後はステロイド注射治療で有意に満足度が高かったが，12か月後は双方に有意差はなかったと述べている．いずれにせよ保存療法は有効であり，まず行うべき治療である．
また手術療法についてはいまだ議論のあるところである[13]．一般的な手術療法は神経腫の切除である．Coughlinら[14]は神経腫切除術を施行し85％に良好な成績が得られた一方で，poorの例が8％に存在したとしている．その原因として局所の疼痛としびれであったと述べている．しかし術後の臨床評価と知覚異常の残存には解離が存在したとしている．Gauthier[15]は304例のモートン病について靱帯のreleaseのみを行い，83％に良好な成績が獲得できたとし，また14.5％に疼痛が残存していたと報告している．またBarrettら[16]は鏡視下にて69例について靱帯のreleaseを行い86％に良好な成績が得られたとしているが，成績不良の14例中5例にneurectomyを要したとしている．神経腫切除術も靱帯のreleaseのみもそれぞれ概ね良好な成績である．しかし決して低くない確率で症状が残存したり不快感を訴える例が存在する．手術療法の成否のポイントは症例に応じた手術方法の適切な選択と術前における十分な説明にあると思われる．

＜Author's recommend＞ 神経腫の切除は従来から行われており，良好な成績が報告されている．しかし中には神経の脱落症状に不快感を訴える例も存在する．筆者は徒手的に中足骨頭間に明確なcrunchingやclickingとともに疼痛を訴える例に対してのみ神経腫切除を行い，それ以外については靱帯切離を行っている．また神経腫切除する際は遠位の神経分岐部を切離したのちに神経腫を遠位に牽引した状態で，骨頭間にかからないできる限り近位で切除するのが大切である．

（吉村一朗）

参考文献

1) Lau JTC, Daniels TR：Tarsal tunnel syndrome-a review of literature-. Foot and Ankle Int. 20：201-209, 1999.
2) Kinoshita M, Okuda R, Yasuda T, Abe M：Tarsal tunnel syndrome in athletes. Am J Sports Med. 34：1307-1312, 2006.
3) Kinoshita M, Okuda R, Morikawa J, Jotoku T, et al.：The dorsiflexion-eversion test for diagnosis of tarsal tunnel syndrome. JBJS-A 83：1835-1839, 2001.
4) Shon LC, Mann RA：Disease of the Nerve. In：Coughlin MJ, Mann RA, Saltzman CL：Surgery of the Foot and Ankle, Ed. 8, vol. 1. 611-685, Mosby Elsevier, Philadelphia, 2007.
5) Takakura Y, Kitada C, Sugimoto K, Tanaka Y, et al.：Tarsal tunnel syndrome-causes and results of operative treatment. JBJS-Br. 73：125-128, 1991.
6) Daniels TR, Lau JT, Hearn TC.：The effects of foot position and load on tibial nerve tension. Foot Ankle Int. 19：73-78, 1998.
7) Bracilovic A, Nihal A, Houston VL, Beattie AC, et al.：Effect of foot and ankle postion on tarsal tunnel compartment volume. Foot and Ankle Int. 27：431-437, 2006.
8) 磯本慎二，田中康仁，門野邦彦，東山一郎ほか：わが国におけるMorton病の特徴．別冊整形外科．212-216, 2006.
9) Title CI, Schon LC：Morton Neuroma-primary and secondary neurectomy. J Am Acad Orthop Surg. 16：550-557, 2008.
10) Bennett GL, Graham CE, Mauldin DM：Foot and Ankle Int. 16：760-763, 1995.
11) Saygi B, Yildirim Y, Saygi EK, Kara H, et al.：Morton Neuroma：Comparative results of two conservative methods. Foot and Ankle Int. 26：556-559, 2005.
12) Mulder JD：The causative mechanism in Morton's metatarsalgia. JBJS-Br. 33：94-95 1951.
13) Villas C, Florenz B, Alfonso M：Neurectomy versus neurolysis for morton'S neuroma. Foot and Ankle Int. 29：578-580, 2008.
14) Coughlin MJ, Pinsonneault T：Operative treatment of interdigital neuroma. A long-term follow-up study. JBJS-A. 83：1321-1328, 2001.
15) Gauthier G：Thomas Morton's disease：a nerve entrapment syndrome. A new surgical technique. Clin Orthop Relat Res. 142：90-92, 1979.
16) Barrett SL, Walsh AS：Endoscopic decompression of intermetatarsal nerve entrapment：a retrospective study. J Am Podiatr Med Assoc. 96：19-23, 2006.

絵でみる 最新足診療エッセンシャルガイド

②「足」を治す ＜日常診療でよくみる足関節・足部の障害＞

9）先天性足部障害

Key Words
先天性内反足（congenital club foot），Ponseti 法（Ponseti method），脛骨列欠損（tibial deficiency），足趾の先天異常（congenital toe deformities）

小児の足の特徴と乳幼児の足部X線像

先天性足部障害を論じるにあたっては，まず第一に小児の足の特徴を紹介しておく必要がある．以下にその要点を列記する．

1．新生児期の足は子宮内肢位の影響を受けやすい

内反傾向の足を内反足と見誤ったり（図1-a），足関節が過背屈で脛骨前面にぴたっとくっついているような足（図1-b）を病的なものと考えたりされがちであるが，後述する内反足や垂直距骨と，単なる子宮内肢位の遺残との鑑別は速やかに行って，家族の心配を取り除いてあげることが必要である．

2．生下時の足根骨の大部分は軟骨で形成され，柔らかく弾力性に富み，相互間は靱帯や腱でゆるく保持されているに過ぎない

このことは，例えば先天性内反足や垂直距骨の変形矯正を行う場合，生後可能な限り早期に治療を開始するほど矯正には有利であるということを示している．

3．小児の足底は一般に扁平でアーチに相当する部分は脂肪組織で充満されている

足部アーチ（いわゆる土踏まず）は3歳ごろまでは認められない．

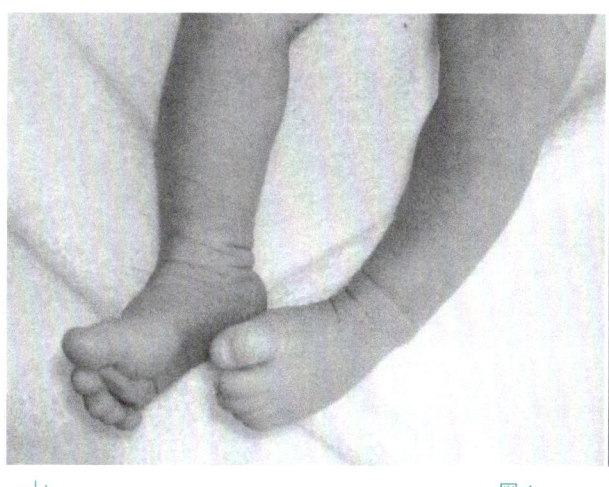

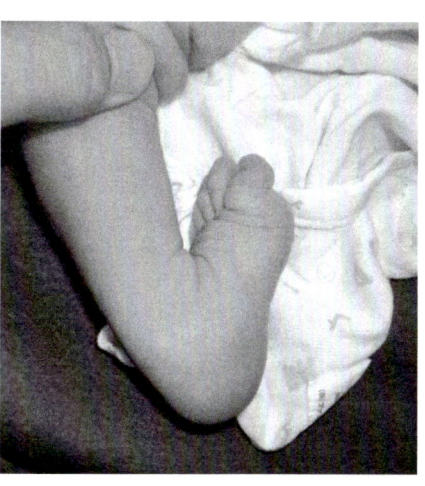

a | b

図1
a：子宮内肢位の影響を受け内反傾向にはあるが正常な足
b：子宮内肢位の影響を受け踵足傾向にはあるが正常な足

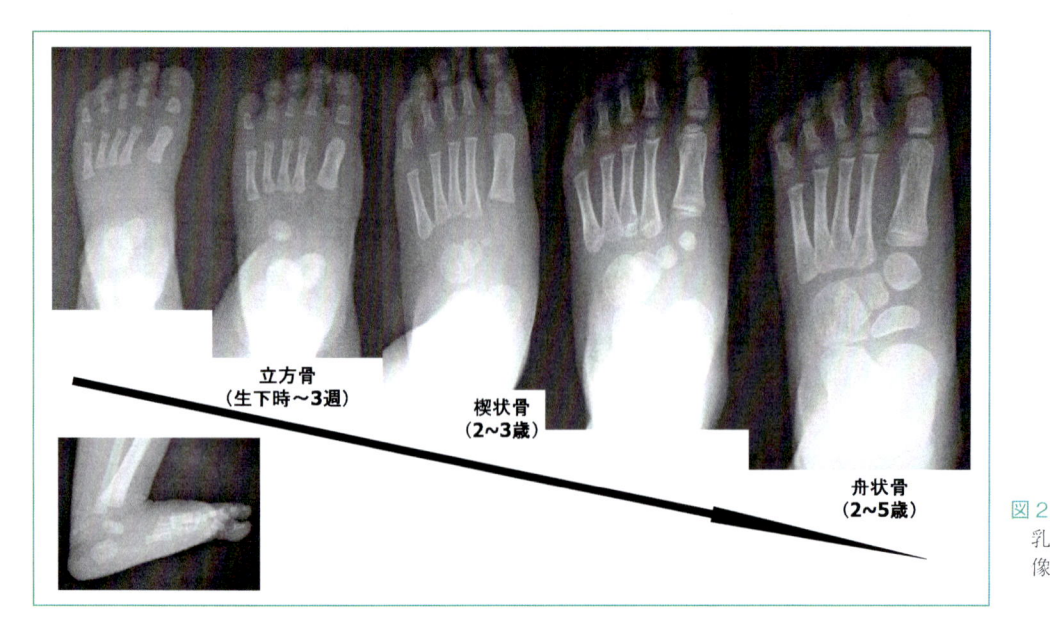

図2 乳幼児足部X線像の経時的変化
立方骨（生下時〜3週）
楔状骨（2〜3歳）
舟状骨（2〜5歳）

4．乳幼児期の足部X線像

乳幼児の足部X線像をみる場合は，足根骨に注目する必要がある．前述したように，生下時の足根骨の大部分は軟骨で形成されているので，新生児では距骨と踵骨，稀に立方骨がみられるのみである．次いで骨化してくるのは立方骨であり，およそ生後1か月以内に出現してくる．さらに2〜3歳ごろまでには楔状骨が骨化し，最終的には5歳ぐらいまでに舟状骨が骨化し足根骨が出揃うことになる(図2)．

先天性内反足

1．Point

先天性内反足には麻痺性内反足，症候性内反足が含まれるが，一般に先天性内反足と表現された場合は特発性を意味している．発生頻度はおおよそ0.1％，性差は2：1で男児に多い．病因は明らかでないが，子宮内機械的圧迫説，胎生期発育停止説，胚芽欠損説，遺伝説などが挙げられている．

2．Standard

本症の足部変形は後足部内反，前足部内転，尖足，凹足変形が組み合わさって成立している(図3)．新生児期のX線学的所見においては，正面像では距骨と踵骨が重なって見え，さらに側面像では患側の距骨は正常側のそれに比べると明らかに小さい(図4)．少し月齢が大きくなり距骨と踵骨の長軸に沿った直線が引けるようになると，距踵角は背底像，背屈位側面像で正常側に比べ小さく，脛踵角は大きい(図5)．

治療については従来からmanipulationとcastingによる保存的治療が第一選択であり，十分な矯正が得られない場合は観血的矯正術が選択されてきた．しかしながらHerzenbergらは従来法で保存的に治療された文献を調査し，11〜58％は成績が芳しくないという報告[1]をしているばかりでなく，観血的矯正術を余儀なくされる割合が高いことも事実である．観血的矯正術には種々の術式があり，変形の程度や手術時期により，単独であるいは組み合わせて行われる．初期矯正の術式には後方解離術，後内方解離術，距骨下関節全周解離術などの軟部組織解離術が選択され，遺残変形や変形再発に対しては，外側列短縮術(Evans法など)や腱移行術が組み合わされることがある．さらにサルベージ手術として骨性矯正術である三関節固定術も選択肢の1つではあるが，できれば避けたい手術である．一方，これら観血的矯正術の長期成績は再発，距骨壊死，過矯正，瘢痕による可動域制限や筋力低下などの合併症により必ずしも満足できないという報告が多い[2〜4]．

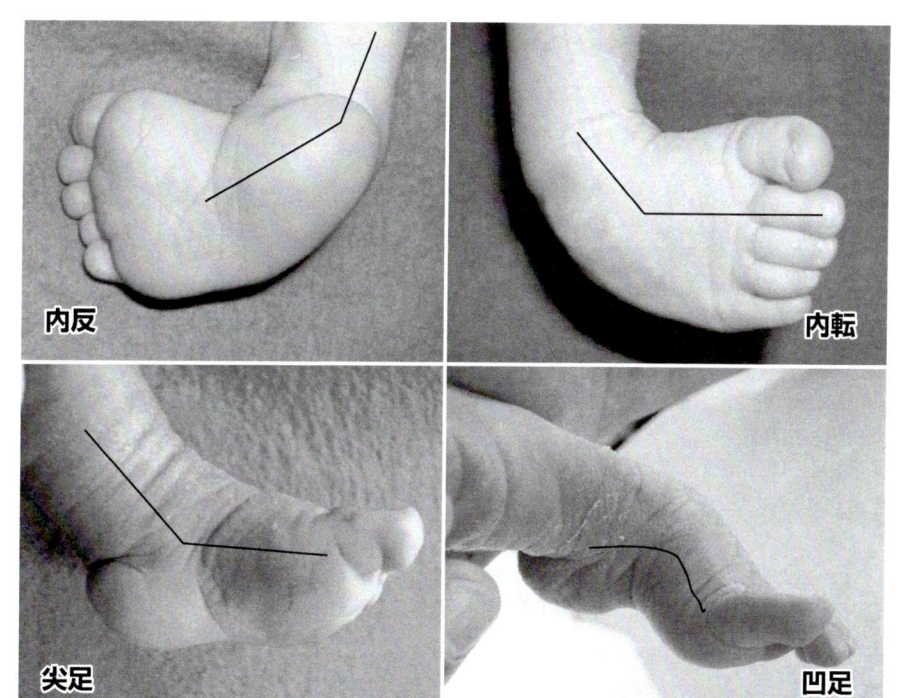

図3 先天性内反足変形の4要素
内反　内転　尖足　凹足

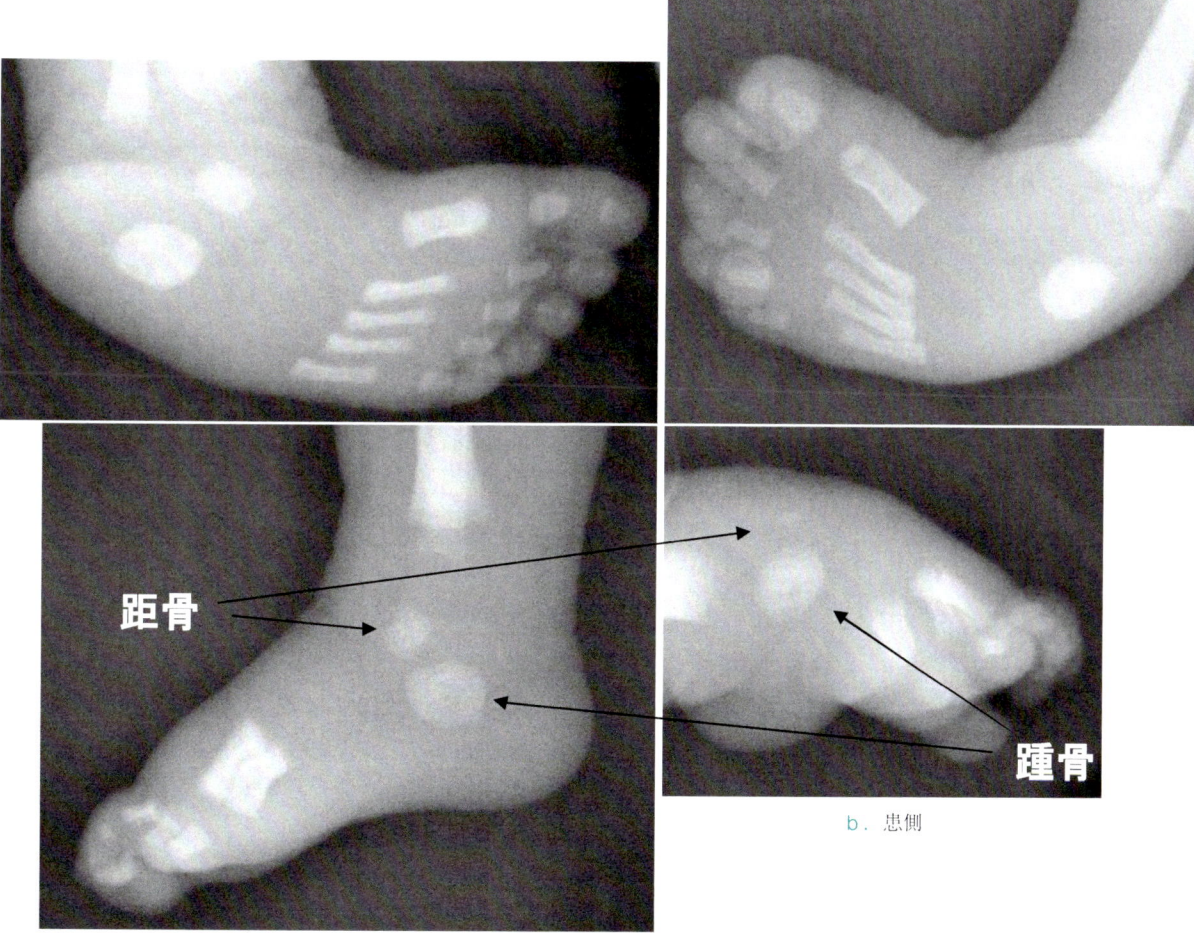

図4 新生児期のX線像
側面像では患側の距骨は正常側のそれに比べると明らかに小さい．

a．健側
b．患側

距骨
踵骨

9）先天性足部障害

患側　　　　　　　　　　　　　　健側

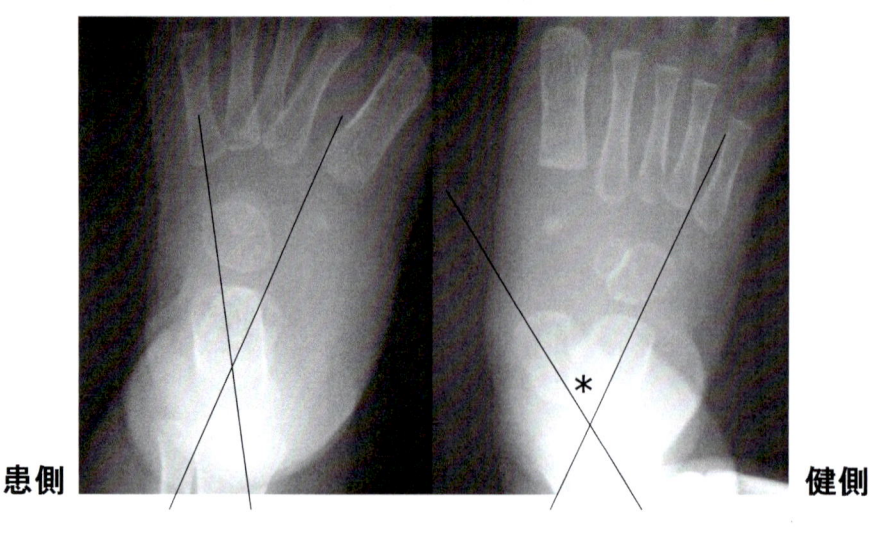

＊　距踵角　15〜55°（正常値）

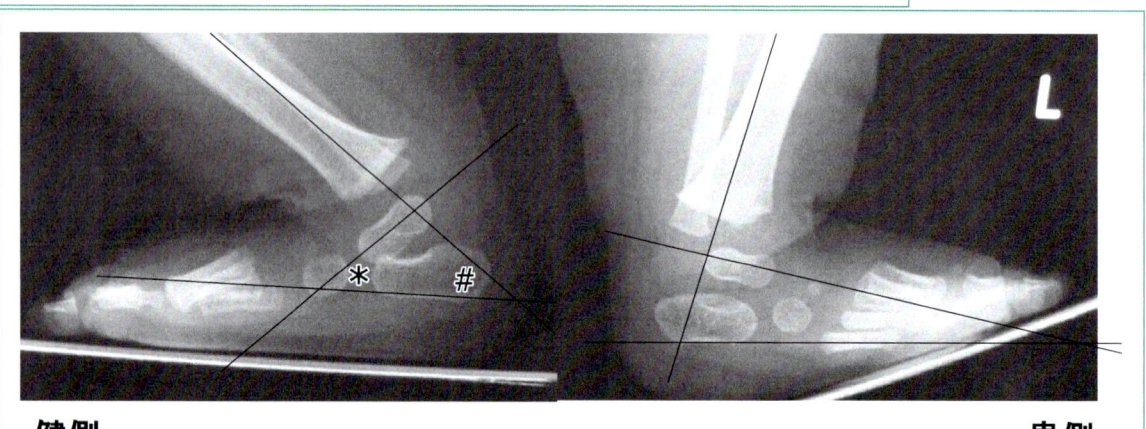

健側　　　　　　　　　　　　　　患側

＊　距踵角　25〜55°（正常値）
＃　脛踵角　25〜60°（正常値）

図5　X線学的計測値
内反足の距踵角は背底像でも背屈位側面像でも正常側に比べ明らかに小さい．脛踵角は逆に大きくなる．
a：背底像
b：背屈位側面像
（Simons GW：A standardized method for the radiographic evaluation of club feet. Clin Orthop Relat Res. 135：107-118, 1978.）

3. New trends

Cooperらは1995年にPonseti法による平均30年間の長期フォローアップの結果，78％の症例でexcellentまたはgoodの成績を得たと報告した[5]．この報告に前後して内反足治療の軸足が再び保存的治療に回帰し，現在，Ponseti法[6]は本症治療における国際的なgolden standardという位置づけとなっている．以下，Ponseti法の概略を紹介する．

1）Ponseti法の要点は標準化されたmanipulationとcasting，アキレス腱の皮下切腱，および矯正終了後の装具が3つの大きな柱となっている．初回のmanipulationは凹足の矯正を第一とする．

2）Ponsetiが論文の中で繰り返し述べているのは，凹足変形は後足部に対して前足部がpronationしていることにより強調されているので，この変形を矯正するためには前足部をsupinationす

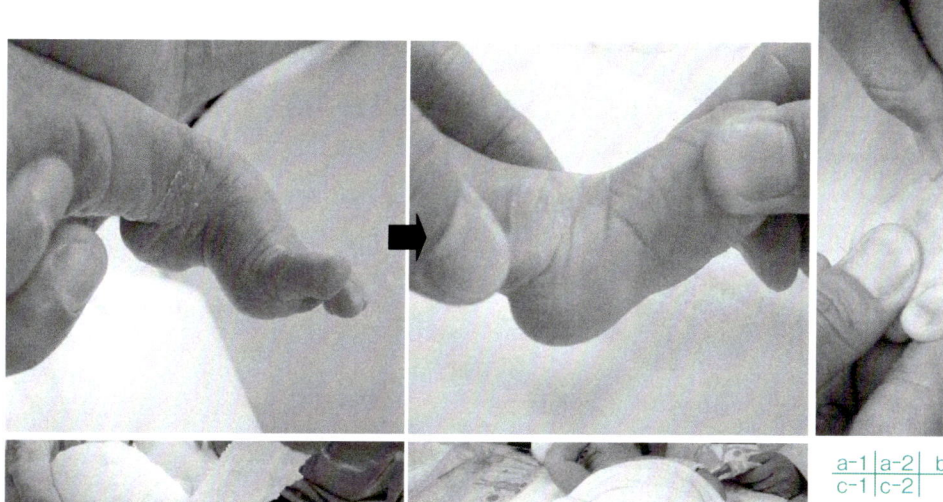

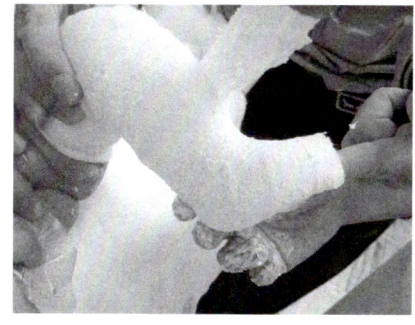

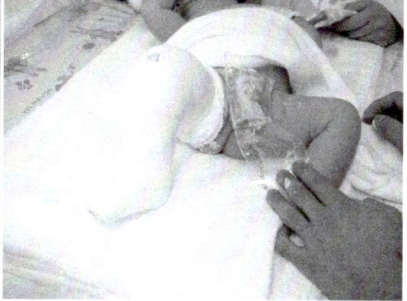

図6 Ponseti法のmanipulation
a：凹足の矯正には前足部をsupinationする必要がある．
b：距骨頭を支点として足部全体に外転方向の矯正を加える．ただしこの操作の際に踵骨に触れてはいけない．
c：Casting

る必要があるということである（図6-a）．

3）凹足の矯正は1～2回のcastingで完了するので，次いで尖足以外の変形を同時に矯正する．manipulationの要点は距骨頭を支点として足部全体に外転方向の矯正を加えることである．ただし，この操作の際に踵骨に触れてはいけない．これにより踵骨は距骨下をroll outしながら後足部内反と前足部内転が矯正される（図6-b）．

4）Castingは5～7日おきに巻き替え，合計4～6週行う．Castが脱転しないように膝関節は90°屈曲し，大腿から足尖までの固定とする（図6-c）．

5）尖足矯正はmanipulationの最終段階で行うが，Ponsetiはこの時点で足関節の背屈が15°以上得られない場合をアキレス腱皮下切腱の適応としている．切腱は局麻あるいは全麻下に行い，切腱後は足関節背屈20°，外転70°でさらに3週間のcastingを行う（図7）．

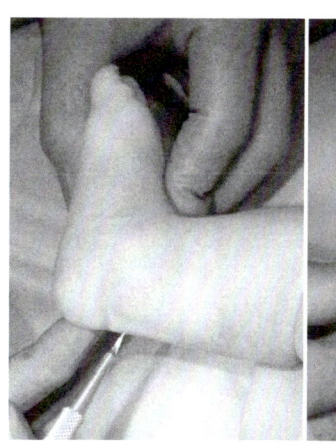

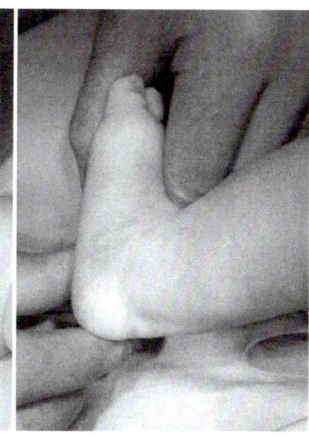

図7 アキレス腱の皮下切腱（尖足矯正）
白内障用のメスを使用し，アキレス腱の内側縁から腱に平行に刃を進入させ，90°外側に回旋させ切腱する．

6）Casting終了後は矯正位を維持するためにfoot abduction bar with shoesを装用する（図8）．患側は70°，健側は30°の外旋位とし，足関節が10°背屈するようにバーを曲げる．

Ponseti法の成績が良好であるという報告は，

9）先天性足部障害　195

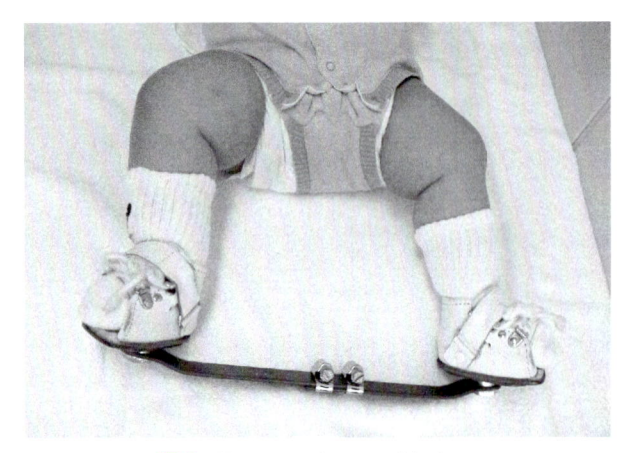

図8 Foot abduction bar with shoes
再発予防目的で4歳までの装用を指導する.

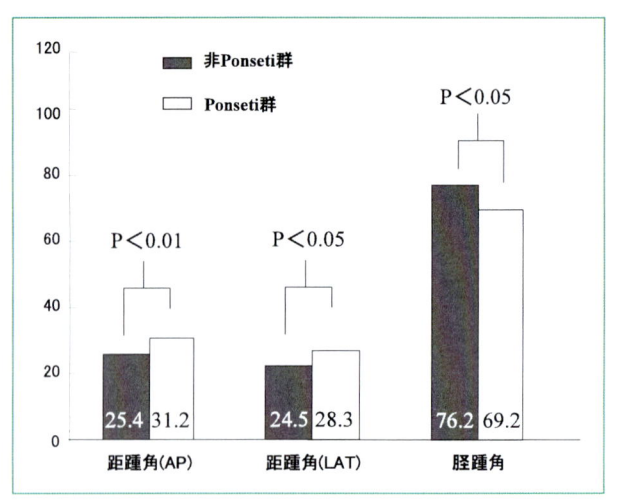

図9 初期治療終了後のX線学的計測角度の比較
すべての計測値においてPonseti群では非Ponseti群に対し有意に良好な矯正角度が得られていた.

近年数多く紹介されているが[1)5)7)8)],筆者らも従来法との比較でPonseti法の短期治療成績を調査した.対象はPonseti法で治療が行われた48例70足(Ponseti群)と,それ以前に治療された66例89足(非Ponseti群)とした.初期治療終了後(生後9か月前後)の2群間におけるX線学的計測角の比較を図9に示すが,すべての計測値においてPonseti群では非Ponseti群に対し有意に良好な矯正角度が得られていた.またX線学的計測角良好例を距踵角指数45°以上かつ脛踵角75°以下と定義し,各群に占める割合を調査したところ非Ponseti群では37.1%,Ponseti群では64.3%であった.さらに各群において初期治療終了後に観血的矯正術を回避できた割合を調査したところ,非Ponseti群では51.7%,Ponseti群では85.7%であった.これらの成績から初期治療におけるPonseti法の有用性はX線学的にも証明される結果となった.

4. Author's recommendation

年長児の遺残変形のうち程度が強く,非常に拘縮が高度な症例については治療に難渋する場合が多い.軟部組織解離を一期的に行うとすると,緊張のため皮膚縫合が極めて困難である.筆者らはこのような症例に対して近年イリザロフ創外固定器を使用してgradual correctionを行い,好結果を

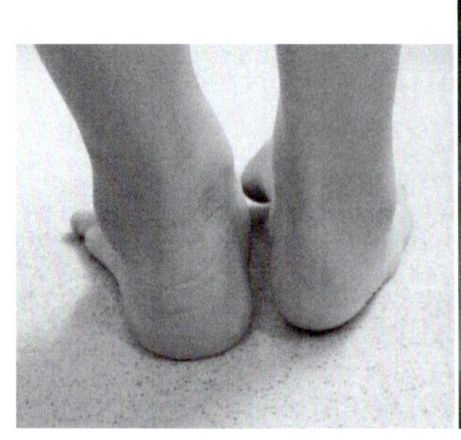

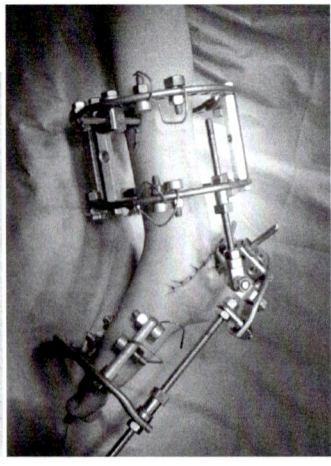

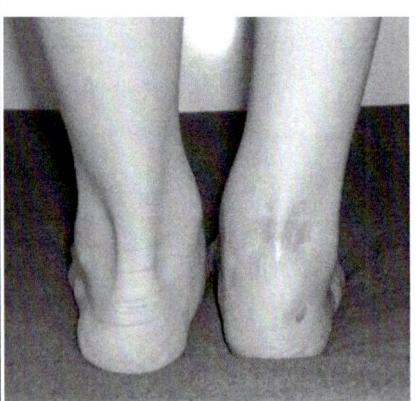

図10 症例   a | b | c
a:遺残した後足部内反と前足部の回外,さらに尖足変形によりplantigradeな接地が得られていない.
b:術直後
c:術後は後足部内反,前足部回外,尖足要素がすべて改善しplantigrade footを獲得できた.

得ているので代表的症例を紹介する.

症　例：7歳, 女児

過去に距骨下関節全周解離術を施行されたが重度な遺残変形を認め当科を紹介された(図 10-a). 後内方解離術を再度施行したのち, 皮膚縫合が許容範囲内の緊張で行える程度に創外固定器を組み立てて手術を終了した(図 10-b). 術後 1 週間の待機期間を経て緩徐に変形矯正を開始した. 術後は後足部内反, 前足部回外, 尖足要素がすべて改善し plantigrade foot を獲得できた(図 10-c).

症候性内反足

四肢あるいは全身性の先天異常に伴う内反足は治療に難渋し, 観血的矯正術の適応となる場合が多い.

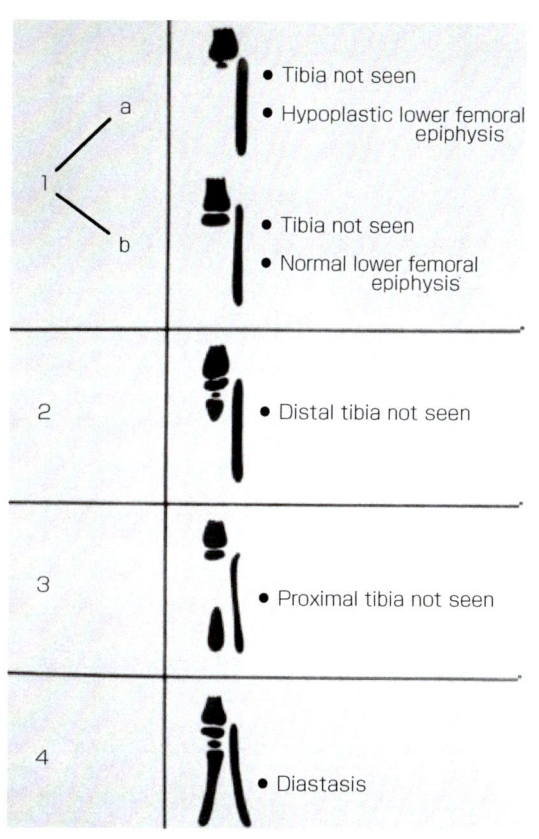

図 11　Jones の分類
(Tachdjian's pediatric orthopaedics (3rd edition)より転載)

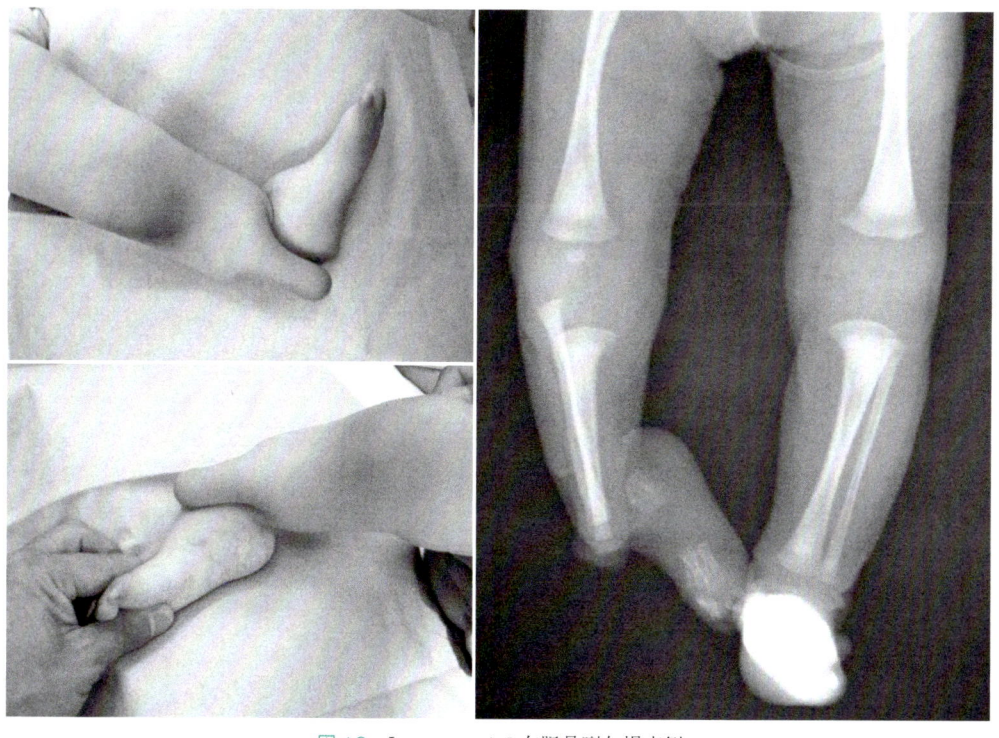

図 12　Jones type 4 の右脛骨列欠損症例
脛骨遠位端が突出し足部は腓骨側に偏位し著明な内反位を呈している.

9) 先天性足部障害

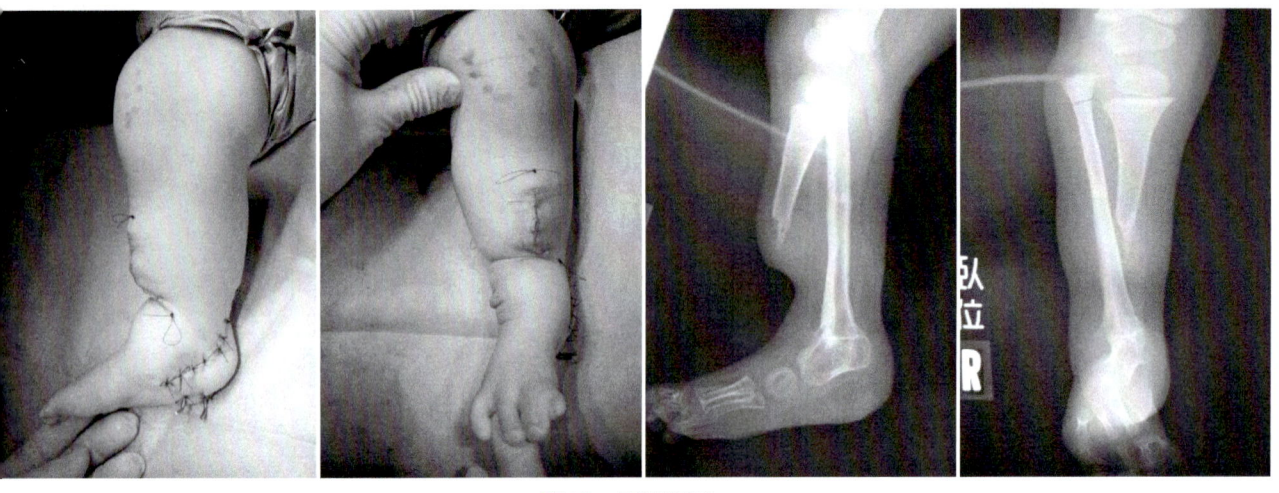

図13 足部矯正術
一次手術として腓骨の遠位端と踵骨間で固定術を行い足関節を矯正するとともに，
余剰な脛骨遠位端を一部切除し皮膚の形成を行った．

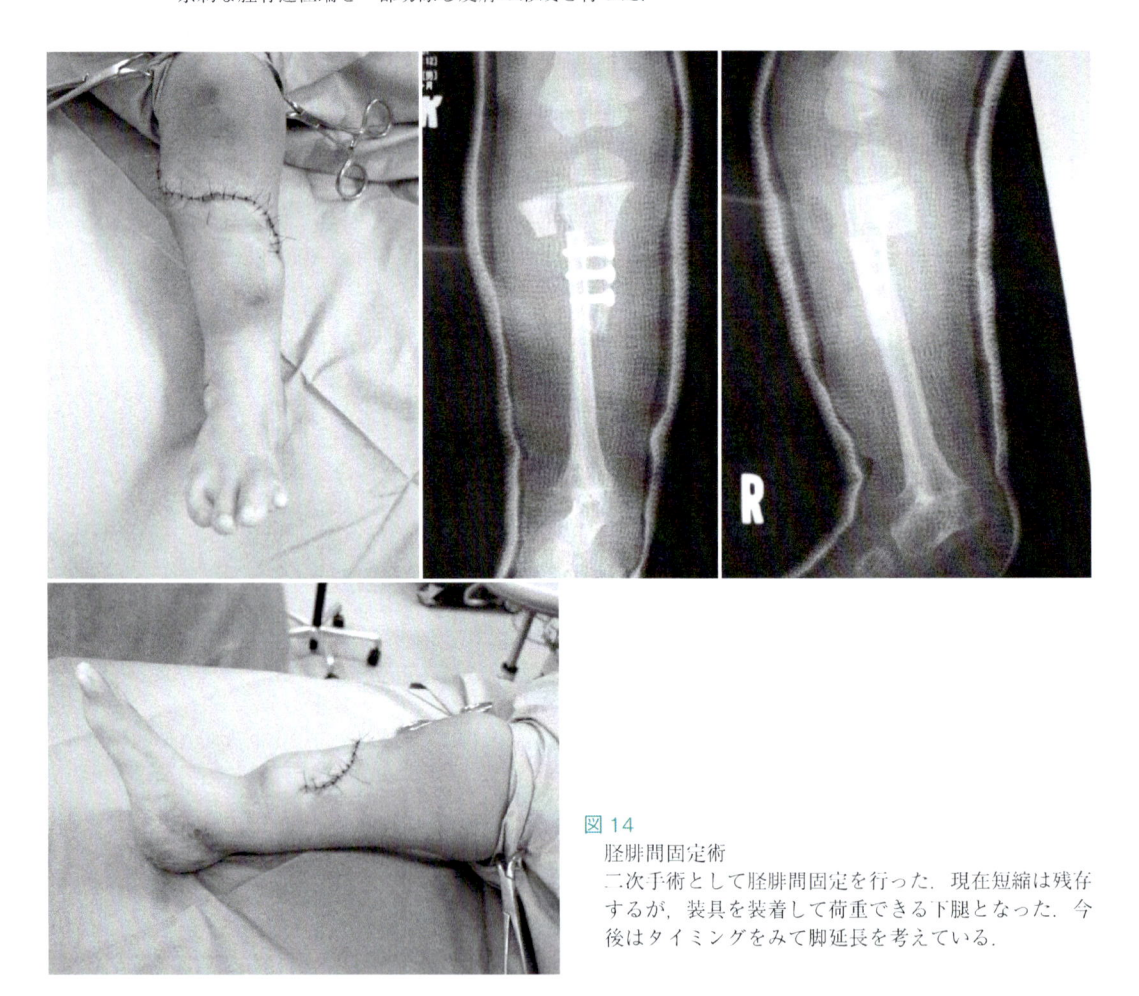

図14
脛腓間固定術
二次手術として脛腓間固定を行った．現在短縮は残存するが，装具を装着して荷重できる下腿となった．今後はタイミングをみて脚延長を考えている．

1．脛骨列欠損に伴う内反足

Jones により脛骨の遺残の程度によって4型に分類される(図11)．いずれのタイプにおいても足部は著明な内反変形がみられることがほとんどである．当科にて治療中の Jones type 4 のケースにつき，図12～14で紹介する．

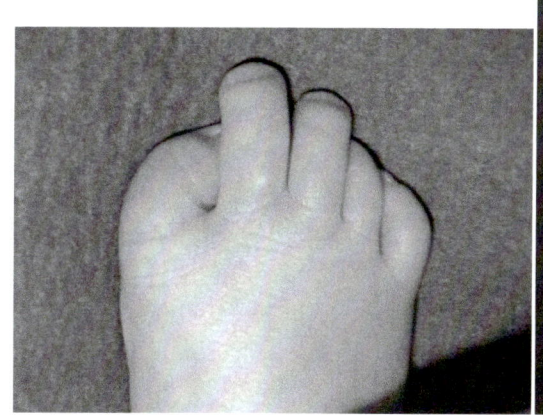

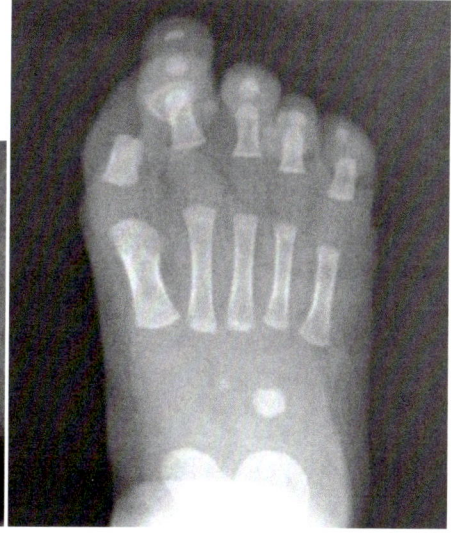

図15
先天性外反母趾

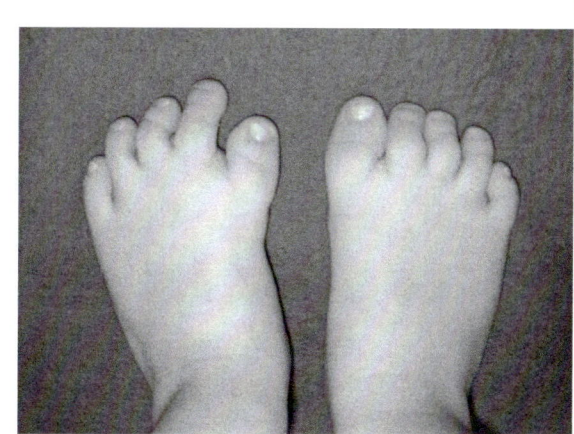

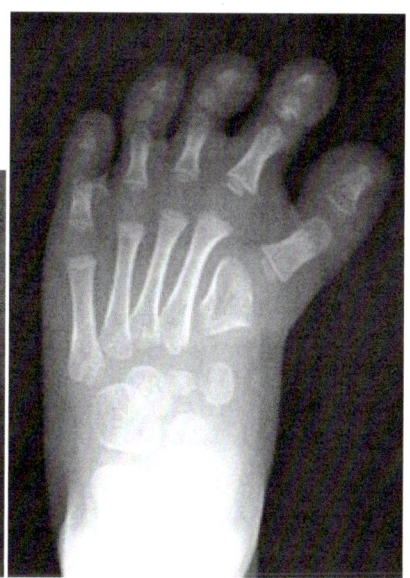

図16
先天性内反母趾

2. 全身性の先天異常に伴う内反足

アルトログリポーシス，Larsen syndrome，Freeman-Sheldon syndrome などは足部変形，中でも内反足変形をきたす頻度が高い疾患である．

足趾の先天異常

1. Point

足趾における先天性奇形の成因は，手と同様に遺伝的因子と環境因子の相互作用によって発現するものと考えられる．母趾の障害としては先天性外反母趾（interphalangeal valgus），先天性内反母趾などが代表疾患として挙げられる．分離障害，重複，過成長として合趾症，多趾症（多合趾症），巨趾症がある．

2. 先天性外反母趾（interphalangeal valgus）

IP 関節で末節骨の外反がみられるが，第 1-2 中足骨角（M1-M2 角）は正常である（図 15）．

3. 先天性内反母趾

第 1 中足骨の短縮や epiphyseal bracket が認められることが多く，MTP 関節部より末梢で内反がみられる（図 16）．

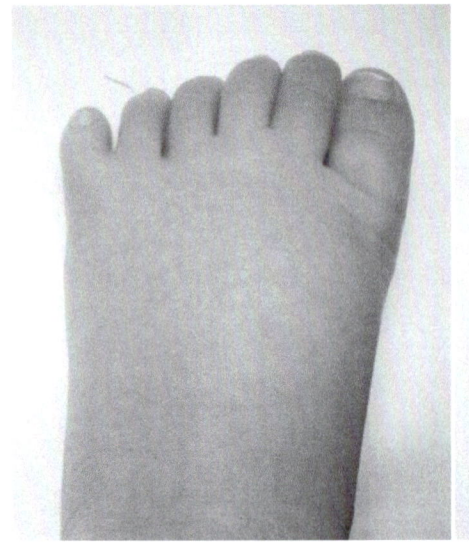

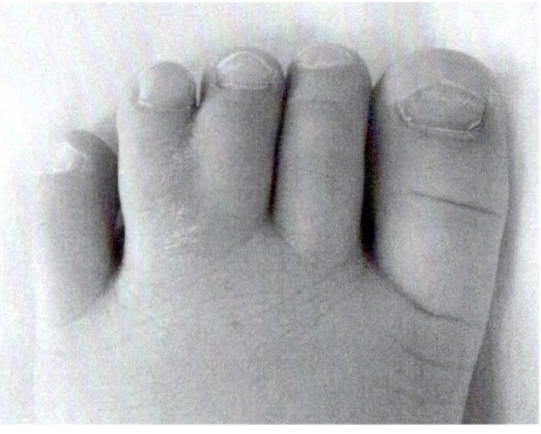

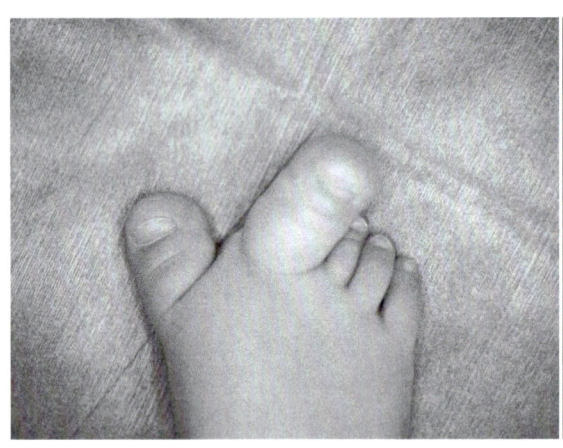

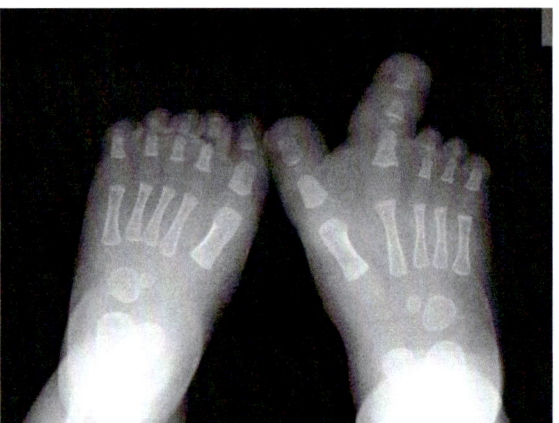

図17　　　　　　　　　　　　　　　　　a | b
a：軸後性多趾症
b：第3-4趾間の合趾症

図18　右，第1，2趾の巨趾症

4．多趾症・合趾症

　多趾症では第5趾でのduplicationが最も多く（軸後性多趾症），次いで母趾のduplication（軸前性多趾症）が多くみられる．合趾症は第2-3趾間，ついで第4-5趾間に多くみられる（図17）．

5．巨趾症

　一側下肢全体の肥大に伴う巨趾と限局した足趾単独の肥大がある（図18）．いずれも整容面での治療が目的となるが難しい．

6．Author's recommendation

　非常に稀な先天性疾患である進行性骨化性線維異形成症（fibrodysplasia ossificans progressive；FOP）[9]に外反母趾や短母趾などの奇形を合併することは認識しておく必要がある．本疾患の有効な治療法は確立されておらず，生命予後は極めて不良である．

（薩摩眞一）

文　献

1) Herzenberg JE, Radler C, Bor N：Ponseti versus traditional methods of casting for idiopathic clubfoot. J Pediatr Orthop. 22：517-521, 2002.

2) Aronson J, Puskarich CL : Deformity and disability from treated clubfoot. J Pediatr Orthop. 10 : 109-119, 1990.
3) Green AD, Lloyd-Roberts GC : The results of early posterior release in resistant club feet : a long-term review. J Bone Joint Surg(B). 67 : 588-593, 1985.
4) Hutchins PM, Foster BK, Paterson DC, Cole EA : Long-term results of early surgical release in clubfeet. J Bone Joint Surg(B). 67 : 791-799, 1985.
5) Cooper DM, Dietz FR : Treatment of idiopathic Clubfoot. J Bone Joint Surg (A). 77 : 1477-1489, 1995.
6) Ponseti IV, Smoley EN : Congenital club foot : The results of treatment. J Bone Joint Surg(A). 45 : 261-276, 1963.
7) Laaveg SJ, Ponseti IV : Long-term results of treatment of congenital club foot. J Bone Joint Surg (A). 62 : 23-31, 1980.
8) Lehman WB, Mohaideen A, Madan S, Scher DM, Harold JP, Van Bosse, Iannacone M, Bazzi JS, Feldman DS : A method for the early evaluation of the Ponseti (Iowa) technique for the treatment of idiopathic clubfoot. J Pediatr Orthop (B). 12 : 133-140, 2003.
9) McKusick VA : Heritable disorders of connective tissue. Ⅷ. J Chronic Dis. 3 : 521-526, 1956.

絵でみる 最新足診療エッセンシャルガイド

② 「足」を治す ＜日常診療でよくみる足関節・足部の障害＞
10）骨・軟部腫瘍

Key Words

骨・軟部腫瘍（musculoskeletal tumor），肉腫（sarcoma），正常破格（normal variants），骨膜反応（periosteal reaction）

症状の特徴

足部・足関節部の腫瘍は，他の部位と比較して，さほど大きくならないうちに症状が出現することが多い．これは，軟部組織の被覆が薄く腫瘤を小さいうちに触知できること，比較的可動性に富む荷重部であり，疼痛が早く出現するなどの理由による[1,2]．

これらの症状部位を臨床所見より確認して，検査する部位に応じたX線撮影方法を指示しなければならない．

足部に好発する腫瘍

1．骨腫瘍

1）良性骨腫瘍

＜*Standard*＞

(1) 爪下外骨腫（subungual exostosis）

主に手足の末節骨の末端部に生じる．

外傷や感染などの既往が多くに認められることから，組織侵襲に対する反応性の病変と考えられている．線維軟骨の骨外への増生による仮骨形成が特徴である．

腫瘍の進展・圧迫により，爪の変形と皮膚への突出を認め，痛みを伴う．

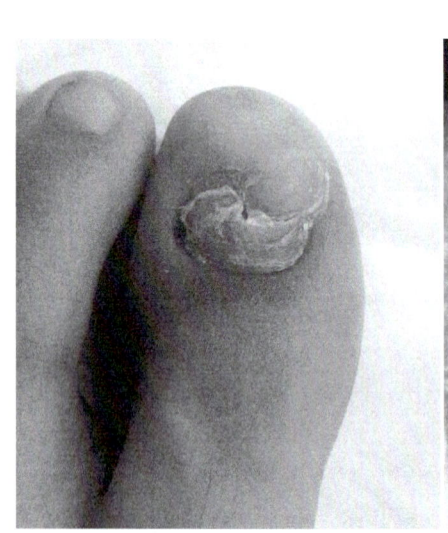

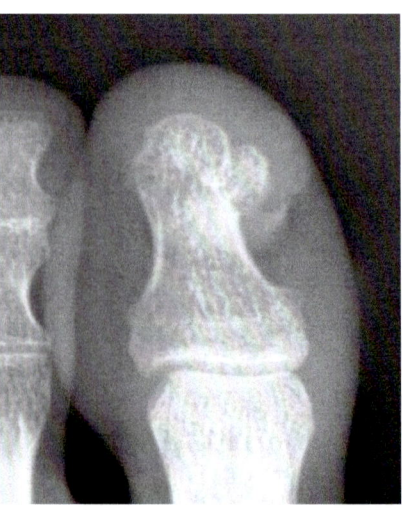

a | b

図1
爪下外骨腫
a：腫瘍の進展・圧迫により，爪の変形と皮膚への突出を認める．
b：単純X線では，骨梁構造を持つ骨外骨性隆起を認める．この骨性隆起は，末節骨骨皮質の一部にerosionを認めているが，皮質骨と連続していない．骨軟骨腫では皮質骨と連続性のある骨性隆起となることが異なる．

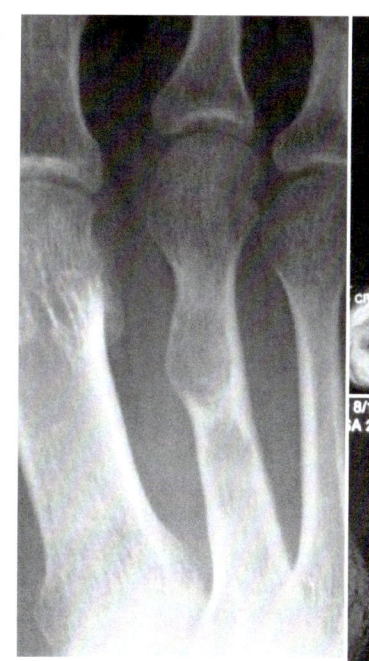

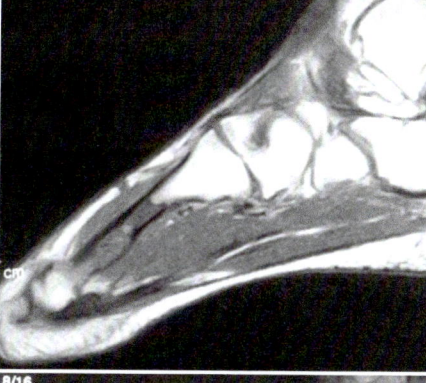

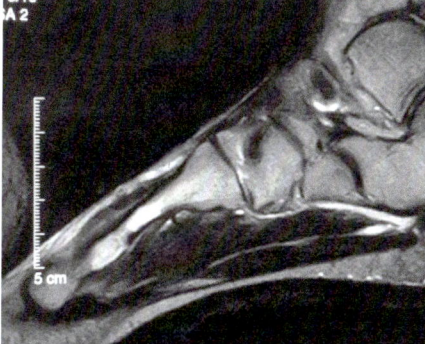

図2
内軟骨腫
a：単純X線中足骨骨幹部に骨皮質の菲薄化と膨隆を伴った骨透亮像を認める．通常内軟骨腫は微小な斑状・点状の石灰化を認めることが多い．
b：MRI T1強調画像
c：MRI T2強調画像
MRIでは骨内にT1 low, T2で信号強度の高い病変を認める．腫瘍内部には分葉状の硝子軟骨が非常に高い信号を呈する．

単純X線では骨梁構造を持つ骨外骨性隆起を認める．外骨腫の名前が付いているが，骨軟骨腫とは組織学的にもX線画像所見も異なる(図1)．

治療は通常の切除で良いが再発をきたすこともある．

(2) 内軟骨腫(enchondroma)

手足の短管骨に好発する骨腫瘍である．骨内に分葉上の硝子軟骨を形成する良性軟骨性骨腫瘍である．主に単発性であるが，多発性(Ollier病，Maffucci症候群)のものもある．単発性のものは無症状のことも多く偶然発見されることも多い．また病的骨折をきたしてから発見されることもある．

単純X線では骨透亮像を呈し，骨皮質は菲薄化・膨隆する．内部に点状・分葉状の石灰化を呈する(図2)[3]．

治療は掻爬・骨移植が行われる．

(3) 単純性骨嚢腫(simple bone cyst)

単純性骨嚢腫は薄い線維性被膜に取り囲まれて，血清様の液体貯留を伴う骨内空洞である．成因としては静脈環流障害による説が有力である．骨梁が疎な踵骨三角部に好発する．無症状で偶然見つかることが多いが，スポーツ障害として痛みや運動障害を呈することもある．

単純X線では踵骨三角部に円形または楕円形の骨透亮像を呈する．MRIでは内部にT2で高信号の液体貯留を認める(図3-a)．

無症状の場合は経過観察でよい．スポーツ愛好家などで障害がある場合は手術適応となる．減圧手術(ドレナージ，multiple drill hole法，中空スクリュー留置)，ステロイド注入，骨開窓・掻爬・骨移植などが選択される[4]．

＜Author's recommendation＞

踵骨骨嚢腫に対する内視鏡下掻爬人工骨移植術(図3)：踵骨骨嚢腫は踵骨三角部に好発する．ほとんどの症例においては無症候性であるが，アスリートにおいては持続的な運動痛をきたすことがある．従来の骨開窓をしない術式では病巣へのアプローチが不十分となり病巣の残存や再発が問題となる．一方，骨開窓を行うことは侵襲的であり，骨癒合が得られるまでは免荷が必要となってしまう．

このような運動により踵骨痛が持続するアスリートにおける有症性の踵骨三角部の単純性骨嚢

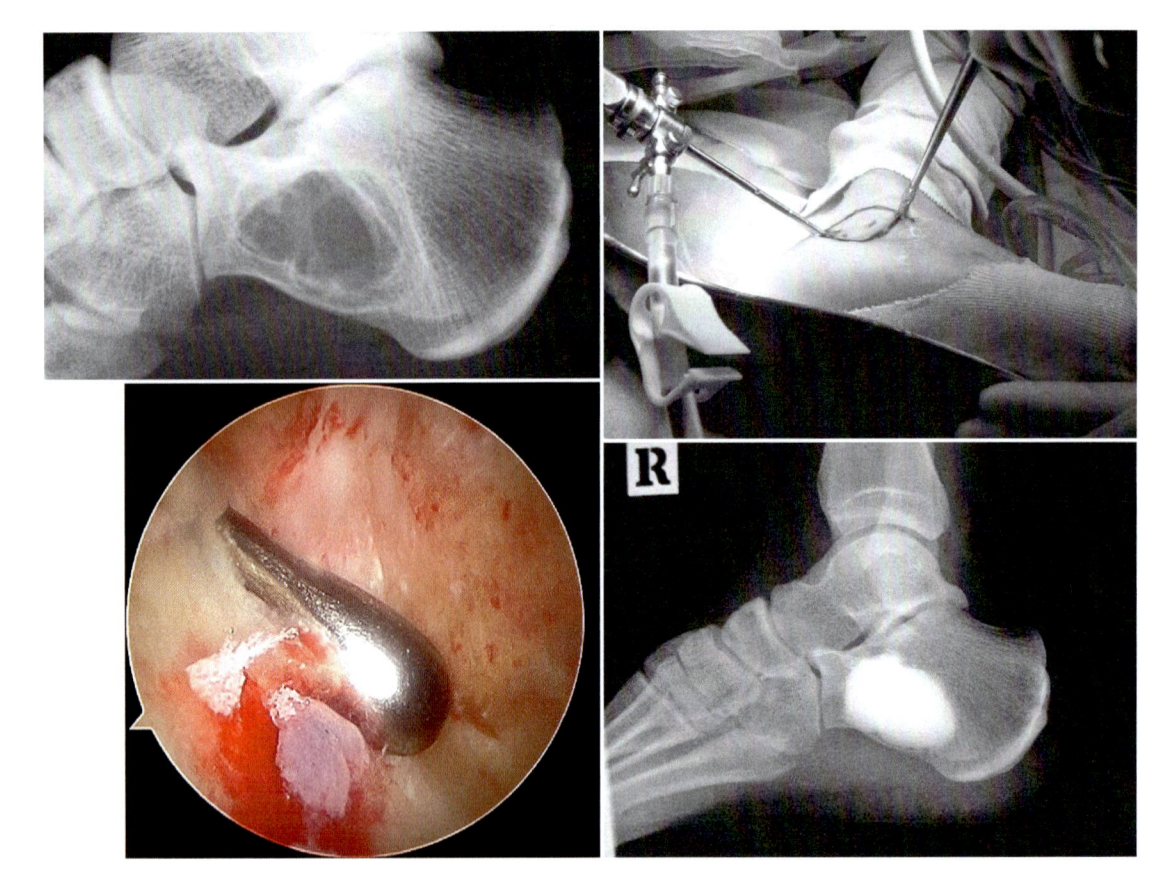

図3
a：単純X線では踵骨三角部に内部に隔壁構造を持つ楕円形の骨透亮像を呈する．
b：イメージ下に径5mmの中空ドリルで骨孔を作製する．
c：このポータルの一方から2.7mm内視鏡を，他方から鋭匙や電動シェーバーを挿入し，囊腫内の観察と掻爬を行った後に人工骨ペーストを補填した．
d：術後単純X線．人工骨ペーストは病巣内に均一に充填されている．

腫に対して，低侵襲かつ確実に病巣を掻爬する術式として，内視鏡下掻爬・人工骨移植術を我々は行っている．鏡視のための開窓部は径5mmでよく，硬化の早い骨ペースト（プリマフィックス®）を用いることで早期のスポーツ復帰が可能である．

(4) 類骨骨腫

周囲が骨芽細胞に縁取られた，細かい類骨形成を特徴とする骨形成性の良性腫瘍．通常病巣部の大きさが1cm以下のものを類骨骨腫とし，1～2cm以上のものを骨芽細胞腫とする．主に10～20歳代に好発する．大腿骨・脛骨に多いが，足根骨にも発生する．

夜間痛とX線写真上でnidus周囲の骨硬化が著しい点が特徴的である．足根骨発生の類骨骨腫では，典型的なnidusとその周囲の骨硬化像が明瞭でないことがあるので，注意が必要である．

治療は，腫瘍掻爬，骨移植が標準的治療である．再発もあるので，部位的に可能なら十分なnidusの切除が望ましい．

(5) 軟骨芽細胞腫

骨端部に発生する良性の軟骨形成性の腫瘍である．

主に10～20歳代に好発する．大腿骨・脛骨・上腕骨骨端部に好発するが，足根骨にも発生する．

2) 悪性骨腫瘍

<Standard> 足部に発生する原発性悪性骨腫瘍としては軟骨肉腫，骨肉腫，ユーイング肉腫が挙げられる．これらは，踵骨や中足骨に発生することが多い．単純X線で侵蝕性骨破壊や不規則な骨形成，骨外腫瘤形成，骨膜反応を見逃してはならない．

a | b | c 　　　　　　　　　　　　　図4　中足骨疲労骨折

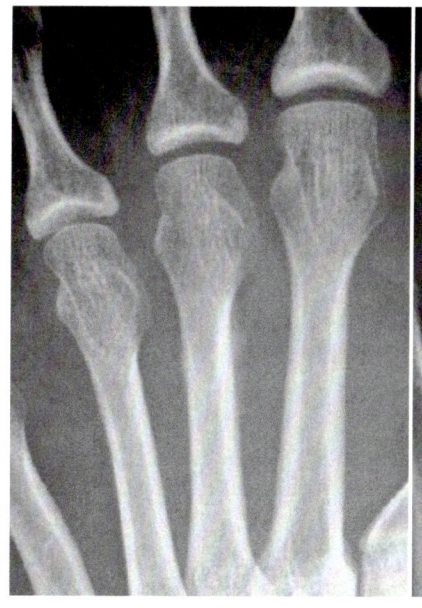

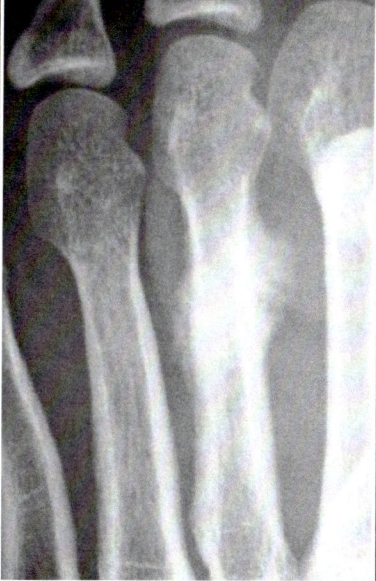

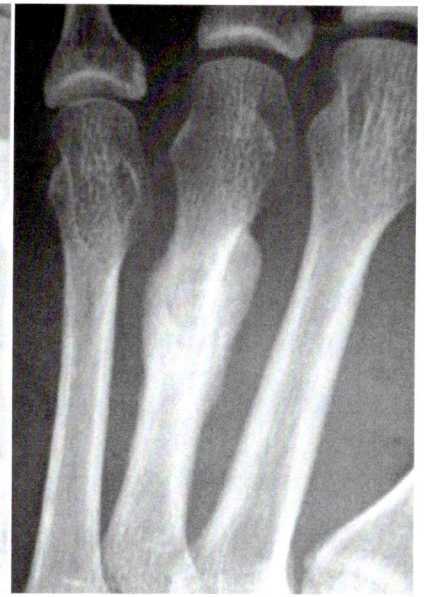

a：初診時X線写真．わずかな骨膜反応がみられる．
b：5週間経過後のX線写真．疼痛は軽快しているが腫脹が続いている．骨膜反応が増大しているため，コンサルトとなった．
c：4か月経過後のX線写真．骨外の骨化巣は平坦・均一なものとなり，骨皮質と連続し一体化している．病初期はわずかな骨膜反応として認められることが多い．中足骨は疲労骨折の好発部位であり，スポーツ歴や生活歴を詳細に聴取することが必要である．短管骨ではX線写真やMRIにおいても骨折線を認めないことが多く，時に診断に苦慮することがある．
骨膜反応が途切れることがなく均一であることが，悪性腫瘍との鑑別のポイントとなる．

悪性骨腫瘍が疑われれば，いたずらに生検術などを行わずに，専門医に紹介することが最も重要である．

＜New trend＞

骨膜反応：疲労骨折と腫瘍性疾患の鑑別が重要（図4）．骨膜反応は，骨外へ進展した腫瘍，骨髄炎からの骨膜下膿瘍，骨折による骨膜下出血などにより，骨膜への刺激が生じて石灰化をきたしたものである．

骨肉腫，ユーイング肉腫などの悪性骨腫瘍では，Codman三角など非連続性骨膜反応がみられる．一方，疲労骨折でみられる骨膜反応は，均一で連続性の骨膜反応である．特に，中足骨は疲労骨折の好発部位であり悪性骨腫瘍との鑑別に注意を要する．

＜Author's recommendation＞

足部はnormal variant（正常破格）が多い：足の骨腫瘍のX線診断で重要なことは，異常陰影がnormal variant（正常破格）か骨折などの外傷性の変化であるかを鑑別することが極めて困難な場合がある．特に成長途上の小児X線では多くのnormal variantが存在する．

Keatらの著書によれば，以下のようなパターンにより，X線診断上鑑別に苦慮する例を極めて多数提示しており，診療の一助となる[5]．

1）種子骨の破格による骨性隆起と腫瘍の鑑別や剥離骨折との鑑別
2）骨成長途上での破格によるspur様の骨端部の拡大
3）種子骨の骨化の非対称や不均一による異常陰影
4）二次骨化核の癒合不全と骨折の鑑別

足部では他の部位と比較して，種子骨や骨端線が多数存在する解剖学的特徴から，このようなnormal variantが多数存在する．

常に腫瘍や骨折などの病変の存在を念頭に置きながら，上記normal variantとの鑑別を行わなければならない．

鑑別診断のためには，①詳細な病歴聴取，ならびに圧痛や腫脹などの症状局在とX線異常陰影

の整合性を確認する，② 健側 X 線との比較，経時的な X 線所見の変化を観察する，③ CT や MRI による精査（小児においては MRI 検査が困難な場合もあるので CT も有用である），などが有用である．

2．軟部腫瘍

<Standard>

1）良性軟部腫瘍
（1）グロームス腫瘍

　毛細血管の先端の血管球に由来する良性腫瘍．指趾の皮膚・爪床に多く存在することからこれらの部位に好発する．爪下に結節性腫瘤を形成し，発作性の激痛を臨床的な特徴とする．

（2）腱鞘巨細胞腫

　腱鞘・関節・滑液包の滑膜から発生する腫瘍性疾患である．指趾に好発し，無痛性結節として触知される．腫瘍は経時的に浸潤性に増大することから摘出術が行われるが，再発率も高い．

（3）神経鞘腫

　神経鞘由来の良性腫瘍であり，神経走行に沿った圧痛や Tinel 様放散痛を認める．

　腫瘍被膜を切開し腫瘍が発生している罹患神経束のみを核出するが，罹患していない神経束を可及的に温存する．

　モルトン神経腫は足底趾間部の神経が有痛性に腫大した偽神経腫であり，神経鞘腫とは異なる．

（4）アテローム（類上皮腫）

　外傷などにより表皮組織が迷入して形成される腫瘤である．感染を伴い発赤や腫脹を合併することもある．

（5）ガングリオン

　腱鞘や関節包に茎部を持つ比較的硬い腫瘤である．内部にムチンを含むゼリー状の内溶液を含む．穿刺のみでよいが，摘出する際は深部の茎部を含めて摘出しないと再発をきたす．

（6）足底線維腫症

　線維芽細胞ならびに筋線維芽細胞の増殖を主体とする良性腫瘍．足底部腱膜から皮下に生じる結節性線維性増殖で Ledderhose 病とも呼ばれる．足底荷重部に発生することから，手術皮切には注意が必要であり，また再発も多い．

2）悪性軟部腫瘍
<Standard>

（1）滑膜肉腫

　滑膜と名前がつくが滑膜由来ではなく，組織起源は不明である．四肢の深部軟部組織に発生する軟部肉腫である．足部発生の軟部肉腫の 50％ 程度を占める．

（2）黒色腫

　黒色腫は足底部皮膚に発生することが多い．本疾患が疑われる際には，いたずらに切除や生検を行うことは避けなければならない．デルマトスコープを用いた専門家による診断が最も重要である．

足部の悪性骨・軟部腫瘍の治療

<Standard>

1．生検術

　悪性腫瘍が疑われる症例では，生検術を行い診断を確定し治療方針を決定する．腫瘍の播種を最小限にすべく，針生検術が望ましい．安易に開放生検術を行わず腫瘍専門医のいる施設に紹介すべきである．

　生検は，後に続く腫瘍切除手術を念頭に置いて行われなければならない．したがって生検術ならびに腫瘍切除に用いられるアプローチは，以下の点を十分に考慮されたものでなければならない．

　神経血管束・腱ならびに腱鞘を汚染しないこと．関節包内に不必要に切り込まないこと（関節内播種を避ける）．足底部の皮膚（特に足底の過重部にあたる部位）への侵襲は避ける．できるだけ undermine（皮下などの広範な剝離展開）を避ける．縦皮切として，広範切除の際に切除可能な形状の皮切とする．

　しかし，足部・足関節部は解剖的特徴から，関節・神経血管・腱組織が極めて隣接している．こ

のため腫瘍はcompartmentを越えた進展をきたすことも多く，また生検手術時の血腫も容易にcompartmentに沿って播種・進展してしまう．このため上記の条件をすべて満たすアプローチを選択することは困難であることが多い．解剖学的に他の部位と比較して臨床判断が極めて難しい分野である[1,2]．

2．手術

多くの足部・足関節部の悪性腫瘍では，上記解剖学的特徴から，患肢温存が困難なことが多く，趾列切断やショパール切断，サイム切断などの術式が選択される．

抗がん剤感受性の認められるものでは，補助治療として術前・術後化学療法を行う．

放射線治療も有用であるが，過重部の皮膚が照射部位となると，難治性潰瘍を形成してしまうことがある．適応については放射線治療医による慎重な判断が必要である[1,2]．

＜New trend＞
足部・足関節部の悪性腫瘍における患肢温存手術：足部・足関節部では切断肢の患肢機能は良好である．このため患肢温存術を選択する際は，整容性があり機能性の良い患肢機能が得られる再建術式が必要である．足部の軟部組織再建に当たって，踵部や足底外側部，中足骨頭基部などの荷重を受ける部位での組織欠損の再建が問題となる．これらの部位では潰瘍形成をきたしやすいため，クッション性があり剪断力に強く，できれば知覚がある皮弁が望まれる．近年，腓腹皮弁・足底の局所皮弁など様々な再建術式が報告されており，著しい進歩がみられている．

（阿部哲士）

文　献

1) Harrelson JM : Foot. Surgery for bone and soft-tissue tumors. Simon MA, Springfield D eds. 421-434, Lippincott-Raven Publishers, Philadelphia, 1998.
2) Enneking WF : Foot and Ankle. Musculoskeletal tumor surgery. 719-741, Churchill Livingstone, New York, 1983.
3) 阿部哲士：内軟骨腫の診断と治療．骨・関節・靱帯．12(2)：141-147，1999．
4) 浜田良機：単純性骨嚢腫．最新整形外科学大系20巻　骨・軟部腫瘍および関連疾患．越智隆弘ほか編．260-263，中山書店，2006．
5) Keat TE : The lower extremity. Atlas of normal roentgen variants that may simulate disease 6th. ed. 628-744, Mosby, St Louis, 1996.

絵でみる 最新足診療エッセンシャルガイド

② 「足」を治す ＜日常診療でよくみる足関節・足部の障害＞

11）皮膚の障害 足白癬と爪白癬

Key Words

足白癬（tinea pedis），爪白癬（tinea unguium）

足の皮膚の障害

皮膚科外来患者を対象に，足疾患に関する無作為調査が行われた結果，約2/3近くに何らかの足病変が認められ，その中では足に生ずる真菌感染症，つまり足白癬と爪白癬が最も多く，両者で全体の40％近くを占めていた[1]．この疫学調査の結果，我が国では足白癬は約5人に1人，爪白癬は10人に1人存在すると推定され，その病変の多くが，患者自身が気付いていないか，あるいは気付いていても不十分な治療しか受けていないことがわかった．足の皮膚の異常には白癬以外に接触皮膚炎，貨幣状湿疹，掌蹠膿疱症，皮膚カンジダ症，掌蹠角化症，疥癬などがあるが，ここでは省略する．

足白癬，爪白癬の分類

足白癬はその病型から趾間型，小水疱型，角質増殖型の3つに分けられる．足白癬は白癬菌である *Trichophyton (T) rubrum* および *T. mentagrophytes* によるものが大多数である．足底，足縁，趾間に種々の病変を生ずるが，必ずしも痒みを伴うとは限らない．むしろ角質増殖型では痒みがないのが普通である．趾間型，小水疱型は夏季に症状が目立ち，冬季には自然に軽快することが多い．靴を長時間履いているビジネスマンに多く，最近ではブーツなどを長時間履き続ける生活をしている若い女性にも増えている．爪白癬は，爪に白癬

菌が侵入・増殖して起こる爪の感染症である．

1．趾間型足白癬

最もよくみられるタイプで，第四趾間に最も多く生じる．通常，乾燥型では趾間に軽度の発赤と鱗屑があり，湿潤型では白く浸軟，あるいは糜爛することがある（図1）．趾間の傷口から細菌感染が起こることが少なくない．

2．小水疱型足白癬

趾間型と同じくらい頻度が高い病型で，足底，足縁部に発赤を伴う小水疱が散在し，痒みを伴うことがある（図2）．通常，水疱は1週間程度で乾いて，辺縁に鱗屑が付着するようになるが，治療しないと新しい水疱ができてくる．

3．角質増殖型足白癬

足底全体がびまん性に厚く角化し，落屑性紅斑をつくるが，小水疱は認められない（図3）．通常自覚症状はないが，亀裂を伴うと痛くなる．高率に爪白癬を合併している．

4．爪白癬

白癬菌が，爪に侵入し増殖するために起こる感染症で，爪の肥厚，混濁が主な症状である（図4）．起因菌はほとんど *Trichophyton (T) rubrum* である．爪白癬の臨床型は，爪の混濁が爪の根本から始まるもの，爪の先端や側縁から始まるもの，爪

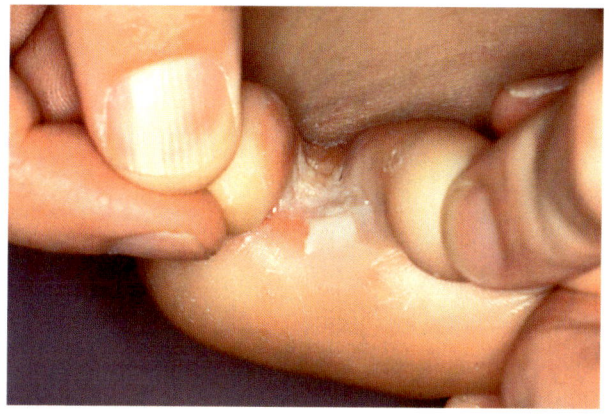

図1　趾間型足白癬

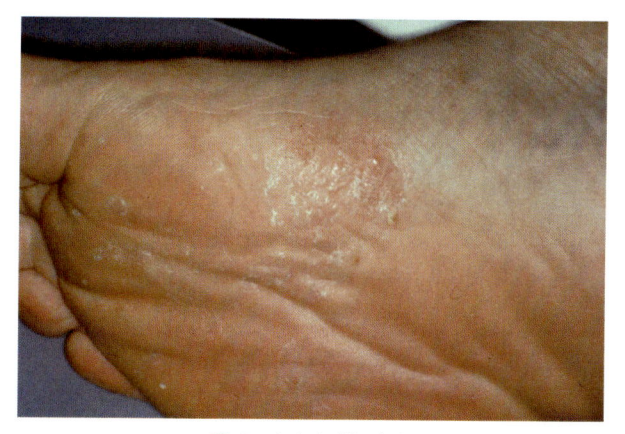

図2　小水疱型足白癬

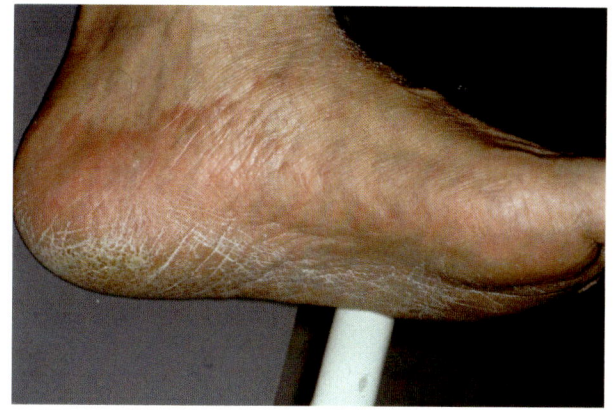

図3　角質増殖型足白癬

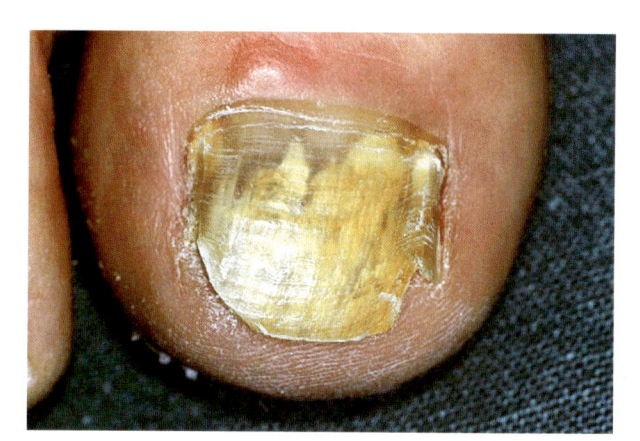

図4　爪白癬

の表面から始まるものに分類されているが，爪の先端あるいは側縁から爪床と爪甲の境界に菌が入り込む場合が最も多い．この場合は，やがて爪は厚くなり，爪甲下はもろくなり崩壊すると爪甲剥離の状態となる．爪白癬の大部分は，足白癬を基盤として発症する．

足白癬と爪白癬の病理

　白癬の感染部位は，足以外にも頭部，体部，股部などがあり，それぞれ頭部白癬（しらくも），体部白癬（ぜにたむし），股部白癬（いんきんたむし）と呼ばれる．すべて，白癬菌（皮膚糸状菌）と呼ばれる子嚢菌に分類される真菌が原因で起こる．白癬菌の代表として *Trichophyton(T) rubrum* を図5に示す．①シャーレに一面生える巨大なコロニーは綿毛（わたげ）状で少し赤みを帯びた培地になる．②顕微鏡では菌糸に胞子がついている様子がわかる．白癬菌は好気性が強く，菌糸でも胞子でも繁殖し，皮膚に感染し，白癬という皮膚病を起こす．本菌は，湿潤，温暖な環境を好み，自らたんぱく分解酵素を分泌してケラチンなどを分解し栄養源として表皮の角層で繁殖する．皮膚の最外層の表皮は，基底層で分裂して生じるケラチノサイトからできている．ケラチノサイトは徐々に表面に向かって押し上げられながら，顆粒層から角層になると脱核する．白癬菌は，角層のケラチンを分解し，それらを栄養にしながら生きる．

　痒み，腫れなどの炎症症状は，菌体が，その下層にある生きたケラチノサイトに到達すると，ケラチノサイトが，各種サイトカインなど炎症誘発物質を放出し，白血球などが遊走して，炎症が起きると考えられている．そのため，角層が薄い所ほど炎症症状が強く，角層の厚いところは必ずしも炎症症状が生ずるとは限らない．その結果，足白癬では必ずしも痒みを伴うとは限らず，角質増

11）皮膚の障害　足白癬と爪白癬

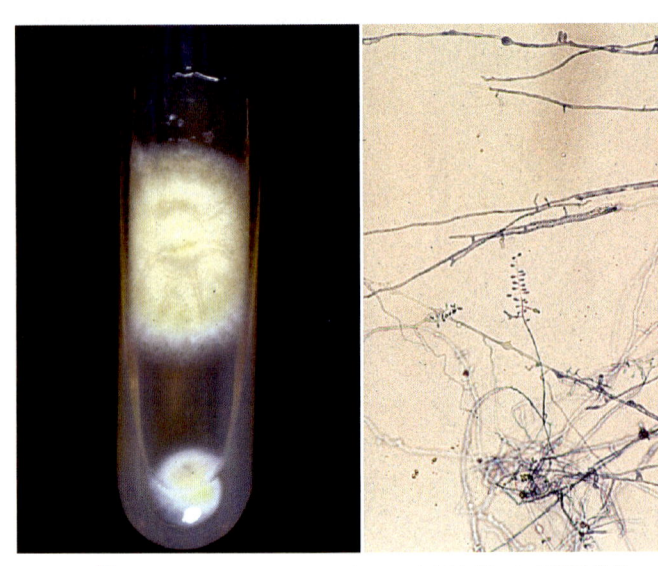

図5　*T. rubrum* のコロニーとスライド培養による顕微鏡像

殖型白癬や爪の白癬ではほとんど痒みも感じない．この違いが多彩な白癬症状を理解するのに最も大切なポイントである．

その足白癬病理標本を(図6)に示すが，白癬菌が厚い角層の中で菌糸を伸ばしているのがわかる．

診　断

白癬の正確な診断は，専門の皮膚科医でも症状を見ただけでは間違えるほど難しい場合がある．確定診断を下すためには，病変部の皮膚の表面や爪を採取し，顕微鏡で菌糸を認めることが必要である(図7)．この検査を直接鏡検といい，直接鏡検なくして確定診断は下せられない．試料中の菌糸を観察するには，苛性カリで角質たんぱく質を溶解させて，多糖体壁を持つ菌体を残すと容易に観察できる．菌体は細菌より大きいので油浸レンズなどは必要なく，10倍の対物レンズの光学顕微鏡で見える．菌の検出率を向上させるには試料採取部位に注意が必要である．小水疱がある場合は小水疱の蓋，爪であれば白濁した爪甲下で基部に近い部分などを採取すると菌糸が見い出されやすい．角質増殖型白癬では，皮膚の皺壁に沿った角質層を検体とするとよい．

直接鏡検で菌糸を発見できないが，足白癬を完全に否定できない場合は，ステロイドの外用を1～2週間ほど試み，再度，菌糸の検出を試みる．それでも菌糸を発見できない場合は，足白癬を完全に否定してよいし，菌糸を発見できたら抗真菌薬治療に切り替える．

治　療

趾間型および小水疱型足白癬に対しては外用抗真菌薬が適用される．ただし，患部だけでなく正常に見える皮膚，つまり趾間から足底全体，足縁にも塗り残しなく毎日きちんと外用しないと治癒しない．1～2週間ほどで，症状が消えることが多いが，白癬菌は角層内でまだ存在しているので，最低1か月は塗布を続ける必要がある．

外用剤の剤型としては，軟膏，クリーム，液剤の順にかぶれやすくなるので，趾間などが湿潤し

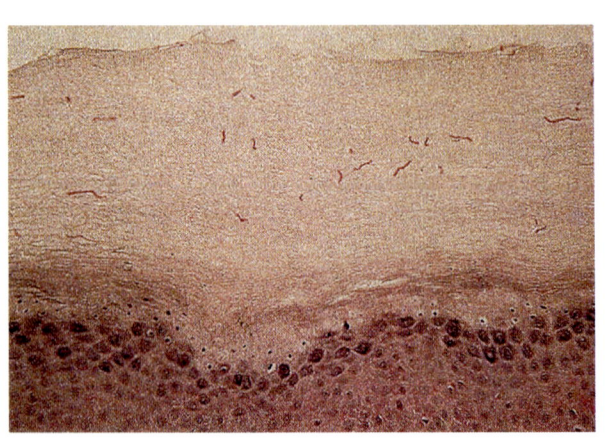

図6　足白癬患者の表皮角層内の真菌要素
　　　(PAS染色：楠俊雄博士提供)

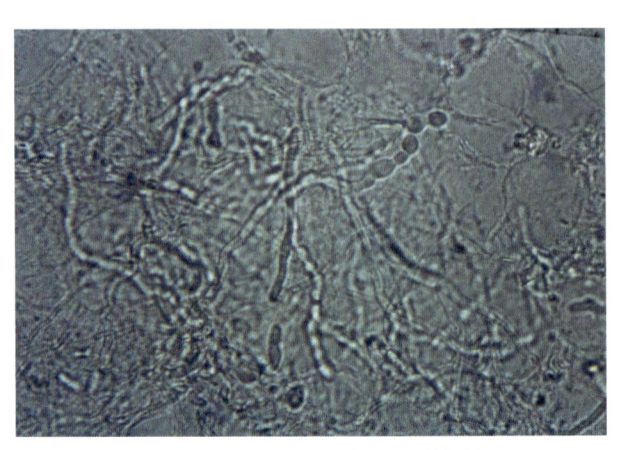

図7　白癬患者の患部検体の直接鏡検

表1 テルビナフィンとイトラコナゾールの比較

	塩酸テルビナフィン	イトラコナゾール
作用機序	殺菌的 (スクワレンエポキシダーゼの阻害)	静菌的・殺菌的 (ラノステロールデメチラーゼの阻害)
対象となる真菌	主として白癬菌	白癬・カンジダ他
薬剤として特性	重篤な副作用のため,投与中は血液検査が必須	併用注意および禁忌の薬剤が多い 吸収性のよい剤形(主として口腔カンジダ症)も開発された[高価]
価格	イトラコナゾールより安い	高い

注意：グリセオフルビンは安価であるが有効性が低い

ている場合は，液剤は使用してはいけない．また軟膏はべとつき感があり，その使用を嫌う患者も多いので，クリームが用いられていることが多い．

角質増殖型および爪白癬では，外用した薬物の浸透性が十分でなく感染巣まで薬剤が十分浸透しないので内服治療を行う．内服薬としては，以前はグリセオフルビンしかなかったが，現在ではテルビナフィン(ラミシール)やイトラコナゾール(イトリゾール)が使用できる．両者とも優れた薬で，表1のような特性がある．また，副作用として肝障害などが起こることがあるので，それを防ぐための検査も続ける必要がある．

感染予防：足白癬患者が減らない原因は，治療しても治りにくかったこと，再発が多いこと，そして，たかが水虫と軽く考えている人が多いことが挙げられる．

過度に感染を恐れる必要はない．菌が皮膚に付着しても菌糸を延ばし角層に侵入するには時間がかるので，その日のうちに洗い去れば，通常感染しない．ただし，角層表面に微細な傷があると，その傷口から白癬菌は侵入しやすい．実際，イボイボ状の突起がある健康サンダルなどを履いていると足の裏に微小な傷ができて，感染防止の観点からは好ましくないと報告されている．

白癬菌は，暖かくて，湿度が高い環境で，栄養があれば生き続ける．白癬菌は，死んだ皮膚の破片についていると1年以上生き長らえるので，タオル，足ふきマットなどに菌がついた場合には，よく洗濯することが重要である．スリッパのほかに，濡れた足ふきマットが菌の温床になることがある．一般に足白癬が好発する人は，高齢者，男性，ゴルフ好き，同居家族に水虫患者がいる，靴を長時間履いている人などである．また，足の指の間等をよく乾燥させることも予防となる．

＜Author's recommendation＞ 以上，最近の足白癬，爪白癬の現状，診断，治療，予防について記した．しかしながら臨床の現状をみると，十分な検査もせずに，患者の希望があると抗真菌薬を処方してしまい，あまり十分な効果も得られないまま年余にわたってその薬を使い続けることも少なくない．少なくとも，治療前には直接鏡検して，白癬であることを確かめてほしいというのが我々の切望である．その際，本書のほかにも日本医真菌学会の「毛利 忍ほか：爪白癬の治療について．医真菌誌. 49：1-3, 2008.」が，インターネットで自由に見られるので，参考にしてほしい．

また著者のうち安部は，これらの難治性白癬の治療を抗真菌薬の内服でなく，外用で治療を行いたいと考え研究を続けている．その際，最も難しい障壁は薬物の角層浸透性であるが，それを乗り越えるべく，揮発性がある精油を加えた足湯で治療する試みをしている．この療法は，精油の抗白癬効果が42℃の温度で高まること，またその浸透性が良いことに基づいている[2]．一部期待が持てる結果も得つつあり，多くの臨床家が使用できる療法として将来報告できることを夢見ている．

（安部 茂，渡辺晋一）

参考文献
1) 渡辺晋一，西本勝太郎，浅沼廣幸ほか：本邦における足・爪白癬の疫学調査成績．日皮会誌. 111：2101-2112, 2001.
2) 井上重治ほか：白癬菌に対する熱，精油および食塩の抗真菌効果．医真菌誌. 48：27-36, 2007.

2 「足」を治す ＜日常診療でよくみる足関節・足部の障害＞

12）爪の障害

Key Words

陥入爪（ingrown nail），巻き爪（pincer nail），爪肥厚症（onychauxis）

爪は皮膚の表面に露出しているため，視診で容易に観察できる．貧血に伴うスプーン爪や，爪床の血行状態から末梢循環障害が推察できるなど爪の障害は多彩である．本項では内科疾患によるものは割愛し，外科処置の適応となる爪の変形性疾患の治療について述べる．

巻き爪（彎曲爪）

巻き爪（彎曲爪）は爪甲が丸く彎曲した形状を示す病名である．変形が高度になると爪床や側爪郭の軟部組織を巻き込み疼痛を訴える．軽度から中等度の彎曲の場合は疼痛のない例が多い（図1）．

治療法

＜*Standard*＞ 爪甲の彎曲により，疼痛や履き物の障害をきたしたものが治療の対象となる．爪の変形の原因が窮屈な靴や仕事内容などによる場合，まず履き物の改善などの指導を行う．爪白癬が原因で巻き爪変形をきたしている場合は，内服の抗真菌剤を処方する．

保存治療に抵抗するものに対して外科的治療を選択する．

巻き爪の手術治療としては，爪甲を短冊状に切って平坦に形成する児島法などがある．

巻き爪変形を有する患者が受診した場合でも，併発した陥入爪による疼痛などが症状であること

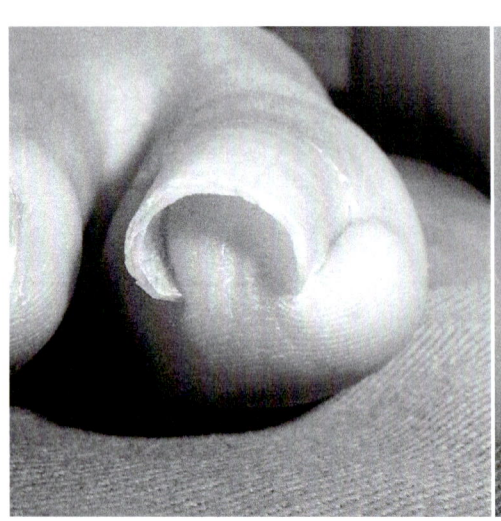

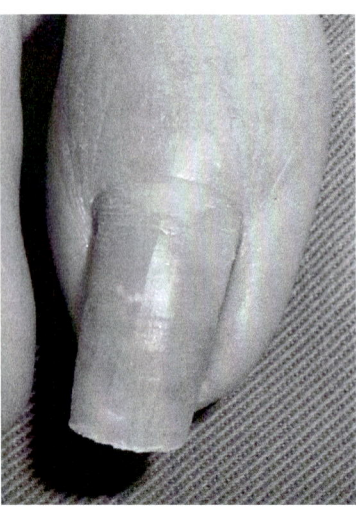

図1
巻き爪の状態
爪甲が彎曲している．
爪の縁が側爪郭や先端にくい込み，疼痛などを生じることがある．

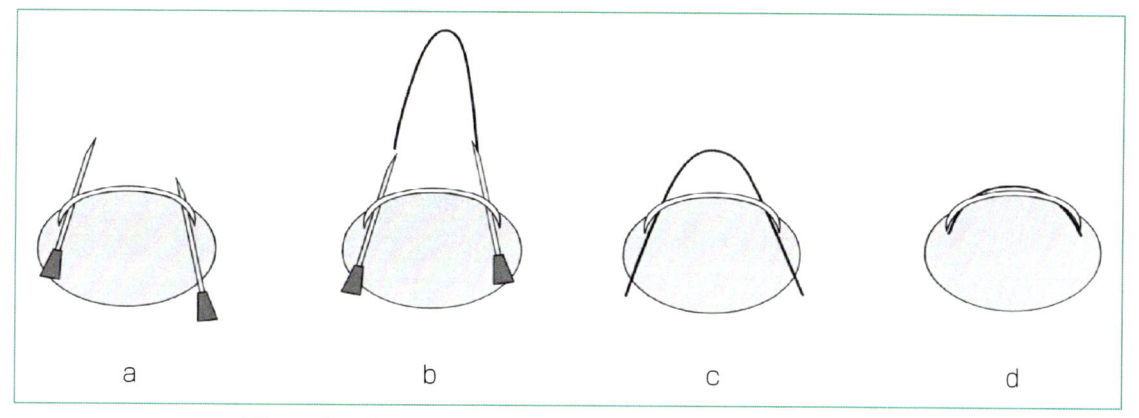

図2 形状記憶合金製ワイヤーを用いた巻き爪および陥入爪の矯正手技
a：爪甲の先端両端に注射針で小さな孔を作成する．
b：背側から，形状記憶合金製ワイヤー（マチワイヤー，多摩メディカル，東京）をたわませて，注射針をガイドにして挿入する．
c：ワイヤーを深く押し込み爪甲に密着させる．瞬間接着剤やマニキュアを用いてワイヤーを爪に固定する．
d：ワイヤーの両端を爪の下で切断する．術後消毒や保護は特に必要としない．入浴も可能である．

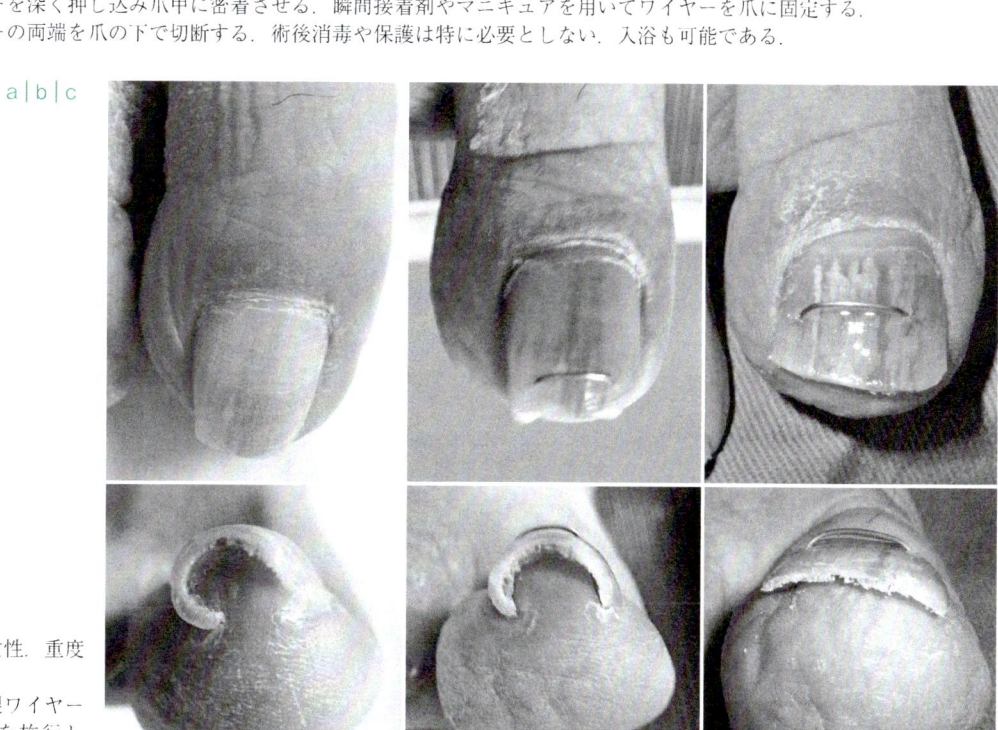

図3
症例：67歳，女性．重度の巻き爪変形
形状記憶合金製ワイヤーによる矯正法を施行した．cは約1年経過後

が多い．この場合，陥入爪に対する治療を行うことのみで症状が改善する場合もある．

＜New trend＞ 近年，爪甲に金属や樹脂製の装具を装着し，爪甲の変形を矯正する種々の方式が開発されている．尿素を含んだ特殊な薬剤で爪甲を軟化させたり，小型のリューターを用い爪を薄く削って矯正を容易にする方法などもある．お湯に浸けることでも爪甲は軟らかくなるので，外来で処置を行うときにあらかじめ足浴したり，家庭でも積極的に足浴をしてもらうようにする．足趾の清潔は爪周囲炎の予防にも有用であり重要である．

＜Author's recommendation＞ 我々は，主に形状記憶合金製ワイヤーを用いた巻き爪矯正を行っている（図2，3）．

図4
陥入爪の状態
a：陥入爪では，側爪郭が発赤，腫脹し疼痛を訴えることが多い(→)．
この部分の皮下には「爪棘」が埋もれている(←)．
b：「爪棘」は一般に不適切な爪切りの結果生じた，爪甲の変形である．
爪を丸く切る，くい込む部分を深く切り込むなどを繰り返すうちに，爪甲の肩の部分が缶切り状に変形していく．すると，爪が新たに生えてくるときに側爪郭の軟部組織にくい込み(↓)，炎症を生じさせる．

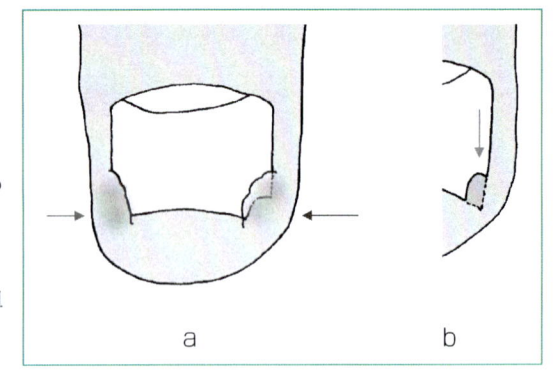

図5
種々の陥入爪手術
a：鬼塚法
 a-1：肉芽性病変をきたしている側爪郭と爪甲を一塊に骨膜に達するまで切除する．
 a-2：残存する側爪郭の皮膚が爪甲の下方に挿入されるように縫合する．
b：児島法（Ⅰ法・Ⅱ法）
 b-1：陥入した爪甲のみを縦方向に爪根部まで切除する．爪根部は基部の斜め切開のみ行う．児島Ⅰ法は，より軽症例に適応がある．
 b-2：爪根部を展開し，変形した爪甲の幅の分だけ爪母を郭清するにとどめる．
 b-3：より重度の陥入爪に児島Ⅱ法を行う．側爪郭の炎症性肉芽を浅く切除する．鬼塚法と異なり骨膜に達するまで切除しない．爪根部の処理は児島Ⅰ法と同様に行う．

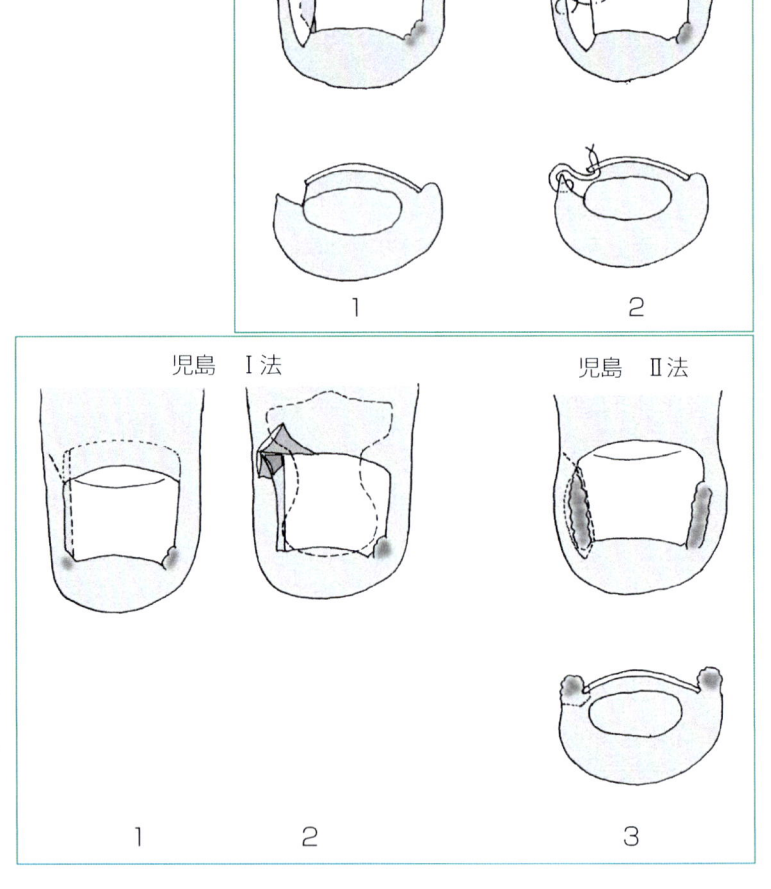

陥入爪

陥入爪は，爪甲が側爪郭にくい込んで炎症を生じた状態であり，一般に強い疼痛を伴う．陥入爪は窮屈な靴や不適切な爪切りなどをきっかけに発症することが多い．陥入爪はもともと巻き爪であった趾に生じることが多い．爪甲の陥入によって趾先部の皮膚が傷つき，感染を生じ爪周囲炎（いわゆる「ひょう疽」）になっていることもある（図4）．

<Standard> 外科的治療：過去30年間の陥入爪治療の報告を集計すると，1980年代は外科的治療の報告がほとんどである．鬼塚法，児島法（Ⅰ

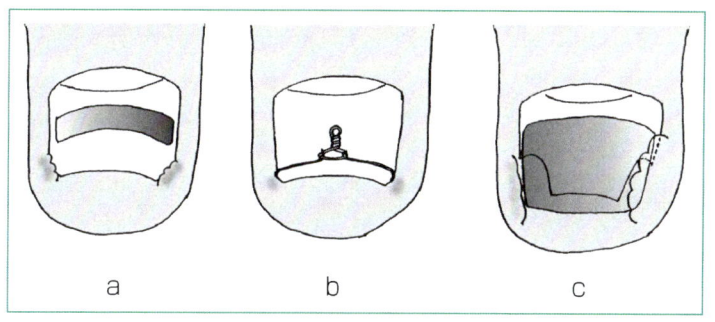

図6
陥入爪に対する各種の機器を用いた治療法
a：樹脂や金属のプレートを貼り，バネの効果で爪を矯正する．
b：細いフックとワイヤーで締結し，陥入した部分を広げる方法
c：爪甲の変形が著しく，矯正用の器具の装着が困難なとき，アクリルなどの人工爪を貼りつけ軟部組織への刺激を取り除く方式

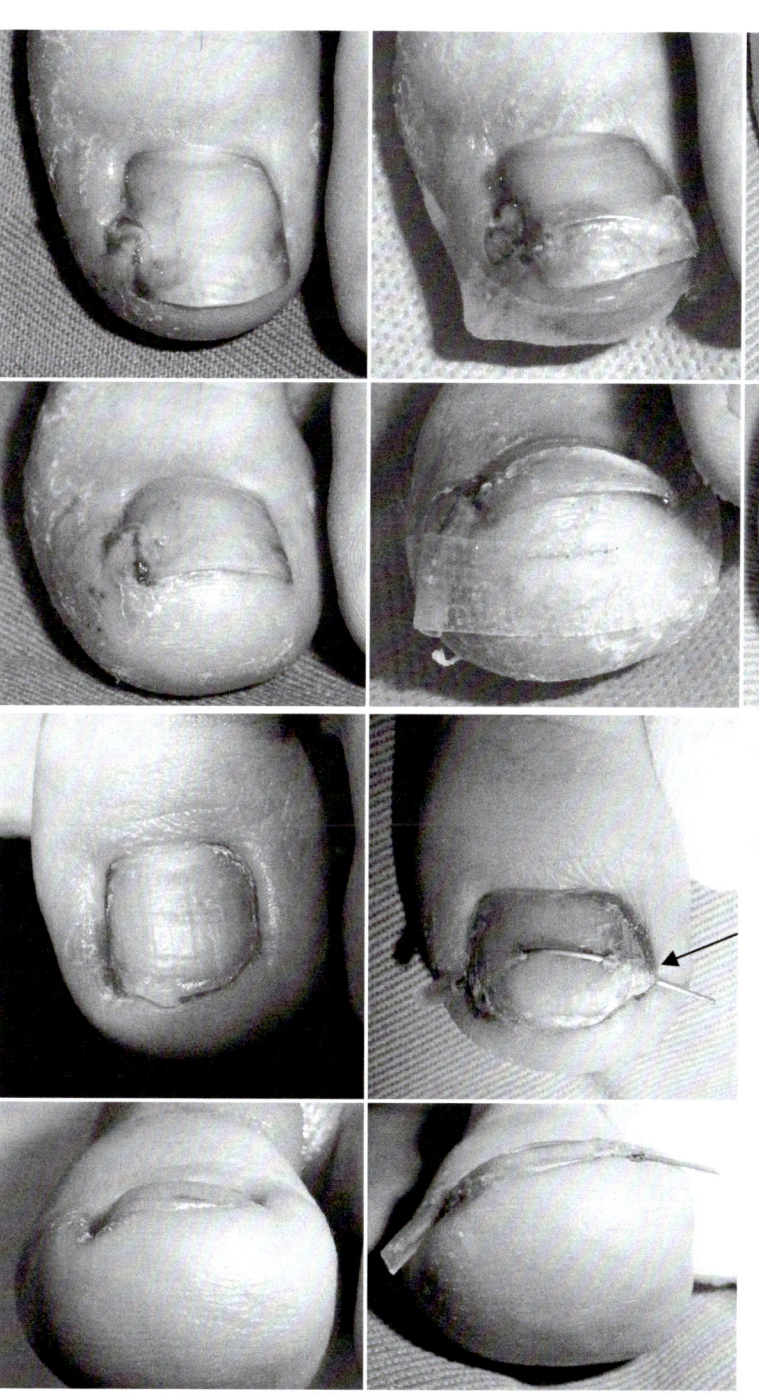

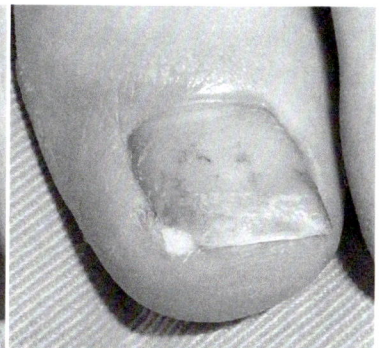

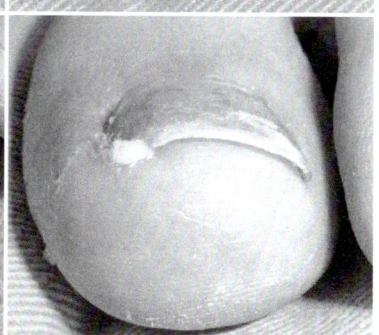

図7
陥入爪に対する形状記憶合金製ワイヤーを用いた矯正術
a：側爪郭に炎症を生じ肉芽性病変をきたしていた．ワイヤー法で速やかに炎症が消退し皮膚は乾燥した．症状改善後も爪甲の缶切り状変形が残存していたため，爪が伸びてくるまでコットンパック法に切り替えた．
b：陥入爪が慢性化し，腫脹した側爪郭の下に爪の先端が埋もれてしまっていた．ワイヤーによる矯正を施行すると，埋もれていた爪の端の棘部分（矢印）が皮膚の上に出てきた．爪棘による刺激がなくなると趾全体の腫脹も消退した．

12）爪の障害

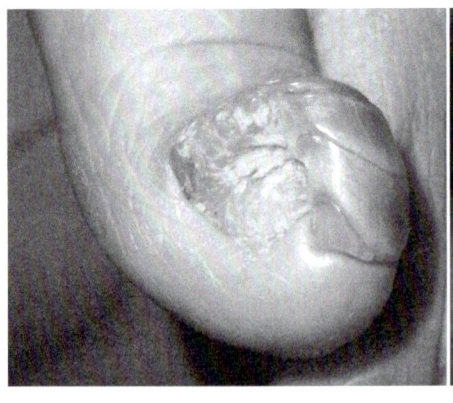

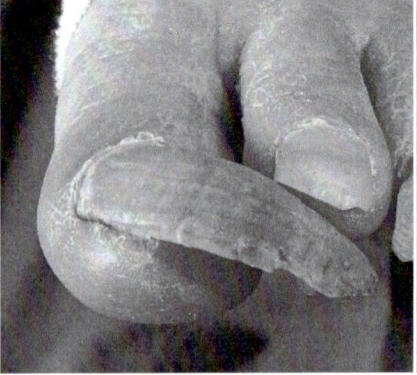

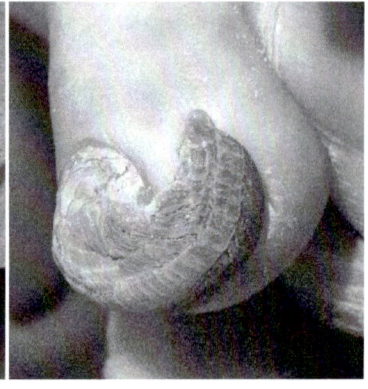

図8 様々な爪の変形
a：著しく肥厚した爪は，爪床から隆起して伸びていく．
b：長く伸びた爪甲は側方や下方などへ大きく弯曲していく．
c：長く伸びた爪は時に180°反転し，近位へ向かって伸びてくる．先端が皮膚に刺さってしまうこともある．

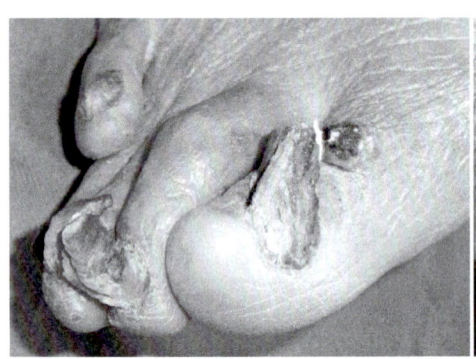

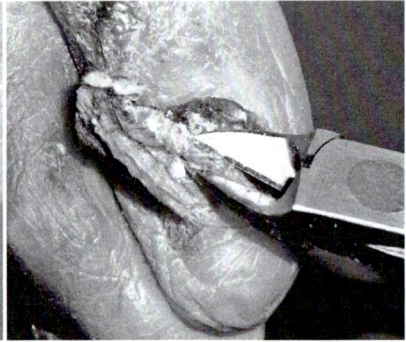

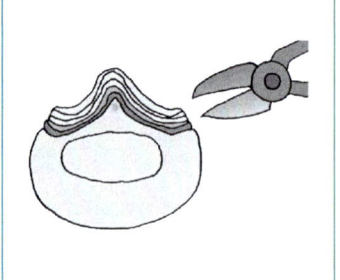

図9
我々の行っている爪甲郭清手技
a：5本の趾すべての爪甲の肥厚変形を認める．
b：盛り上がった爪甲は中心に爪床を巻き込んでることが多いので，爪切りは先端から行わない．必ず側面から薄くそぎ落とすように切除していく．
c：すべての爪甲を郭清する．毎日足浴し，足を清潔にするように心がける．

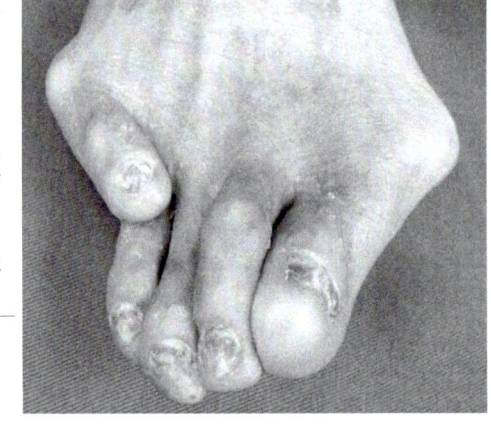

法，Ⅱ法）など，我が国で考案された術式が知られている．いずれも側爪郭にくい込む爪甲の両側端の切除が目的である．手術療法の問題の1つに，術後爪甲が狭く細くなることがある．また手術療法後に再発した場合，有効な救済法が少ないため適応は慎重に選択する[1,2]．

爪周囲炎を併発している場合は，根治的手術に先立ち感染を鎮静化させることが必要である．抗生物質の投与や，速やかに切開排膿処置を行う（図5）．
<New trend> 1990年代になると，手術以外の治療の報告が増えてくる．主に側爪郭の炎症性肉芽を化学的，物理的に消退させることが目的であり，フェノール，硝酸銀，レーザーなどを用いた方法が報告されている．爪甲に直接取りつける矯正用の器具や，人工の爪を用いる方法なども，このころから報告が散見されるようになってきている[3,4]．

近年はフットケアに取り組む施設が増え，足のケアに取り組む看護師らが増加している．軽度の陥入爪であれば，遊離縁の下への線維の挿入（コットンパッキング法）や爪切り指導などが有効である（図6）．

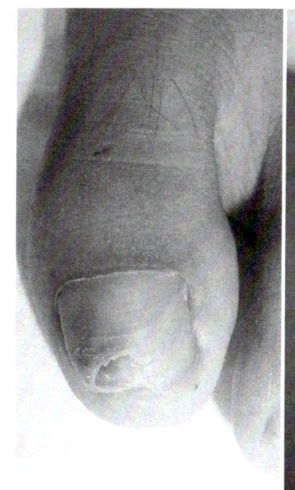

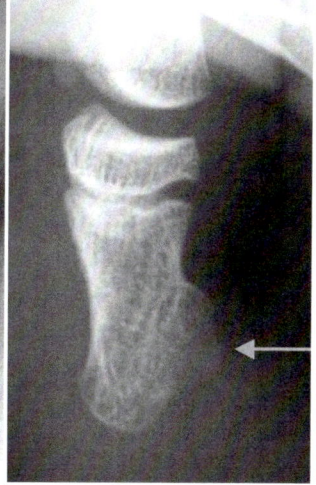

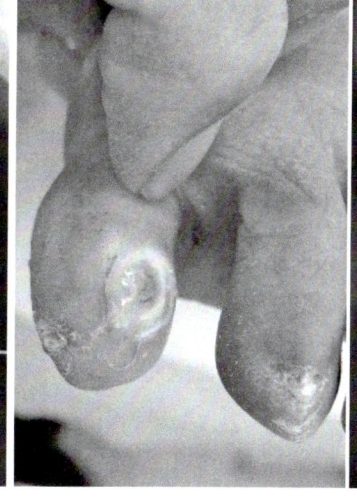

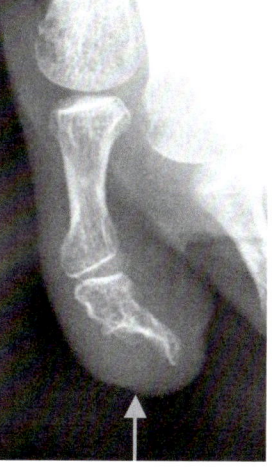

a-1|a-2|b-1|b-2　図10　鑑別を要する爪の変形
a：爪下外骨腫．爪が浮き上がり巻き爪のようにも見えるが，X線写真で爪床下の末節骨に骨隆起を認めた．爪下外骨腫による爪変形であった．
b：Glomus腫瘍．屈趾症変形と厚硬爪があり，足趾の重なりによる皮膚潰瘍と思われたが，X線写真で骨融解が認められた．手術の結果，良性のGlomus腫瘍であった．

<Author's recommendation> 我々は，陥入爪の治療として形状記憶合金製ワイヤーを用いた方法を第一選択として行っている．陥入爪を発症した爪は，巻き爪を合併していることが多く，ワイヤーによる持続的な矯正作用が有効であること，ワイヤーが爪甲と側爪郭の皮膚との間を物理的に隔てることにより，皮膚への慢性刺激が解除され，速やかに炎症症状が消退していくことが利点と考えている[5]（図7）．

厚硬爪，鉤弯爪（爪白癬）

足の爪が分厚く肥厚したり，白濁したり，黄色く変色したりすることがしばしばみられ，厚硬爪と呼ばれる．爪甲が前へ伸びていかず，背側へ盛り上がるように成長したり，表面が瓦を重ねたような鱗状になることもあり，鉤弯爪と呼ばれる．長く伸びた爪が180°回り込み趾尖に突き刺さってしまっていることも稀ではない．このように厚く変形した爪甲の爪床側は白濁して脆くなっていることがあり，多くは爪白癬を合併している（図8）．

<Author's recommendation> 肥厚変形した爪甲がくい込み疼痛を訴えたり，出血や感染を生じたりする．疼痛のため歩行に障害をきたしたり，履き物に引っかかったりする場合は治療を要する．我々は原則的に変形した爪甲を可及的に切除している．白癬の関与がある場合でも，分厚い爪の上から抗真菌剤を塗布しても効果は不十分と考えている．抗真菌剤の内服を行う場合でも，局所のデブリードマンは有効と考えている（図9）．

腫瘍性疾患による爪変形（爪下外骨腫，Glomus腫瘍）

爪の疼痛や変形をきたす疾患の中には，腫瘍性のものもあるので注意が必要である（図10）．

（門野邦彦，田中康仁）

文　献

1) 鬼塚卓弥：Ingrown nail 爪刺（陥入爪）について．形成外科．10：96-105，1967．
2) 後藤昌子：陥入爪（a）児島法．形成外科．37（増刊号）：S317-S319，1994．
3) 町田英一，佐野精司，江川雅昭：陥入爪に対するコットン・パッキングと形状記憶合金プレートによる矯正治療．靴の医学．10：56-60，1996．
4) 町田英一：形状記憶合金プレートによる小児母趾陥入爪の矯正治療の理論と実際．別冊整形外科．32：196-199，1997．
5) 門野邦彦，田中康仁，仲川喜之ほか：超弾性ワイヤーを使用した陥入爪治療の経験．中部整災誌．47：1043-1044，2004．

絵でみる 最新足診療エッセンシャルガイド

❷「足」を治す ＜特徴からみた足の障害＞
1）子どもに多くみられる足の障害

Key Words

小児扁平足（flexible flatfoot），先天性垂直距骨（congenital vertical talus），足根骨癒合症（tarsal coalition），Köhler 病（Köhler's disease），Freiberg 病（Freiberg's infarction）

■ 小児の扁平足障害

病態としては明確な原因のないものとあるものとに大別され，両者の鑑別は治療のうえで非常に重要である．このうち外来診療で最も多く遭遇するのは明確な原因がない静力学性の扁平足である．一方，明確な原因のある扁平足は骨性には先天性垂直距骨，足根骨癒合症，麻痺性には脳性麻痺，二分脊椎，アルトログリポーシスなどが，後天性には外傷性，炎症性（RA など）の疾患が挙げられる．重度の扁平足では後足部外反，前足部回内による too many toes sign（図 1）がみられる．また易転倒性や足底部の有痛性胼胝を形成する場合もある．扁平足の評価には X 線学的計測値が使用される（図 2）．

1．静力学性の扁平足

前述したように明確な原因のない扁平足のことをいうが，程度は様々である．軽症から中等症では治療は不要とされるが，重症のケースには治療介入するという意見が一般的である．Bleck らは距骨底屈角（TPF）（図 2）が 35～45°ではアーチサポートを，45°以上のケースには UCBL（University of California Berkeley Laboratory）型足底挿板を推奨している[1]．また，Bordelon[2] は Meary 角（図 2）が −15°以下のケースを，和田ら[3] は TPF が 45°以上で naviculocuneiform sagging を有するケースを UCBL の適応としている．観血的治療にはアキレス腱延長術，距踵関節固定術（Grice 法），踵骨延長術などがあるが適応される症例は少ない．

2．先天性垂直距骨

＜*Point*＞ 英文表記で congenital vertical talus あるいは congenital convex pes valgus などと記載される疾患は同様の病態を指す．単独で発生するものと基礎疾患を有する症候性のものに分かれる．原因疾患で多いものはアルトログリポーシスと脊髄髄膜瘤であるが，その他に neurofibromatosis や染色体異常に合併する場合もある．脊髄髄膜瘤の足部変形のうち，同症の占める割合は 10％であるという報告がある[4]．

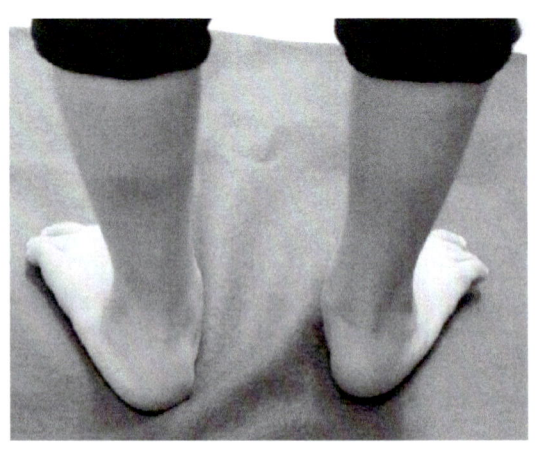

図 1 Too many toes sign
程度の強い扁平足を後方から見ると，通常は下腿に隠れて見えない足趾までも見えてしまう現象をいう．

図2
扁平足のX線学的計測値
扁平足では距踵角は立位背底像，側面像ともに大きくなる．また距骨底屈角(TPF)が35°以上，Meary角が負の値となる．
1：距踵角(背底像)
2：距踵角(側面像)
3：距骨底屈角(TPF)(距骨長軸と水平面とのなす角)
4：Meary角(距骨と第1中足骨のなす角)

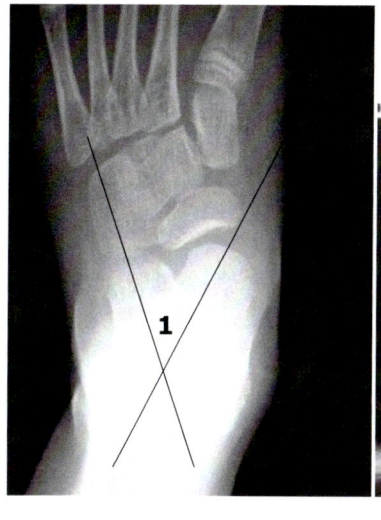

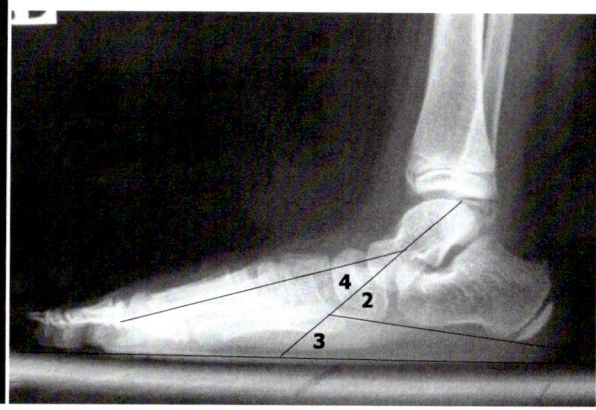

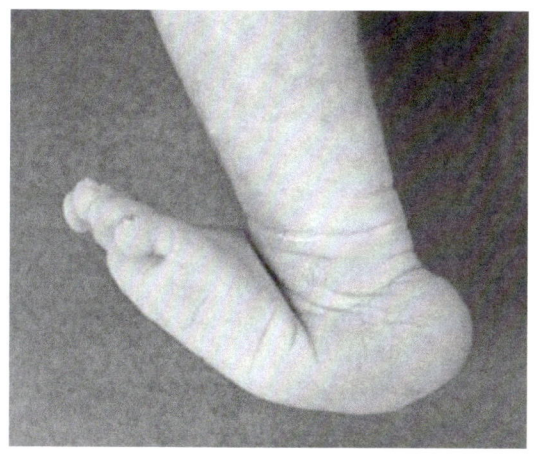

図3　垂直距骨
舟底足変形と前足部の回内背屈位が特徴である．また足関節の底屈制限が著明である．

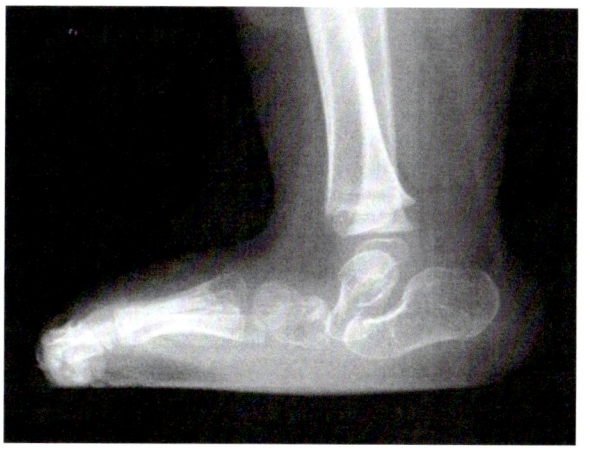

図4　垂直距骨のX線像
距骨は極端な底屈位あるいは垂直位をとり，舟状骨は距骨の背側に脱臼し，踵骨は底屈位をとっている．

＜Standard＞ 臨床的には舟底足変形が最大の特徴であり，前足部は回内背屈位をとり，足関節の底屈制限が著明である(図3)．X線学的所見では舟状骨が出現する以前では距骨の垂直位が特徴的な数少ない所見であるが，舟状骨出現以降では距骨は極端な底屈位あるいは垂直位をとり，舟状骨は距骨の背側に脱臼し，踵骨は底屈位をとるようになる(図4)．同症の変形は保存的治療に抵抗性なので観血的手術が必要となる場合が多い．しかしながら，術後も遺残変形や変形の再発がみられたり，底屈制限を伴う拘縮，距骨壊死などの合併症の頻度も高く治療は容易ではない．

＜New trends＞ DobbsらはPonseti法を応用し2006年に新しい治療法を報告した[5]．すなわち内反足とは逆のmanipulationを行い，数週間のcastingののち透視下に距舟関節を整復，これを保持するために経皮的ピンニングを行い，さらにアキレス腱皮下切腱により踵骨の底屈位を矯正する．この方法はピンニングやアキレス腱皮下切腱という最小侵襲の手術を必要とするが，広範囲の軟部組織解離を回避できる可能性があり筆者らは注目している．

＜Author's recommendation＞ 筆者らは2例3足に対してDobbsらの方法を追試したので，そのうちの1例を紹介する．症例は現在2歳9か月の女児で，生後13日目に当科を初診した基礎疾患のない左垂直距骨例である(図5)．manipulationとcastingを5週間行いTAMBAが84°から40°に改善した(図6)．透視下にピンニングとアキレス腱皮下切腱を行い距舟関節の整復保持と尖足矯

1)子どもに多くみられる足の障害　219

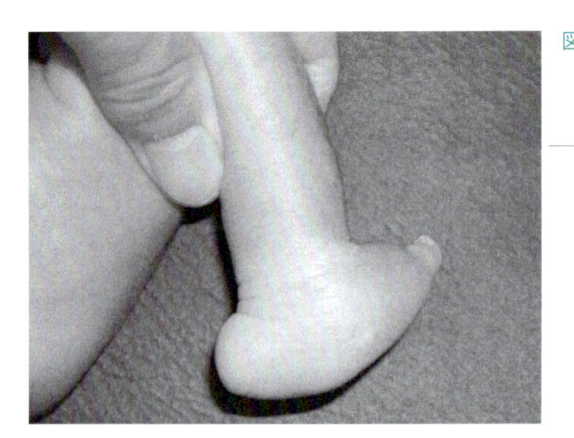

図5 初診時の足部変形
典型的な舟底足変形を呈している．

正を行った(図7)．2歳9か月の現在，良好な矯正位が保たれている(図8)．

3．足根骨癒合症

<Point> 2つまたはそれ以上の足根骨が先天的に癒合している状態をいう．癒合部の数により単一関節癒合と多関節癒合に分けられるが，多関節癒合は他の骨性異常を伴うことがほとんどである．また癒合部の組織所見により完全癒合(骨性癒合)と不完全癒合(軟骨性癒合または線維性癒合)に分けられる．

臨床症状は歩行時の疼痛や扁平足異常または足根骨間の可動域制限として，学童期に初発することが多い．その病態は偽関節などと同様，癒合部に不完全な可動性が認められるために過度の応力が加わり，機械的損傷が起こるとされている．

a．初診時　　　　　　　　　　　　b．Casting 5回終了後
図6　manipulation前後でのX線像
manipulationとcastingを5週間行い，TAMBAが84°から40°に改善した．

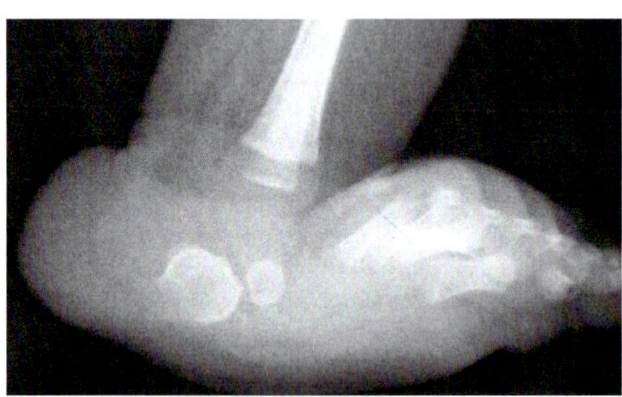

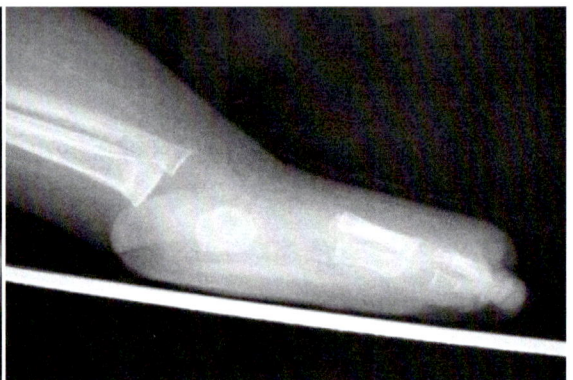

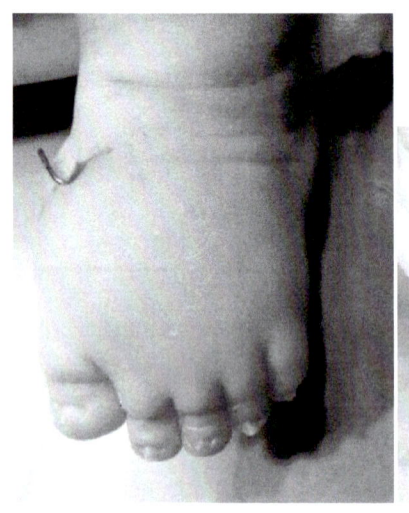

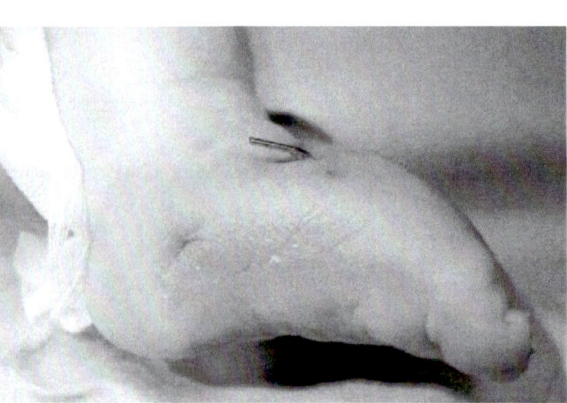

図7 ピンニングとアキレス腱皮下切腱直後

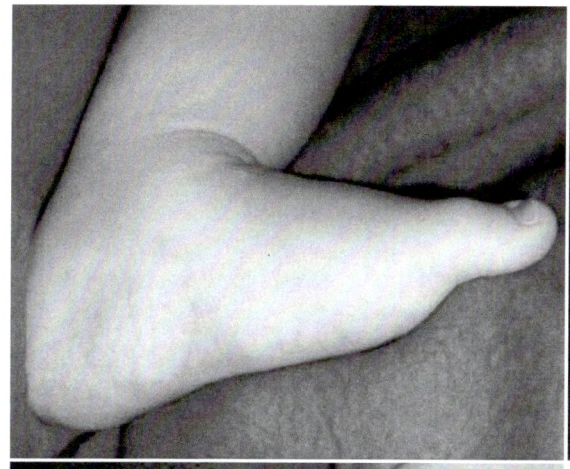

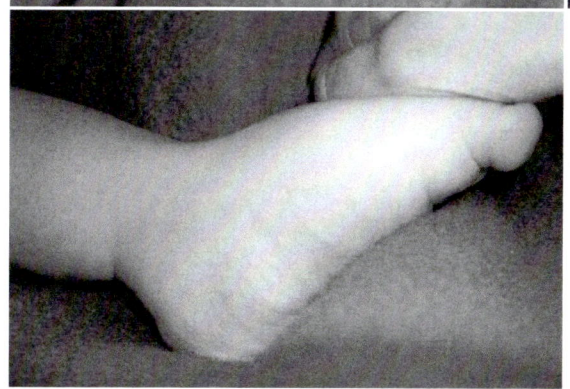

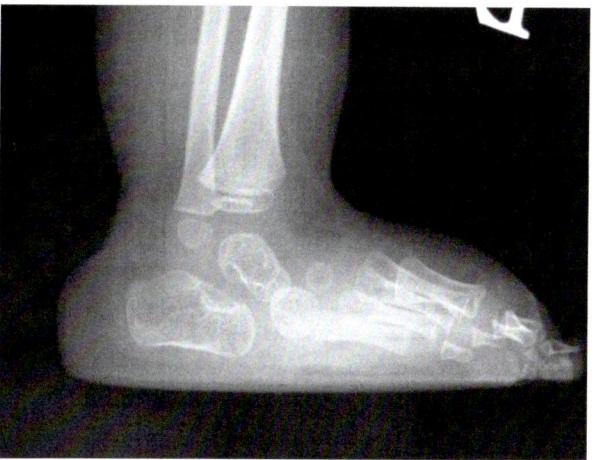

図 8
Follow up 時（2歳9か月）
底背屈の可動性は保たれ，比較的良好な矯正位が保たれている．

＜Standard＞ 好発部位は距踵骨間と踵舟状骨間であり，これらにつき述べる．

（1）距踵骨癒合症

足関節内果後下方の骨性隆起と同部の圧痛を主訴として来院する場合がほとんどである．単純X線軸射で載距突起部の嘴状骨性突出と側面像でのC signは特徴的である．またCT冠状断で癒合部は明らかに描出される（図9）．ほとんどの症例で癒合部切除により対応可能であるが，隣接関節に変形性関節症性変化がみられる場合は固定術（距踵関節固定術または三関節固定術）の適応である．

（2）踵舟状骨癒合症

足根洞前方部の圧痛，歩行時痛や足部の内がえし制限によるぎこちない歩行を主訴とする．画像所見では単純X線側面像で踵骨前方突起にみられる，いわゆるanteater noseは特徴的である（図10）．手術的治療は距踵骨癒合症と同様，癒合部切除あるいは固定術（三関節固定術）が選択されるが，癒合部切除を行う場合，筆者らは再癒合予防のために短趾伸筋をスペーサーとして充填している（図11）．

麻痺性足部疾患

麻痺性足部疾患の原因として二分脊椎，脳性麻痺などの中枢神経障害，末梢神経損傷，その他Charcot-Marie-Tooth病，進行性筋ジストロフィーなどの疾患が挙げられるが，本稿では二分脊椎による足部変形について解説する．

＜Point＞ 二分脊椎における整形外科的な問題点を列挙すると後側弯，股関節脱臼，膝関節の脱臼や変形などが挙げられるが，中でも足部変形は圧倒的な頻度で高い．本邦でも出生時に65％，6歳児の横断的調査で76％に足部変形がみられたとする報告がある[6]．変形の種類は多岐にわたっているが大別すると尖足，内反足，外反扁平足，凹足，踵足に分かれる．さらにこれらの変形は総じて程度が強く，拘縮度も強いので治療に難渋することが多い．

＜Standard＞ 基本的には保存的治療を第一選択とするが，前述したように変形の程度と拘縮度が強いので治療抵抗性のケースが少なくない．この場合は観血的矯正術が選択されるが，筋力不均衡が変形要素の一因であるので，術後再発を考慮して術式選択をする必要がある．術式には軟部組織解離術としては後内方解離術や距骨下関節全周解離術，腱移行術として前あるいは後脛骨筋腱を使用する方法．さらに骨性矯正術としてEvans

1）子どもに多くみられる足の障害 221

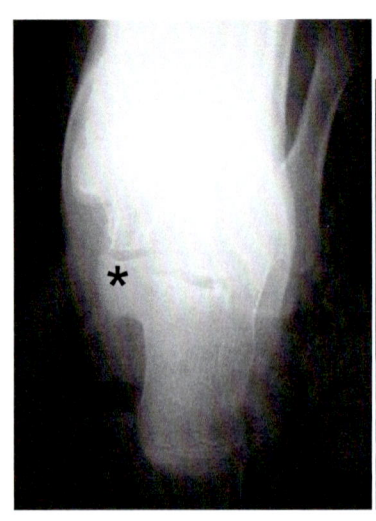

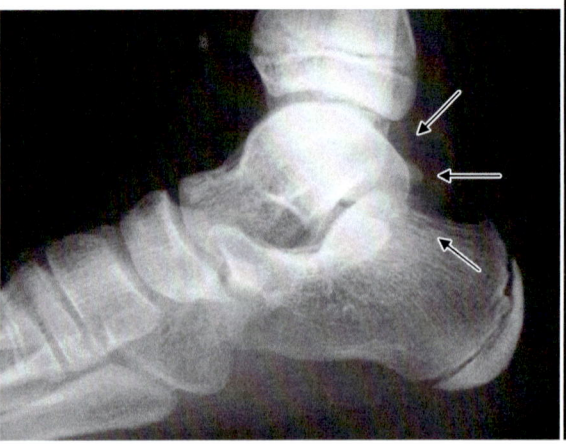

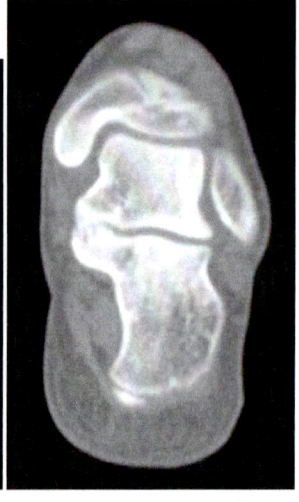

図9 距踵骨癒合症の画像所見　　　　　　　　　　　　　　　　　　　　　　a|b|c
　a：載距突起部に嘴状骨性突出（★）を認める．
　b：側面像でのC sign
　c：CT冠状断での癒合部

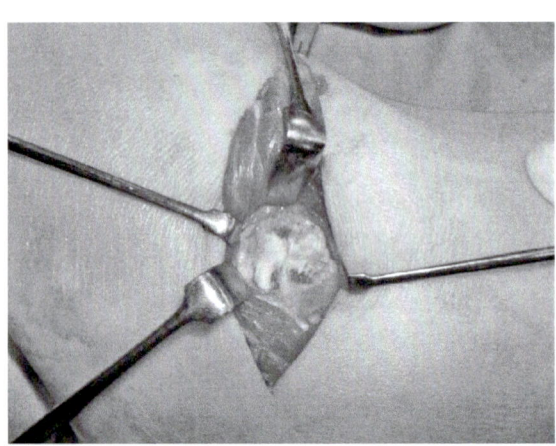

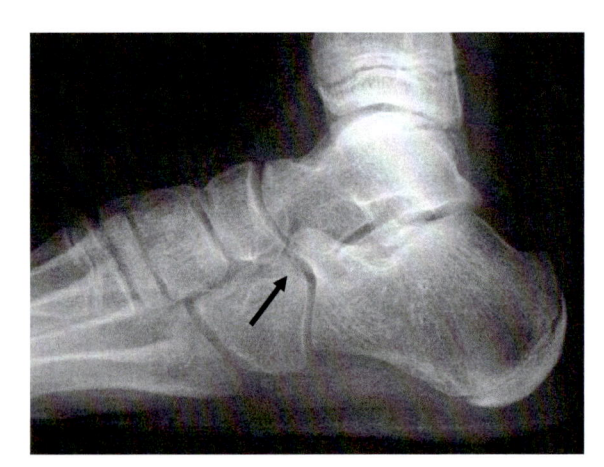

図10 踵舟状骨間癒合症で特徴的な
anteater nose像（矢印）

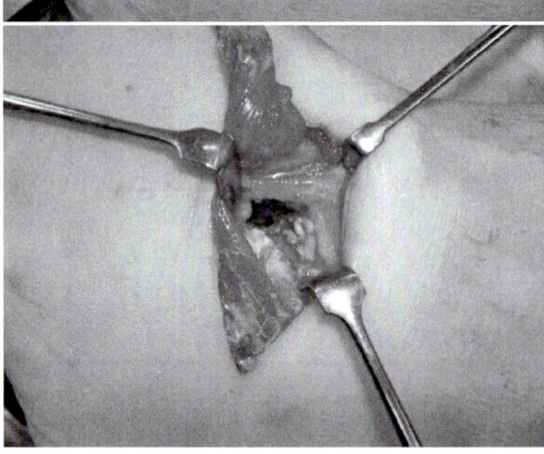

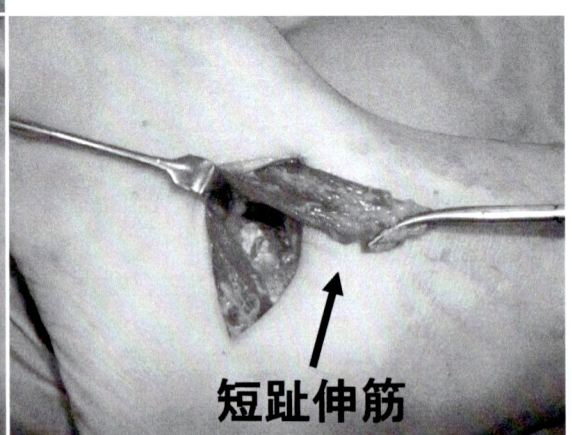

短趾伸筋

図11 踵舟状骨癒合症における癒合部切除術　　　　　　　　　　　　　　　　a
癒合部切除後は再癒合予防のために短趾伸筋をスペーサーとして充填している．　b|c
　a：癒合部
　b：切除後
　c：再癒合予防のため，短趾伸筋を切除部にスペーサーとして充填する．

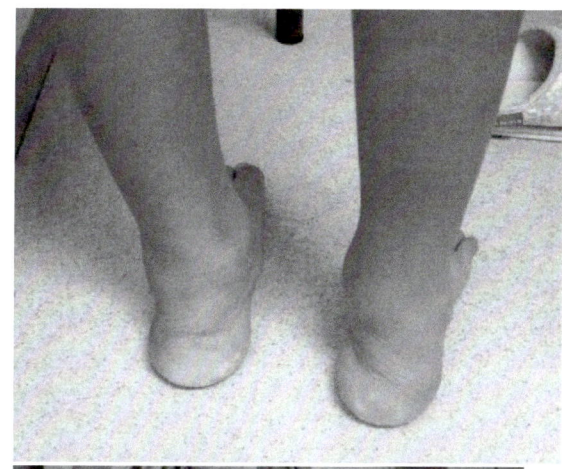

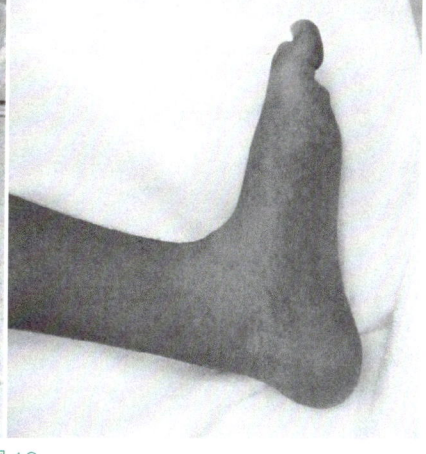

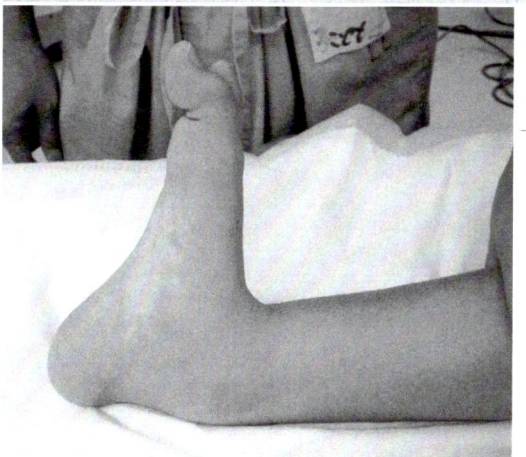

図12
症例：8歳6か月，女児（術前）
下腿三頭筋麻痺に伴う踵足変形がみられる．

症例は8歳6か月女児で生下時に脊髄髄膜瘤の修復術を施行された．現在，独歩は可能であるが，下腿三頭筋麻痺に伴う踵足変形があり歩容が著しく悪い（図12）．手術は前脛骨筋腱を第1楔状骨付着部で切離し，これを脛腓骨間膜を通して後方に移行し踵骨へ固定する．固定に際して以前は足底へのpull out法を行っていたが，最近はTJ screw（図13）を使用することにより術後の移行腱の弛みを防止し，bone tendon junctionでの生着を確実にできるようになった[7]．術後は歩容の改善が確実に得られ，つま先立ちが可能となるケースもあり，本人や家族の満足度が高い手術である（図14）．

法，距骨摘出術，三関節固定術などがある．実際にはこれら手術は単独で行われるよりも組み合わせて行われることが多い．

<Author's recommendation> 麻痺性踵足に対して筆者らが汎用している手術法を紹介する．

図13
a：Tendon Junction Screw（TJ screw）の実物
b：固定のシェーマ

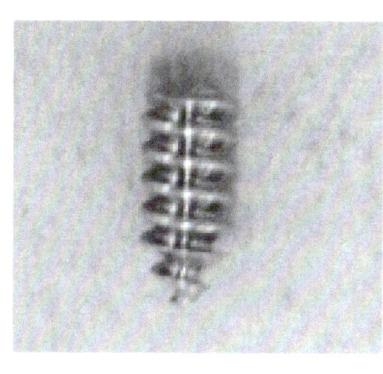

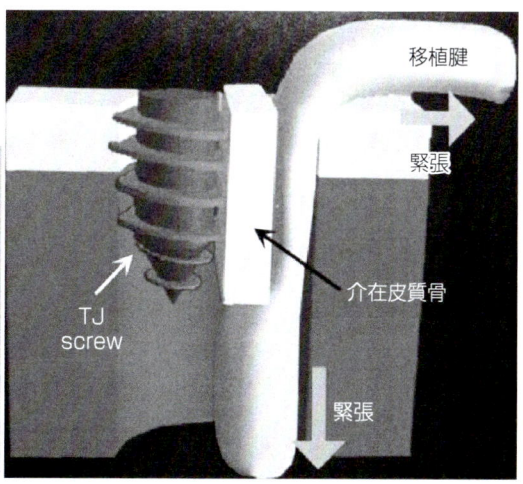

1）子どもに多くみられる足の障害

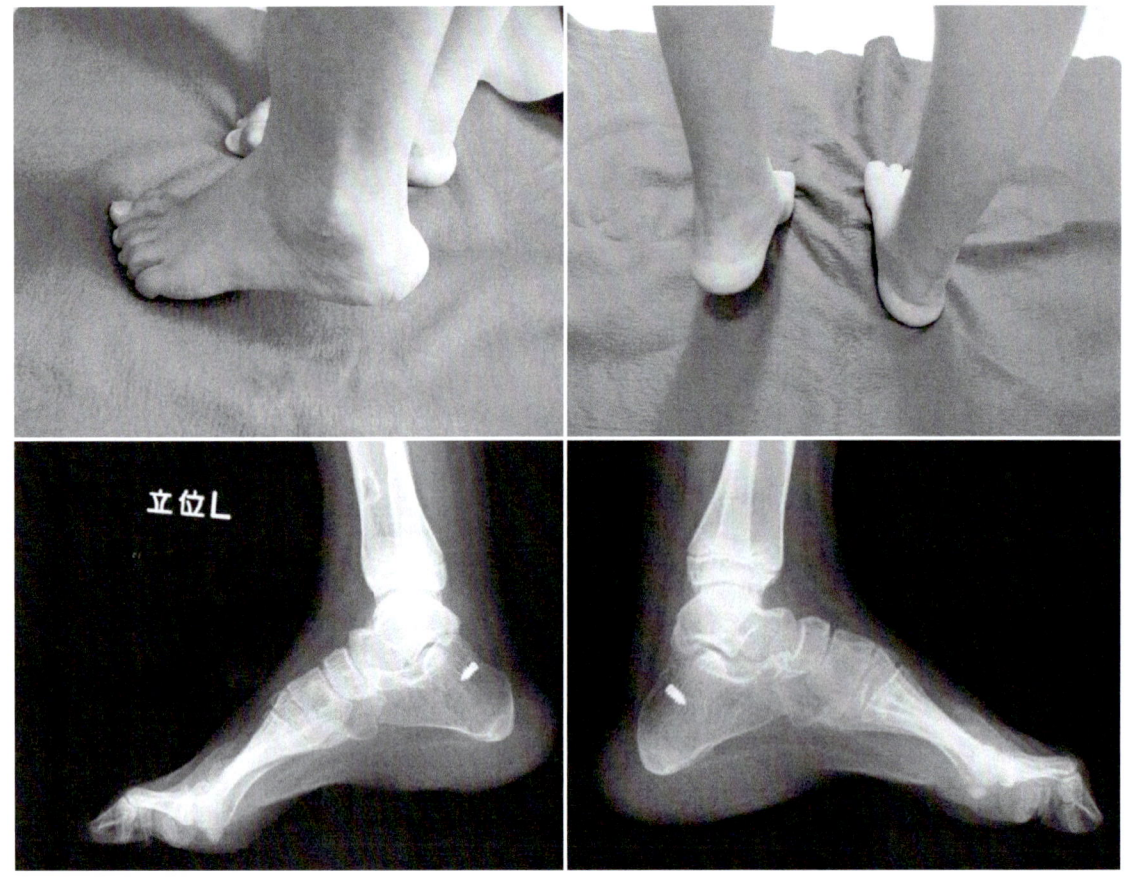

図14 前脛骨筋腱後方移行術後6か月
左はつま先立ちも可能となった.

骨端症

1. Köhler 病

 舟状骨の無腐性壊死により同部の圧痛や足背部に歩行時痛を訴える．5歳前後の男児に好発する．X線学的には舟状骨の扁平化がみられ，辺縁不整像，分裂像，硬化像を呈する場合もある（図15）．保存的治療が中心となるが，急性期には内反尖足位で短下肢ギプス固定とし免荷が望ましい．舟状骨の修復までには長期を要するが予後は良好である．

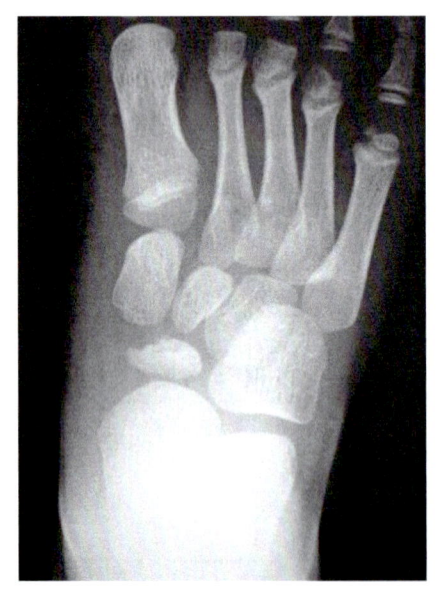

図15 Köhler 病
舟状骨の辺縁不整と軽度の硬化像を認める．

2. Freiberg 病

 第2 Köhler 病とも呼ばれ，中足骨頭の無腐性壊死により歩行時の前足部痛を訴える．第2中足骨頭に圧倒的に多いが，稀に第3または第4中足骨頭に発症する場合もある．10代女性に多発する．X線学的には中足骨頭の扁平化や不整化が特徴的

である．関節面が比較的保たれている病初期[8]には保存的治療が中心となるが，病期の進行した症例では中足骨頭に対する骨切り術や最近では自家骨軟骨柱移植術[9]などが適応される．

3．Sever病

踵骨の骨端症が原因で歩行時，運動時に踵骨のアキレス腱付着部周辺の疼痛を訴える．X線学的には骨端部の不整，分節，扁平，硬化像などがみられる．免荷などの保存的治療が奏効し一般に予後は良好である．

（薩摩眞一）

文献

1) Bleck EE, Berzins UJ : Conservative management of pes valgus with plantar flexed talus, flexible. Clin Orthop. 122 : 85-94, 1977.
2) Bordelon RL : Correction of hypermobile flatfoot in children by molded insert. Foot Ankle. 1 : 143-150, 1980.
3) 和田郁雄, 堀内 統, 若林健二郎, 大塚隆信：小児外反扁平足の病態と治療. 整・災外. 47：1131-1139, 2004.
4) Sharrard W, Grosfield I : The management of deformity and paralysisof the foot in myelomeningocele. J Bone Joint Surg(B). 50 : 456-465, 1968.
5) Dobbs MB, Purcell DB, Nunley R, Morcuende JA : Early Results of a New Method of Treatment for Idiopathic Congenital Vertical Talus. J Bone Joint Surg(A). 88 : 1192-1200, 2006.
6) 篠原裕治, 亀ヶ谷真琴, 山根友二郎：二分脊椎症の足部変形に対する治療. 整・災外. 44：925-934, 2001.
7) 田中寿一, 大迎知宏, 奥野宏昭, 常深健二郎, 平松知仁：TJ screw systemを用いた靱帯再建術. 日手会誌. 20：570-575, 2003.
8) Smillie IS : Treatment of Freiberg's infraction. Proc R Soc Med. 60 : 29-31, 1967.
9) Hayashi K, Ochi M, Uchio Y, Takao M, Kawasaki K, Yamagami N : A new surgical technique for treating bilateral Freiberg disease. Arthroscopy. 18 : 660-664, 2002.

②「足」を治す ＜特徴からみた足の障害＞
2）女性に多くみられる足の障害

Key Words

外反母趾（hallux valgus），強剛母趾（hallux rigidus），後脛骨筋腱機能不全（posterior tibial tendon dysfunction）

はじめに

足の外科を訪れる患者は，外傷を除けば年代を問わず女性が多い．女性はどうしてこうも足が痛くなるのかと日頃思っている．女性に多くみられる疾患としては，外反母趾，強剛母趾，後脛骨筋腱機能不全などが代表的である．長い人生における生活習慣は内臓に限らず，足に及ぼす影響も大きい．生活習慣の中で足に対する影響が大きいのはやはり履き物であろう．靴に限らずストッキングや靴下もである．外反母趾はそれらの影響が強いとされる．しかし，強剛母趾や後脛骨筋腱機能不全のように履き物の影響が原因とは考えにくい疾患もある．本章では，成人女性に多くみられる代表的疾患として，外反母趾，強剛母趾，後脛骨筋腱機能不全に絞って解説する．

外反母趾

外反母趾（hallux valgus）が足部変形の中で最も多く，しかも女性に多いのはよく知られている．靴，ストッキング，靴下，遺伝的素因などが原因と考えられる．

1．保存療法

＜Standard＞ 合併症のない中等度までの外反母趾なら以下の保存療法により母趾痛や中足部痛を緩和し，日常生活活動やスポーツに支障をきたさない程度にまで治療が可能なことが多い．しかし，重度の外反母趾，特に合併症を伴う症例は保存療法では治療が困難である．

1）靴合わせ，靴の履き方の指導[1]
2）足底挿板などの装具療法[1]
3）母趾内反自動運動[2]

保存療法では靴の選択肢が制限され，希望のファッショナブルな靴は履けない．

2．手術療法

＜Standard＞ 手術適応はAOFAS（アメリカ足の外科学会）のアルゴリズム[3]（図1）に準ずるのが標準的である．なお，本邦ではMann法以外にScarf法[4]も頻用される．

＜New trend＞ 最近，局所麻酔で行える遠位骨切り術の一種であるDLMO（distal linear metatarsal osteotomy）法[5]が行われている．軽度〜中等度の外反母趾に対してはMitchell，chevronなどの遠位骨切り術を選択するのが一般的であるが，DLMO法もその部類の手術法と考える．局所麻酔で行う場合，入院の必要がないことは患者にとって大きなメリットである．しかし，外来ではより一層慎重な経過観察が必要である．

＜Author's recommendation＞ 手術療法の適応は保存療法が有効でない以下の場合と考えている．

① 日常生活活動やスポーツに支障をきたす疼痛があり，患者が手術を希望する場合
② 疼痛はないが整容的な見地から患者が手術

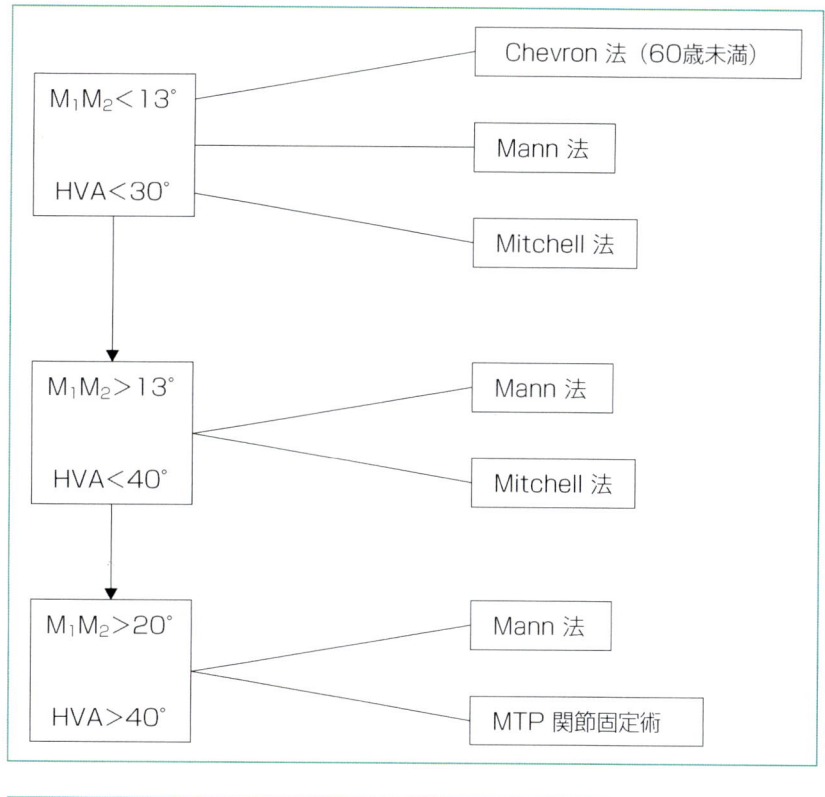

図1
　術式選択
　X線計測値は荷重位足部前後像による
　HVA：外反母趾角
　M_1M_2：第1-2中足骨間角

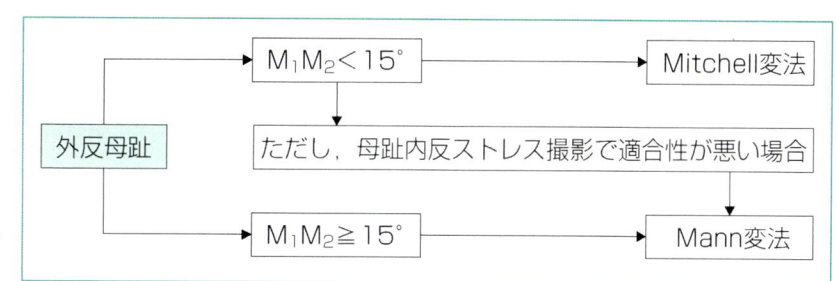

図2
　筆者の手術方針[7)8)]

を希望する場合

　筆者はアルゴリズム(図2)に従って手術法を選択している[6)〜8)].

　手術療法を必要とする外反母趾における治療の難しさは，外反母趾に伴う合併症の治療の難しさにある．外反母趾に伴う合併症には，母趾回旋変形(図3-a, b)，足趾屈曲拘縮(特に第2, 3趾)(図3-a)，overriding toe(図3-a〜c)，第2, 3趾MTP関節脱臼(図3-a, b)，内反小趾(図3-c)，中足根関節症(図3-d, e)などがある．合併症に付随する症状があり日常生活活動に支障がある場合には合併症も手術療法の適応となる．なお，外反母趾の重症度にかかわらず，MTP関節脱臼が合併する症例(図4)は手術(外反母趾矯正術＋中足骨短縮術)の絶対適応である[8)].

後療法：Mitchell変法後には抜鉤(抜糸)までアルフェンスシーネ固定を行い，6週間，踵〜外側荷重を指示する．Mann変法の後療法は足関節底背屈中間位で3週間ギプス固定(踵の最も後方にヒールを装着：図5)する．翌日から踵荷重を許可し，2週後に抜鉤(抜糸)し，3週後にギプスを除去する．切除した中足骨内側隆起から得たわずかの海綿骨を中足骨近位骨切り部に移植するだけで，ギプスを除去する3週後にはX線学的に明らかな仮骨形成を認めることが多い．ギプス除去後，踵から足部荷重(母趾は免荷)を許可し，次第に疼痛自制内で母趾の荷重も許可し，6週後にtoe spreader，足底挿板装着下に全荷重を許可する．室内では外反母趾矯正用の軟性装具を装着するよう指導する．あえて踵後方ヒール付きギプス

2) 女性に多くみられる足の障害　227

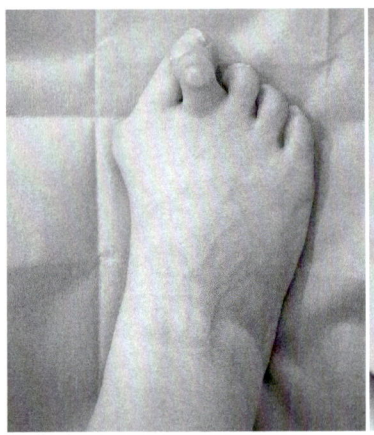

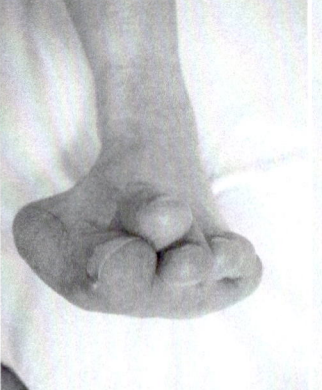

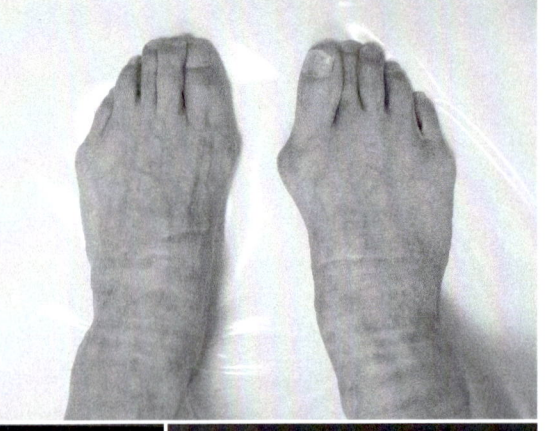

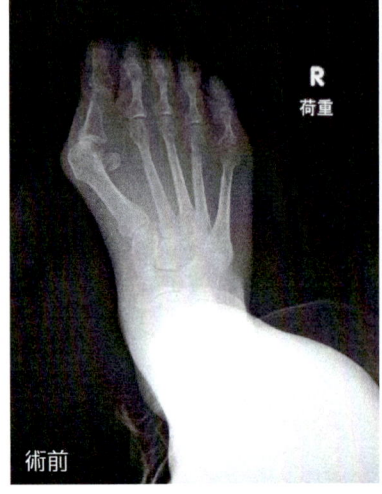

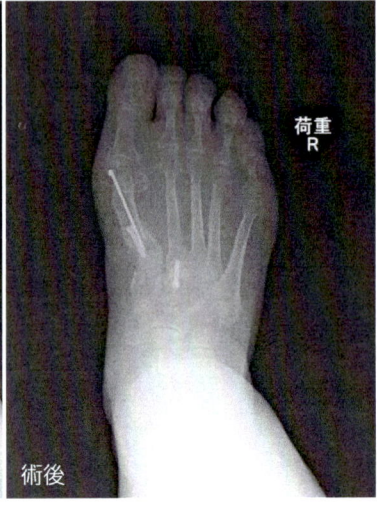

図3 外反母趾に伴う合併症
母趾回旋変形(a, b), 足趾屈曲拘縮(a：第2, 3, 4趾), overriding toe(a, b, c), 第2, 3 MTP関節脱臼(a, b), 内反小趾(c), 中足足根関節症(d：術前, e：術後)

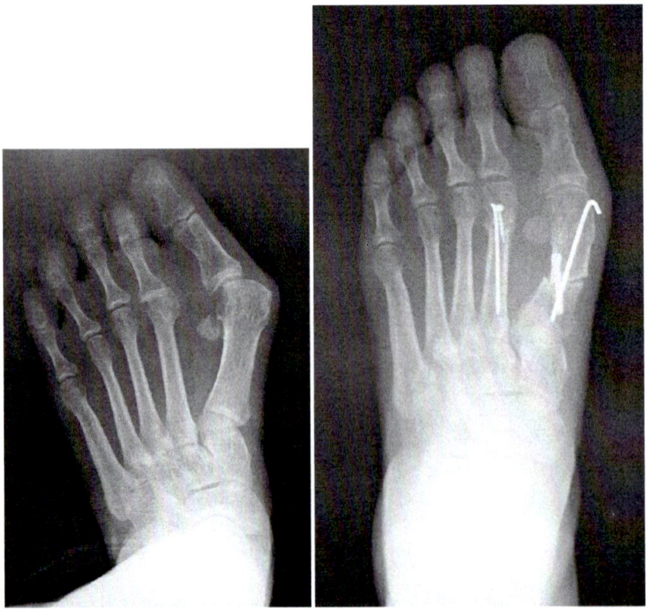

図4 第2趾MTP関節脱臼が合併する症例
a：手術前
b：Mann変法＋第2中足骨遠位骨切り術後

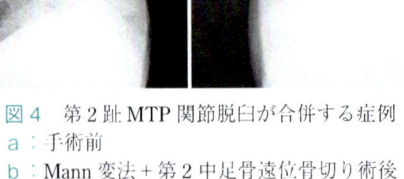

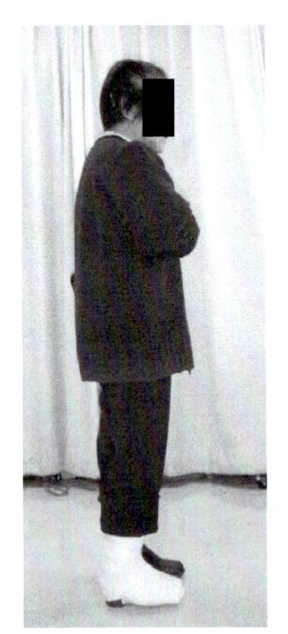

図5 Mann変法後のギプス固定
あえて踵後方ヒール付きギプス固定することにより翌日から荷重歩行が可能となり, 安全に患者の活動性の向上が得られる.

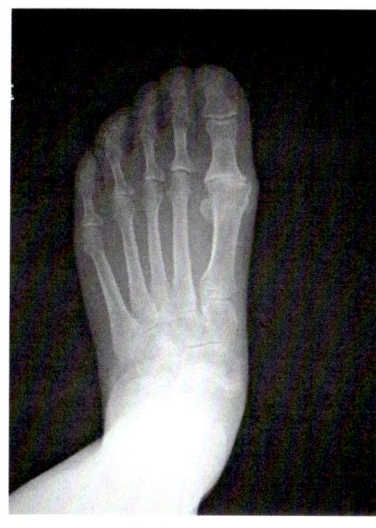

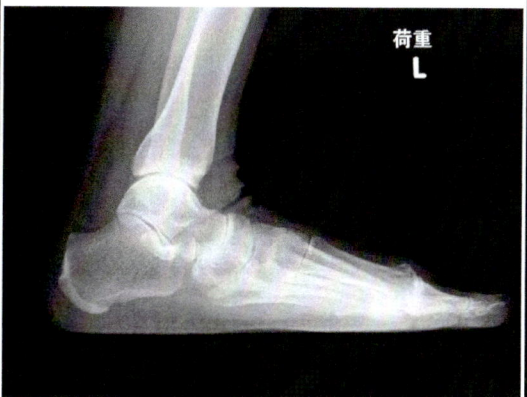

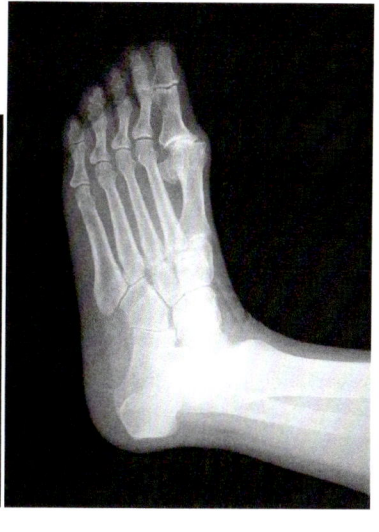

図6 強剛母趾の単純X線
正面像（a）では関節裂隙の狭小化，側面像（b）では中足骨頭背側の骨棘，基節骨基部背側の骨棘形成，斜位像（c）では骨棘，関節裂隙の評価を行う．

固定することにより，翌日から荷重歩行が可能となり，安全に患者の活動性の向上が得られる．今まで早期荷重による偽関節，変形治癒はない．

強剛母趾

強剛母趾（hallux rigidus）は母趾MTP関節の変形性関節症である．病期の進行とともにMTP関節の可動域が減少することから強剛母趾といわれる．主に50歳以降に明らかな原因がなく症状が出現することが多い．頻度は50歳以上の40人に1人（2.5％）という欧米の報告がある．我が国における頻度は明らかではないが，筆者の経験では女性に多く，外反母趾との合併は少ない[9]．治療は保存療法から始めるが，患者の満足度が低い症例に対しては手術療法が有効である．

1．病態・病因

強剛母趾ではMTP関節軟骨において，特に中足骨頭軟骨の変性，摩耗とともに中足骨頭背側に骨棘が形成され，MTP関節伸展時に基節骨近位が骨棘とインピンジする．進行とともに基節骨近位にも骨棘が形成され，骨棘同士がインピンジしてさらに可動域が悪くなる．中足骨頭軟骨の摩耗，基節骨近位背側の骨棘形成の進行とともにX線像上，関節裂隙の狭小化が進行する．

一般的な病因には外傷，炎症，遺伝，歩行異常，足の解剖学的構造，肥満，履物，職業などが挙げられるが，詳しいことは明らかではない．外傷による骨軟骨損傷は強剛母趾の誘因になりうるが，足部外傷の機会が多いサッカーや空手などのスポーツ選手や特定の職業に多いという報告はなく，問診上，外傷の既往が明らかでない場合が多い．長年，MTP関節に過剰な伸展負荷がかかることが強剛母趾発症の誘因になることは間違いない．

2．診　断

母趾痛を訴える場合には強剛母趾の可能性も考える．強剛母趾の症状は母趾MTP関節の疼痛と可動域（特に伸展制限）であるが，初期には疼痛が主で可動域制限は少ないので見逃さないように注意する．患者は歩行時の母趾MTP関節痛や歩きにくいなどの歩行障害を訴えて来院する．疼痛は正座やしゃがみ込み，それらからの立ち上がり動作，つま先立ちをするときなどにも生じる．MTP関節に腫脹や圧痛を認め，病期の進行とともにMTP関節近位背側に骨性隆起を触知する．他動的伸展とともに著しい疼痛を訴える．病期の進行とともに可動域制限が増強し，屈曲時痛も出現する．外反母趾との合併は少ない．

単純X線正面像では関節裂隙の狭小化，側面像では中足骨頭背側の骨棘，基節骨基部背側の骨棘形成を認める（図6）．その程度は病期により異なる．

Grade I :	軽度から中等度までの骨棘形成
	関節裂隙は保たれている
Grade II :	中等度の骨棘形成
	関節裂隙の狭小化
	軟骨下の骨硬化
Grade III :	著しい骨棘形成
	関節裂隙の消失
	軟骨下嚢胞形成

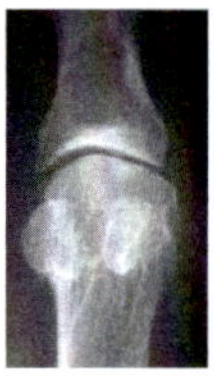

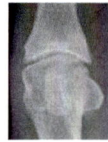

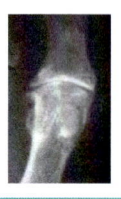

図7 Hattrupらの分類

表1 新しい病期分類（Coughlinら）

Grade	MTP関節伸展角度	X線所見*	臨床所見
0	40～60°および/あるいは健側に比し10～20%減	正常	疼痛なし こわばりとROM減少
1	30～40°および/あるいは健側に比し20～50%減	背側の骨棘形成 最小限の関節裂隙の狭小化 最小限の関節周辺の骨硬化 最小限の中足骨頭の扁平化	軽度，あるいは時折の疼痛とこわばり，最大伸展および/あるいは最大屈曲時の疼痛
2	10～30°および/あるいは健側に比し50～75%減	背側，側方の骨棘形成 おそらく内側の骨棘により中足骨頭が扁平にみえる 病巣は側面像で背側の1/4以下，軽度～中等度の関節裂隙の狭小化と骨硬化，種子骨は正常	中等度～著しい疼痛と常時あるこわばり，最大伸展直前および/あるいは屈曲直前の疼痛
3	10°以下および/あるいは健側に比し75～100%減 屈曲も同様に激減（10°以下）	Grade 2と同様 しかし実質的に狭小化し，関節周囲に嚢胞性変化があり，病巣は側面像で背側の1/4以上，種子骨は拡大し，嚢胞性で，形が不正かもしれない	持続性の疼痛があり実質的に硬い しかし最大伸展・最大屈曲の間では疼痛はない
4	Grade 3と同様	Grade 3と同様	Grade 3と同様 しかし他動運動による最大伸展・最大屈曲の間の可動域でも明らかな疼痛がある

*X線撮影は荷重位足部前後像

3．病期分類

　Hattrupらの分類[10]がシンプルである（図7）．しかし，関節裂隙が残存していても，病期の進行とともに基節骨近位背側の骨棘が成長して関節裂隙を覆い，関節裂隙が著しく狭小化しているようにみえる．単純X線像上grade IIIの判定は慎重に行う．

<New trend> Coughlinらにより新しい病期分類が提唱されている[11](表1).

4．治療[9]

<Standard>
1) 保存療法
   ① NSAIDの内服
   ② NSAID含有貼付剤の使用
   ③ ヒアルロン酸の関注
   ④ 足底挿板
   ⑤ 靴底にロッカーボトムを装着
2) 手術療法
   ① Cheilectomy（臼唇縁切除術）
   ② Distal metatarsal osteotomy（遠位中足骨骨切り術）
   ③ Resection arthroplasty（切除関節形成術）
   ④ Capsular interposition arthroplasty（関節包中間物挿入関節形成術）
   ⑤ Hemiarthroplasty（半関節形成術）
   ⑥ Arthrodesis（関節固定術）

<Author's recommendation>
1) 保存療法

足底挿板（図8）療法はgrade IIまでの症例には有効である．疼痛のため室内での日常生活活動に支障をきたす場合は手術適応としている．

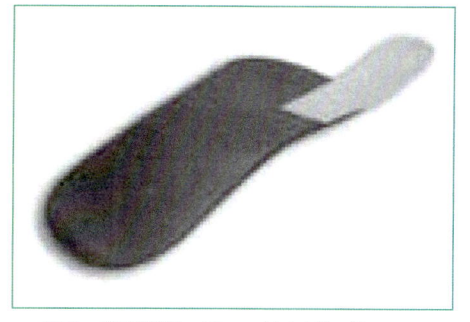

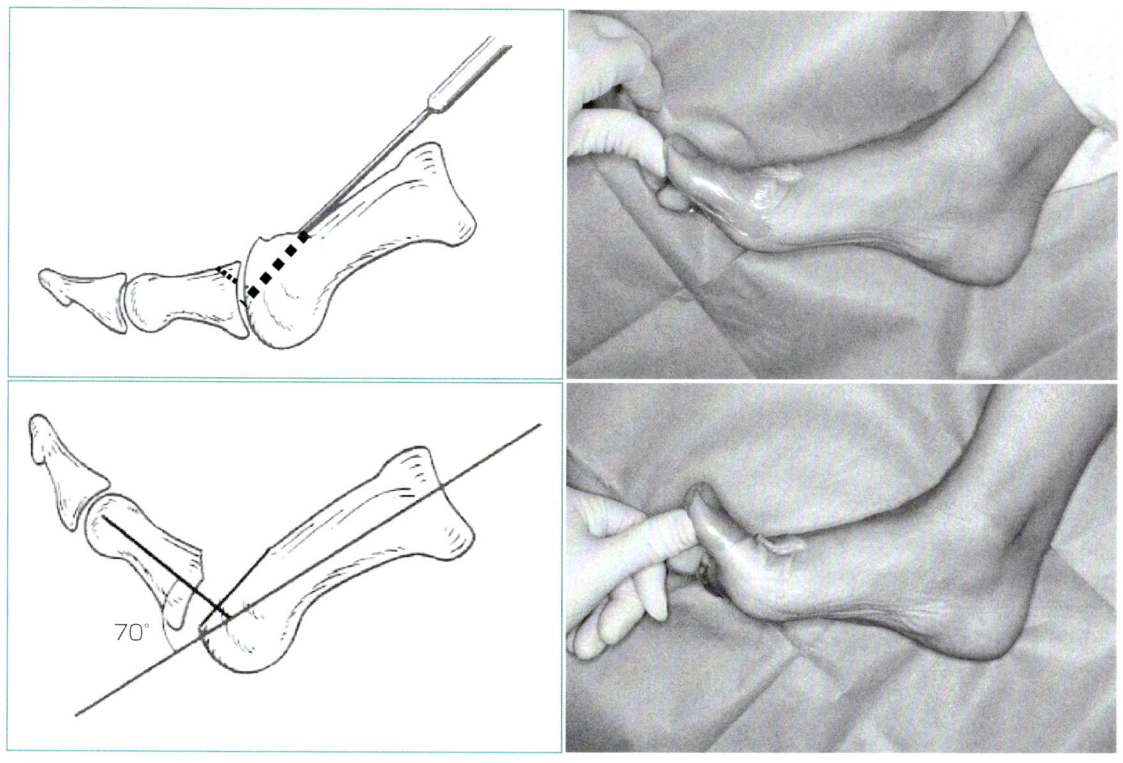

図8 強剛母趾に用いる足底挿板（左足用）
母趾にはエクステンションをつけMTP関節での踏み返しを抑制する．

図9
a，b：術前
c，d：術後（MTP関節の伸展角度は最低70°を目標とする）

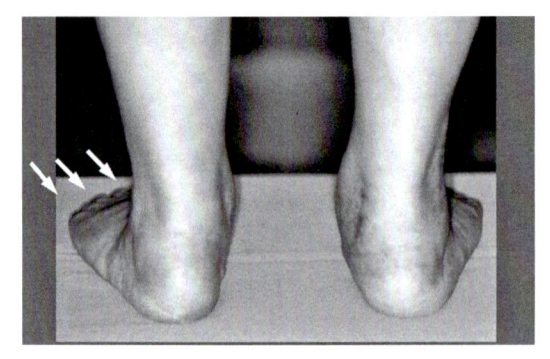

図10 Too many toes sign
踵が外反し，中足部から前足部が外転するに従って認める．

2）手術療法

手術手技としてはcheilectomy（関節唇切除術）を頻用している．まず，基節骨近位背側骨棘を切除すると，MTP関節内をよく観察できる．次に，基節骨軟骨面を保護しつつ，中足骨背部骨棘の近位基部から骨棘とともに中足骨頭1/3（場合により1/2）を切除する．関節内遊離体があれば除去する．術中，MTP関節の伸展角度は最低70°を目標とする（図9）．

日本人には欧米にみられるほどの重度な強剛母趾は少なくcheilectomyで対応できることが多い．筆者はgrade Ⅱかgrade Ⅲかを迷う症例には，中足骨頭を最大1/2まで切除するcheilectomyを行っている．基節骨背側の骨棘と変性軟骨を含む中足骨頭を中足骨頭背側の骨棘とともに大胆に切除することにより伸展時のインピンジメントが消失し，疼痛と可動域の改善が得られる．今までのところ，cheilectomy後に関節固定術を行った症例はない．

後脛骨筋腱機能不全

後脛骨筋腱機能不全（posterior tibial tendon dysfunction；PTTD）は成人期に発症する進行性の外反扁平足障害である．中・高年の女性に発症することが多い．初期の症状は足関節内果周辺の疼痛や腫脹，痛みに伴う歩行障害などである．歩行障害には「歩きにくい」という漠然とした訴えもある．PTTDに関する正確な知識がないと見逃す疾患である．アメリカでは1980年代，日本では

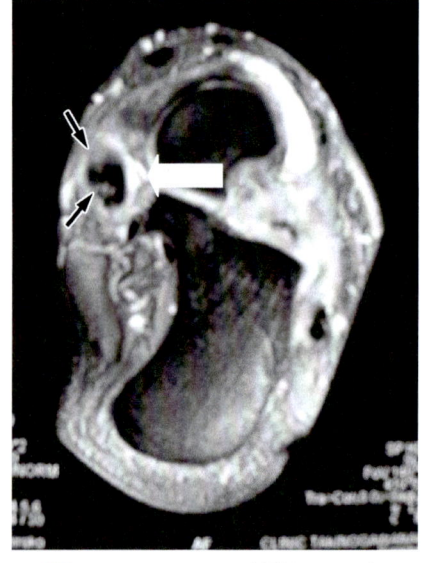

図11 PTTDのMRI所見（T_2，AXI）
PTTの縦断裂（➡），PTT周囲の水腫（⇦）

1990年代中頃から認識されるようになった疾患である[12]．

1．診　断

以下の項目をチェックする．
① 内果周辺の疼痛や腫脹（疼痛は必須）
② 後脛骨筋腱（PTT）に一致する圧痛（特に内果直下，内果後方）
③ 患側の片足つま先立ち（single heel rise）で圧痛部位に一致する痛み（painful heel rise）の存在
④ 患側の片足つま先立ちが困難または不能
⑤ Too many toes sign（図10）
⑥ 外果部痛
⑦ アキレス腱拘縮

①〜⑦のうち少なくとも①，②があればPTTDを疑い，③があればPTTDと診断できる．MRIを撮像しPTTの縦断裂（longitudinal split），PTT周囲の水腫[13]の有無を確認する（図11）．PTTDが進行すると④，⑤，⑥，⑦を認める．PTTDの初期には，扁平足，後足部外反変形，中足部・前足部外転変形を認めないか軽度であり，too many toes signは陰性である．PTTDが進行するとともに扁平足，後足部外反変形，中足部・前足部外転変形が明らかとなりtoo many toes signが陽性となる[12)13)]．

表2 PTTD病期分類

病期	stage 1	stage 2	stage 3	stage 4
後脛骨筋腱の状態	腱鞘炎あるいは/および腱変性	腱の延長と変性	腱の延長と変性	腱の延長と変性
変形	なし	アキレス腱拘縮を伴う矯正可能な外反扁平足	矯正不可能な外反扁平足	矯正不可能な外反扁平足
疼痛	内側部	内側部あるいは/および外側部	内側部あるいは/および外側部	内側部あるいは/および外側部
Single-heel rise	わずかな減弱（後足部内反可能）	著明な減弱（後足部内反不能あるいは減弱）	不能（後足部内反不能）	不能（後足部内反不能）
Too many toes sign	陰性	陽性	陽性	陽性
距骨外反および変形性足関節症	なし	なし	なし	あり

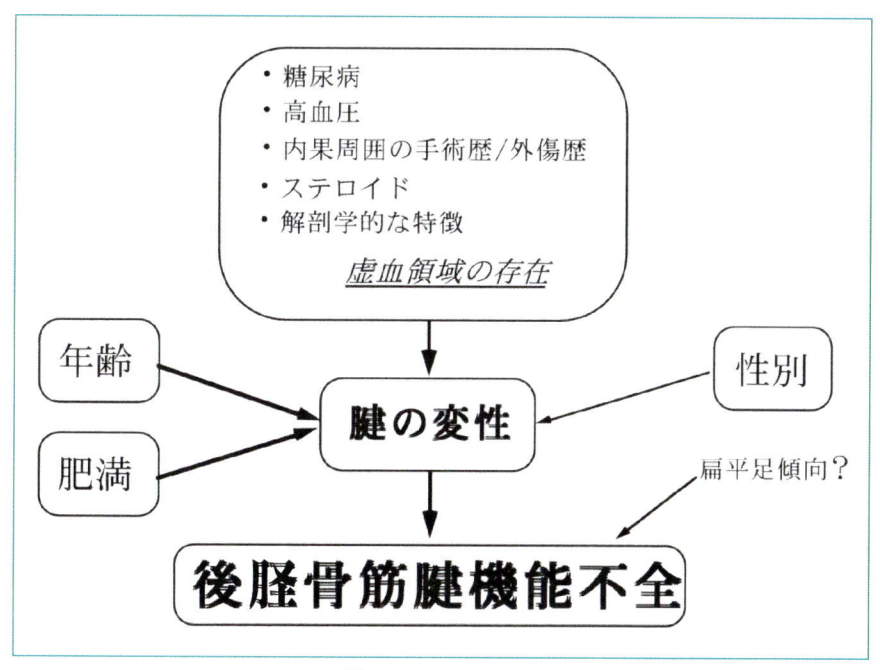

図12 PTTDの病因

2．病期分類

PTTDは成人期に発症する有痛性で進行性の外反扁平足によって歩行障害をきたす疾患であり，その重症度は病期分類（表2）で示される．Stage分類のポイントはstage 2では距舟関節で生じた外転変形を徒手的に矯正できるが，stage 3では矯正できないことである．Stage 4では距骨の外反や足関節の変形が生じて腓骨が踵骨とインピンジする[12]．この内，特にstage 2は後足部外反変形，中足部・前足部外転変形の進行期であり，臨床所見は同じstage 2でも変形の幅はかなり広い．したがって，stage 2を中足部・前足部外転変形の程度により，2つ（前期，後期）あるいは3つ（前期，中期，後期）に細分化するほうがより病態を反映する．

3．病態・病因

病理組織学的には腱炎（tendinitis）ではなく腱変性（tendinopathy）である．加齢，性別，肥満，高血圧症，糖尿病，腱の解剖学的特徴，関節リウマチなどが病因に挙げられる[12]（図12）．

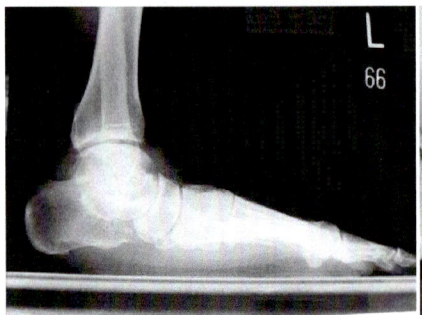

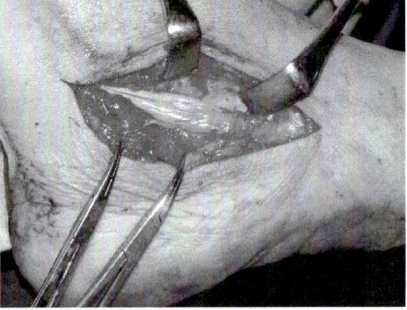

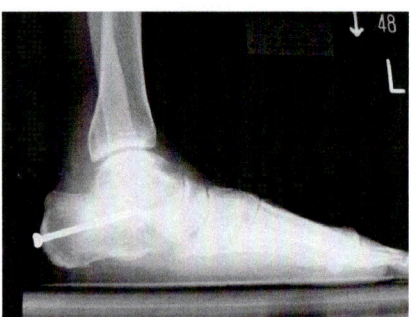

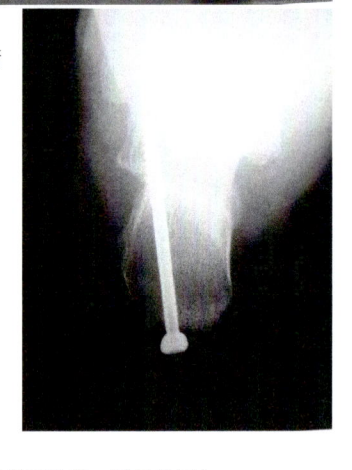

図13 ▶
FDL腱鞘滑膜切除術＋踵骨骨切り内側移動術
a：術前荷重位側面像
b：術中所見．PTTに縦断裂を認める．
c：術後荷重位側面
d：術後軸射像（約10 mm内側へ移動）

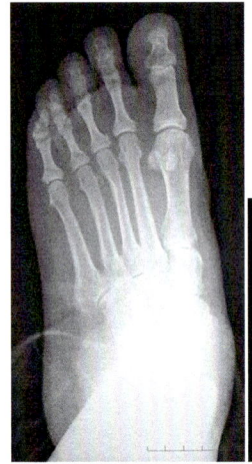

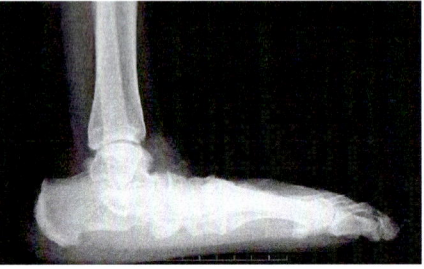

◀図14
FDL腱鞘滑膜切除術＋踵骨骨切り
内側移動術＋外側支柱延長術
a：術前荷重位正面像
b：術前荷重位側面像
c：術後荷重位正面像
d：術後荷重位側面像

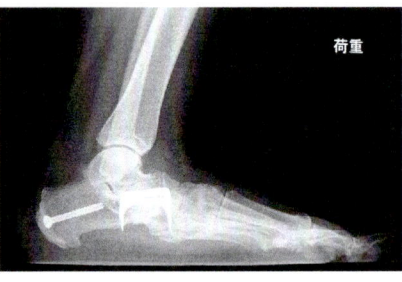

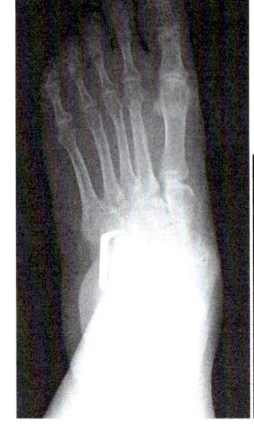

4．治　療

＜Standard＞

1）保存療法

① NSAID（内服，貼付剤）
② 足底挿板療法
③ 装具療法

2）手術療法

① 長趾屈筋腱（FDL）移行術
② 踵骨骨切り内側移動術
③ 外側支柱延長術
④ アキレス腱延長術

ⅰ：FDLを足底分岐部手前で切離して舟状骨に移行し，PTTを補強する手術法
ⅱ：踵骨骨切りを行い踵骨後方部を内側に10 mm移動する手術法
ⅲ：踵立方関節に腸骨からの骨移植を行い，外側柱を延長する手術法

＜New trend＞ Double heel osteotomy：踵骨骨切り内側移動術と外側柱延長術を組合せた手術法

である．外側柱延長術も踵骨で行う．後期stage 2に対して行われ，平均5年の中期成績は非常に良好（AOFASスコア90点）である．外側柱延長術における偽関節はないが，経過観察時には踵立方関節症が14％に認められたと報告されている[14,15]．

＜Author's recommendation＞ Stage 1，stage 2（後期を除く）では適合性の良い足底挿板（medial arch + metatarsal pad）を装着すれば，疼痛軽減に有効なことが多い[16,17]．NSAID含有貼付剤も併用し，最低6か月間の経過観察が必要である．保存療法が無効な症例では，PTTの滑膜切除および縦断裂縫合を行ったうえで，外反扁平足を認めるが外転変形が軽度な場合は①＋②（図13）を，外転変形が重度な場合は①＋②＋③（図14）を行う．すなわち①＋②＋③はstage 2後期の重度外反扁平足障害の場合に行う．稀にアキレス腱延長術を追加することがある．術後は4週間のギプス固定，免荷の後，2～3か月間PTB装具を装着し徐々に荷重する．PTB除去後は新規に足底挿板を作製する．足部変形が著しい症例の術後はUCBLタイプの足底挿板が変形再発予防に必要な場合がある．夜間はSLBを装着する．Stage 3以上では，何らかの関節固定術が必要となる．

まとめ

女性に多くみられる足部障害のうち，外反母趾，強剛母趾，後脛骨筋腱機能不全の3疾患について診断，治療を中心に述べた．

（野口昌彦）

文献

1) 内田俊彦：外反母趾に対する装具療法．MB Orthop. 21(12)：1-8, 2008.
2) 佐本憲宏：外反母趾に対する保存療法．整形外科 Knack & Pitfalls 足の外科の要点と盲点．250-251，文光堂，2006.
3) Mann RA, et al.：Adult hallux valgus. Surgery of the foot. 6th ed, 167-296, CV Mosby, 1993.
4) 磯本慎二ほか：中足骨水平骨切り術—Scarf変法—．MB Orthop. 23(7)：41-45，2010.
5) 須田康文ほか：中足骨遠位骨切り術—DLMO法—．MB Orthop. 23(7)：27-34，2010.
6) 田中康仁ほか：外反母趾手術の術式選択における母趾内反ストレスX線撮影の有用性．日足外会誌．16：159-164，1995.
7) 野口昌彦ほか：外反母趾の中足骨近位骨切り術 Mann変法．新OS NOW. 15：96-105, 2002.
8) 野口昌彦：外反母趾に伴うMTP関節脱臼に対する手術療法．MB Orthop. 23(7)：57-64, 2010.
9) 野口昌彦：強剛母趾の治療．MB Orthop. 21(12)：49-56, 2008.
10) Hattrup SJ, et al.：Subjective results of hallux rigidus following treatment with cheilectomy. Clin Orthop. 226：182-191, 1988.
11) Coughlin MJ, et al.：Hallux rigidus. Surgical treatment (cheilectomy and arthrodesis). J Bone Joint Surg. 86A：119-130, 2004.
12) 野口昌彦：成人期扁平足の病態—後脛骨筋腱機能不全を中心に—．関節外科．20：41-48, 2001.
13) 高宮尚武ほか：後脛骨筋腱機能不全の臨床およびMRI所見．臨整外．32：549-555，1997.
14) Mosier-LaClair S, et al.：Operative treatment of difficult stage 2 adult aquired flatfoot deformity. Foot Ankle Clin. 6：95-119, 2001.
15) Mosier-LaClair S, et al.：Intemediate follow-up on the double heel osteotomy and tendon transfer procedure for stage Ⅱ posterior tibial tendon insufficiency. Foot Ankle Int. 22：283-291, 2001.
16) 野口昌彦ほか：後脛骨筋腱機能不全．整形外科有痛性疾患保存療法のコツ．下巻．室田景久，矢部裕編．154-159，全日本病院出版会，2000.
17) 庄野 和ほか：Gait Scanを用いた下肢荷重検査による後脛骨筋腱機能不全の解析．靴医学．21：125-128，2007.

2 「足」を治す ＜特徴からみた足の障害＞

3）スポーツ選手に多くみられる足の傷害

Key Words

足部スポーツ傷害（sports injury of foot and ankle），スポーツ外傷（sports trauma），ランニング障害（running disorder）

足部は解剖学的に多くの骨・関節・靱帯・筋腱が配置している．スポーツ活動において足部は，グラウンドと人体とのインターフェイスとなるため，傷害発症の頻度が高く，日常生活活動では起こりえないスポーツ誘発性の炎症が発生してくる．

表1に主な足部の傷害を示す．その中で代表的な疾患について詳述する．

骨・関節・靱帯傷害

1．骨　折

1）足関節果部骨折

足関節は距骨体部が内果・外果に挟まり込まれ安定している「ほぞ・ほぞ穴」関節である．内果・外果が骨折すると関節機能が障害されるため，解剖学的整復を必要になり，手術が行われることが多い．約3か月でスポーツ再開可能であるが，脛腓靱帯損傷を合併する症例では，さらに長期を要する場合がある．

2）リスフラン脱臼骨折

前足部を固定され後足部に捻転が加わることや，前足部の回旋強制により発生することが多い．手術的治療が必要となる．疼痛を残すことも多く，段階的荷重や段階的なスポーツ復帰を図る必要がある．

表1

Ⅰ．骨・関節・靱帯傷害
1. 骨折
   足関節果部骨折，リスフラン脱臼骨折
2. 靱帯損傷
   足関節外側靱帯損傷（足関節捻挫），遠位脛腓靱帯損傷，二分靱帯損傷，リスフラン関節捻挫
3. 不安定症
   足関節不安定症，距骨下関節不安定症
4. 疲労骨折
   内果，外果，踵骨，距骨，舟状骨，立方骨，第1中足骨基部，第2中足骨基部，第2-4中足骨骨幹部，第5中足骨近位骨幹部，母趾基節骨基部
5. 増殖性骨障害
   衝突性外骨腫，三角骨症候群，距踵関節癒合症，距舟関節骨棘
6. 牽引性骨障害
   有痛性外脛骨，Sever病，内果牽引性骨端症，Islin病，二分種子骨，Os peronei障害
7. 離断性骨軟骨炎（骨軟骨損傷）
   距骨外側，距骨内側
8. 骨壊死
   第1 Köhler病，Freiberg病，母趾種子骨障害

Ⅱ．筋・腱傷害
1. 腱脱臼
   腓骨筋腱脱臼，後脛骨筋腱脱臼
2. 腱炎・腱鞘炎・滑液包炎・筋膜炎
   アキレス腱炎，腓骨筋腱炎，後脛骨腱炎，長母趾屈筋腱炎，長母趾伸筋腱炎，前脛骨筋腱鞘炎，アキレス腱周囲炎，足底筋膜炎

Ⅲ．神経・血管障害
1. 絞扼性神経障害
   足根管症候群，前足根管症候群，距踵関節癒合症
2. 牽引性神経障害
   足根管症候群，深・浅腓骨神経障害
3. 区画症候群
   下腿前方区画症候群

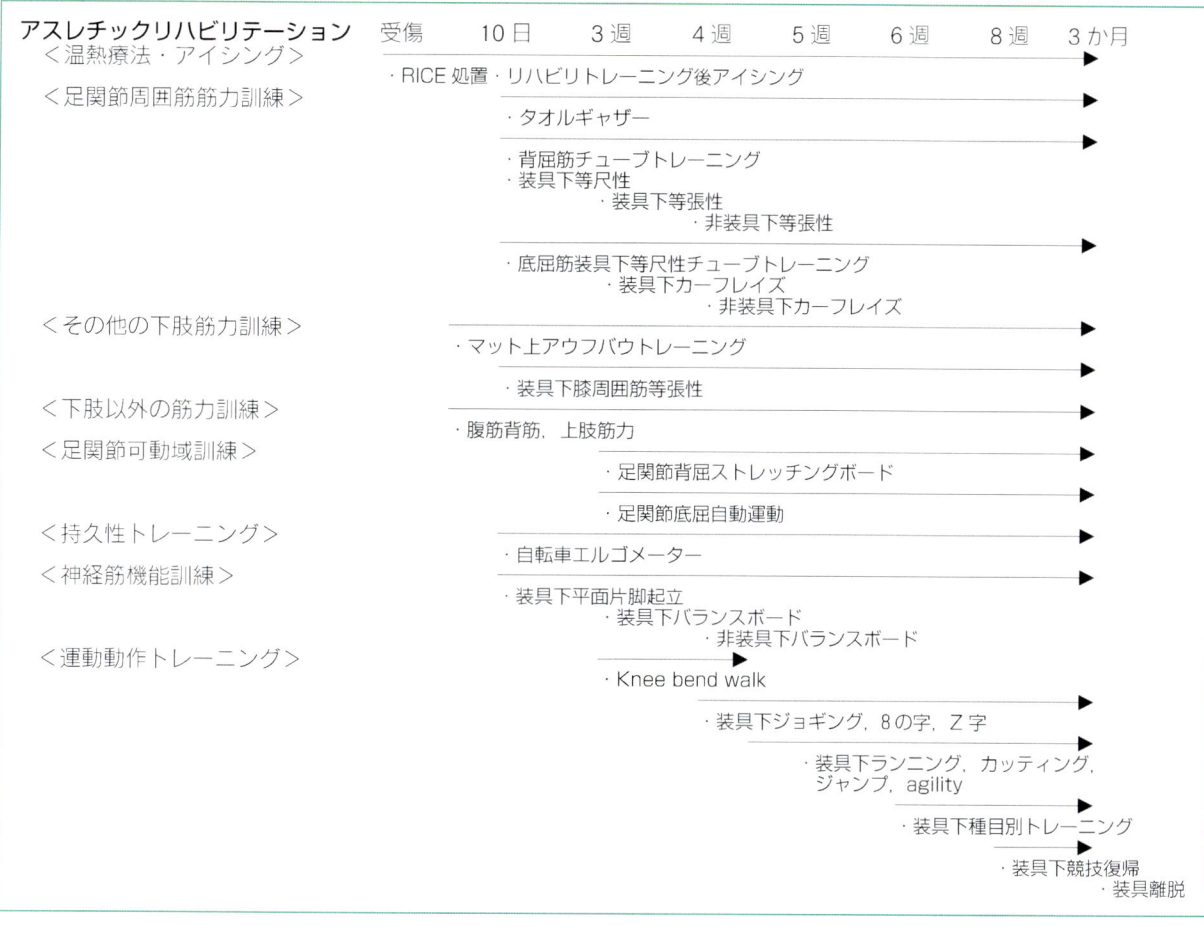

アスレチックリハビリテーション	受傷	10日	3週	4週	5週	6週	8週	3か月
＜温熱療法・アイシング＞		・RICE処置・リハビリトレーニング後アイシング						
＜足関節周囲筋筋力訓練＞		・タオルギャザー						
		・背屈筋チューブトレーニング						
		・装具下等尺性						
			・装具下等張性					
				・非装具下等張性				
		・底屈筋装具下等尺性チューブトレーニング						
			・装具下カーフレイズ					
				・非装具下カーフレイズ				
＜その他の下肢筋力訓練＞		・マット上アウフバウトレーニング						
		・装具下膝周囲筋等張性						
＜下肢以外の筋力訓練＞		・腹筋背筋，上肢筋力						
＜足関節可動域訓練＞			・足関節背屈ストレッチングボード					
			・足関節底屈自動運動					
＜持久性トレーニング＞		・自転車エルゴメーター						
＜神経筋機能訓練＞		・装具下平面片脚起立						
			・装具下バランスボード					
				・非装具下バランスボード				
＜運動動作トレーニング＞			・Knee bend walk					
			・装具下ジョギング, 8の字, Z字					
					・装具下ランニング, カッティング, ジャンプ, agility			
						・装具下種目別トレーニング		
							・装具下競技復帰	
								・装具離脱

図1 足関節外側靱帯損傷後の機能的装具を用いたアスレチックリハビリテーション

2．靱帯損傷

1）足関節外側靱帯損傷（足関節捻挫）

スポーツ外傷の10〜15％を占める頻度の高い外傷である．足関節内反強制により発生し，不安定性の強いものや外果部の腫脹・皮下出血が明らかなものは，外側靱帯断裂と考えて治療する必要がある．外側靱帯断裂したスポーツ選手の早期復帰には，足関節装具と機能的トレーニングを併用した機能的装具療法が筋萎縮も少なく有用である．アスレチックリハビリテーションを交えた機能的装具療法（図1）では，4週よりのジョギングを目指す．夜間足関節中間位固定すると，腫脹も少なく早期の靱帯安定性が得られる．

2）遠位脛腓靱帯損傷

足関節果部骨折を伴わず遠位脛腓靱帯損傷する場合もある．受傷機転としては，足関節外転ないし外旋である．足関節を外旋させると痛みがあり，遠位脛腓間を圧迫すると痛みがある．X線上健側と比較し脛腓間の離開が1 mmより大きい不安定な症例では，手術療法が必要となる．不安定性がない症例では，ギプス固定と免荷を必要とし，その後段階的に荷重させる．

3）二分靱帯損傷

足関節内反捻挫で，足関節外果より一横指前方に強い圧痛がある場合には，足関節二分靱帯損傷を疑う．踵骨を検者の手で固定し前足部を内旋させると痛みが生じる．二分靱帯の起始部である踵骨前方骨折が，裂離骨折を起こしている場合もある．治療は原則保存療法であり，足関節外側靱帯に準ずる．

4）リスフラン関節捻挫

リスフラン関節脱臼骨折と同じ受傷機転や，前足部の背屈強制により発生する．リスフラン靱帯が損傷し，第1・2楔状骨間が離開する症例が多い．X線上健側と比較し，第1・2楔状骨間の離開が

①脛骨遠位骨幹部疲労骨折
②腓骨外果近位疲労骨折
③脛骨内果疲労骨折
④腓骨外果遠位疲労骨折
⑤踵骨疲労骨折
⑥距骨頸部疲労骨折
⑦種子骨疲労骨折
⑧中足骨頸部疲労骨折
⑨中足骨骨幹部疲労骨折
⑩第二中足骨基部疲労骨折
⑪第一中足骨基部疲労骨折
⑫第一楔状骨疲労骨折
⑬舟状骨疲労骨折
⑭舟状骨結節疲労骨折
⑮第三楔状骨疲労骨折
⑯立方骨疲労骨折
⑰第五中足骨基部疲労骨折
⑱第五中足骨近位骨幹部疲労骨折

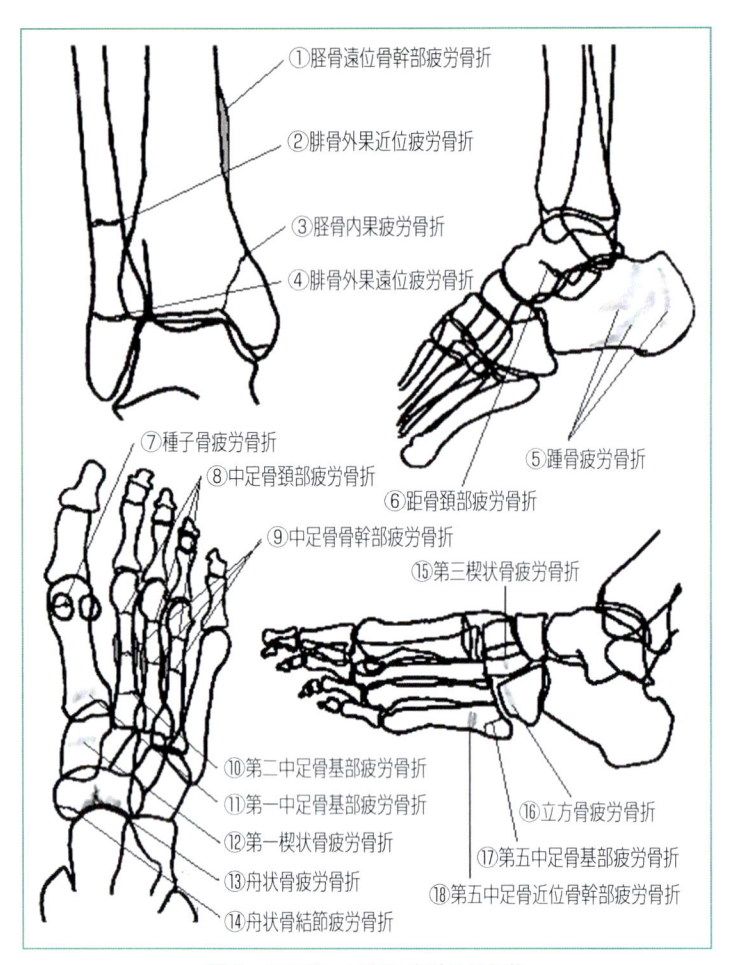

図2 足関節・足部の疲労骨折部位

1mmより大きい不安定な症例では，手術療法が必要となる．不安定性がない症例では，ギプス固定と免荷を必要とし，その後，段階的に荷重させる．スポーツ復帰時にはアーチサポートとメタタルザルパッドを入れた足底板の使用は有効である．

3．不安定症

1）足関節不安定症

足関節不安定性には，骨・靱帯の問題により起こる機械的不安定性と，筋バランスが損なわれ発生する機能的不安定性がある．足関節外側靱帯損傷（足関節捻挫）後に，足関節不安定性を訴え，捻挫を繰り返す症例は足関節機能的不安定性である．機能的不安定性では靱帯損傷による機械的不安定性が合併していることが多いが，機能的安定性が得られれば，足関節不安定感は消失し，繰り返し捻挫を起こすことはなくなる．

足関節機能的不安定性の主たる病態は，足関節周囲の痛み・炎症による反射的な筋反応，特に腓骨筋反応の障害であり，足関節周囲の抗炎症療法と機能的トレーニングを行う．靱帯損傷による力学的不安定性が炎症を誘発している場合，保存療法が無効な例では，靱帯修復・再建を行う．

2）距骨下関節不安定症

足関節外側靱帯損傷では，距骨下（距踵）関節を支える頸靱帯・骨間距踵靱帯・踵腓靱帯が同時に損傷されていることが多く，距骨下関節の力学的安定性が障害されている場合がある．また足関節機能的不安定性症例では，頸靱帯や骨間距踵靱帯部の炎症を足根洞に残している場合が多い．治療法は足関節不安定症と同様である．

4．疲労骨折

スポーツ選手の疲労骨折の好発部位を図2に示す．

1）内果疲労骨折

構造上足関節は，内果・外果によるほぞ穴構造となっているため，両果部には常に関節離開する方向への外力が加わる．内果の疲労骨折は，脛骨天蓋の内側角部分から垂直方向に走る関節内骨折となる．反復する内果離開力と関節液の骨折部流入により，骨癒合に時間がかかる場合が多く，手術療法を要する場合もある．また軽度の骨折線などの潜在例では，X線での診断は難しい場合があり，MRIで初めて疲労骨折が明らかになる場合もある．足関節天蓋が脛骨軸に対して内反している選手や，O脚の強い症例では内果疲労骨折の頻度は高くなり，難治性ともなる．

2）踵骨疲労骨折

踵骨疲労骨折は，ランニング障害による発症が多い．疲労骨折線は，踵骨骨端と平行に走行するものが多い．踵骨は海綿骨の固まりであるため，

疲労骨折直後では骨折線自体がX線で見えにくく，数週を経てから骨折の治癒像が，骨硬化線となってX線に現れてくる場合が多い．この骨硬化は踵骨骨端線の遺残のようにも見えるため，診断には注意が必要である．

3）足舟状骨疲労骨折

足舟状骨疲労骨折は，典型的なランニング障害である．足舟状骨は足内側アーチの頂点に位置し，前足部の接地と蹴り動作の介達外力と距骨を介した荷重の力を受ける．骨折線は足長軸方向に縦に走る．距舟関節面より骨折線が生じる関節内骨折であり，足舟状骨の血行は豊富でないため，難治性の疲労骨折となりやすい．

4）第2-4中足骨骨幹部疲労骨折

第2-4中足骨骨幹部疲労骨折は，硬い靴や硬い地面での繰り返し衝撃により発症しやすく，頻度の高い疲労骨折である．軍隊で軍靴をならして行進するときに多発したことから，行軍骨折とも呼ばれている．第2，3，4中足骨の順番に頻度は高く，頚部に近い骨幹部に多発する．本疲労骨折の骨折治癒は良好である．

5）第5中足骨近位骨幹部

「いわゆるJones骨折」と呼ばれる難治性の疲労骨折で，サッカー，ラグビー，バスケットなどのカッティング動作を伴うグラウンドスポーツに多く発症する．骨折線は第5中足骨基部の中足骨間靱帯付着部のすぐ近位で，外底側より骨折線が生じ横骨折する．O脚や回外足では足外側の接地圧が高くなり，疲労骨折が生じやすい．髄内釘手術により7～8週でのスポーツ復帰が可能であるが，再発する場合も稀でないので注意が必要である．

5．増殖性骨障害

1）衝突性外骨腫（インピンジメント・エクソストーシス）

足関節周囲に発生する「使いすぎ」による骨棘形成である．X線上足関節前方に発症する脛骨天蓋側の骨棘と距骨滑車の前方背側の骨棘がその典型である．骨棘は内側・外側・後方にも発生し，X線上骨片が分離しているように見えるものもある（図3）．衝突性外骨腫（impingement exostosis）の名からして，足関節前方で脛骨前縁と距骨背側の骨棘は衝突するような印象を受けるが，骨棘の発症機序はスポーツにより関節軟骨辺縁に剪断力が加わることにより生じた辺縁骨棘であるので，衝突して発生するわけではない．重症例では，発生した骨棘により相対する軟骨面が損傷されることがある．骨棘切除も行われる．

2）三角骨症候群

三角骨は距骨外側後結節部分に生じた副骨である．成長期には同部分は軟骨であり，8～11歳頃に副骨化核が生じ癒合し外側後結節となるが，小児期に活動的なスポーツを行っているものに発症頻度が高いことから，繰り返し外傷による癒合不全も含まれていると考えられる．足関節の底屈時に三角骨が脛骨と踵骨の間にはさみ込まれ，痛みが生じるのが典型的な症状であるが，背屈時に踵骨から突き上げられ動くことにより，距骨との接触面で痛みが生じる例もある．大きな三角骨では，長母趾屈筋腱の距骨骨溝の母床となっている場合があり，同腱の腱炎を誘発することもある．手術的摘出も行われる．

3）足根骨癒合症

足根骨癒合症はいろいろな部位での発症があるが，いずれも先天性であり両側例も多い．距踵関節癒合症は，先天性距踵関節の中関節面の線維性癒合が多く，スポーツによる軟骨欠損部への力学的負荷の繰り返しにより骨棘が成長し，距踵関節可動時の痛みや骨棘による内側足底神経や母趾底側内側枝の絞扼を生じる．症状の発症年齢は10歳前後から中高年と範囲は広い．他の部位での発症では距舟関節，舟状第1楔状関節，第1楔状中足関節などがあり，いずれもスポーツが痛みを誘発しやすい．

6．牽引性骨障害

成長期の腱・靱帯の起始・停止部は，軟骨から

Ⅰ. 前方

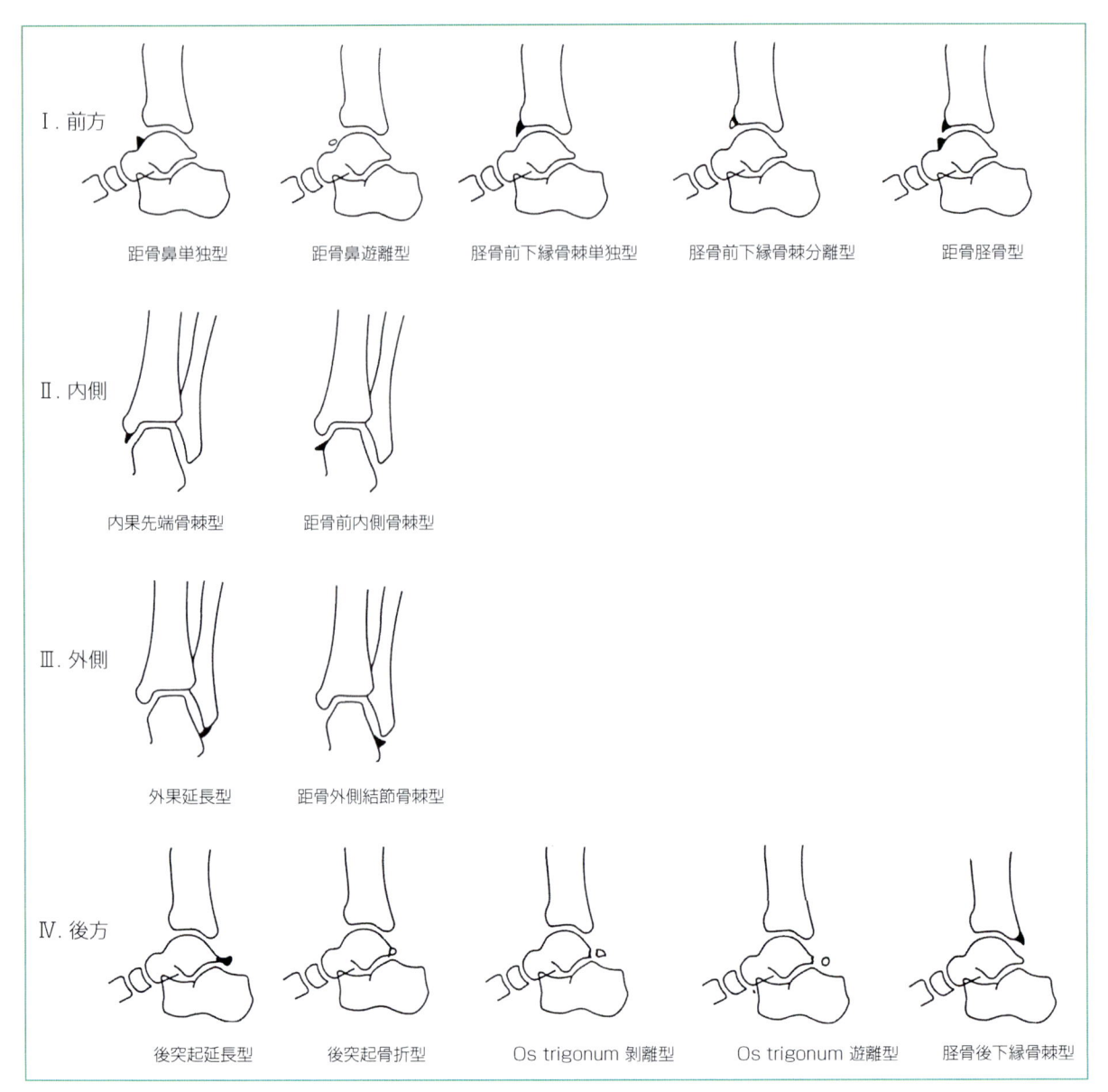

距骨鼻単独型　　距骨鼻遊離型　　脛骨前下縁骨棘単独型　　脛骨前下縁骨棘分離型　　距骨脛骨型

Ⅱ. 内側

内果先端骨棘型　　距骨前内側骨棘型

Ⅲ. 外側

外果延長型　　距骨外側結節骨棘型

Ⅳ. 後方

後突起延長型　　後突起骨折型　　Os trigonum 剝離型　　Os trigonum 遊離型　　脛骨後下縁骨棘型

図3　衝突性外骨腫の分類(文献1より改変)

副骨化核を経て骨性となっていくが，副骨化核となる時期に力学的には脆弱となり，スポーツ活動による裂離や不全裂離により炎症・腫脹・骨増殖が生じる．裂離した副骨化核は成人となっても遺残し，それらもスポーツ障害の原因となりうる．

1) 有痛性外脛骨

後脛骨筋腱の舟状骨付着部の牽引性骨障害で，10歳前後に副骨化核が生じる．同部に後脛骨筋の過緊張が加わり裂離部に痛みを起こす．外反扁平足(回内足)症例に多く，保存的には回内足とならないよう，アーチサポートや内側にくさびを入れた足底板を用いる．難治例には手術的骨癒合や摘出が行われる．

2) Sever病

踵骨骨端には，それぞれ背側と底側にアキレス腱と足底筋膜がついている．10～12歳頃，両者の綱引きにより踵骨骨端は二分し，運動時痛の原因となるのがSever病である．運動制限などの保存療法で自然軽快する．

3) 内果牽引性骨端症

内果前丘には内側側副靱帯が起始しており，その副骨化核は8～10歳頃に出現し，約1年の経過で骨性内果となる．この時期に外反扁平足傾向があり，内側側副靱帯により強い牽引力が内果に加

わりやすい症例では，スポーツにより骨端症の痛みが出現する．足関節を底屈外旋し，内側側副靱帯に緊張を加えたときに痛みが出現するのが特徴である．保存療法で自然軽快する．

4）Islin 病
第5中足骨基部の短腓骨筋腱付着部の牽引障害であり，10歳前後の女児に好発する．

5）二分種子骨
第1中足骨骨頭底側の脛側・腓側には，短母趾屈筋腱の種子骨があり，母趾の背屈を強制するスポーツでは二分種子骨となりやすい．母趾背屈時の痛みを訴える．母趾の背屈を制限する．難治例では摘出術も行われる．

6）Os peronei 障害
長腓骨筋腱が立方骨滑車と接触する部分での種子骨（os peronei）障害である．種子骨が裂離骨折を起こしたり，変性して滑車への圧迫性疼痛を起こしたりする．

7．離断性骨軟骨炎（骨軟骨損傷）

1）距骨離断性骨軟骨炎（距骨骨軟骨損傷）
成長期の関節軟骨の障害により，骨軟骨が離断する病変が離断性骨軟骨炎であり，原因を問わず骨軟骨が離断する病変を骨軟骨損傷と呼んでいる．距骨滑車に発生する外側型は明らかな外傷がある症例が多く，滑車中心より前方に好発する．内側型は明らかな外傷を伴わない場合も多く，その場合，外反扁平足（回内足）などの足部変形を伴うことが多い．離断性骨軟骨炎では成長期の関節軟骨部への血流障害が前提としてある．治療法は，MRIによる進行段階評価により保存療法から手術療法まで行われる．

筋・腱障害

1．腱炎・腱鞘炎・滑液包炎・筋膜炎

1）アキレス腱炎
ランニング障害でよくみられるアキレス腱の中間部に発症する腱炎．病理学的には微小断裂による炎症で，腱変性を伴う中高年に多く発症する．慢性化すると腱実質部が肥厚してくる．早期の安静や抗炎症療法が重要である．

2）腓骨筋腱炎
ランニング障害で多くみられる腱炎．短腓骨筋は腓骨筋支帯部で外果と擦れて，また長腓骨筋腱は踵骨腓骨筋滑車部と立方骨滑車部で擦れて腱炎を起こす．アスファルト道路の端をランニングする場合，道の外側が下がって傾斜しているため，道の内側の足部を外反させる必要があり，こちらで腓骨筋腱炎を発症する．原因を取り除くことで，保存療法で軽快する．

3）長母趾屈筋腱炎
母趾IP関節の強い自動底屈により，長母趾屈筋腱が線維軟骨トンネル部で擦れ，腱炎を発症する．特にバレエダンサーのつま先立ち（ポワント）姿勢では，同腱に強い力が加わることと，腱の滑車となる部分が線維軟骨トンネルと踵骨載距突起の連結部分に当たるため，腱炎を起こしやすい．腱が微小断裂し肥厚すると同部での腱鞘に引っかかり母趾の弾発現象が生じると，腱鞘切開などの手術が必要となる．

4）足底筋膜炎
ランニング障害で多く見られる．足底筋膜中央部と踵骨内側結節付着部が好発部位である．回外足や回内足などのアライメント異常に多い．アライメント異常がある場合，足底板により調整を行う．

（石井朝夫）

文　献
1）石井朝夫，田渕健一，上牧　裕，宮川俊平，土肥徳秀：スポーツ選手の足関節X線変化と種目との関係．Japanese Journal of Sports Sciences．10(6)：395-407，1991．

絵でみる 最新足診療エッセンシャルガイド

③ 予防とケア

1）靴による足の障害と靴の正しい選び方
① 靴による足の障害

Key Words

靴（shoes），障害（disorder）

靴を履く目的と靴の種類

そもそも人類が靴を履く必要性に迫られたのは厳しい自然界から足を守るためであったが，人類の生活の質の向上に伴い，その目的が歩行をより快適なものにするということになり，さらには，権威の象徴，ファッションの一部，スポーツ競技能力向上へと広がっていった．これら目的の多様化に伴い様々な靴が開発されてきたが，すべての靴の基本的なスタイルは 7 種類に集約することができる（図 1）．これらの靴は文化や生活様式の違い，さらには各時代の流行により履き分けられている．しかしながら，靴を履いて生活するヒトは生まれてから一度も靴を履いたことがないヒトと比較して，外反母趾の発症率が約 15 倍以上になるという報告[1]もあるように，どのようなタイプの靴であろうが「靴を履く」こと自体が，程度の差こそあれ足の機能を低下させる．そして靴を履く目的が「快適な歩行」から離れれば離れるほど，靴による足の障害が生じやすくなってくる．

「靴による足の障害」が日本人に多いのはなぜ？

西洋人と比較して日本人には「靴による足の障害」が多い，といわれているが，それには 3 つの大きな理由が考えられている．第一に足趾の形態の

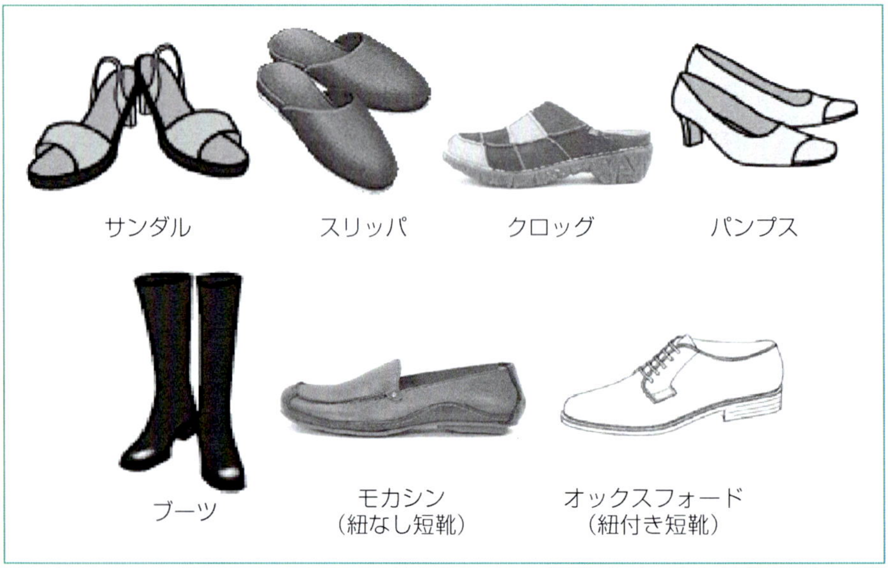

サンダル　　スリッパ　　クロッグ　　パンプス

ブーツ　　モカシン（紐なし短靴）　　オックスフォード（紐付き短靴）

図 1
靴の基本的なスタイル
（7 種類）

エジプト型　　　　　　　　ギリシャ型　　　　　　　　正方形型

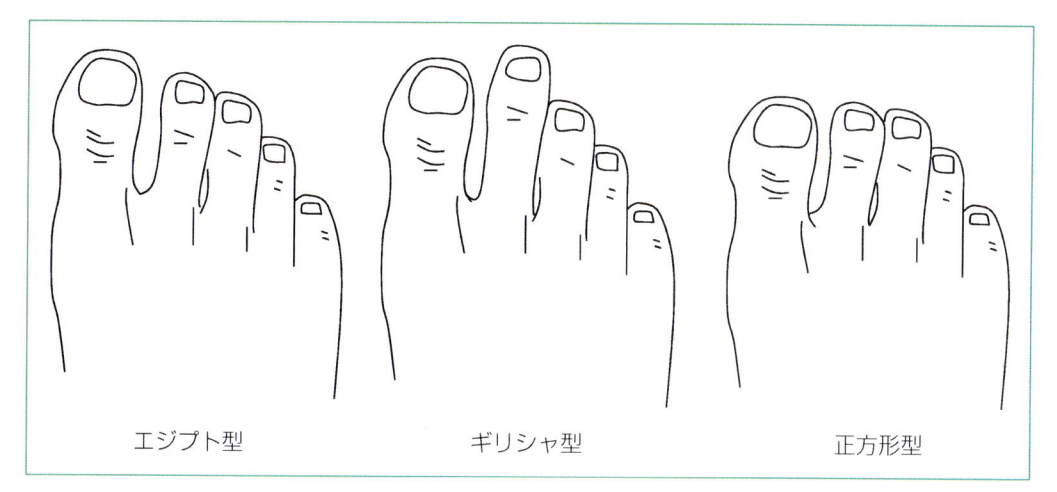

図2　足趾の形態

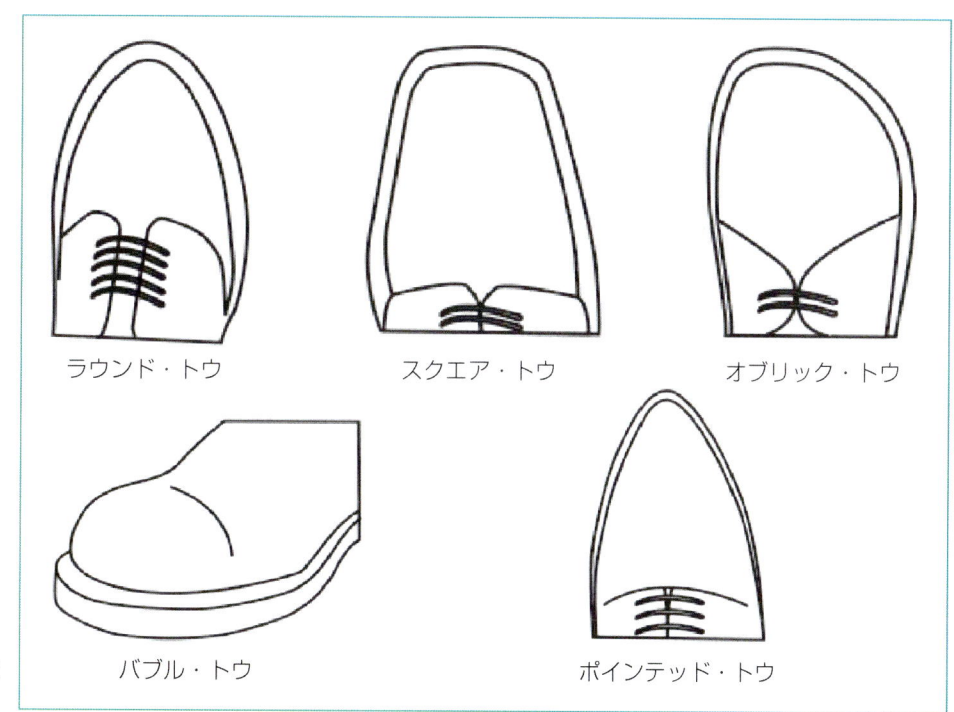

ラウンド・トウ　　　　スクエア・トウ　　　　オブリック・トウ

バブル・トウ　　　　　　ポインテッド・トウ

図3　靴のつま先の形状

違いが挙げられる．足趾の形態は一般的に，エジプト型（母趾が第2趾よりも長い），ギリシャ型（第2趾が母趾より長い）および正方形型（母趾から第3趾までの長さがほぼ同じ）に分類され（図2），日本人にはエジプト型が，西洋人にはギリシャ型が多いとされている．一方，靴のつま先の形状は図3に示すように種々のタイプがあるが，大部分がギリシャ型の西洋人に合わせて作られた形状であり，そのようなつま先の靴をエジプト型の足趾を有する日本人が履くと，母趾が圧迫されて，外反母趾をはじめ様々な障害が生じやすくなる（図4）．オブリック・トウはエジプト型の多い日本人に合わせたつま先の形状である．

第二の理由は「自分の靴のサイズ」に対する認識の違いにある．図5に靴のサイズを決定するうえで重要な足の計測を示す．日本では「あなたの靴のサイズは？」と聞かれた場合，ほとんどの人が踵からつま先までの長さ，すなわち足長のみを答えるのに対し，西洋人は足長とともに足甲の周囲径，すなわち足囲も答える．この背景には，日本において市場に出回っている市販靴のほとんどは足長に対し足囲が決められており，足長もしく

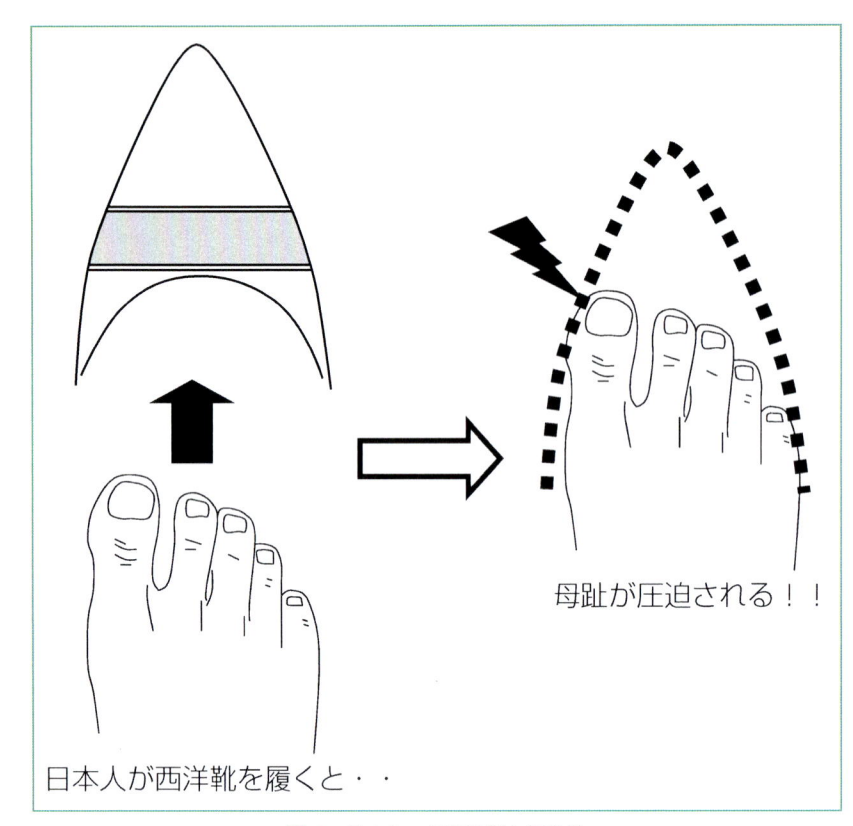

図4 日本人の足趾形態と西洋靴

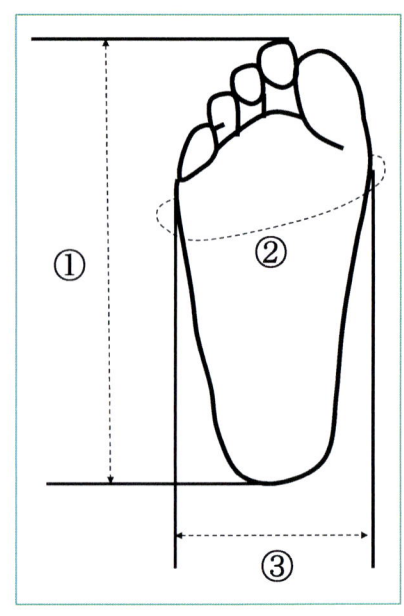

図5 足の計測
① 足長：踵からつま先までの長さ（両側立位）
② 足囲：母趾MTP関節と第5足趾MTP関節を通るように足部を取り巻いた長さ
③ 足幅：母趾MTP関節と第5足趾MTP関節の幅

は足囲のどちらかで靴のサイズを選択せざるを得ない（もし足長が合っていたとしても足囲が窮屈に感じたら，足囲を合わせるためにワンサイズ大きな足長を選択せざるを得ない）状況がある．

第三の理由は足に合う靴を履くための環境に差があることが挙げられる．西洋では，親が子供に，将来，靴による障害が生じないように，小児期からしっかりした型の靴を履かせており，また靴による障害を解決するための足の外科医や靴の診断士（シューフィッター）といった専門職が広く認知されている．一方，日本においては，働く女性を対象としたあるアンケート調査によると，81％が靴による足のトラブルを経験しているにもかかわらず，その63％が相談先がわからずに自分で対処したと回答していた[2]．この事実が示すように日本においては，いまだに靴による足の障害をケアする専門職の社会的認知度が低い．2009年の時点で，日本には約3,000人のシューフィッターが存在しており，足の外科医とともに靴の障害に対する相談先としてさらなる認知度向上が望まれている．

靴が歩行に与える影響

靴が歩行に与える影響に関して，Soamesらは，歩行時の足底への荷重パターンは，裸足歩行と靴装着歩行時で異なっていることを報告した[3]．実際，我々の施設で裸足歩行時と通常靴歩行時の足圧中心移動軌跡の位置を測定したところ，裸足歩行と比較して，通常靴歩行では足圧中心移動軌跡が内方に移動していた．この結果から，「靴を履いて歩く」という行為がすでに足の正常な機能を損ねていることがうかがえる．

また，靴が足のアーチ構造（図6）に与える変化についての研究も進んでいる．Windlass mechanismとは母趾を背屈させることにより足底腱膜が緊張して，その結果，足の縦アーチが高まる現象であり（図7），歩行における踵離地時に母趾が背屈すると，このmechanismが働いて推進力を伝え，効率的な歩行を可能とする．橋本らの研究から，このmechanismが働くのは母趾の背屈が20°を越えたときであり，一般的な革靴を履いて歩行した場合，母趾の背屈が裸足歩行時よりも制

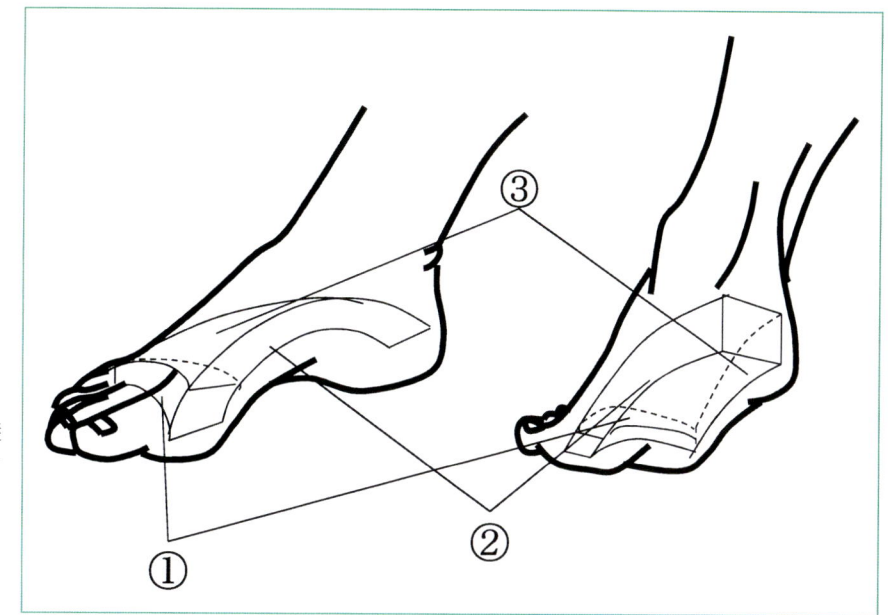

図6
足のアーチ構造
足は内・外側の縦アーチと横アーチを有している.
① 横アーチ
② 内側縦アーチ
③ 外側縦アーチ

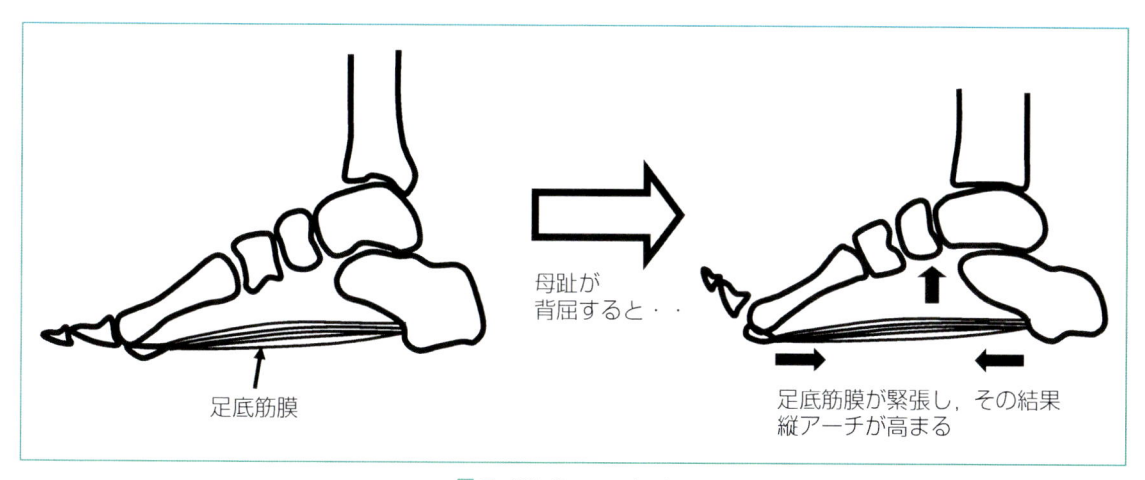

図7 Windlass mechanism

限されて，この mechanism が働き始める（母趾背屈が 20° を越える）ころにはすでに趾離地となり，結果的にこの mechanism が抑制されることが明らかになった[4]．この結果から，母趾背屈が制限される靴を履き続けると，足底腱膜の緊張が低下する危険性が推測できる．

近年，ヒトの足のアーチは徐々に低下傾向にあり，将来的に人体の構造から足のアーチ構造が無くなってしまうことが懸念されている．このことを裏付ける現象として，経年的な幼稚園年長児の片脚立ちできる時間の短縮が挙げられる．ある調査によると，1985 年での幼稚園年長児の平均片脚立ち時間は 70 秒であったのに対し，2000 年には 28 秒にまで短縮していた．この原因として，経年的な幼稚園児の足のアーチ低下が考えられている．足のアーチが低下すると，接地時における足の 3 点支持が損なわれ，2 点もしくは 1 点支持に近くなってくるため立位保持が不安定となる（図 8）．特に最近の子供の足のアーチ低下を，靴による障害ととらえている専門家もいる．

つま先の細い靴とヒールの高い靴による足の障害

最近の若い女性にとって，靴は快適に歩く道具のみならず，ファッションに欠かせないパーツとなっている．中でも，ヒールが高くつま先の細い靴，俗に言うハイヒールは，足を長くそして細く見せる効果があるからか，好んで履かれている．

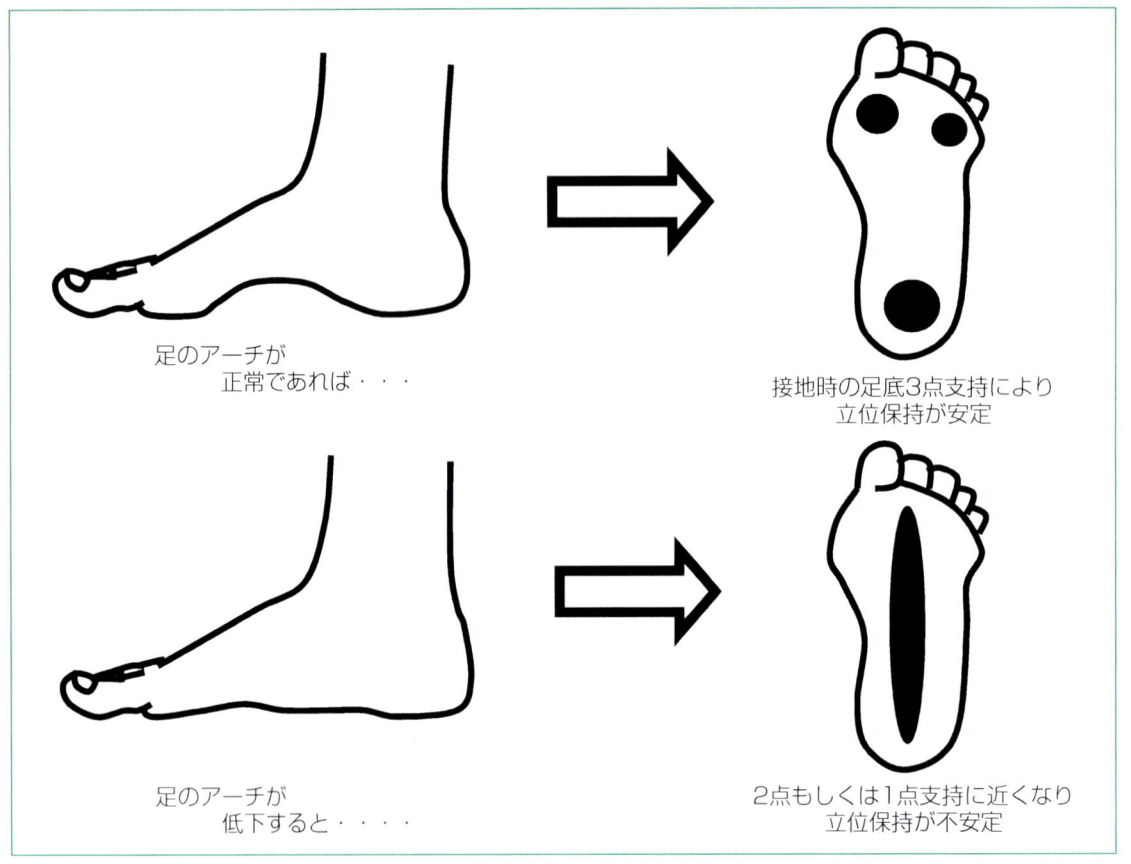

図8 足のアーチと立位の安定性

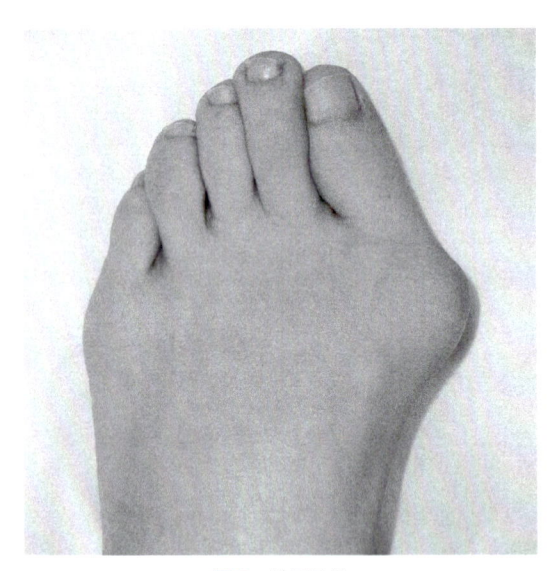

図9 外反母趾

しかし、このような靴が足にとって良くないことは明白であり、靴による障害の実態調査においても、他の種類の靴と比較して有意に障害発生率が高い靴として報告されている[5]．

つま先の細い靴は母趾を外側に圧迫し，外反母趾（図9）の誘因となる．外反母趾が徐々に進行すると，足の横アーチが低下して前足部の横幅が広がる開帳足となる．これにより母趾への荷重が減少し，逆に第2・3中足骨頭への荷重が増加して中足骨頭底面に胼胝（たこ）・鶏眼（うおのめ）が発症する（図10）．また，靴に最も接触する母趾MTP関節内側にはバニオンと呼ばれる，粘液の貯留した有痛性の滑液包炎が生じる（図11）．

内反小趾（図12）は第5趾が内反し，外側に突出した第5中足骨頭に疼痛が生じる疾患であり，第5中足骨の解剖学的およびバイオメカニカルな成因に，細いつま先による第5中足骨頭への圧迫が加わって症状が発現すると考えられている．

槌趾（hammer toe）はMP関節が過伸展しPIP関節が屈曲した足趾変形であり，マレット趾（mallet toe）はDIP関節のみが屈曲した足趾変形である（図13）．どちらもつま先の細い靴を履くことによってMP関節の伸展が強制された結果生じる病態であり，虫様筋や骨間筋のPIPおよび

図10
胼胝，鶏眼

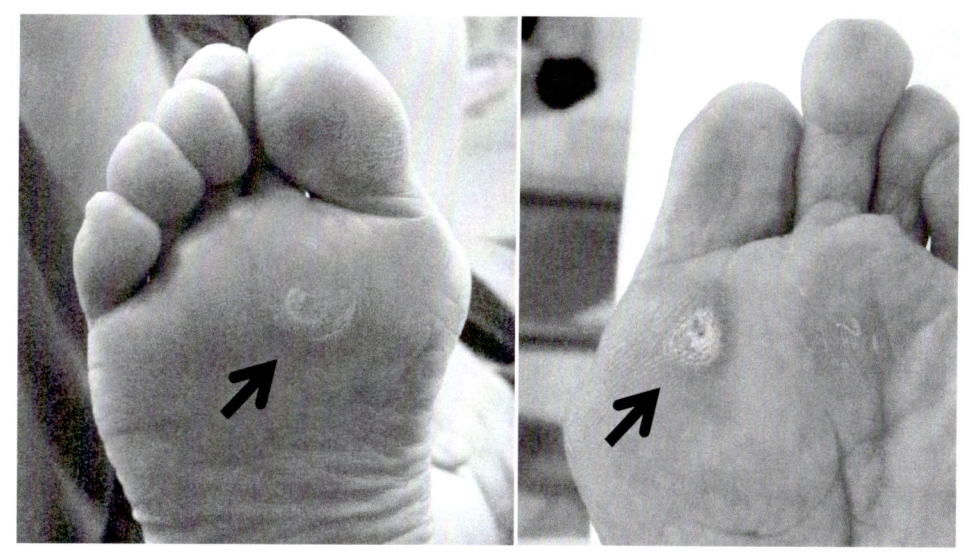

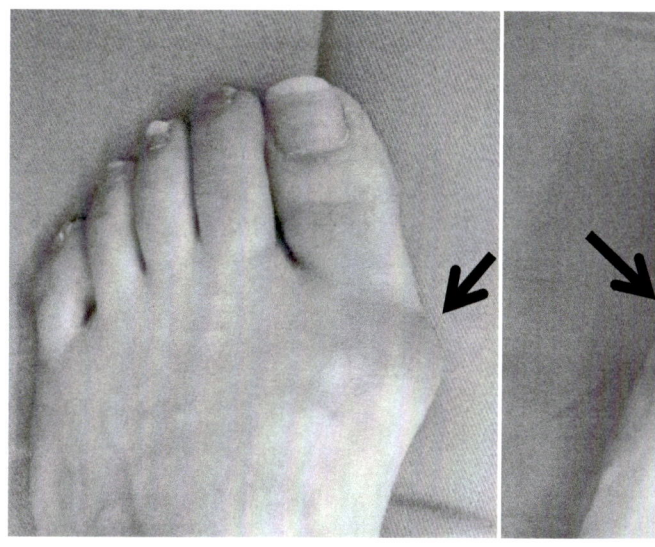

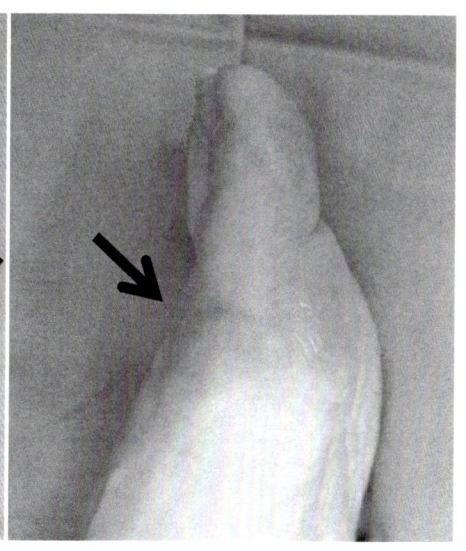

図11
バニオン

DIP関節伸展筋としての機能低下やMP関節における底側のstabilizerである足底腱膜や関節包，蹠側板（plantar plate）の弛緩が関与している[6]（図14）．靴によるこれら足趾の変形は，最長の趾に単一で生じることが多い．そして，つま先の細い靴が母趾の爪甲を圧迫すれば，爪甲が横方向に巻いた巻き爪や，爪甲の側縁が軟部組織に陥入して炎症が生じた状態である陥入爪（図15）を引き起こす．

つま先の細い靴にヒールが高いという要素が加わると，さらに前足部への悪影響が増長される．我々ヒトの足は縦方向の内・外側および横方向に合計3本のアーチ構造を有しており（図6），この構造により，足接地の際に母趾つけねと第5足趾つけねおよび踵部の3点で荷重を支えている．そして各3点での荷重分布はおおよそ，前足部で50％（母趾つけね：30％，第5足趾つけね：20％），踵部で約50％となっている[7]．倉らはヒールの高い靴を履いた場合，足底圧測定の結果から，この前足部と踵部での荷重分布に変化が生じることを報告し[8]（図16），また細谷は，ヒールの高い靴着用により，着地前半において踵だけでなく前足部も同時に接地してしまうこと，さらに着地後半において前足部の圧力が高まることを報告しており[9]，ヒールの高い靴による前足部への負担増強の機序が明らかになってきている．さらにヒールの高い靴により，靴内で足全体がつま先に向かって滑り落ちること，また常にMP関節伸展が強制された状態となることも前足部への悪影響を増長

1) 靴による足の障害と靴の正しい選び方　① 靴による足の障害　247

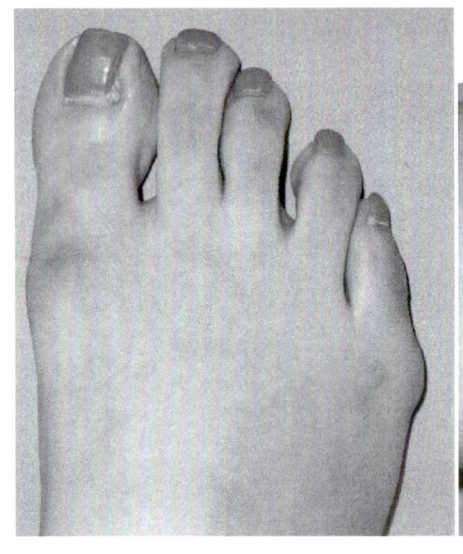

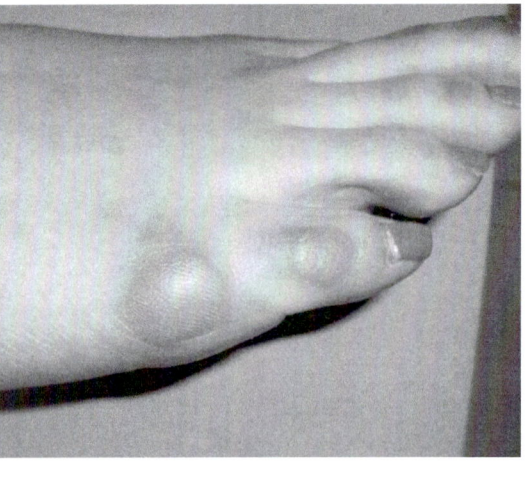

図 12 内反小趾

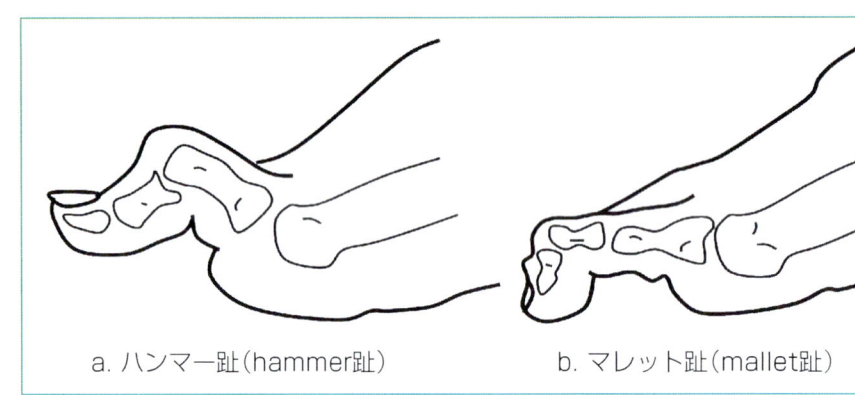

図 13 足趾の変形
a. ハンマー趾（hammer趾）
b. マレット趾（mallet趾）

つま先の細い靴により
MP関節の伸展が強制されると・・・

虫様筋，骨間筋　　　伸筋群
屈筋群　　　虫様筋，骨間筋

① 虫様筋，骨根筋のPIPおよびDIPを
　伸展させる機能が低下

関節包，蹠側板（plantar plate）　足底腱膜

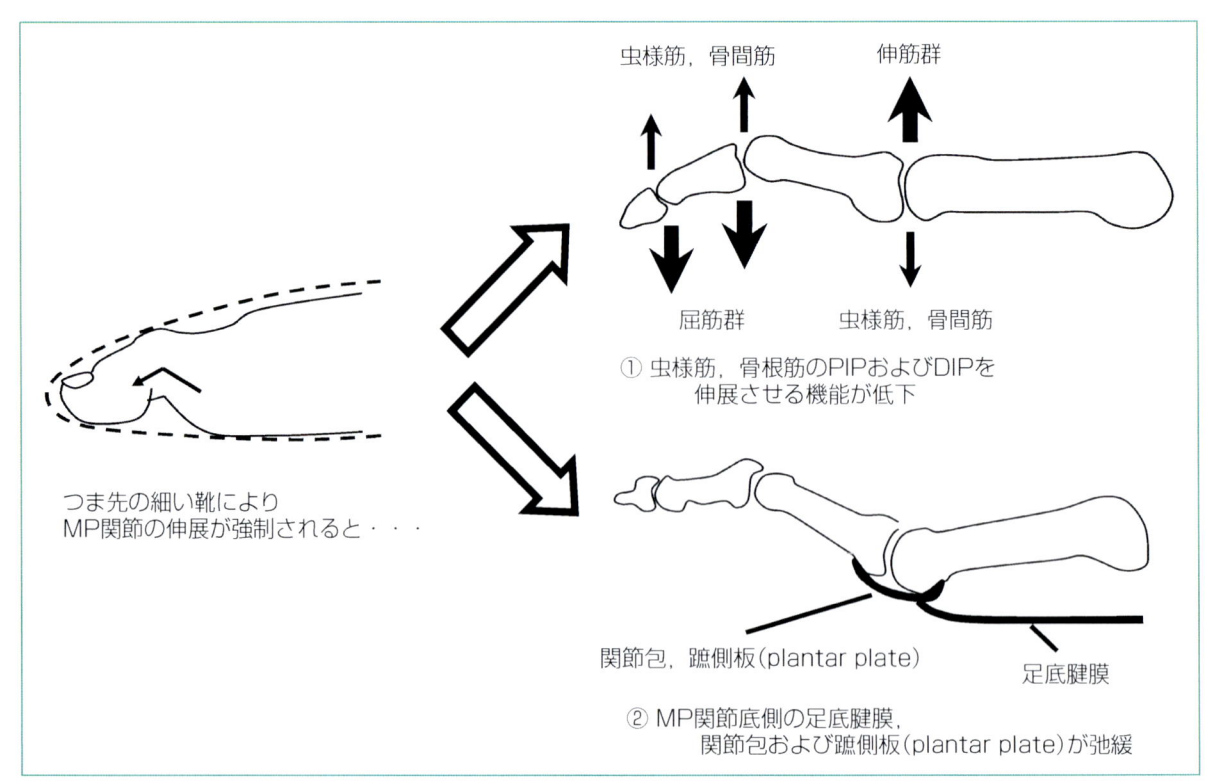

② MP関節底側の足底腱膜，
　関節包および蹠側板（plantar plate）が弛緩

図 14　靴による足趾変形の発生機序

3. 予防とケア

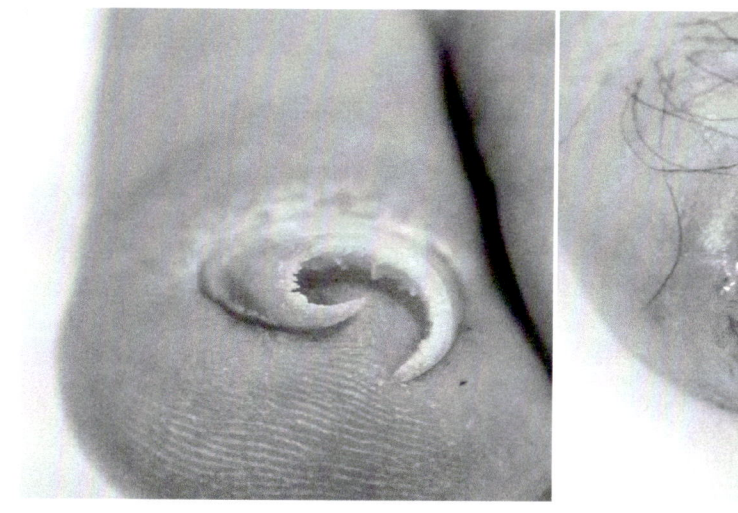

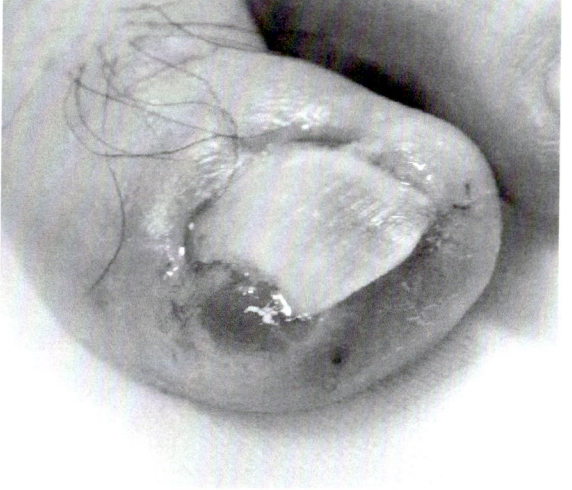

図15 巻き爪と陥入爪

50% 50%	89% 11%	94% 6%
a. ヒールの高さ0cm	b. ヒールの高さ3.5cm	c. ヒールの高さ6cm

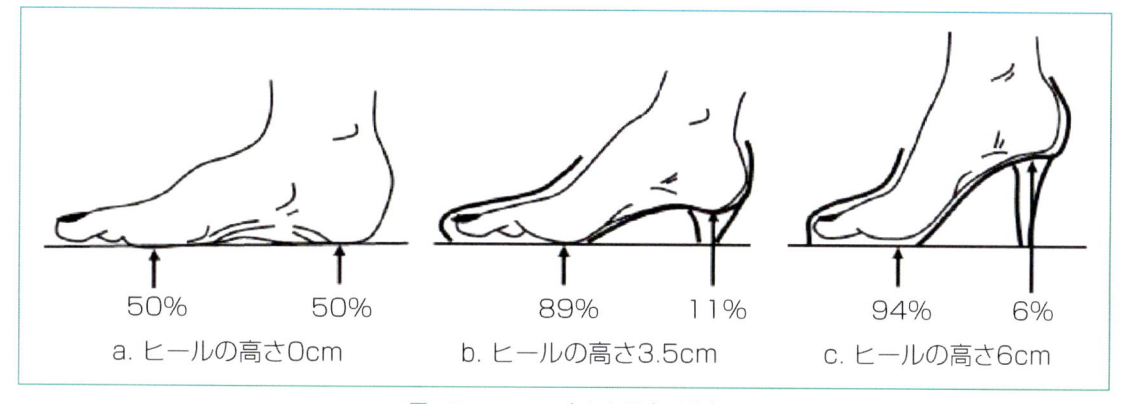

図16 ヒールの高さと足底圧分布
　a：ヒールの高さ 0 cm
　　　前足部 50％，踵部 50％
　b：ヒールの高さ 3.5 cm
　　　前足部 89％，踵部 11％
　c：ヒールの高さ 6 cm
　　　前足部 94％，踵部 6％

する要因となっている．

モートン病は横中足靱帯によって趾間神経が絞扼されることにより生じる絞扼性神経障害であるが，この発症にはつま先が細いハイヒールの関与が推測されている[10]．

スポーツシューズによる足の障害

スポーツ競技において，競技力向上の目的で様々なスポーツシューズが開発されているが，これらのシューズによる足の障害も報告されてきている．

野球やサッカー，そして陸上短距離選手はきつめのスパイクシューズを好む傾向があり，共通して外反母趾や内反小趾，さらには爪下血腫やハンマー趾などの障害が報告されている[11,12]．また，ソールの硬いスポーツシューズによる中足骨骨幹部の疲労骨折もスポーツ競技者に共通の障害である（図17）．

サッカーやラグビーのスパイクシューズには，第五中足骨基部底側に，この部分を支持するポイントがないことからJones骨折発生への関与が指摘されている[11,12]（図18）．

長距離ランナーにおいては，ヒールカップの不適合がアキレス腱周囲障害（アキレス腱実質の変性，腱傍組織やアキレス腱付着部の炎症，踵骨後

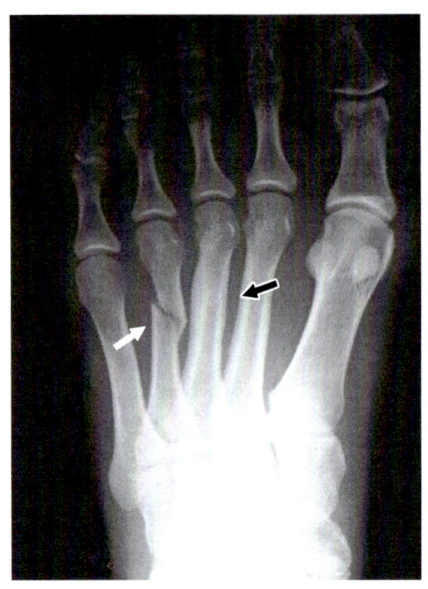

図17 中足骨骨幹部疲労骨折
第3中足骨は疲労骨折の治癒後で皮質骨が肥厚(➡)
第4中足骨は骨折(⇨)

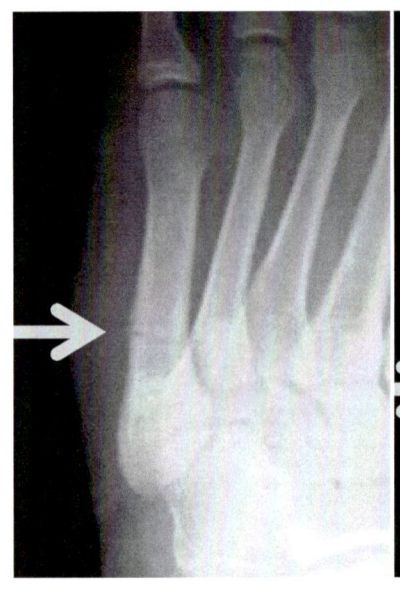

a. 初診時　　　　　　　　　　b. 3か月後(偽関節)
図18　Jones骨折
第5中足骨基部から遠位約2cmの領域での横骨折で偽関節や再骨折が生じやすい.

部滑液包の炎症など)の病因の1つとして考えられている[13].

足底筋膜炎は，繰り返す微小外傷により生じる足底腱膜の踵骨付着部での変性であるが，ランニングの際の不適切な靴の使用が，その数ある病因の1つとして推測されている[14)15)].

(印南　健，宮本　亘，高尾昌人)

参考文献

1) Fook LS, et al.：A comparison of foot forms among the non-shoe and shoe-wearing Chinese population. J Bone Joint Surg. 40：1058-1062, 1958.
2) 大月和枝ほか：靴による足のトラブルについての調査．靴の医学．13：44-48, 1999.
3) Soames RW：Foot pressure patterns during gait. J Biomed Eng. 7：120-126, 1985.
4) 橋本健史ほか：歩行時における靴の機能についての運動学的検討—windlass mechanism に対する効果について—．靴の医学．18：76-80, 2004.
5) 坂本直俊ほか：靴による障害の実態調査—特に外反母趾に関して(第1報)—．靴の医学．7：88-91, 1994.
6) Micheal JC：Lesser toe deformities, Surgery of the Foot, 5th Ed., 132-157, Mosby, St Louis, 1986.
7) Cotton FJ：Foot statics and surgery. New Eng J Med. 214：353-362, 1936.
8) 倉　秀治ほか：ヒール高による動的足底力の検討．靴の医学．6：155-156, 1993.
9) 細谷　聡：婦人靴のヒール高が歩行へ及ぼす影響．靴の医学．21：51-55, 2007.
10) 高尾昌人：足部疾患の最新の治療，Morton 病．関節外科．28：825-829, 2009.
11) 亀山　泰ほか：スパイクシューズによる障害について．靴の医学．14：68-73, 2000.
12) 中野敦之ほか：サッカーシューズと足部障害．靴の医学．17：72-75, 2003.
13) Schepsis AA, et al：Achilles tendon disorders in athletes. Am J Sports Med. 30：287-305, 2002.
14) Neufeld SK, Cerrato R：Plantar Fasciitis：Evaluation and Treatment. J Am Academy Orthop Surgeons. 16：338-346, 2008.
15) League AC：Current Concepts：Plantar Fasciitis. Foot Ankle Int. 29：358-366, 2008.

絵でみる 最新足診療エッセンシャルガイド

3 予防とケア

1）靴による足の障害と靴の正しい選び方
②靴の正しい選び方（シューフィッティング）

Key Words

シューフィッティング（shoefitting），足型計測（footprint measurment）

靴の正しい選び方は，まず足がどのような状態であるのか，そして左右の足寸法および形状差異を知らなければならない．ここでは成人健常者を対象とし，FHA（一般社団法人 足と靴と健康協議会）がシューフィッターを養成認定するために行っている方法のうち主なものを中心に，1．足型計測，2．靴型，3．シューフィッティングとし，足に合った革靴選びを解説する．スポーツシューズは目的によって異なるが，基本的に足との合わせ方は同様とみたい．

足型計測

裸足計測ではなく，その靴を履くときの靴下を着用した状態での計測とする．

1．計測用具（図1）

① 巻尺（mm目盛・50 cm），② スクライバー（足底外郭線），③ ハイトゲージ（足高点ほか），④ フットゲージ（簡易計測器），⑤ 直尺（30 cm），⑥ 三角定規（12 cm），⑦ 分度器（直径12 cm），⑧ ペドカルテ（記録用紙）

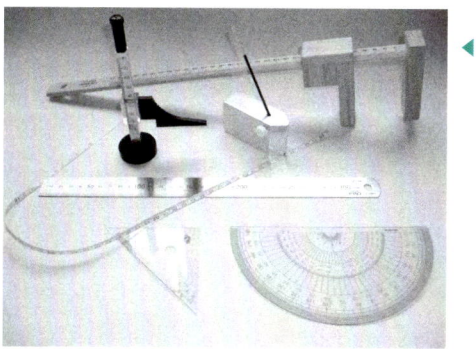

2．計測点（図2）

① 踵　点：踵の最も後方に突出した点

② 第1趾点：第1趾の最先端の点（第2趾より長ければ足先点となる）

③ 第2趾点：第2趾の最先端の点（第1趾より長ければ足先点となる）

④ 脛側中足点：第1中足骨骨頭で最も脛側に突出する点

⑤ 腓側中足点：第5中足骨骨頭で最も腓側に突出する点

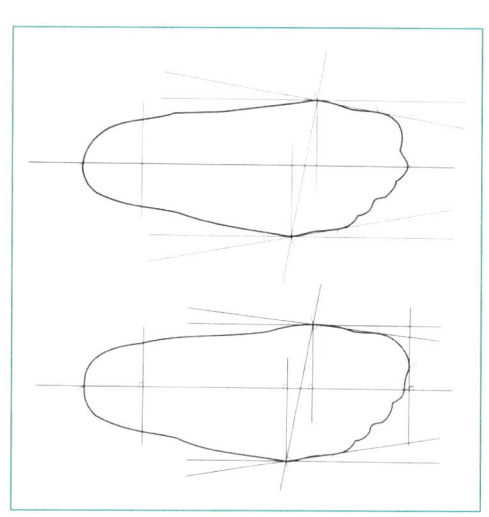

◀図1

図2▶

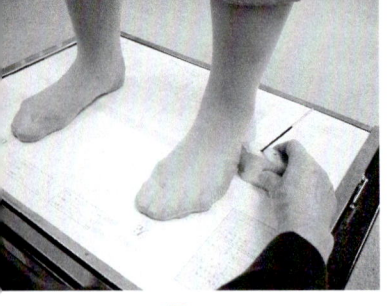

図3 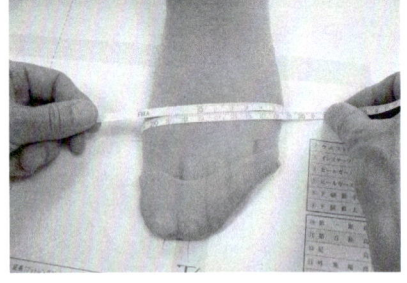　　　　　　　　図4 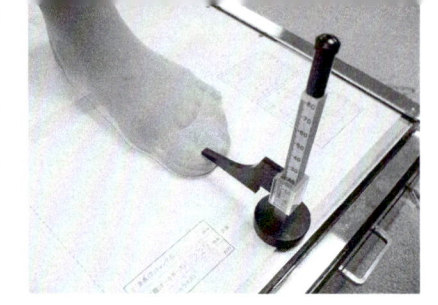　　　　　　　　図5

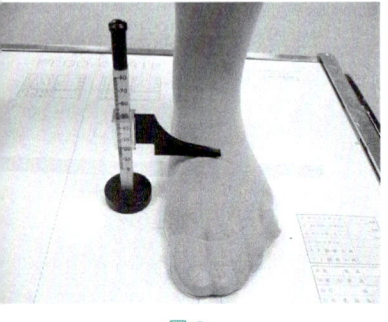

図6 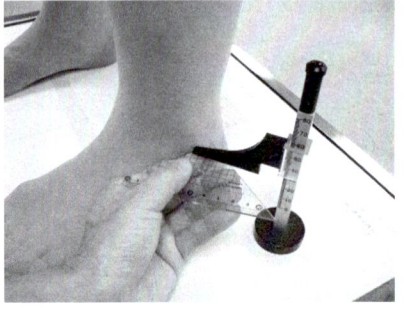　　　　　　　　図7

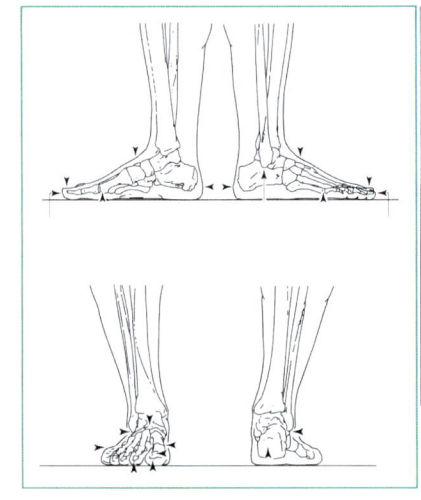

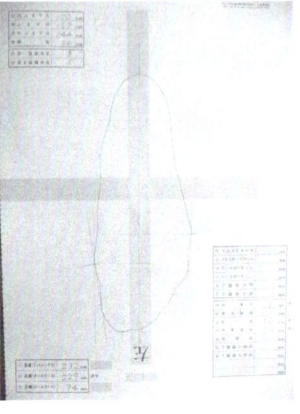

鉛直距離

　④ 足　高(図6)：足背部，第2楔状骨遠位の最も高い点における床面からの鉛直距離

　⑤ 外果端高(図7)：床面から腓骨最下端点までの鉛直距離

4．間接計測(図8)

　① 足　長：足底縦軸線を引き，この線上で踵点から足先点までの投影直線距離

　② 足　幅：脛側中足点から腓側中足点までの投影直線距離

　③ 内ふまず長：踵点から脛側中足点までの投影直線距離

　④ 外ふまず長：踵点から腓側中足点までの投影直線距離

　⑤ ふまず長：内外ふまず長の中間位置で踵点からの投影直線距離

　⑥ 第1趾側角度：脛側中足点を通り足底縦軸線に平行な線と，脛側中足点と第1趾脛側最突出点を結ぶ直線とがなす角度

図8

　⑥ 脛側最突出点：脛側趾部における最も突出した点

　⑦ 腓側最突出点：腓側趾部における最も突出した点

3．直接計測

　① 足底形(図3)：スクライバーを用い，一周して足底外郭の投影形を描く．

　② 足　囲(図4)：脛側中足点から，足背，腓側中足点および足底を通り脛側中足点に至る周径(締めつけ過ぎず，ゆるすぎず)

　③ 第1趾高(図5)：床面から第1趾高点までの

　⑦ 第5趾側角度：腓側中足点を通り足底縦軸線に平行な線と，腓側中足点と第5趾腓側最突出点を結ぶ直線とがなす角度

　⑧ 踵　幅：踵点より足底縦軸線上に足長の18％の距離の点を求め，この点を通り足底縦軸線に直角に交わる直線が足底形の脛側，腓側で交わる2点間の投影直線距離

5．フットプリント(図9(採取図)，図10(判断図))

　より適合性の高いシューフィッティングやパッ

図9　　　　　　　　　図10　　　　　　　　　図11

キングを行うために，足の情報入手の一手段として行う．採取されたフットプリントはOHP用透明フィルムに転写したコピーをとり，計測したペドカルテに重ねて足圧の状態と計測結果を同時に観察する．荷重状況，土ふまずの形成状況，鶏眼，胼胝，浮き趾，接地面と外郭の差などの情報がプラスして読み取れる．

6．計測値と靴サイズ（JIS S-5037）男子用，女子用（表1）

1）計測結果とサイズ判定

JIS S-5037「靴のサイズ」は国際規格ISO-9407との整合性を計っている．男子用，女子用は原則として12歳以上である．JISにおける靴のサイズは足のサイズ（足入れサイズ）であり，足長と足囲，または足長と足幅で表す．サイズをたった2か所の表示だけで読み取るには無理があるといえる．計測したペドカルテ，フットプリントを基に判定した結果サイズをベースとして，足の形と質，機能の違い，左右差，きつさの好みなどのチェックポイントを加えて，シューフィッティングに対応する必用がある．

靴型（木型）（図11）

「足のダミー」であり，その形状と寸法は靴の足への適合を左右する．現在JISには表記されていない．参考として一般的なローヒールを基に数値を述べる．足に対するサイズ表記の「足長」「足囲」寸法は，

男性用（一般革靴）：足長，爪先余裕＝約＋20 mm

　　　　　　　　　足囲，締めつけ＝約－10 mm
　　　　　　　　　（約4％）

女性用（一般革靴）：足長，爪先余裕＝約＋10 mm
　　　　　　　　　足囲，締めつけ＝約－12 mm
　　　　　　　　　（約5％）

第1趾爪部の高度（厚み）ドレスシューズの場合
　男性（25.0中間サイズ）＝約25 mm
　女性（23.0中間サイズ）＝約20 mm
爪先上がり寸法＝約13 mm（爪先余裕20 mm，ヒールピッチ20 mmの場合）
　足底縦軸線に対する中足点角度＝約75°
　踵からの内ふまず長率＝約73％
　踵からの外果端率＝約21％
　後部深さ
　男性（25.0）＝58 mm．上下サイズは1サイズにつき1 mm加減
　女性（23.0）＝53 mm．
※足趾の形状と靴の爪先形状が合っているほど靴への適合度は高い．

シューフィッティング

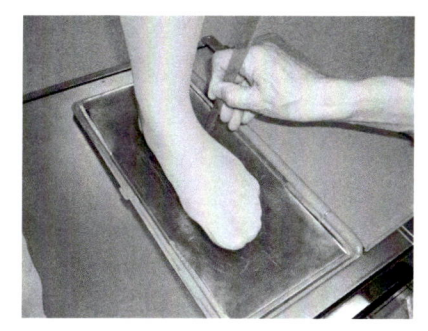

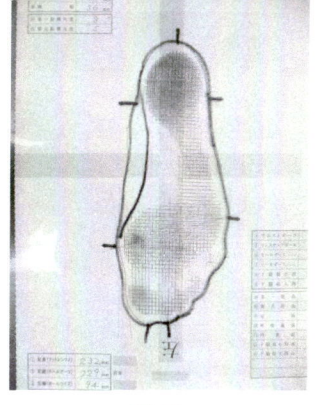

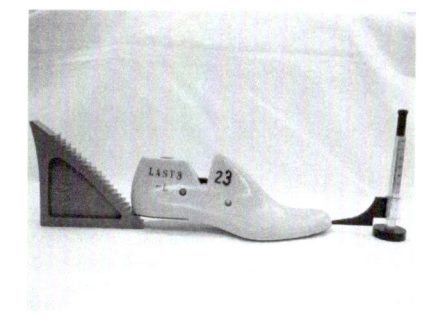

計測結果を基に足の視診，触診を行いながら，靴との適合を確認する．まず足の踵が靴の踵部にしっかりと固定されているということから始まる．特に紐や面ファスナーで甲部を調整できるスタイルは，しっかり踵に合わせて固定する．計測した左右の足の違いを十分確認して左右同時にチェックを進める．最終的にこの靴を履くか否かは本人の判断による．

表1 JIS S-5037-1998（靴のサイズ）

a．男子用 (単位 mm)

足長 cm	足長 mm	A 足囲	A 足幅	B 足囲	B 足幅	C 足囲	C 足幅	D 足囲	D 足幅	E 足囲	E 足幅	EE 足囲	EE 足幅	EEE 足囲	EEE 足幅	EEEE 足囲	EEEE 足幅	F 足囲	F 足幅	G 足囲	G 足幅
20	200	189	79	195	81	201	83	207	85	213	87	219	89	225	91	231	93	237	96	243	98
20$\frac{1}{2}$	205	192	81	198	83	204	85	210	87	216	89	222	91	228	93	234	95	240	97	246	99
21	210	195	82	201	84	207	86	213	88	219	90	225	92	231	94	237	96	243	98	249	100
21$\frac{1}{2}$	215	198	83	204	85	210	87	216	89	222	91	228	93	234	95	240	97	246	99	252	101
22	220	201	84	207	86	213	88	219	90	225	92	231	94	237	96	243	98	249	100	255	102
22$\frac{1}{2}$	225	204	85	210	87	216	89	222	92	228	94	234	96	240	98	246	100	252	102	258	104
23	230	207	87	213	89	219	91	225	93	231	95	237	97	243	99	249	101	255	103	261	105
23$\frac{1}{2}$	235	210	88	216	90	222	92	228	94	234	96	240	98	246	100	252	102	258	104	264	106
24	240	213	89	219	91	225	93	231	95	237	97	243	99	249	101	255	103	261	105	267	107
24$\frac{1}{2}$	245	216	90	222	92	228	94	234	96	240	98	246	100	252	103	258	105	264	107	270	109
25	250	219	92	225	94	231	96	237	98	243	100	249	102	255	104	261	106	267	108	273	110
25$\frac{1}{2}$	255	222	93	228	95	234	97	240	99	246	101	252	103	258	105	264	107	270	109	276	111
26	260	225	94	231	96	237	98	243	100	249	102	255	104	261	106	267	108	273	110	279	112
26$\frac{1}{2}$	265	228	95	234	97	240	99	246	101	252	103	258	105	264	107	270	109	276	111	282	114
27	270	231	96	237	99	243	101	249	103	255	105	261	107	267	109	273	111	279	113	285	115
27$\frac{1}{2}$	275	234	98	240	100	246	102	252	104	258	106	264	108	270	110	276	112	282	114	288	116
28	280	237	99	243	101	249	103	255	105	261	107	267	109	273	111	279	113	285	115	291	117
28$\frac{1}{2}$	285	240	100	246	102	252	104	258	106	264	108	270	110	276	112	282	114	288	116	294	118
29	290	243	101	249	103	255	105	261	107	267	110	273	112	279	114	285	116	291	118	297	120
29$\frac{1}{2}$	295	246	103	252	105	258	107	264	109	270	111	276	113	282	115	288	117	294	119	300	121
30	300	249	104	255	106	261	108	267	110	273	112	279	114	285	116	291	118	297	120	303	122

b．女子用 (単位 mm)

足長 cm	足長 mm	A 足囲	A 足幅	B 足囲	B 足幅	C 足囲	C 足幅	D 足囲	D 足幅	E 足囲	E 足幅	EE 足囲	EE 足幅	EEE 足囲	EEE 足幅	EEEE 足囲	EEEE 足幅	F 足囲	F 足幅
19$\frac{1}{2}$	195	183	76	189	78	195	81	201	83	207	85	213	87	219	89	225	91	231	93
20	200	186	78	192	80	198	82	204	84	210	86	216	88	222	90	228	92	234	94
20$\frac{1}{2}$	205	189	79	195	81	201	83	207	85	213	87	219	89	225	91	231	93	237	96
21	210	192	80	198	82	204	84	210	86	216	88	222	91	228	93	234	95	240	97
21$\frac{1}{2}$	215	195	81	201	83	207	86	213	88	219	90	225	92	231	94	237	96	243	98
22	220	198	83	204	85	210	87	216	89	222	91	228	93	234	95	240	97	246	99
22$\frac{1}{2}$	225	201	84	207	86	213	88	219	90	225	92	231	94	237	96	243	99	249	101
23	230	204	85	210	87	216	89	222	91	228	94	234	96	240	98	246	100	252	102
23$\frac{1}{2}$	235	207	86	213	89	219	91	225	93	231	95	237	97	243	99	249	101	255	103
24	240	210	88	216	90	222	92	228	94	234	96	240	98	246	100	252	102	258	104
24$\frac{1}{2}$	245	213	89	219	91	225	93	231	95	237	97	243	99	249	101	255	104	261	106
25	250	216	90	222	92	228	94	234	96	240	99	246	101	252	103	258	105	264	107
25$\frac{1}{2}$	255	219	91	225	94	231	96	237	98	243	100	249	102	255	104	261	106	267	108
26	260	222	93	228	95	234	97	240	99	246	101	252	103	258	105	264	107	270	109
26$\frac{1}{2}$	265	225	94	231	96	237	98	243	100	249	102	255	104	261	107	267	109	273	111
27	270	228	95	234	97	240	99	246	102	252	104	258	106	264	108	270	110	276	112

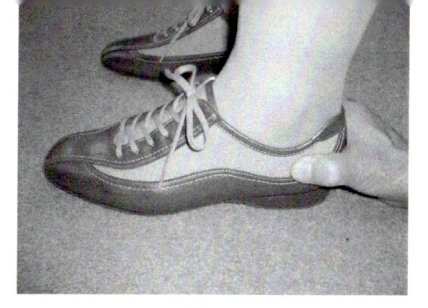

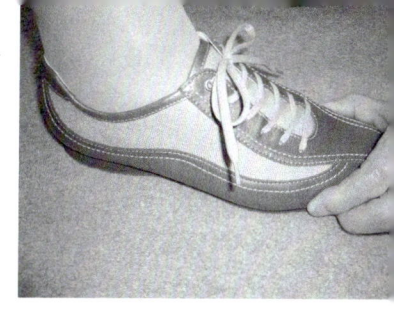

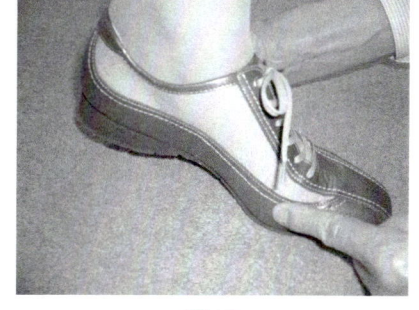

図 12 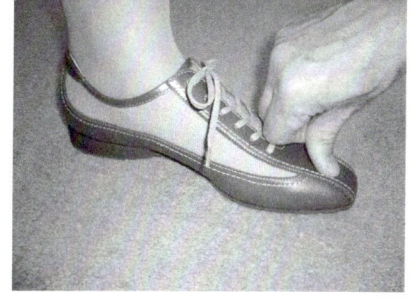 　図 13 　図 14

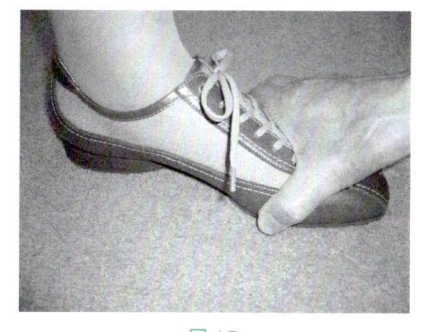

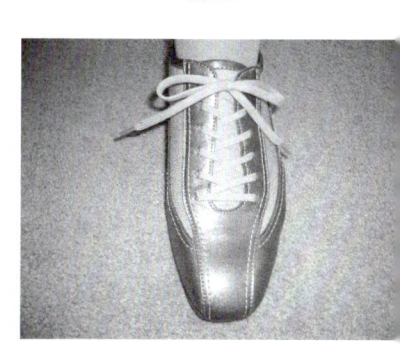

図 15 　図 16 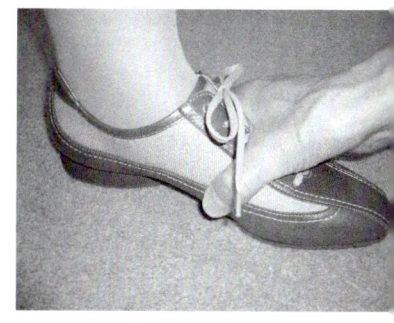 　図 17

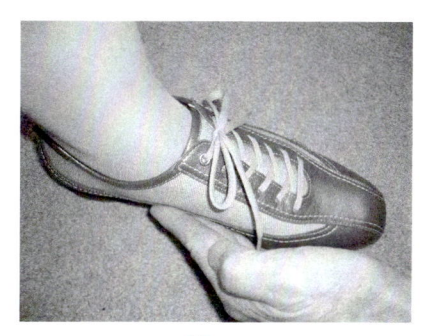

図 18 　図 19

1．フィッティングのチェックポイント

<紐靴，甲ゴムスリップオン>

①ヒールカーブ上端(図 12)：甲をしっかり止める．踵上端を指で軽くつまみ 2〜3 mm の隙間があることが望ましい．

②ヒールグリップ：踵部を軽く押さえ，被験者は踵の上げ下げを行う．適度な緩みが必要だが，靴のスタイルにより変化する．

③爪先余裕および第 1 趾高(図 13)：余裕は男性で 15 mm 以上，女性で 10 mm 以上必要．しかし，ありすぎるとつまずく原因となる．第 1 趾高は爪が靴の天井に当たらないこと，特に爪が上向きの足は要注意である．歩行時は靴の中で足が 5 mm 以上前進する．

④第 1 趾，第 5 趾側角度(図 14)：第 1 趾，第 5 趾部分の張り出し具合をみる．同時にアライメントもみる．

⑤ボールフィット(図 15)：踏付部分であるボール部，甲の浮き具合，幅の張り具合を触診する．

⑥内外ボールジョイント(図 16)：第 1，第 5 中足骨骨頭が靴の同位置に適合しているか，踵を上げ下げして確認する．

⑦ウエストフィット(図 17)：中足骨中間のウエスト部，密着度を確認する．

⑧内ふまず部(図 18)：第 2 指〜第 5 指全体を使い密着度を確認する．

⑨羽根の開き(図 19)：図のようなスポーツタイプでは 15 mm 程度，ドレスタイプなら 8〜12 mm

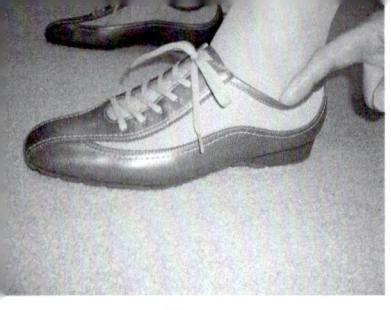

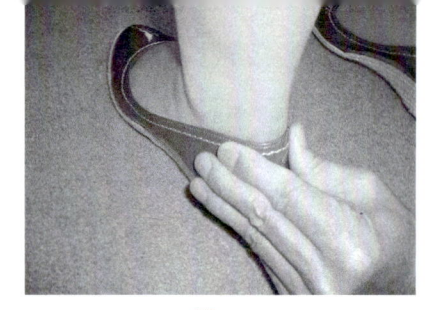

図20

図21

図22

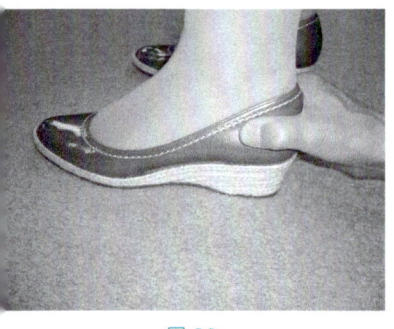

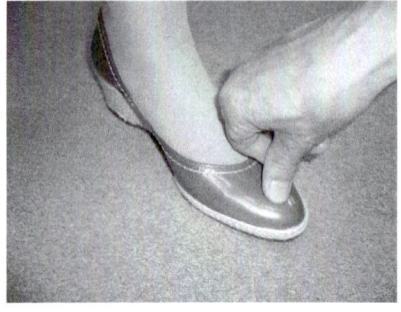

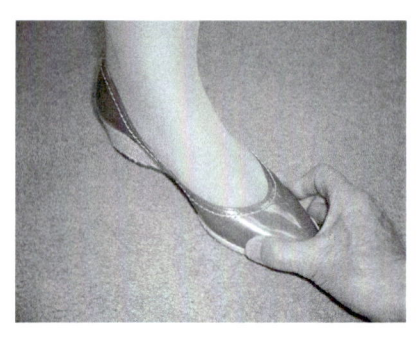

図23

図24

図25

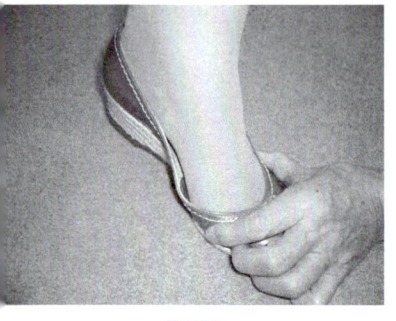

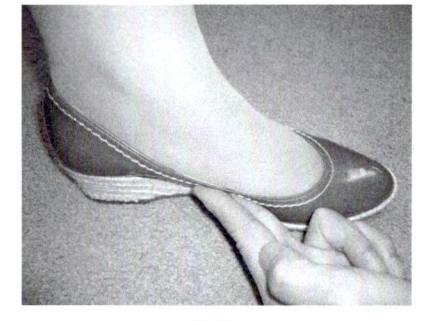

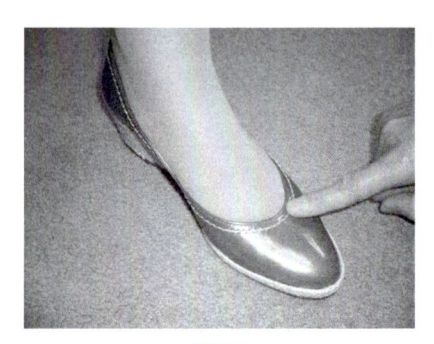

図26

図27

図28

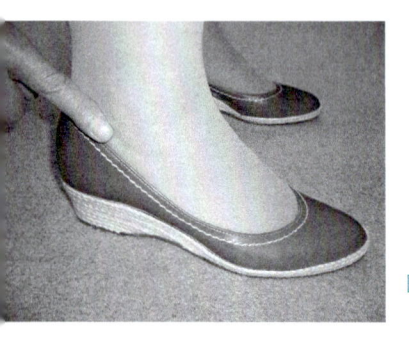

図29

程度が型紙の設計基準である．甲ゴムのスリッポンでは履く前の寸法に対して，着用時5mm程度の伸びが紐締めと同様の締まりとなる．

⑩ **トップライン**(図20)：フィット具合は圧迫，余裕がなく適度な状態が理想である．骨格上外側の深さは内側より低く仕上がっていなければならない．

⑪ **外果端高**(図21)：トップラインに外果が触れてはいけない．3mm以上の差が必要である．

<パンプス>

⑫ **ヒールカーブ上端**(図22)：上端を指で押さえて踵の隙間をみる．3mm程度が収まりやすい．

⑬ **ヒールグリップ**(図23)：紐靴に同様．

⑭ **爪先余裕および第1趾高**(図24)：紐靴に同様．

⑮ **第1，第5趾側角度**(図25)：紐靴に同様．

⑯ **内外ボールジョイント**(図26)：紐靴に同様．

⑰ **内ふまず部**(図27)：紐靴に同様．

⑱ **トップライン**(図28)：紐靴に同様．パンプスのこの部分はスロート部と呼ぶ．

⑲ **外果端高**(図29)：紐靴に同様．

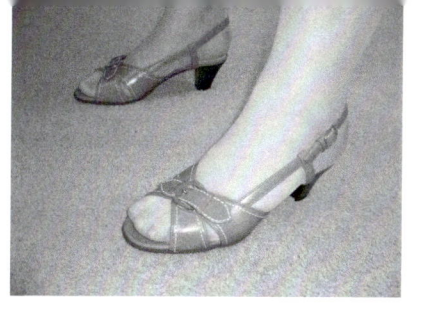

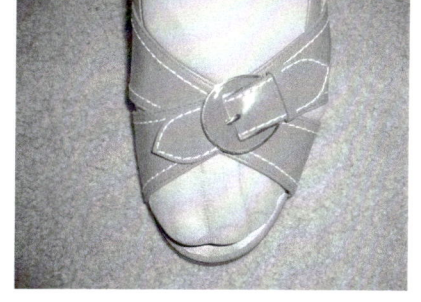

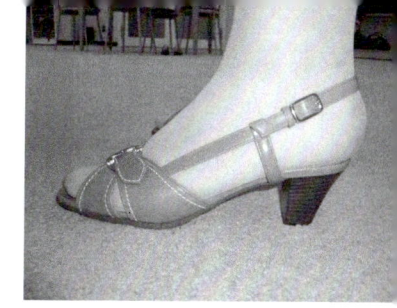

図30

図31

図32

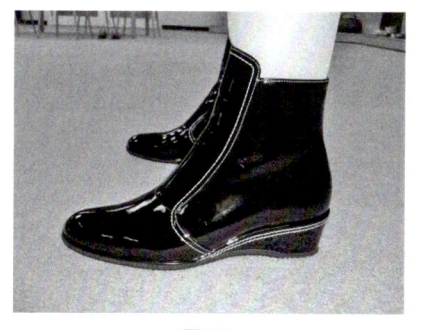

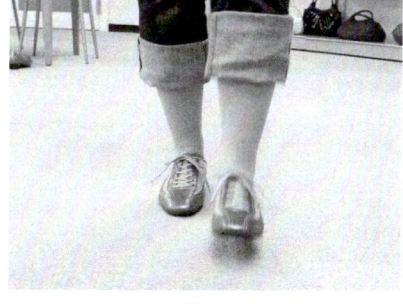

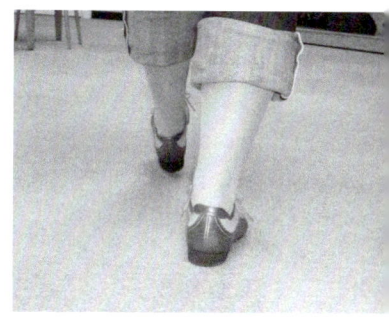

図33

図34

図35

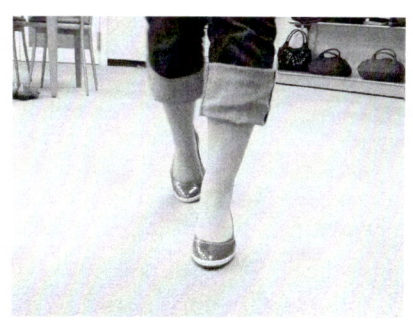

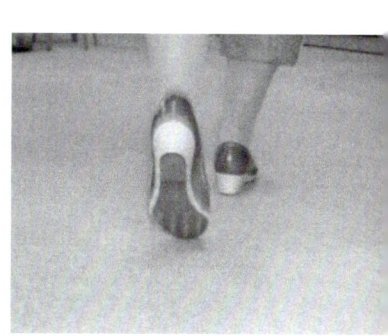

図36

図37

<サンダル>(図30〜32)

　爪先余裕は5 mm程度，踵の収まりは踵ラインと底周りからヒールにかけて流れる線が美しい．しかし足が前進することを考えると，3 mm程度出た状態が理想である．

<ブーツ>(図33)

　甲と踵で足が前に進むことを押さえる，その状態がフィッティングの決め手となる．

2．歩容状態をみる(図34〜37)

　よく足に合っているかどうかの最終判断は，体全体の姿勢の状況に合わせた歩容の状態をみる．左右や前後に上体のブレはどうか，下肢の動きはどうか，正常歩行の状況はどうか，足と靴との適合，歩行上での適応，その順応をチェックし判断する．

（俣野好弘）

参考文献
1) シューフィッター・プライマリーテキスト．一般社団法人 足と靴と健康協議会．2009．

☕ coffee break

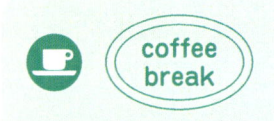

シューフィッター(SF：日本)と，オートペディシューマイスター(OSM：ドイツ)の違い

　シューフィッター制度は「靴合わせの職人」を養成認定するために 1984 年民間団体が設立した日本独自の制度であり，パッドや靴の調整は歩行しやすいための目的で行い医療行為は行わない．同様の制度は諸外国には無い．医療は整形外科医との連動で国家資格を持つ「義肢装具士」が医師の指示に従い患者に合わせた装具を作成する．

　ドイツのシューマイスターとは「靴職人」を指し，オートペディシューマイスターは国家資格を持つ「足の医学的知識を兼ね備えた靴職人」となる．時には整形外科医と共同で仕事も行う．1917 年連盟創立．現在名称「オートペディシューテクニック連邦連盟」

〈SF になるまでの教育カリキュラム〉
・現在 SF の認定は 2 つの団体が行っている．
(1)（社）足と靴と健康協議会，が創業となる（1984 年より実施）．
　受講資格は定めていないが，認定には靴業界関係での就労日数を 3 年以上．資格は 3 つに分類される．プライマリー（初級）は 3 日間のスクーリング終了後 50 名の足型を提出，足と靴の筆記試験，靴合わせに実技試験，それぞれ合格が必要．バチェラー（上級）は 1 年間コースで 9 日間のスクーリングを受け，課題をクリアし筆記試験に合格．マスター（修士）は 2 年間コースとなる．各コースの共通科目は「靴人間工学」「足の病気と障害」「革靴／スポーツ靴の知識」「足型計測／フィッティング」「調整／パッキング」が必須となる．
(2) 日本靴小売商連盟は，1986 年から靴小売業に重点を置いたスクーリング 2 日間，当日認定試験を実施し，SF 資格を発行．原則，受講資格は問わないが，認定は靴業界ならびに靴販売など靴関連の職種に 3 年以上携わった者とする．認定者は資格継続のため，5 年間に所定の講座または通信教育を受け，更新手続きをすることが義務付けられている．インストラクターとして技術指導員，講座を受け持つ講師の養成も随時行っている．

〈OSM になるまでの教育カリキュラム〉
・見習い生は連盟と見習い契約を結び 3 年半のカリキュラムを習得する．週 1 回補習学校へ通い学校では理論を，実技は見習い先で習得する．ゲゼレ試験に合格しマイスター試験に申し込むには 3 年間ゲゼレとして働いた経験を必要とする．OSM 養成はマイスター学校（約 9 か月間）にて行う．カリキュラムは約 900 時間，この中で医学的なことは整形外科医により教授される．他にメカニック，医療靴型，新技術，材料，工具，機械，営業学（簿記，税法など）．OSM 試験に合格するまでの日数は合計約 7 年を要する．

絵でみる 最新足診療エッセンシャルガイド

③ 予防とケア

2）インソールと足の装具

Key Words
足部装具（foot orthosis），足底挿板（shoe insert），靴型装具（orthopaedic shoes）

はじめに

装具は，四肢・体幹の機能障害の軽減を目的として使用する補助器具，と定義され（JIS用語），変形の予防，変形の矯正，病的組織の保護（炎症や障害のある組織を安静・固定し，病勢の進行を止め，治癒を促進する），失われた機能の代償または補助（弱化した筋力や，構築的に不安定な関節などに対して，それを代償または補助する）を目的とし，広く整形外科領域で用いられている[1]．特に，荷重，歩行に大きく影響する足部疾患においては，装具は保存療法の一手段として，また術後療法を円滑に進めるための補助器具として重要な役割を担っている．しかし，不適切な装具が装着されると，かえって疼痛や変形などの症状が悪化する例や，疾患の重症度にかかわらず装具療法に固執した結果，手術療法のタイミングを逃し，患者に不利益を与えるといった問題点も懸念される．これらを踏まえ，装具療法を行う際には，疾患の病態をよく理解し，目的にあった装具を作製することはもちろんのこと，重症度を把握し，装具療法の適応と限界についても知っておく必要がある．

本稿の前半では，総論として，装具の種類と支給システム，処方から完成までの流れについて述べる．後半では，各論，すなわち足部疾患に対する装具療法の実際について言及する．

表1 装具の種類

支給制度による分類 　治療用装具，更生用装具
使用目的による分類 　固定保持用装具，矯正用装具，免荷装具，歩行用装具，スポーツ用装具，夜間装具など
使用部位による分類 　上肢装具，下肢装具，体幹装具

総　論

1．装具の種類（表1）

1）支給制度による分類

治療用装具と更生用装具に大別される．治療用装具は，医学的治療が完了する前に使用する装具，または医学的治療の手段の1つとして使用する装具で，各種保険の適用となる．更生用装具は，医学的治療が終わり，変形または機能障害が固定した後に，日常生活動作などの向上のために使用する装具で，障害者自立支援法など各種制度が適応される[1,2]．

2）使用目的による分類

固定保持用装具，矯正用装具，免荷装具，歩行用装具，スポーツ用装具，夜間装具などがある．

3）使用部位による分類

上肢装具，体幹装具，下肢装具に分けられる．下肢装具には，股装具，膝装具，長下肢装具，短

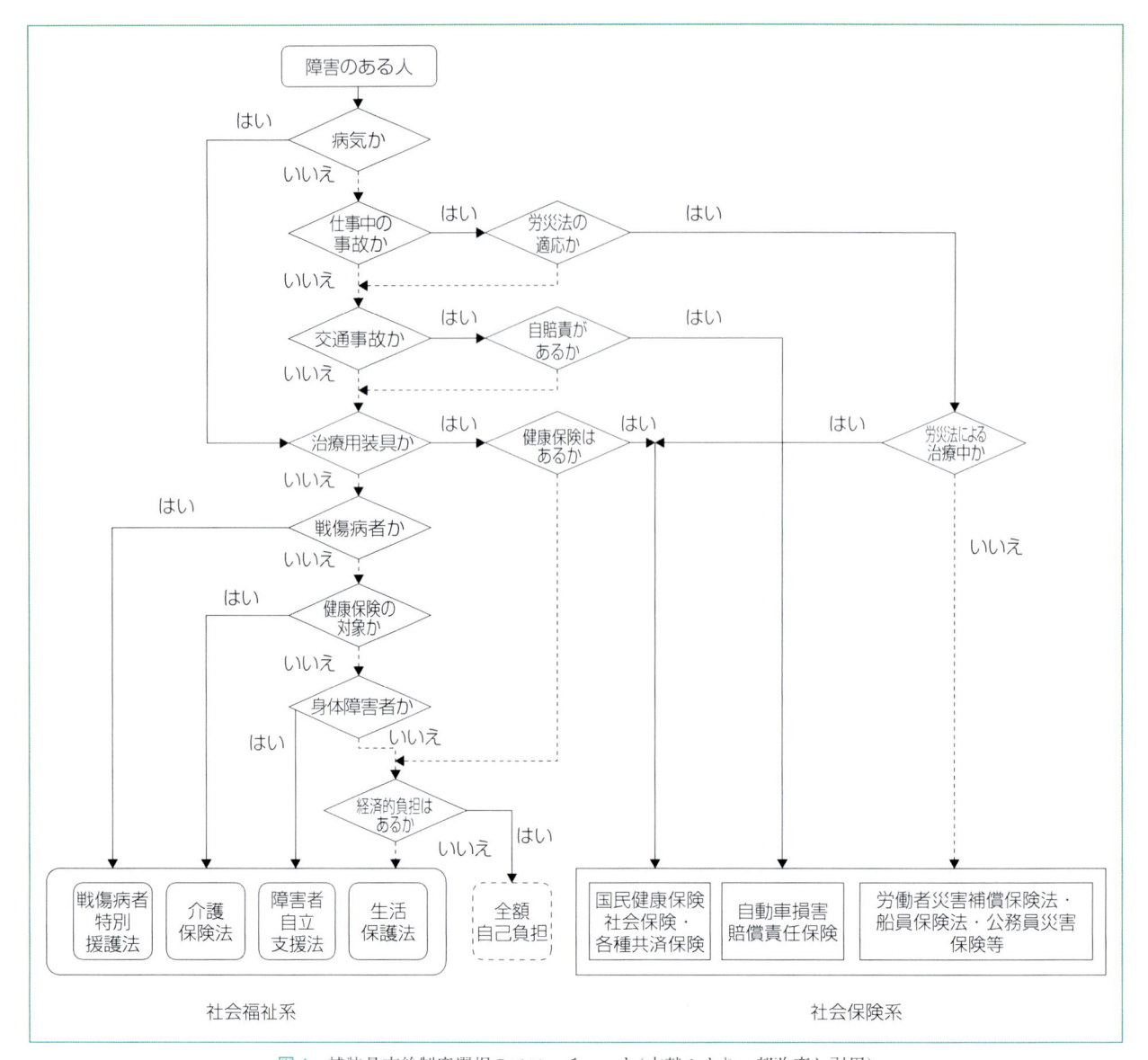

図1 補装具支給制度選択のフローチャート（文献1より一部改変し引用）

下肢装具，足部装具（靴型装具，足底装具）などがある．足部疾患では，靴型装具，足底装具が使用される機会が多い．

4）補装具と装具

補装具と装具は混同されやすいが，その定義は異なる．補装具とは，障害者自立支援法の自立支援給付の中で規定されている法律上の用語で，社会的ニーズを背景として，法的に給付補償（義務的経費）することが決められたものの総称である．装具に加え，義肢，車いす，歩行器，歩行補助つえ（松葉づえ，ロフストランドクラッチなど），義眼，補聴器などが含まれる．

2．装具支給システム

装具を含む補装具の支給にあたっては，使用する制度に優先順位がある．その流れを図1に示す．疾病が労災事故や交通事故による場合には，まずは災害補償保険制度が適応される．これら外傷以外の原因で生じた疾病に対しては，治療用装具の場合，主に医療保険制度が使用され，健康保険を有さない場合には生活保護制度が適用される．練習用仮義足も健康保険での支給が可能である．更生用装具や義肢など，治療用装具以外の補装具に対しては，社会福祉制度（戦傷者特別援護

法，障害者自立支援法に基づく）での支給が行われている．介護保険制度では，一部の介護に必要な福祉用具のレンタル（車いすなど）が認められている．障害者自立支援法に基づいた助成では，身体障害者手帳の交付を受けていることが必須である[2]．

3．装具処方から完成までの流れ

1）治療用装具の作製手順

治療用装具を，各種保険制度を用いて作製する場合の手順を図2に示す．医師（保険医）は，治療上装具が必要と判断すれば処方を行い，その内容に従って義肢装具士が採型（採寸を含む）のうえ，装具製作を行う．採型に際して医師は，患者の姿勢および患者の肢位，局所への配慮（創傷部の取り扱い，ギプス等の圧迫具合など），その他留意すべき事項について義肢装具士に具体的な指示を与える必要がある．また医師は，完成した装具が患者に合っているか，適合性をチェックする責任も負っている．装具処方にあたって医師は，疾患名と装具の必要性を記載した意見書（証明書）を発行しなければならない．装具が完成すれば，患者は装具を受け取り，費用の全額を一時的に装具製作業者（義肢装具士）に支払う．代金受領書と保険医意見書（証明書）を所属の医療保険組合に提出すれば，費用の一部が還付されることになる．

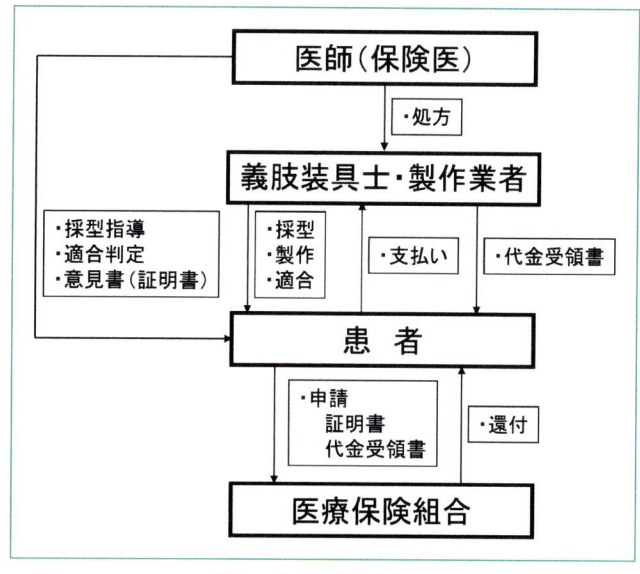

義肢装具作製における医師の役割：1988年に義肢装具士法が制定され，義肢装具士の業務が明確に規定されたのに併せて，『義肢装具にかかわる医師のガイドライン』が策定された．その中に処方，採寸・採型，適合の各分野に関しての医師の役割が規定されている[2]．これにより，医師は義肢装具作製にあたり，義肢装具士の業務を監督しながら，処方のみならず，完成した義肢装具が患者に適合しているかを判定する最終責任を負っていることが明確となった．医師は，とりあえず装具を作ろうとの甘い認識のもと，処方から適合性の判定まで義肢装具士に任せるのではなく，病態

図2 治療用装具作製の手順

や病勢に応じて適切な装具を処方し，装具作製にあたっての留意点を義肢装具士に正しく伝え，完成品の適合性を入念にチェックすることを怠ってはならない．また装具の意義について患者に十分な説明を行うことも大切である．筆者は，装具処方時のみならず完成時も含め，患者に対して装具作製の目的と予想される効果について説明するよう心がけている．これらの過程が欠けると，装具装着によりかえって症状が悪化するなどの不利益が生じた場合，医師不在であることがトラブル発生やそれを複雑化する要因となりえる．

2）障害者自立支援法に基づく補装具作製の手順

治療用装具を除く補装具（義肢，更生用装具など）を障害者自立支援法に基づいて作製する場合の手順を図3に示す．2006年，従来の障害にかかわる公費負担医療（精神保健福祉法に基づく精神通院医療，身体障害者福祉法に基づく更生医療，児童福祉法に基づく育成医療）を一元化する障害者自立支援法が制定された[3]．これに基づき，身体障害者手帳を有する患者に対して補装具が作製される際，補装具支給の方法は，従来の現物支給から，補装具費の支給へと大きく変わった．また，利用者（患者）負担率も，所得に応じて負担率が異なっていた従来の方法から，原則10％の定率負担へと変化した．本法は，補装具費を公費負担するとの方針から，患者は補装具製作業者に対して総

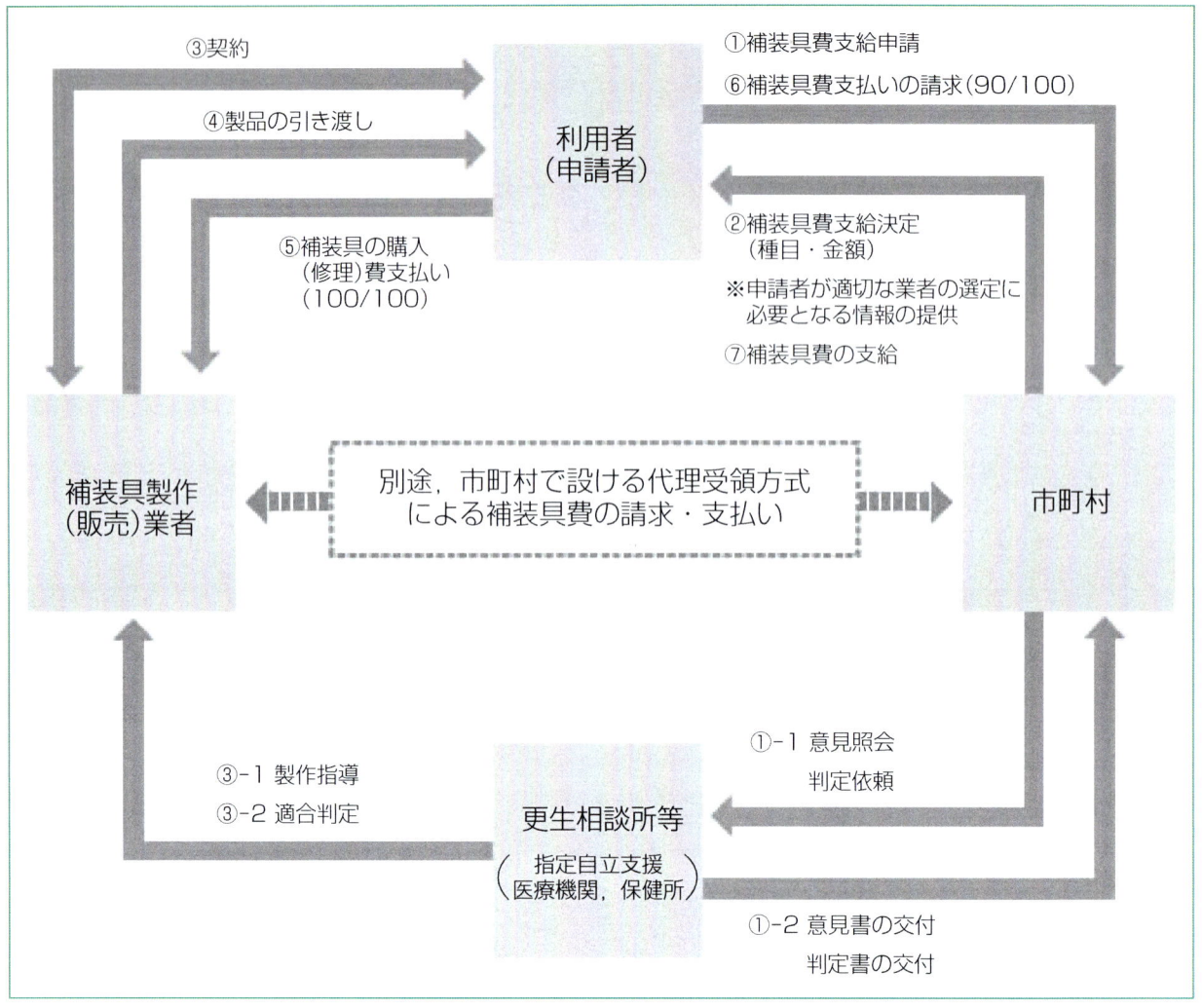

図3 障害者自立支援法による補装具作製の手順(文献3より引用)

経費の全額を支払った後，市町村よりその90%の額が支給されることを建前としている．しかし，義肢作製時など高額の費用が発生する場合，全額を一時払いすることが患者への高負担となることから，実際は患者からの委任状があれば，患者は業者に総費用の10%を支払い，業者が患者に代わって市町村に残金を請求できるシステムになっている．治療用装具作製に対する意見書は，保険医であれば発行可能であるが，障害者自立支援法に基づく補装具作製では，意見書を書くことができるのは，身障法第15条指定医（身障診断が可能な医師）または障害者自立支援医療指定機関において当該医療を主として担当する医師であって，所属医学会において認定されている専門医，あるいは国立身体障害者リハビリテーションセンター学院において実施している，義肢装具等適合判定医師研修会を修了している医師に限定されている．

各 論

1．足部装具とは

足部装具には，足底装具と靴型装具が含まれる．足底装具には，靴の中に挿入して使用するインソール（足底挿板）と，足部の骨折や足部疾患の術後に使用し，装具で直接接地する硬性装具などがある（図4）．インソールには，靴の中に敷き詰めるタイプと，ストラップなどで足部に固定する足部覆いタイプがある（図5）．前者では，歩行中足

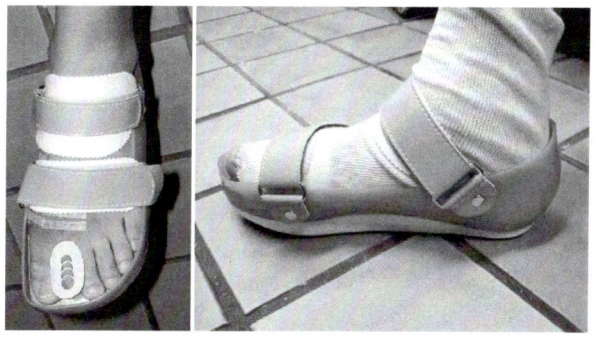

図4 外反母趾術後硬性装具

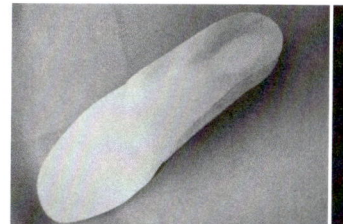

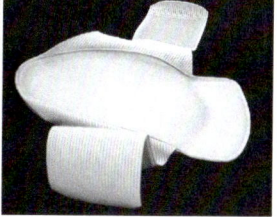

a. 敷き詰めタイプ　　b. 足部覆いタイプ
図5 インソール

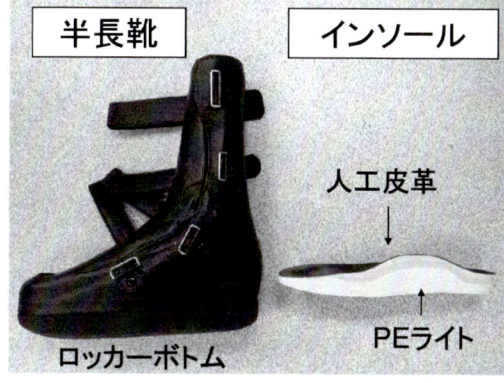

図6 難治性足底潰瘍に対する靴型装具
Cytochrome P450 Oxidoreductase Deficiency (PORD)[6]によって生じた足底難治性潰瘍(b)に対して、靴型装具を用いて潰瘍部の除圧、足底全体でのトータルコンタクトを目指した結果、潰瘍は縮小した(c)。インソールの底部には衝撃吸収材を用い、歩行時インソールと足部にズレを生じないよう、ロッカーボトム構造により靴に踏み返し機能を与えた。

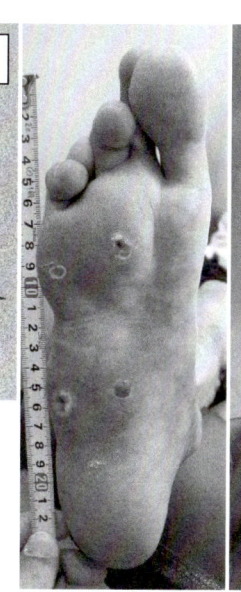

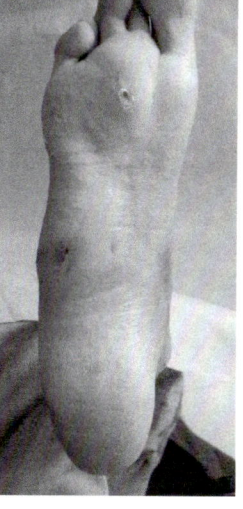

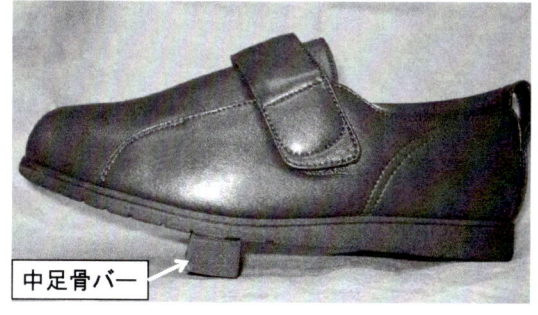

図7 既製靴の加工

部と装具の間でズレを生じにくいという利点を有するが、靴は限定され、原則、屋内では使用できない。一方、後者では、屋内外で使用できる、靴を限定しなくてもよいなどの利点はあるが、歩行中足部と装具の間でズレを生じることが少なくなく、アーチ構造、中足骨パッド、窪みなどを有するものでは、このズレが疼痛や潰瘍の悪化につながることがあるので注意を要する。靴型装具は、靴を基本の形とした装具で、起立、歩行を目的とし、足の変形矯正、除痛、足底接地などのために、患者ごとに処方、採型、作製、適合されるものである。通常足底形状を考慮したインソールが挿入される(図6)。JIS用語の『整形靴』と同義語である。下腿にかかる高さにより、長靴、半長靴、チャッカ靴、短靴に分類される[5]。靴に踏み返し機能をもたせるため、中足骨パッド、ロッカーボトムなどを既製靴に装着する靴の加工も、装具の取り扱いとなる(図7)。

2. 足部装具処方時のチェックポイント

足部装具を処方する際のチェックポイントを表2

表2 足部装具処方に必要なチェックポイント

```
病名
病期・重症度
臨床症状
  疼痛，変形，胼胝，潰瘍
足部形状
  アライメント，アーチ高
可橈性，可動域
知覚，筋力
他部位の状態
年齢，性別，職業
意欲
```

に示す．病名は病態を把握するうえで最も重要な因子で，病名から適応となる装具の候補が選出される(表3)．病期，重症度は，装具療法の限界を知るうえで大切である．後脛骨筋腱機能不全症では，ステージⅡ以下であれば装具療法の効果は期待できるが，ステージⅢ以上ではその効果は乏しいとされている．外反母趾診療ガイドラインでは，装具療法による除痛効果が期待できるのは，軽度から中等度の外反母趾とされている[7]．臨床症状に注目すると装具療法の目的が明らかとなる．疼痛が主症状であれば，その原因に応じた対策をとる．変形や胼胝が疼痛の原因となっていれば除圧を試み，アライメント異常やアーチ高の低下が原因と判断されればその矯正を行う．その際，足部の可橈性や関節拘縮の有無に注意する．

徒手的にアライメントやアーチ高を矯正できない場合に，無理やり矯正を目的とした装具を用いると，疼痛の悪化をきたすことがあるので注意する．糖尿病足など知覚障害を有する例では，装具が適合不良であっても疼痛の訴えに乏しく，気づかれないまま，潰瘍の悪化や，感染症の進展をきたすことがある．知覚障害を伴う例には，適合性を頻繁にチェックする，家族に毎日，足底部を観察してもらうなどの対策が必要である．また，足部以外の部位の疾病や機能障害についても把握しておく必要がある．内側型変形性膝関節症に内側アーチの矯正を行うと膝痛が悪化する可能性がある．関節リウマチで手指機能の低下を伴っている場合，靴型装具を処方する際には，アッパー(靴の甲の部分)の固定には紐を用いず，ファスナーやマジックベルトを使用するなどの工夫が必要である．その他，患者の年齢，性別，職業も装具作製時に考慮する必要がある．装具療法を根気よく続けるためには，患者の意欲は最も重要な要素である．患者の意欲を高めるため，処方医は装具の意義について患者によく説明しなければならない．

表3 足部疾患保存療法で用いる装具

病名	装具の種類	目的	備考
外反母趾	矯正用装具 インソール 靴型装具	変形矯正 除圧，アーチ矯正 除圧	中足骨パッド，アーチサポート付 ハンマー趾合併時
強直母趾	中足骨バー	踏み返し制限	
種子骨障害	インソール 中足骨バー	除圧 踏み返し制限	窪み付
モートン病	インソール 中足骨バー	除圧，アーチ矯正 踏み返し制限	中足骨パッド，窪み付
関節リウマチ (前足部変形)	インソール 靴型装具	除圧，アーチ保持 除圧	中足骨パッド，アーチサポート ハンマー趾合併時
後脛骨筋腱 機能不全症	インソール	アーチ，アライメント矯正	アーチサポート付，UCBL型
足底腱膜炎	インソール	アーチ保持	アーチサポート，窪み付
アキレス腱炎	インソール	腱緊張性の低下	補高付
糖尿病足	インソール 靴型装具	除圧，アーチ保持 トータルコンタクト	ロッカーボトム付

さいごに

インソールをはじめとする足部装具は，足部疾患に対する保存療法の一手段として重要な役割を担っている．その効果を確実なものにするためには，病態に沿った装具を処方することは勿論のこと，完成後はその適合性を入念にチェックすることが大切である．

（須田康文）

文献

1) 渡辺英夫：装具総論．義肢装具学　第4版，川村次郎ほか編集．190-199，医学書院，2009．
2) 伊藤俊之：補装具の支給．義肢装具のチェックポイント　第7版，日本整形外科学会・日本リハビリテーション医学会監修．347-363，医学書院，2007．
3) 厚生労働省/社会福祉法人全国社会福祉協議会編：障害者自立支援法のサービス利用について，http://www.shakyo.or.jp/pdf/pamphlet.pdf．
4) 和田郁雄，堀内　統：足底装具の処方とチェック．足の外科の要点と盲点，山本晴康編集．86-92，2006．
5) 井口　傑：靴型装具．義肢装具のチェックポイント　第7版，日本整形外科学会・日本リハビリテーション医学会監修．269-281，医学書院，2007．
6) Fukami M, Horikawa R, Nagai T, et al.：Cytochrome P450 oxidoreductase gene mutations and Antley-Bixler syndrome with abnormal and/or impaired steroidogenesis：molecular and clinical studies in 10 patients. J Clin Endocrinol Metab. 90：414-426, 2005.
7) 須田康文：保存療法．外反母趾診療ガイドライン．日整会診療ガイドライン委員会/外反母趾ガイドライン策定委員会編集．33-43，南江堂，2008．

絵でみる 最新足診療エッセンシャルガイド

3 予防とケア

3) 糖尿病と足病変：足の切断を回避するためには

Key Words
糖尿病足（diabetic foot），シャルコー足（Charcot foot）

　糖尿病足病変としては足部潰瘍，神経障害性関節症（シャルコー足）および末梢動脈性疾患などがあるが，いったん感染を生じると病変は急速に進行して壊疽に至り，足の切断を余儀なくされることがある．このため糖尿病患者の診察にあたっては足病変発生のリスクを評価して，その予防に努めることが重要である．

糖尿病患者の足の診療

　糖尿病患者においては神経障害（知覚神経障害，運動神経障害，自律神経障害）や血行障害により潰瘍が形成されやすく，約20％は重篤な感染を経験する（図1）[1]．糖尿病患者の足の診療は予防，足病変の治療，そして再発予防からなる．

1．足病変の発症予防

　足の診療には足のリスク評価とそれに応じた診察および患者教育を含めたフットケアが必要となる[2]．診察は視診，触診，感覚検査からなるが，足病変の発症，進行には血糖コントロールを含めた代謝，免疫異常が深く関与するため，足部の局所所見のみならず糖尿病歴およびその合併症，喫煙の有無，潰瘍の既往などの聴取も大切である．

＜リスク評価＞
1）神経障害
2）血行障害

3）**足部変形，足底や足趾の圧分布異常**：外反母趾（図2-a），凹足，鉤爪趾，槌趾およびシャルコー足や足趾・前足部の術後の足部変形（図2-b）などは，足底や足趾の圧分布異常を生じ潰瘍が形成されやすい状態である．また足関節の背屈制限により前足部への圧負荷は増加する．胼胝，鶏眼などの存在は足底の圧分布異常を疑わせる．

4）**足潰瘍や切断の既往**：糖尿病足切断後の再発率は高く，60％に二次切断，21％に三次切断，7％に四次切断が行われている[3]．

5）**皮膚病変**：皮膚の乾燥や亀裂および陥入爪などの爪病変は皮膚の損傷により感染を起こしやすい．足白癬は趾間部に生じることが多く，細菌性の二次感染の原因となる（図2-c）．また血行障害を持つ患者では水疱を生じやすく，小さな外傷でも潰瘍を形成しやすいため注意が必要である（図2-d）．

6）**視力障害**：糖尿病患者は網膜症を併発していることも多く，自分で足部の状態を把握することができない．

　喫煙は神経障害と血行障害を進行させることが知られており，高血糖による組織の糖化は創の治癒を遅らせ免疫力の低下を生じるため，感染を重症化させる危険因子となる．また，罹病期間が長くなると発症率が高くなるとの報告もある．その他，社会的に孤立していたりコンプライアンスの悪い患者では足病変は進行しやすく危険因子と考えなければならない[2]．

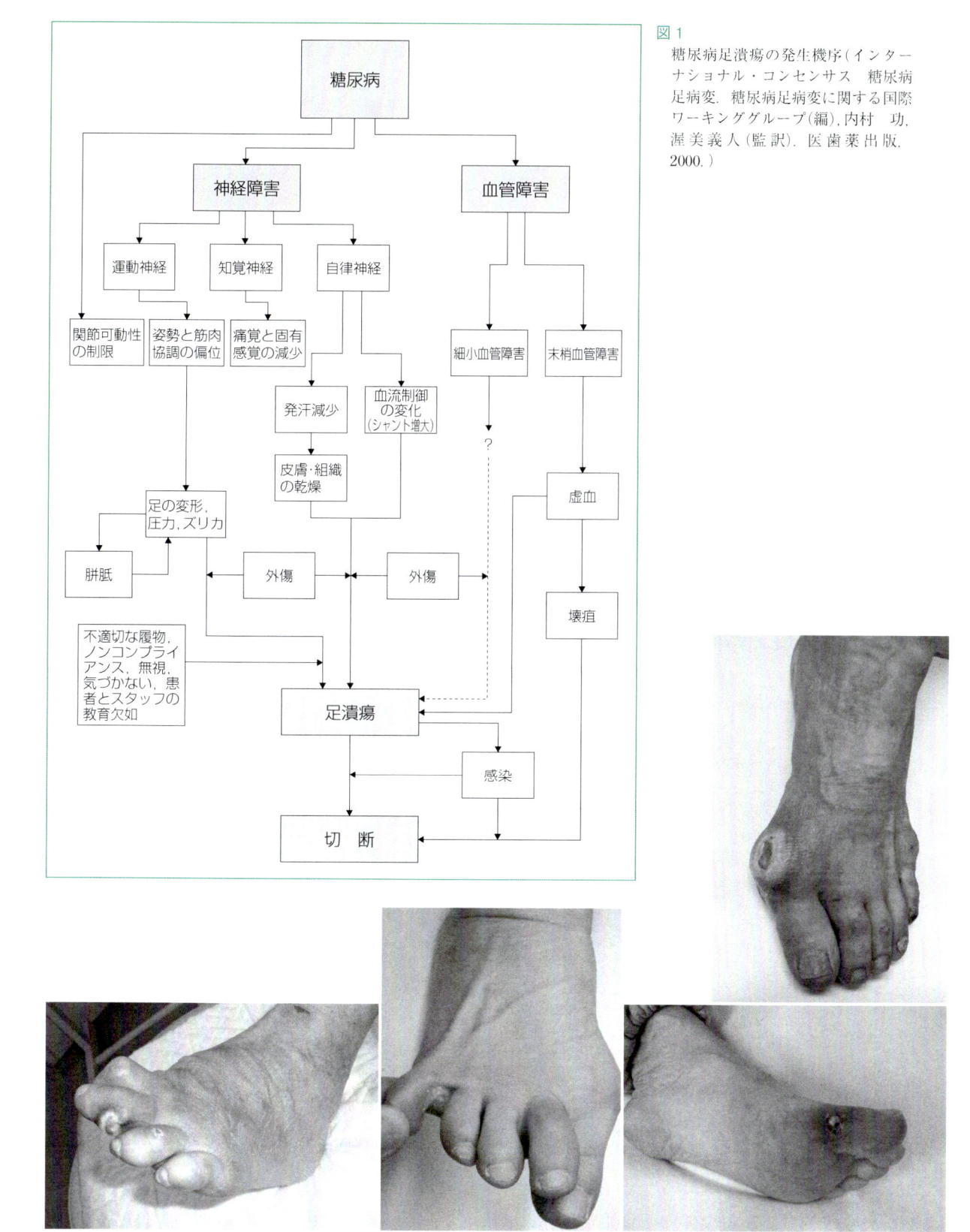

図1
糖尿病足潰瘍の発生機序（インターナショナル・コンセンサス　糖尿病足病変．糖尿病足病変に関する国際ワーキンググループ（編），内村　功，渥美義人（監訳）．医歯薬出版，2000．）

図2
a：外反母趾に伴った潰瘍．バニオンに一致して潰瘍が形成されている．
b：足趾・前足部の術後の足部変形に伴った潰瘍．母趾列切断後第3趾外側への圧負荷が増加し潰瘍を生じたと思われる．
c：趾間部に生じた足白癬．細菌性の二次感染の原因となるため注意が必要である．
d：外傷後に生じた潰瘍．血行障害を持つ患者では小さな外傷でも潰瘍を形成しやすい．

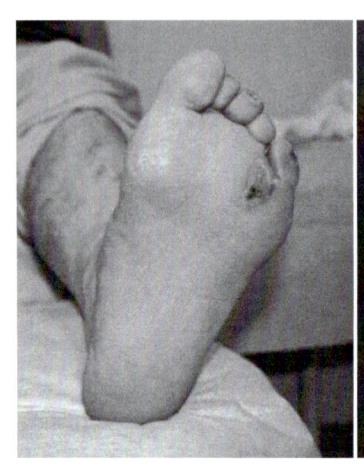

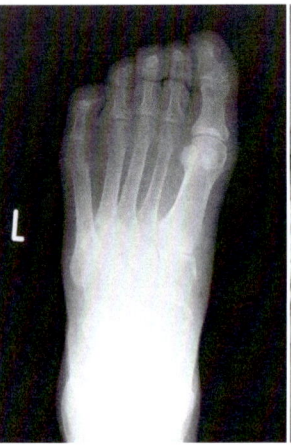

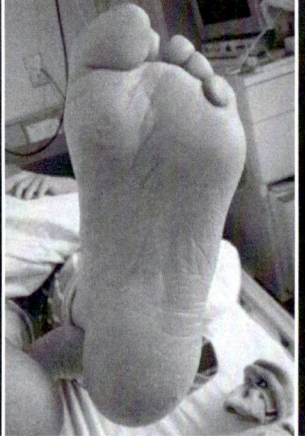

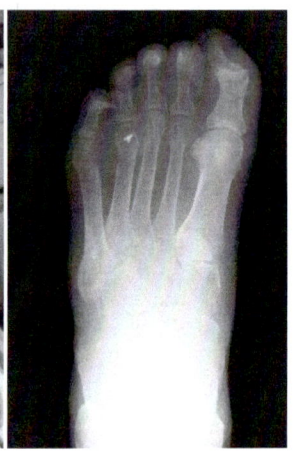

図3　a|b|c|d
a, b：運動神経障害による潰瘍形成
c, d：第4中足骨頭底側の難治性の潰瘍に対し，中足骨の短縮術とアキレス腱延長術を行い潰瘍の治癒を得た．

2．神経障害の評価

 明らかな足病変の存在にもかかわらず疼痛の訴えがないのは，神経障害の重要な徴候であるが，焼けるような痛み，じんじんするなどの異常感覚や知覚過敏などの症状を訴えることもある．知覚障害があると足部に生じた外傷を認識できないため皮膚潰瘍を生じやすくなる．知覚神経障害はナイロンモノフィラメント（Semmes-Weinstein monofilament）により触圧覚の，音叉により振動覚の低下がないか検査を行う．

 運動神経障害により骨間筋が萎縮し凹足や鉤爪趾，槌趾などの屈曲性の変形を生じると足底圧分布の異常や靴の不適合をきたし，胼胝および潰瘍形成の原因となる（図3-a～d）．下肢の深部腱反射（膝蓋腱反射，アキレス腱反射）の減弱の有無を確認する必要があるが，下肢の筋力低下や固有感覚障害により動揺性歩行がみられることもある．

 自律神経障害を生じると足の発汗異常により皮膚が乾燥し亀裂をきたし，細菌感染が起きやすい状態となる．

3．血行障害の評価

 末梢血管障害は皮膚の色や冷感，脈の触知などによりある程度診断することが可能である．後脛骨動脈や足背動脈などが触知されない場合，ドップラー検査による血流の評価が必要となる．またABI（ankle brachial index；足関節/上腕血圧比＝足関節収縮期血圧ASP/上腕収縮期血圧BSP）は1.0～1.3が正常範囲で，0.9未満であれば動脈の閉塞が疑われるが，血管石灰化の影響を受けやすい特性がある．その点，レーザードップラー法による皮膚還流圧測定（skin perfusion pressure；SPP）は著明な浮腫や血管の石灰化を伴った重症虚血肢においても測定が可能であり，30 mmHg未満は重症虚血肢，40 mmHg以上であれば潰瘍治癒の可能性が高いと判断される．

4．神経障害性関節症（シャルコー足）

 糖尿病患者においてしばしば急性に足部の発赤，熱感，腫脹などの症状が出現し，感染との鑑別が困難なことがある．知覚障害と局所の血流の増加を伴い，単純X線上急速に進行する関節破壊を特徴とする．

 糖尿病性骨症は骨関節を破壊し靱帯を弛緩させ足部，足関節の不安定性および足部のロッカーボトム変形などの著明な変形をきたし（図4），潰瘍や感染を併発することがある．

足病変の評価

 糖尿病足の患者ではしばしば対側にも病変が存在することがあるため，必ず両下肢とも診察しなければならない．

 潰瘍，感染の広がりを明らかにするため，痂皮や壊死組織を除去したうえで創の部位，性状，大

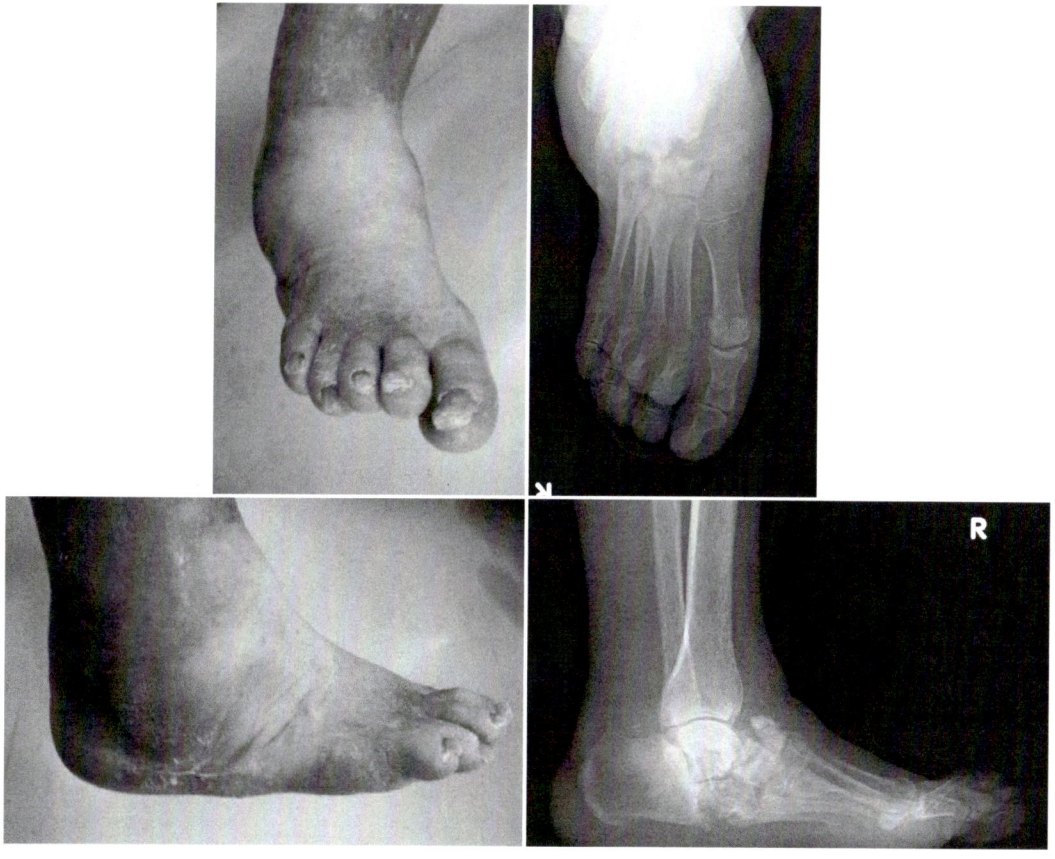

図4 神経障害性関節症によるロッカーボトム変形
単純X線上，リスフラン関節の脱臼，骨関節の破壊を生じており，足部のロッカーボトム変形をきたしている．

きさおよび深さを観察する．骨が露出しているようであれば感染していると考えるべきである．特に神経障害性の潰瘍は滅菌プローベを使用し検査する(図5)．骨のような硬いものを触れる場合は骨髄炎に進展している可能性がある．

創の分類においてはまず潰瘍の深さによりgrade 0〜3まで，虚血の状態によりgrade A〜Dまでの4つに分類する(図6)[4,5]．この分類では潰瘍の深さと虚血の状態が別々に分類されているため，臨床における治療法の選択基準として有用である．

単純X線は異物やガスの発生の有無，および骨髄炎もしくは神経障害性関節症の評価のために撮影する．しかし，単純X線上骨髄炎に伴う骨破壊，吸収像，骨膜反応などの変化は病期の進行に数週間遅れて出現するため，早期に画像所見から診断することはできない．このため早期の骨髄炎の診断にはMRIが有用である．

図5 神経障害性の潰瘍は，滅菌プローベを使用し検査することが大切である．

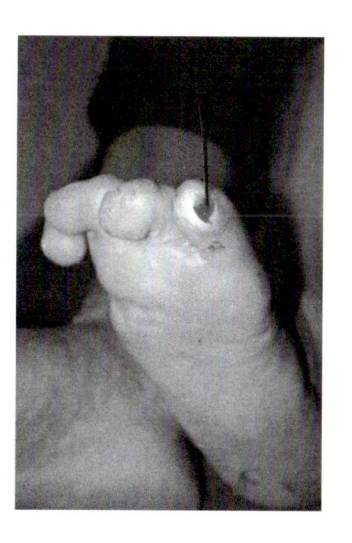

足病変の治療

潰瘍が認められる場合，まずは杖や車椅子を使用して免荷を図ることが大切である．足底挿板や靴型装具は潰瘍形成の予防には重要であるが，活動性の潰瘍には適応がない．神経障害性の潰瘍な

3) 糖尿病と足病変：足の切断を回避するためには

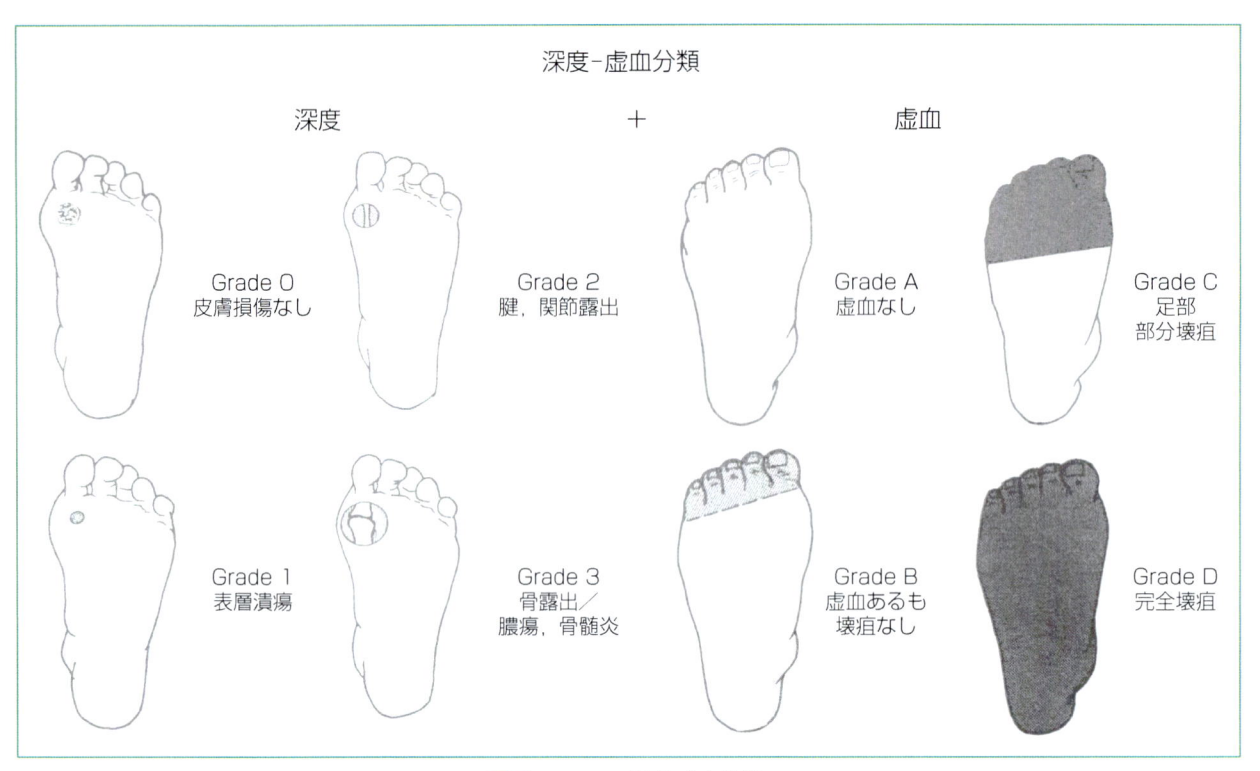

図6 Brodsky 深度-虚血分類
(Brodsky JW：Outpatient diagnosis and care of the diabetic foot. AAOS Instr Course Lect. 42：121-139, 1993.)

深度-虚血分類

深度
- Grade 0 皮膚損傷なし
- Grade 1 表層潰瘍
- Grade 2 腱，関節露出
- Grade 3 骨露出／膿瘍，骨髄炎

＋

虚血
- Grade A 虚血なし
- Grade B 虚血あるも壊疽なし
- Grade C 足部部分壊疽
- Grade D 完全壊疽

ど血流障害のない表在性の足底潰瘍はほとんど total contact casting などによる保存的治療で治癒させることが可能である[6]．Total contact casting は小外傷からの保護と局所の安静により浮腫を軽減させ上皮化を促し，また骨性突出部の圧の軽減により足底圧を均等化させることを目的とする．骨髄炎や深部感染を合併している場合，感染が重篤化するので注意が必要である．

壊疽に感染を伴っている場合，感染，壊死した組織の積極的なデブリードマンは必須である．さらに，感染をコントロールするためには足病変に対する局所治療だけでなく，血糖コントロールを含めた全身管理が重要となる．デブリードマンはメス，鋭匙を使用してすべての感染，壊死組織を除去しなければならない．すぐにデブリードマンを行えない場合は，感染の拡大を防ぐため切開して排膿ドレナージを行う．デブリードマンは創が清潔になり良好な肉芽が出現するまで繰り返し行う．このような処置と並行して好気性，嫌気性菌の培養を行い，抗生物質の投与を開始する（図7）．

感染部位を切断しなかった場合にはデブリードマンに引き続き，浸出液がみられなくなり感染が鎮静化するまで創を開放とするか，VAC（持続陰圧吸引療法）を行い創の閉鎖，治癒を期待する．

糖尿病足の管理，予防：フットケア・患者教育

糖尿病患者における足部潰瘍の 80～90％ は小外傷などの機械的因子によって引き起こされており，下肢切断の 85％ に潰瘍が先行している．多くの潰瘍は定期的な足の観察，足の手入れ，適切な靴の選択によって予防が可能である．患者の通院時には定期的に足と靴の点検を行い，特に足潰瘍既往患者は継続的に追跡することが必要である．

1．糖尿病患者への指導[2,7]

1）**毎日，足（特に趾間部，足底部を中心に）の観察をする**：視力障害のある患者は，家族の協力が必要である．発赤，腫脹，水疱，切り傷，擦過傷，出血，爪の障害，滲出液（特に趾間部）などの危険な兆候があれば直ちに医師に相談する．

2）**靴を履く前に確認する**：靴の中に異物や敷革

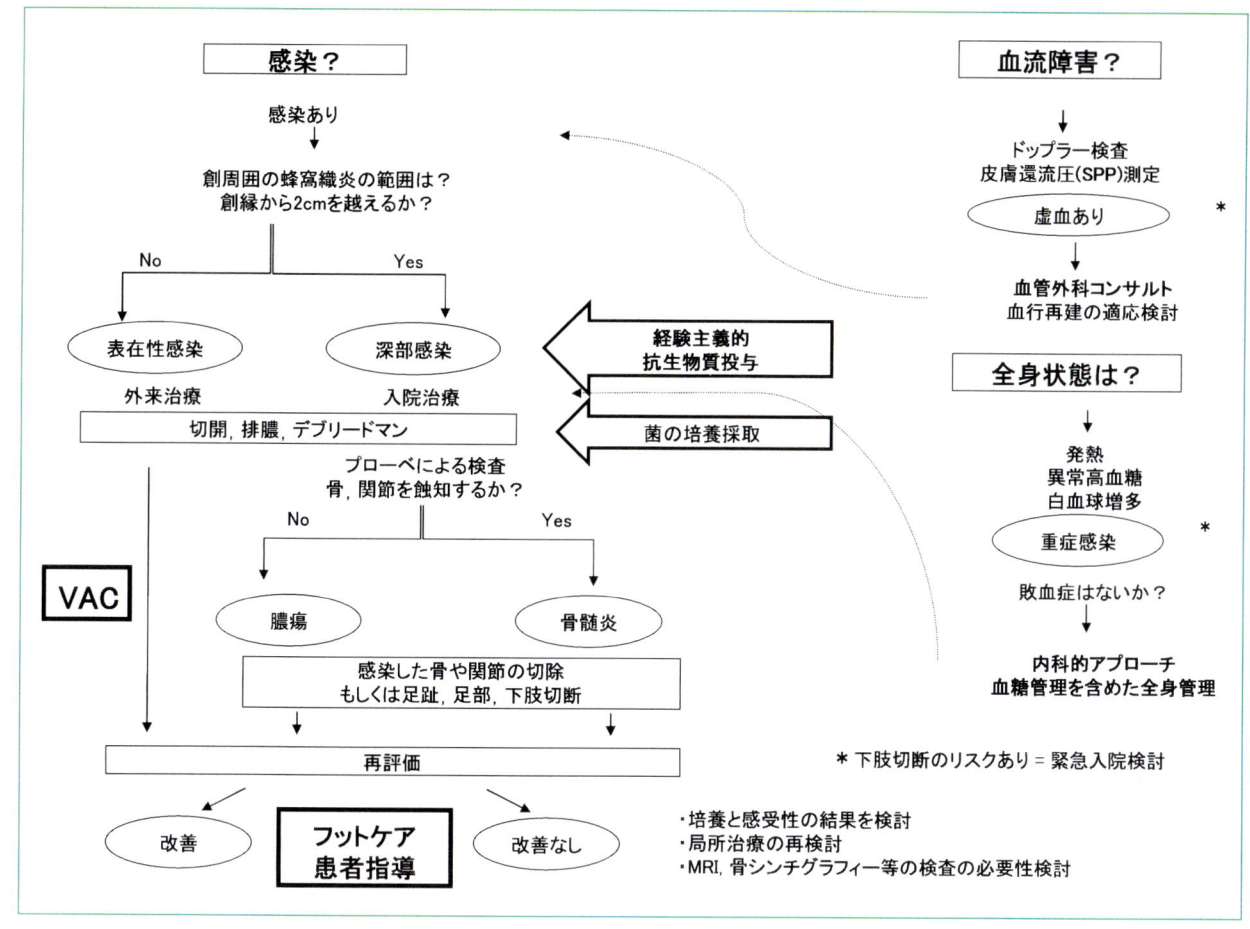

図7 糖尿病足病変に対する治療戦略
(Brodsky JW : The diabetic foot. In Coughlin MJ, Mann RA (eds) : Surgery of the foot and ankle, 7th ed. St Louis, Mosby-Year Book, 895-969, 1999. より改変)

の段差, 縫い目の出っ張りなどがないか, 手と目を使って確認する.

3) **毎日, ぬるま湯を使って足を洗う**：皮膚が乾燥しないように, クリームを塗って足の手入れをする.

4) **自分にあった靴と靴下を選ぶ**：靴と靴下はきつ過ぎず, 足趾が動かせるくらいの余裕が必要である. 特に, 新しい靴を買うときは5分位試し履きをしてから購入する.

5) **禁止事項**：裸足での歩行, 不用意な足の保温, 胼胝（たこ）を削るために化学薬品や鋭利な刃物を使用すること, 爪の角を切ること（爪はまっすぐに切る）, 喫煙.

(早稲田明生)

参考文献

1) インターナショナル・コンセンサス 糖尿病足病変. 糖尿病足病変に関する国際ワーキンググループ (編), 内村 功, 渥美義人 (監訳), 医歯薬出版, 2000.
2) 河野茂夫：糖尿病フット・マネージメント. 診断と治療社, 2002.
3) Murdoch DP, Armstrong DG, Dacus JB, Laughlin TJ, Morgan CB, Lavery LA, et al. : The natural history of great toe amputations. J Foot Ankle Surg. 36：204-208, 1997.
4) Brodsky JW : Outpatient diagnosis and care of the diabetic foot. AAOS Instr Course Lect. 42：121-139, 1993.
5) Brodsky JW : The diabetic foot. In Coughlin M. J., Mann RA (eds) : Surgery of the foot and ankle, 7th ed. St Louis, Mosby-Year Book, 895-969, 1999.
6) Levine SE, Myerson MS : Management of ulceration and infection in the diabetic foot. In Myerson MS, (ed) : Foot and ankle disorders. Philadelphia, WB Saunders, 411-438, 2000.
7) 米国整形外科学会：糖尿病の足の人の手入れ. Foot & Ankle Int. 26(1)：90-91, 2005.

和文 INDEX

あ
アキレス腱　91, 164
足　46, 69, 186
足跡　12
足型計測　251

え
影響　46
X線　29
MRI　29

お
オーバーユース　164

か
外脛骨　159
外側足底神経第1枝　171
外反母趾　135, 226
滑液包炎　164
果部骨折　102
関節鏡　36
関節面陥凹型骨折　111
関節リウマチ　177
陥入爪　212

き
偽関節　131
機能形態学　1
強剛母趾　226
矯正　46
距骨　81

く
靴　242
靴型装具　259

け
Köhler病　218
脛骨列欠損　191
腱症　164

こ
後足部　36
後足部変形　177
絞扼性神経障害　186
後脛骨筋腱　159
後脛骨筋腱機能不全　143, 226
骨軟骨損傷　81
骨・軟部腫瘍　202
骨膜反応　202

さ
三角骨　159

し
CT　29
視診　22
シャルコー足　266
重心　1
シューフィッティング　251
手術療法　91, 143, 177
障害　242
踵骨骨折　111
小児扁平足　218
上腓骨筋支帯　96
踵部痛　171
触診　22
ショパール関節損傷　120
進化　12
靱帯損傷　69
診断　135

す
スポーツ外傷　236

せ
正常破格　202
成人期扁平足　143
舌状骨折　111
前足部変形　177
先天性垂直距骨　218
先天性内反足　191

そ
創外固定　116, 120
爪白癬　208
爪肥厚症　212
足関節　29, 36, 69, 102, 151
足関節後方インピンジメント症候群　159
足根管症候群　186
足根骨癒合症　218
足趾の先天異常　191
足底腱膜炎　171
足底腱膜切除術　171
足底挿板　259
足白癬　208
足部　29, 151
足部スポーツ傷害　236
足部装具　259

た
体重支持筋　1
Das De法　96
断裂　91

ち
中足骨骨折　127
中足趾節関節脱臼　127
中足部変形　177
直立二足性　1
治療　102, 135

と
動的アライメント　53
糖尿病足　266

な
内視鏡　36
内反小趾　135
軟部組織　116

に
肉腫　202

は
バイオメカニクス　46
バイペダリズム　12

ひ
比較解剖学　1
腓骨筋腱脱臼　96
ヒト化　12
疲労骨折　131
ピロン骨折　116

ふ
Freiberg病　218

へ
変形　46
変形性関節症　151
変形治癒骨折　127

ほ
歩行　53
保存療法　91, 143, 177
歩容　12
Ponseti法　191

ま
巻き爪　212

も
モートン病　186
問診　22

ら
ランニング　53
ランニング障害　236

り
リスフラン関節損傷　120
リスフラン靱帯　120
離断性骨軟骨炎　81

欧文 INDEX

A
accessory navicular 159
Achilles tendon 91, 164
adult-acquired flatfoot deformity 143
ankle 29, 36, 69, 102, 151
arthroscopy 36

B
biomechanics 46
bipedalism 12
bunionette 135
bursitis 164

C
center of gravity 1
Charcot foot 266
Chopart joint injury 120
comparative anatomy 1
computed tomography ; CT 29
congenital club foot 191
congenital toe deformities 191
congenital vertical talus 218
conservative treatment 91
correction 46

D
Das De method (Singapore operation) 96
deformity 46
diabetic foot 266
diagnosis 135
dislocation of the metatarsophalangeal joint 127
disorder 242
dynamic alignment 53

E
effect 46
endoscopy 36
entrapment neuropathies 186
erectile bipedalism 1
evolution 12
external fixation 116, 120

F
first branch of lateral plantar nerve 171
flexible flatfoot 218
foot 29, 46, 69, 151, 186
foot orthosis 259
foot print 12
footprint measurment 251

forefoot deformity 177
fracture of the calcaneus 111
Freiberg's infarction 218
functional morphology 1

G
gait 12

H
hallux rigidus 226
hallux valgus 135, 226
heel pain 171
hindfoot 36
hindfoot deformity 177
history taking 22
hominization 12

I
ingrown nail 212
inspection 22

J
joint depression type fracture 111

K
Köhler's disease 218

L
ligament injury 69
Lisfranc joint injury 120
Lisfranc ligament 120

M
magnetic resonance imaging ; MRI 29
malleolar fracture 102
malunion 127
metatarsal fracture 127
midfoot deformity 177
Morton's disease 186
musculoskeletal tumor 202

N
non-union 131
nonsurgical treatment 143, 177
normal variants 202

O
onychauxis 212
operative treatment 91
orthopaedic shoes 259
os trigonum 159
osteoarthritis 151
osteochondral lesion 81
osteochondritis dissecans 81
overuse 164

P
palpation 22
periosteal reaction 202
peroneal tendon dislocation 96
pilon fracture 116
pincer nail 212
plantar fasciitis 171
plantar fasciotomy 171
Ponseti method 191
posterior impingement syndrome of the ankle 159
posterior tibial tendon dysfunction 143, 226

R
radiography 29
rheumatoid arthritis 177
running 53
running disorder 236
rupture 91

S
sarcoma 202
shoe insert 259
shoefitting 251
shoes 242
soft tissue 116
sports injury of foot and ankle 236
sports trauma 236
stress fracture 131
subtle injury of Lisfranc joint 120
superior peroneal retinaculum 96
supporting muscles 1
surgical treatment 143, 177

T
talus 81
tarsal coalition 218
tarsal tunnel syndrome 186
tendinosis 164
tibial deficiency 191
tibialis posterior tendon 159
tinea pedis 208
tinea unguium 208
tongue type fracture 111
treatment 102, 135

W
walking 53

絵でみる最新足診療エッセンシャルガイド

2010年10月25日　第1版第1刷発行（検印省略）

編　者　　髙　尾　昌　人
発行者　　末　定　広　光
発行所　　株式会社　全日本病院出版会
　　　　　東京都文京区本郷3丁目16番4号7階
　　　　　郵便番号 113-0033　電話 (03) 5689-5989
　　　　　　　　　　　　　　　FAX (03) 5689-8030
　　　　　郵便振替口座　00160-9-58753
　　　　　印刷・製本　三報社印刷株式会社

©ZEN-NIHONBYOIN SHUPPAN KAI, 2010.
・本書に掲載する著作物の複製権・翻訳権・上映権・譲渡権・公衆送信権（送信可能化権を含む）は株式会社全日本病院出版会が保有します．
・JCOPY ＜(社)出版者著作権管理機構　委託出版物＞
本書の無断複写は著作権法上での例外を除き禁じられています．複写される場合は，そのつど事前に，(社)出版者著作権管理機構（電話 03-3513-6969，FAX03-3513-6979，e-mail：info@jcopy.or.jp）の許諾を得てください．

定価はカバーに表示してあります．
ISBN　978-4-88117-055-7　C3047